骨関節のX線診断

江原　茂●著
岩手医科大学名誉教授
東北医科薬科大学病院教授

金原出版株式会社

Musculoskeletal Imaging; New Edition
by Shigeru Ehara, MD
Professor Emeritus of Radiology, Iwate Medical University
Professor of Radiology, Tohoku Medical and Pharmaceutical University Hospital

©2019 by KANEHARA & Co, LTD, Tokyo
All rights reserved
ISBN 978-4-307-07112-3

Printed in Japan

序

　本書の初版である「骨・関節の X 線診断」が出版されたのは，レントゲン博士が X 線を発見した 1895 年の 100 年記念にあたる 1995 年であった．私がアメリカでの研修を終えて岩手医科大学に赴任したのが 1989 年であり，それから 6 年かけて仕上げたこの懐かしい教科書は，その当時には類書のなかった骨・軟部領域を扱ったこともあり，それなりの価値を認めていただいた点は幸いであった．当時の私は，放射線診断業務の日米の違いに戸惑いながらも，日常の業務をこなすのに忙しく，それでもこの教科書をまとめ上げることは大きな励みになった．それに加えて，この初版は骨・軟部の画像診断を学び始めた臨床医の方々に便利に使っていただき，私なりの反省材料も得ることができた．それから 20 年以上が経ち，新たな知見を含めた改訂版の可能性のお問い合わせを受けたが，著者にその十分な余裕がなく，今日になってしまった．

　この 20 年を超える歳月のなかでの骨・軟部画像診断の発展は著しく，特に CT や MRI を含めたコンピュータ断層撮影の新知見の集積は目覚ましく，それが病態の解釈にも反映して深い理解が得られる状況になっている．そのなかで，本書が主題に挙げている X 線診断は，放射線診断業務全体に占める割合の低下が目立ちながらも，依然として簡便で有効な診断手段であり，骨・軟部診断における単純 X 線撮影の揺るがない地位には変わりはない．さらにコンピュータ断層撮影の知見のフィードバックにより，従来を超える深い病態の理解が可能になってきている．

　初版当時から今日に至るまで，私の周囲には興味深い画像診断の知識を共有し，その発展にともに寄与してくださった画像診断医ならびに整形外科医の方々がおられ，それらの方々と多くのことを学ぶことができた．この 2019 年，著者が 29 年勤務した岩手医科大学を定年退職するにあたり，それまでの資料を整理しながら，本書の改訂を遅まきながら果たすことができた．この改訂にあたって，私が岩手医科大学在職中に画像診断の知識を発展させ，さらにはいくらかの新たな知見の発掘にお手伝いくださった放射線診断や整形外科の先達や同僚，さらにはこの改訂を可能にしてくださった放射線医学講座や中央放射線部の仲間や秘書の方々に深い感謝を申し上げる次第である．

　2019 年 9 月

　　　　　江原　茂（岩手医科大学名誉教授，東北医科薬科大学病院教授）

目 次

1 外 傷

1 総 論 2

1 骨折の記述法 2
- 1 分 類 2
- 2 記載方法 3
- 3 骨折治癒過程の表現 4
- 4 骨折治癒の問題点 5

2 小児の骨折の特殊性 6
- 1 不完全骨折 6
- 2 骨端線付近の損傷 7
- 3 被虐待児症候群 12

3 骨折の特殊型 12
- 1 ストレス骨折 12
- 2 骨軟骨骨折 13
- 3 病的骨折 15
- 4 骨挫傷と潜在骨折 15

4 脱臼・亜脱臼 15
- 1 定 義 15
- 2 記載法 16

5 特殊検査法 16
- 1 骨シンチグラム 16
- 2 MRI 17

2 脊 椎 18

1 頸 椎 18
- 1 検査法 18
- 2 間接所見 20
- 3 頸椎外傷の画像スクリーニングの
  適応基準 20
- 4 各種の傷害 21
- 5 小児の頸椎損傷の特殊性 32
- 6 老人の頸椎損傷の特徴 33

2 胸・腰椎 33
- 1 検査法 33
- 2 安定性(Denis の 3-column theory) 34
- 3 個々の傷害 34
- 4 複合損傷 36

- 5 病的骨折との鑑別 36

3 上 肢 38

1 肩・上腕 38
- 1 鎖 骨 38
- 2 肩鎖関節 39
- 3 胸鎖関節 40
- 4 肩甲骨 41
- 5 肩甲上腕関節・上腕骨 42
- 6 腱 板 47

2 肘・前腕 50
- 1 解 剖 50
- 2 検査法 51
- 3 間接所見 52
- 4 各種外傷 55

3 手および手関節 59
- 1 前腕末梢部 60
- 2 手根骨 63
- 3 手 74

4 骨盤・下肢 76

1 骨 盤 76
- 1 解 剖 76
- 2 検査法 76
- 3 各種傷害 76

2 股関節・大腿骨 84
- 1 検査法と X 線解剖 84
- 2 各種傷害 85

3 膝・下腿 91
- 1 解剖および検査法 91
- 2 間接所見 93
- 3 Ottawa rules 95
- 4 各種傷害 95

4 足関節 108
- 1 解 剖 108
- 2 検査法 109
- 3 各種傷害 109

5 足 ……………………………… 114
  1 解剖および検査法 ………… 114
  2 各種傷害 ………………………… 114
6 副　骨 ………………………… 120

  1 外脛骨（足） ………………… 120
  2 三角骨（足） ………………… 120
  3 os subfibulare（足）……… 120
  4 茎状骨（手） ………………… 122

2 骨・軟部腫瘍とその類似疾患

1 骨の破壊性変化の鑑別診断 …………… 126

1 病変の分布 ……………………… 126
2 発生部位 …………………………… 127
  1 管状骨の長軸方向の分布
   （骨端・骨幹端・骨幹）………… 127
  2 横断的分布（中心性・偏心性・皮質） 127
  3 関節周囲 ………………………… 128
3 辺縁の解析 ……………………… 128
4 石灰化ないし骨化した基質 ……… 130
  1 類軟骨 …………………………… 130
  2 類　骨 …………………………… 131
  3 壊死組織の石灰化 …………… 131
  4 化生による石灰化 …………… 131
  5 転移性石灰化 ………………… 131
  6 腐　骨 …………………………… 131
5 骨膜反応の解析 ………………… 131
6 その他の単純X線撮影に基づく
  付随所見 ………………………… 133
  1 骨外軟部組織腫瘤 …………… 133
  2 病的骨折 ……………………… 135
  3 膨隆状変化 …………………… 135
  4 硬化性骨病変の鑑別診断 …… 135
7 CTによる密度分析 …………… 137
  1 ガ　ス …………………………… 137
  2 脂　肪 …………………………… 138
  3 石灰化 …………………………… 139
8 MRIの相対的信号強度と
  組織との相関 …………………… 139
  1 T1↑T2↑（T1強調像で高信号,
   T2強調像で高信号）………… 139
  2 T1↑T2→ ……………………… 140
  3 T1↑T2↓ ……………………… 140
  4 T1↓T2↑ ……………………… 140
  5 T1↓T2→ ……………………… 140

  6 T1↓T2↓ ……………………… 140
9 嚢胞の診断 ……………………… 140
  1 fallen fragment sign …… 140
  2 液面形成 ……………………… 141
  3 CT上嚢胞様にみえる低密度腫瘍…… 141
10 リンパ節転移 …………………… 141
11 病変の発生頻度による
  統計学的アプローチ ………… 142

2 軟骨原性腫瘍 ……………… 143

1 良性腫瘍 …………………………… 143
  1 骨軟骨腫 ……………………… 143
  2 内軟骨腫 ……………………… 147
  3 傍骨性軟骨腫 ………………… 149
  4 軟骨芽細胞腫 ………………… 149
  5 軟骨粘液線維腫 ……………… 151
2 軟骨肉腫 …………………………… 153
  1 中心性軟骨肉腫 ……………… 153
  2 末梢性軟骨肉腫 ……………… 153
  3 傍骨性軟骨肉腫 ……………… 156
  4 脱分化型軟骨肉腫 …………… 156
  5 間葉性軟骨肉腫 ……………… 156
  6 淡明細胞型軟骨肉腫 ………… 156

3 骨原性骨腫瘍 ……………… 159

1 良性腫瘍 …………………………… 159
  1 類骨骨腫 ……………………… 159
  2 骨芽細胞腫 …………………… 162
  3 骨　腫 …………………………… 163
  4 骨島（内骨腫） ……………… 164
2 悪性腫瘍（骨肉腫） …………… 166
  1 中心性骨肉腫 ………………… 168
  2 末梢型骨肉腫 ………………… 170
  3 その他の亜型 ………………… 171

4 線維性骨腫瘍 — 174

1 良性腫瘍 — 174
1 非骨化性線維腫と線維性皮質欠損 … 174
2 大腿骨遠位部皮質欠損 — 175
3 類腱線維腫 — 177
4 線維性骨異形成 — 177
5 骨線維性異形成 — 179

2 悪性腫瘍 — 180
1 未分化多形肉腫 — 180
2 線維肉腫 — 180

5 血管性骨腫瘍 — 182

1 良性腫瘍 — 182
1 血管腫 — 182
2 cystic angiomatosis — 185
3 Gorham 病 — 185

2 中間群ないしは悪性腫瘍
（血管内皮腫および血管肉腫） — 186

6 骨髄細胞由来の腫瘍 — 188

1 形質細胞腫と多発性骨髄腫 — 188
2 非 Hodgkin リンパ腫 — 190
3 Hodgkin リンパ腫 — 191
4 白血病 — 191
5 Ewing 肉腫ファミリー腫瘍 — 193

7 その他の腫瘍 — 195

1 嚢　胞 — 195
1 単発性骨嚢腫 — 195
2 動脈瘤様骨嚢腫 — 196
3 骨内ガングリオン — 196
4 類上皮嚢腫 — 199

2 骨内脂肪腫 — 199
3 骨巨細胞腫 — 199
4 脊索腫 — 202
5 アダマンチノーマ — 202
6 非感染性肉芽腫 — 204
1 Langerhans 細胞組織球症 — 204
2 巨細胞修復性肉芽腫 — 206

7 皮質欠損を伴う正常変異 — 207
1 herniation pit — 207
2 膝蓋骨の dorsal defect — 208

8 転移性骨腫瘍 — 209

1 硬化性転移 — 209
2 単発性転移 — 209
3 皮質転移 — 209
4 指尖部転移 — 211
5 骨格筋転移 — 211
6 骨梁間転移 — 212

9 二次性腫瘍 — 213

1 放射線照射後 — 213
2 骨 Paget 病 — 214
3 骨壊死 — 214
4 線維性骨異形成 — 214
5 骨軟骨腫症および多発性骨軟骨腫症 — 214
6 その他 — 215

10 軟部腫瘍 — 216

1 良性軟部腫瘍 — 216
1 脂肪腫とその亜型 — 216
2 血管腫 — 217
3 神経原性腫瘍 — 219
4 線維腫症 — 219

2 悪性軟部腫瘍 — 220
1 脂肪肉腫 — 221
2 未分化多形肉腫 — 222
3 線維肉腫 — 222
4 悪性末梢神経鞘腫 — 222
5 滑膜肉腫 — 222
6 横紋筋肉腫 — 223
7 類上皮肉腫 — 223
8 淡明細胞肉腫 — 223
9 血管原性腫瘍 — 224
10 骨肉腫 — 224
11 軟骨肉腫 — 224

3 軟部腫瘍の鑑別診断 — 224
1 皮膚腫瘍との鑑別 — 224
2 部位特異性 — 225

3 画像特異性 ……………… 225

11 骨・関節周囲の 骨化性腫瘍 …………… 228

1 限局性骨化性筋炎 …………… 228

2 進行性骨化性線維異形成 ………… 228

3 関 節 炎

1 関節疾患診断への アプローチ …………… 236

1 画像診断の前に …………… 236

2 単関節炎か多関節炎か ………… 236

3 罹患関節の分布 …………… 236

4 ターゲット・エリア・アプローチ 237

2 四肢の滑膜関節の変化 238

1 軟部組織腫脹 …………… 238
  1 関節周囲 …………… 238
  2 びまん性腫脹 …………… 238
  3 結節状突出 …………… 238

2 骨の密度 …………… 238
  1 正 常 …………… 240
  2 関節周囲の骨吸収 …………… 240
  3 びまん性骨吸収 …………… 240

3 関節裂隙の狭小化 …………… 241
  1 狭小化の欠如 …………… 241
  2 均一な狭小化 …………… 241
  3 不均一な狭小化 …………… 241

4 骨侵食（エロジョン） …………… 242
  1 活動期骨病変 …………… 242
  2 非活動期病変 …………… 244

5 アライメント …………… 244

6 骨の増殖性変化 …………… 245
  1 骨膜炎 …………… 245
  2 関節強直 …………… 245
  3 overhanging margin …………… 247
  4 軟骨下骨形成 …………… 247
  5 骨 棘 …………… 247

7 関節周囲の囊胞形成 …………… 248

8 関節内・関節周囲石灰化 …………… 249
  1 軟部組織腫瘤の石灰化 …………… 250

  2 軟骨石灰化症 …………… 250
  3 関節周囲の石灰化 …………… 250

9 腱靭帯付着部症 …………… 250

3 関節異常の分布 251

1 手および手関節 …………… 251
  1 手 …………… 251
  2 手関節 …………… 252

2 肩関節 …………… 252
  1 三関節病変 …………… 253
  2 肩甲上腕関節 …………… 253
  3 肩峰下腔 …………… 253
  4 肩鎖関節 …………… 254

3 股関節 …………… 254
  1 上外側転位 …………… 254
  2 内側転位 …………… 255
  3 軸方向への転位 …………… 255

4 膝関節 …………… 255
  1 3 コンパートメント疾患 …………… 256
  2 1〜2 コンパートメント疾患 …………… 256

4 関節リウマチおよび 血清反応陰性関節炎の 滑膜関節の変化 …………… 257

1 共通する変化 …………… 258

2 関節リウマチ …………… 258

3 リウマチ因子陰性関節リウマチ …… 260

4 その他の関節炎（血清反応陰性関節炎） 260
  1 強直性脊椎炎 …………… 260
  2 乾癬性関節炎 …………… 261
  3 反応性関節炎 …………… 261
  4 若年性関節リウマチ …………… 262

5 結合織病 ················· 263
  1 全身性エリテマトーデス ········· 263
  2 強皮症 ····················· 264
  3 皮膚筋炎および多発筋炎 ········· 264
  4 混合型膠原病 ··············· 265
  5 再発性多発軟骨炎 ············· 265

5 脊椎関節炎 ················· 266

1 HLA-B27 ················· 266

2 一般的特徴 ················· 266
  1 脊椎の過形成 ··············· 267
  2 腱靱帯付着部症 ············· 268

3 強直性脊椎炎 ··············· 268
  1 squaring ················· 269
  2 shiny corner ············· 269
  3 Romanus lesion ········· 270
  4 vertebral rim sign ······· 270
  5 Andersson lesion ······· 270

4 乾癬性関節炎と反応性関節炎 ········· 272

5 腸疾患合併脊椎関節炎 ············· 272

6 鑑別診断 ················· 273
  1 関節リウマチ ··············· 273
  2 びまん性特発性骨増殖症 ········· 274
  3 硬化性腸骨炎 ··············· 275
  4 化膿性関節炎と結核性関節炎 ····· 275
  5 変形性関節症 ··············· 275

6 変形性関節症 ················· 276

1 変形性関節症の所見 ············· 276
  1 骨 棘 ····················· 276
  2 関節軟骨の菲薄化 ············· 277
  3 骨壊死 ····················· 278
  4 囊胞形成 ················· 279

2 合併症 ····················· 280
  1 関節内遊離体 ··············· 280
  2 アライメントの異常 ··········· 281
  3 関節強直 ················· 281

3 特殊型 ····················· 281
  1 全身性骨関節症 ············· 281
  2 炎症性変形性関節症 ··········· 281
  3 急速破壊性股関節症 ··········· 281
  4 腱板断裂性関節症 ············· 283
  5 強剛母趾 ················· 283

4 変形性脊椎症 ··············· 284

7 その他の関節炎 ··········· 287

1 結晶性滑膜炎 ··············· 287
  1 痛 風 ····················· 287
  2 ピロリン酸カルシウム結晶沈着症 ··· 288
  3 カルシウム・ハイドロキシ
    アパタイト結晶沈着症 ··········· 289

2 神経障害性関節症 ············· 289

3 内分泌疾患に伴う関節症 ········· 292
  1 先端肥大症 ················· 292
  2 副甲状腺機能亢進症 ··········· 292

4 代謝疾患に伴う関節症 ··········· 292
  1 ヘモクロマトーシス ··········· 292
  2 Wilson 病 ················· 292
  3 アルカプトン尿性関節症 ········· 292
  4 多中心性網状組織球症 ········· 294

5 血友病性関節症 ············· 294

6 腫瘍ないし腫瘍類似疾患 ········· 296
  1 色素性絨毛結節性滑膜炎 ········· 296
  2 滑膜骨軟骨腫症 ············· 298
  3 滑膜血管腫 ················· 298
  4 関節原発の悪性腫瘍 ··········· 298

8 その他の関節周囲病変 300

1 絞扼神経障害 ··············· 300
  1 手根管症候群 ··············· 300

2 関節周囲の囊胞性病変 ········· 301
  1 滑膜囊胞 ················· 301
  2 ガングリオン ··············· 302
  3 半月板囊腫 ················· 303

4 人工関節の画像診断

1 人工関節材料 306

2 人工股関節のデザイン ... 307

3 股関節置換による物理的・生理的変化と関節のゆるみ ... 308

1 応力遮蔽 308
2 沈み込み 309
3 pivot 運動と内反変形 310
　1 medial midstem pivot 310
　2 calcar pivot 310
4 外転筋張力の変化 310
5 セメントの断裂 310
6 異所性骨化 311
7 thin layer reaction 311
8 溶骨性肉芽腫 312

4 人工膝関節置換後の変化 ... 313

5 その他の合併症 315

1 感染症 315
2 脱　臼 315
3 骨　折 316
4 金属製大腿骨柄部の断裂 316
5 血管合併症 316
6 悪性腫瘍 316
7 シリコン誘発滑膜炎 316
8 金属誘発滑膜炎 317

6 特殊検査の役割 318

1 関節造影 318
2 シンチグラフィ 318

5 腰痛症へのアプローチ

1 腰痛症 322

1 急性期腰痛症 322
2 亜急性期腰痛症 323
3 慢性期腰痛症 323

2 椎間板変性疾患 324

1 線維輪の膨隆 324
2 椎間板ヘルニア 324
3 脊柱管狭窄症 325
　1 中心性狭窄 326
　2 外側陥凹型狭窄 326
　3 椎間孔型狭窄 326

4 椎間関節疾患 326

5 脊椎の過形成病変 326

　1 びまん性特発性骨増殖症 328
　2 後縦靭帯骨化症 328
　3 黄色靭帯骨化症 328

6 脊椎分離症と脊椎すべり症 329

　1 脊椎分離すべり症 329
　2 非分離脊椎すべり症 330
　3 先天性脊椎すべり症 330
　4 後方すべり症 332
　5 その他の脊椎すべり症 333

6 小児の骨・関節疾患

1 骨成長の評価 336

2 形成異常へのアプローチ
..... 337

1 四肢の長管骨 337
1 長さの分析 337
2 異常部位の分析 337

2 脊　椎 338

3 骨　盤 338

4 頭　蓋 338

5 胸　部 338

6 小人症の診断 338
1 新生児期・乳児期 339
2 幼児期以降 339
3 学齢期以降 339

7 硬化性骨異形成 339
1 軟骨内骨化の異常 339
2 膜内骨化の異常 341
3 混合型 341

8 その他の多系統疾患 342
1 骨形成不全症 342
2 神経線維腫症 344
3 先天性多発性関節拘縮症 344

3 神経・筋疾患 347

1 脳性まひ 347
1 脊　椎 347
2 上　肢 347
3 下　肢 347

2 髄膜脊髄瘤 347

3 後天性麻痺 348

4 脊　椎 349

1 先天奇形 349
1 脊椎癒合不全 349
2 Klippel-Feil 症候群 349
3 仙骨無形成 351

4 脊椎の分節化の異常 351

2 特発性側弯症 352
1 計測方法 352
2 発症年齢別分類 353
3 その他の分類 353
4 鑑別診断 353

3 若年性後弯 354

5 上　肢 355

1 鎖骨の先天性偽関節 355

2 Sprengel 変形 355

3 橈骨頭脱臼 356

4 橈尺骨癒合症 356

5 橈骨形成不全 357

6 尺骨形成不全 357

7 Madelung 変形 358

8 絞扼輪 358

9 指節癒合症 359

10 Poland 症候群 359

6 股関節・大腿 360

1 脚長差 360

2 発育性股関節形成不全 360

3 内反股 362

4 Perthes 病 363

5 大腿骨頭すべり症 365

6 近位大腿欠損症 366

7 単純性股関節炎 367

7 膝・下腿 368

1 膝の円板状半月 368

2 脛骨・腓骨の先天性弯曲 368
1 単独奇形 369
2 全身疾患の 1 徴候として起こるもの 369
3 先天性偽関節 370

3 内反脛骨 ································· 370

8 足 ·· 371

1 先天性内反足 ························ 371

2 先天性垂直距骨 ···················· 372

3 外反扁平足 ···························· 372

4 凹 足 ·· 374

5 足根骨癒合 ······························ 374
　1 距骨・踵骨癒合 ····················· 374
　2 踵骨・舟状骨癒合 ················· 374

6 外反母趾 ·································· 376

7 骨・関節の感染症

1 骨髄炎 ···································· 380

1 血行性感染 ···························· 380
　1 病　態 ·································· 380
　2 急性骨髄炎 ·························· 381
　3 亜急性・慢性骨髄炎 ············· 381

2 非血行性感染 ························· 385
　1 骨周囲の感染の波及 ············· 385
　2 直接的進展（穿通性外傷） ····· 385
　3 diabetic foot ······················ 386

3 特殊検査 ································· 386
　1 骨シンチグラム ···················· 386
　2 MRI ·································· 387
　3 超音波検査 ·························· 387
　4 瘻孔造影 ···························· 387

4 診断上の問題点 ····················· 388

5 合併症 ··································· 388
　1 成長障害 ···························· 388
　2 腫　瘍 ································· 389
　3 アミロイドーシス ·················· 389

2 化膿性関節炎 ·························· 390

3 脊椎・仙骨の感染症 ········· 392

1 化膿性脊椎炎 ························· 392

2 化膿性仙腸関節炎 ·················· 394

4 特殊菌による感染症 ········· 395

1 結　核 ··································· 395
　1 結核性脊椎炎 ······················ 395
　2 結核性骨髄炎 ······················ 395
　3 結核性関節炎 ······················ 398

2 梅　毒 ··································· 400
　1 先天梅毒 ···························· 400
　2 後天性梅毒 ·························· 401

5 非感染性も含めた
特殊な炎症 ···························· 402

1 サルコイドーシス ···················· 402

2 SAPHO 症候群 ······················ 404

3 硬化性鎖骨炎 ························· 404

4 細菌性血管腫症 ····················· 406

5 IgG4 関連疾患 ······················ 406

8 骨壊死および外傷以外の物理的骨傷害

1 骨壊死 ···································· 408

1 原　因 ··································· 408
　1 外　傷 ································· 408
　2 ステロイドホルモン過剰状態 ········ 408
　3 その他の代謝障害 ················· 408
　4 塞栓症 ································· 409

　5 血管炎 ································· 409

2 病　理 ··································· 409
　1 壊死（細胞の死とそれに対する初期反応） 410
　2 疎な海綿骨による修復 ············ 410
　3 軟骨下骨の修復期 ················· 410

3 大腿骨頭壊死の病期分類 ……… 410
　1 Ficat & Arlet 分類 …………… 410
　2 ARCO 分類 ………………… 411
　3 厚生労働省研究班分類 ……… 411
4 診　断 ……………………… 411
5 合併症 ……………………… 414
6 骨幹部梗塞 ………………… 414
7 骨髄壊死 …………………… 415
8 膝の特発性骨壊死（軟骨下脆弱性骨折）415
9 Kümmell 病 ………………… 417

2 骨端症 …………………… 418

3 放射線による骨傷害 …… 419
1 成人の骨の放射線による変化 ……… 419
　1 病　態 …………………… 419
　2 傷害の決定因子 …………… 419
　3 画像所見 ………………… 419

4 成長過程の骨の
　　放射線による傷害 ……… 421
1 病　態 …………………… 421
2 傷害の決定因子 …………… 421
　1 線　量 …………………… 421
　2 照射野 …………………… 421
　3 経時変化 ………………… 421
　4 照射時の年齢 …………… 421
3 画像所見 …………………… 422
　1 脊　椎 …………………… 422
　2 骨　盤 …………………… 422
　3 四　肢 …………………… 422
4 照射後に発生する腫瘍 …… 423
　1 悪性腫瘍 ………………… 423
　2 良性腫瘍 ………………… 423
5 熱傷・凍傷による骨傷害 …… 424
　1 熱　傷 …………………… 424
　2 凍　傷 …………………… 425
　3 電撃傷 …………………… 425

9 代謝性骨疾患

1 骨粗鬆症 ………………… 428
1 全般性の骨粗鬆症 ………… 428
　1 原　因 …………………… 428
　2 画像所見 ………………… 430
　3 骨塩の定量的検査法 ……… 432
　4 鑑別診断 ………………… 433
2 局在性骨粗鬆症 …………… 433
　1 原　因 …………………… 434

2 骨軟化症・クル病 ……… 437
1 クル病 ……………………… 437
2 骨軟化症 …………………… 438
3 骨軟化症・クル病をきたす
　　ビタミン D の代謝異常 …… 439
　1 ビタミン D 欠乏状態 ……… 439
　2 腎での代謝異常 ………… 439
　3 腎尿細管の機能不全 ……… 439

4 ビタミン D 代謝異常を伴わない疾患 441
　1 非定型脊椎骨軟化症 ……… 441
　2 低ホスファターゼ血症 …… 442
　3 metaphyseal chondrodysplasia
　　（Schmid 型）……………… 443
　4 偽性副甲状腺機能低下症 … 443

3 副甲状腺機能亢進症 …… 444
1 骨吸収 ……………………… 444
2 褐色腫 ……………………… 444
3 関節変化 …………………… 446

4 その他の内分泌疾患 …… 447
1 先端巨大症・巨人症 ……… 447
2 甲状腺機能亢進症 ………… 448
3 甲状腺機能低下症 ………… 448
4 Cushing 症候群 …………… 449

5 副甲状腺機能低下症 …………… 449

5 血液疾患 ……………………… 450

1 造血組織の分布と脂肪髄への
転換と赤色髄の再転換 ………… 450
2 骨髄疾患の所見 ………………… 450
　1 骨髄細胞増殖 ………………… 450
　2 骨壊死 ………………………… 450
　3 骨髄の線維化・脂肪髄化 …… 452
3 代表的疾患 ……………………… 452
　1 鎌状赤血球症 ………………… 452
　2 地中海貧血 …………………… 453
　3 骨髄線維症 …………………… 453

6 中毒疾患 ………………………… 454

1 フッ素中毒 ……………………… 454
2 鉛中毒 …………………………… 454
3 アルミニウム中毒 ……………… 455
4 薬物中毒 ………………………… 455

7 その他の代謝性
あるいは類似疾患 ……… 456

1 高ホスファターゼ血症 ………… 456
2 Gaucher 病 ……………………… 456
3 アミロイドーシス ……………… 457
　1 分　類 ………………………… 457
　2 骨病変 ………………………… 458
　3 関節病変 ……………………… 459
4 Paget 病 ………………………… 459

🔟 骨・軟部病変の経皮針生検

1 経皮針生検の適応 ……… 464

1 適　応 …………………………… 464
2 禁　忌 …………………………… 464
3 準　備 …………………………… 465

2 経皮針生検の手技と成績… 466

1 生検針 …………………………… 466
　1 吸引生検 ……………………… 466
　2 組織生検 ……………………… 466

2 前処置 …………………………… 467
3 イメージングによるガイド ……… 467
4 穿刺経路の決定 ………………… 467
5 検体の採取法 …………………… 468
6 後処置 …………………………… 468
7 合併症 …………………………… 468
8 検査成績 ………………………… 469

● 索引 ……………………………… 470

● コラム　17, 37, 75, 158, 173, 212, 237

1

外 傷

❶ 総　論
❷ 脊　椎
❸ 上　肢
❹ 骨盤・下肢

1 総　論

　骨・関節診断で日常的に最も多いのは，外傷とその二次的変化である．急性外傷の診断は，病変を検出し保存的治療か外科的治療かの選択に役立てることが目的である．しかし，骨外傷の急性期には病変の検出は困難なことが少なくなく，また正常解剖と変異とが重複することもあるため臨床情報を欠かすことはできない[1)2)]．各論的記述に先だって用語の説明から始める．

1　骨折の記述法

　骨折は多様であるが，共通な用語による正確な記述は臨床医との情報交換の第1歩である．ここでは，そのなかで最小限必要なものにとどめるが，必要であれば成書[3)]にあたっていただきたい．

1　分　類

1　完全・不完全
　骨の全周性の骨折が明らかなものを完全骨折，皮質の一方のみの破断を不完全骨折とよぶ．

2　閉鎖・開放
　皮膚・皮下組織の損傷がなく骨折面と体外環境との交通がないものを閉鎖骨折 closed fracture，あるものを開放骨折 open fracture とよぶ．従来，同様の意味で単純骨折 simple fracture，複雑骨折 compound fracture という言葉が用いられたが，現在は用いない．閉鎖骨折ではあえて記載しないことが多いが，X線撮影で明らかな開放骨折は記述しておいたほうがよい．

3　形　態
　骨折の方向により，横 transverse, 斜 oblique, らせん状 spiral, 縦 vertical のようによばれる．

4　裂離骨折
　筋・腱・靱帯の骨への付着部は，多く突起であり，外傷に弱い．筋の強い収縮あるいは靱帯の張力により骨の一部がはがれることを裂離骨折（剥離骨折）avulsion fracture とよぶ．概して骨折の所見自体は軽微だが，障害は大きく，正確な診断を要する．

5　粉砕骨折
　複数の骨片を生ずる骨折を粉砕骨折 comminuted fracture とよぶ．血流が不十分となる第三骨片の存在は治癒遅延の原因となる．楔状の骨片を蝶形となることが多いので butterfly fragment とよび，分節状となるものを segmental fracture とよぶ．

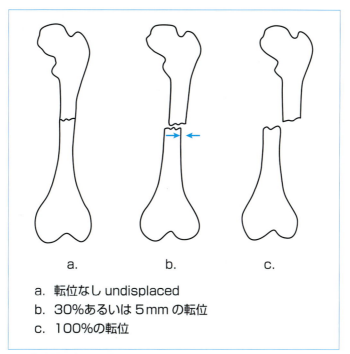

図1 ▶ 骨折転位の表現法
骨のズレを％ないしmmで表現する．

6 圧迫骨折

骨の長軸方向で圧迫するような外力が生じるために起こるものを圧迫骨折 compression fracture とよび，脊椎で用いる．関節付近で骨が他の骨の比較的脆弱な部位に圧力を加えることによって起こる骨折を陥没骨折 depressed fracture とよび，典型的には脛骨高原 tibial plateau の骨折がこれである．

7 関節内骨折

骨折線が関節面に及ぶものを関節内骨折 intraarticular fracture とよぶ．関節腔との交通は遷延治癒や骨癒合遅延の原因となり，機能的予後との関連で重要である．

2 記載方法

X線撮影で骨折を記載するためには，次のような点を明らかにする必要がある．位置の評価はできるだけ直交する2方向で行うことが推奨されるが，転位・屈曲の程度は2方向撮影では過小評価される可能性があることを認識する必要がある[4]．

1 転 位

転位（変位）displacement は骨片の長軸と直交する方向へのズレ．距離（mm）あるいは％で表現する（図1）．

2 屈 曲

屈曲 angulation は骨片の長軸方向の傾きを角度で表現する．近位部に対し遠位部が

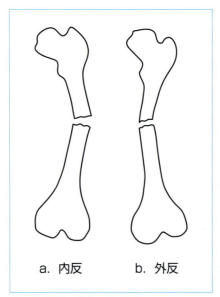

図2 骨折の屈曲の表現法

どちらに傾いているかを記載する方法と，骨折の凸部がどちらを向いているかを記載する方法の2つがあり，両者の表現が逆になることがあるため，記載にあたって明らかにする必要がある．内反 varus，外反 valgus のような表現は比較的特異的に用いられるが，誤用されることも少なくなく混乱のないように注意する必要がある（図2）．

3 離開・短縮

離開（伸延）distraction は骨片がどれだけ離れているか，あるいは骨片が重なってどれだけ短縮 shortening しているかを記載する．

4 回旋

回旋 rotation は長軸に対して骨片がどれだけ回転しているかを記載する．時に単純X線撮影で回旋を推定できるが（図3），定量的評価は困難である．基準面が設定できると回旋の角度はCTで測れる．

骨折によるこれらの位置異常がない場合，英語では"anatomic position（解剖学的位置）"，位置異常が無視できるほど小さい場合"near anatomic position"のように記載する．

3 骨折治癒過程の表現

X線検査に基づいた表現であり組織学的所見と必ずしも十分に対応するものではない．骨折治癒は軟部腫脹，骨膜反応，soft callus，hard callus，架橋形成，モデリングの過程を経るが，特に6歳以下の小児では再現性のある時間経過をとることが知られている[5]．

1 モデリング

モデリング modeling は荷重に対応するような骨梁の再構築．なお，リモデリング

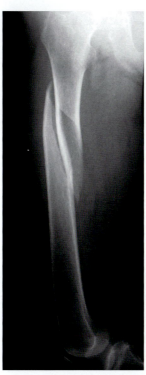

図3 回旋を伴う骨折（49歳女性）
大腿骨近位部は正面方向，膝は側面方向にみえる．らせん骨折による大腿骨遠位部の90度外旋である．

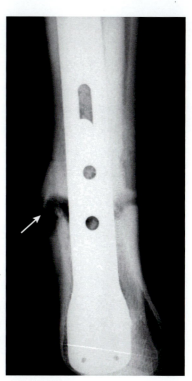

図4 遷延治癒（17歳男性）
脛骨遠位部骨折の内固定後で，金属製のプレートとスクリューがみられる．骨折線は開いており，前方に伸びる仮骨がみられるが骨折線を覆ってはいない（→）．このような骨折線と平行に伸びる仮骨は骨片の不安定性の所見であり，遷延治癒を示唆している．

remodelingは仮骨の層板骨への再構築をいう．

2 仮骨形成

仮骨形成 callus formation は骨折面をまたぐ骨周囲仮骨（periosteal callus）ないしは骨折面内仮骨（endosteal callus）での骨化．

3 一次癒合

一次癒合 primary healing は endosteal callus のみによる骨癒合．

4 線維性癒合

線維性癒合 fibrous union は仮骨による骨折面の癒合を伴わない骨癒合で，遷延治癒とX線画像上は区別できない．若干の安定性はあるが，骨癒合ほどではない．

4 骨折治癒の問題点

1 遷延治癒

遷延治癒 delayed union は，骨折治癒が予期される時期に起こらないこと（図4）．通常骨折治癒過程がX線検査で明らかになる3〜4か月（部位・年齢により差がある）を経過しても骨折治癒が進行しない場合こうよぶ．

2 骨癒合不全

骨癒合不全 non-union は，骨折治癒がみられず，かつ将来的にも治癒の進行が期待できないこと．臨床的判断を反映した診断名であり，X線診断からは骨癒合の遅延が指摘できるのみである．

3 偽関節

偽関節 pseudoarthrosis は，骨癒合不全と同義で用いられる．元来は骨癒合不全において骨折端が持続して動き，骨折端の密な線維組織あるいは軟骨を含む組織の周囲に滑液で満たされた滑液嚢を形成して関節のようになったものの意味である．

4 変形癒合

変形癒合 malunion は屈曲あるいは回旋を残したままの骨折治癒．機能障害の合併を念頭においた表現であり程度は部位・方向により異なる（例：下肢では10度以上の前後への屈曲，5度以上の内外反など）．

2 小児の骨折の特殊性

小児の骨折は，次のような特徴がある．①成長板が存在するために成人に比べて成長障害をきたす可能性のあること，②骨端や成長板周囲でのバリエーションが大きいことにより骨折線の同定に困難が伴うこと，③骨が弾力性に富むために不完全骨折を起こしやすいこと，④骨折治癒と骨のモデリングが速いこと．

1 不完全骨折

小児の骨折で最も多いのは管状骨の骨幹部の完全骨折であるが，生力学的特性が成人とは異なるためにみられる不完全骨折は小児に特有のものである．

1 塑性変形

塑性変形 plastic bowing（図5）は，弾性変形をわずかに超える程度で，通常の骨折を起こさない程度の外力が加わることにより生じる骨の形状の変化．

2 膨隆骨折

"torus"はラテン語で突出を意味する．膨隆骨折 torus fracture（図6）は，軽度の外力によるもので，骨折部分の骨に突出がみられる．骨折線はしばしば明らかでない．6

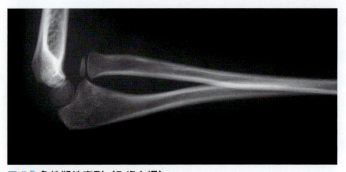

図5 ▶ 急性塑性変形（5歳女児）
右尺骨の前方への弯曲と橈骨骨頭の前方への脱臼がみられる．転落によって生じた尺骨の塑性変形と橈骨骨頭の脱臼である．

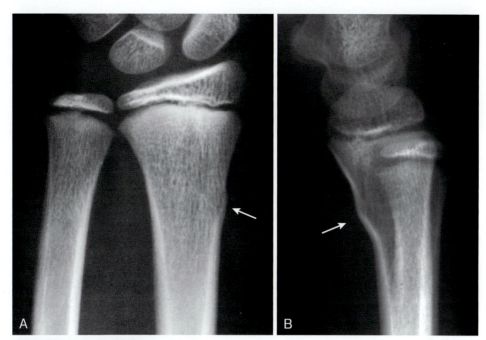

図6 膨隆骨折（7歳男児）
A　側面像　B　正面像
橈骨遠位部の骨幹端に膨隆がみられる（→）．線状の骨折線はみられない．

〜10歳児で，前腕に好発する．

3 若木骨折

若木骨折 greenstick fracture（図7）は屈曲を伴った不完全骨折であり，屈曲の凸側の骨皮質にのみ骨の亀裂がみられ，反対側の皮質は骨の弾力性のため破断を免れる．これは若木の破断に類似する．整復の時に往々にして完全骨折となる．逆に，骨折の屈曲変形の凹部のみに骨折線がみられ，凸部の骨皮質の保たれているのは鉛管骨折 leadpipe fracture とよぶ．

2 骨端線付近の損傷

小児の軟骨性の成長板の損傷 epiphyseal plate（growth plate）injury は骨の成長とかかわるだけに特別な配慮が必要である．特に，成長板の骨端側の分裂・増殖する軟骨芽細胞の層である germinal（resting）layer，proliferating layer の損傷は，成長障害との関連において重要である．この部位の損傷では，予後との関連において Salter-Harris 分類（図8）が最も重要である[6)7)]．

Ⅰ型：骨端線における骨端部の離開，すべり（図9）．
Ⅱ型：Ⅰ型に骨幹端側の辺縁の骨折が加わったもの（図10）．
Ⅲ型：骨端部の骨折に骨端線の離開が加わったもの（図11）．
Ⅳ型：骨端線を縦断するように骨端から骨幹端に伸びる骨折（図12）．

Ⅴ型：骨端線の圧迫による粉砕．X線撮影では，急性期にはみえないことが多い．

一般に，骨端線の germinal layer の損傷を伴わないⅠ型，Ⅱ型の予後は良く，損傷を伴うⅢ型，Ⅳ型の予後は良くない．Ⅴ型の損傷では骨端線の早期癒合が起こり，成長障害を惹起する．Ⅴ型の骨折は受傷時にはしばしば明らかでなく，経過とともに成長障害による変形が生じる．

これにさらに Ogden による追加分類が加わる（図13）が，これは以下のようなものである．

Ⅵ型：軟骨膜輪の損傷であり，骨端線末梢に骨性架橋を形成して成長障害の原因となる（図14）．

Ⅶ型：骨端部の骨折で，軟骨のみの損傷（Ⅶa）と骨軟骨骨折（Ⅶb）がある．

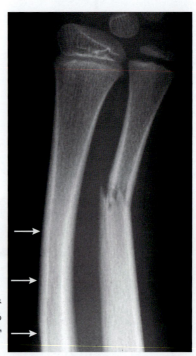

図7 ▶ 若木骨折（5歳男児）
尺骨遠位部の屈曲を伴う骨折で橈骨側に凸の屈曲がみられる．骨折線の凸の部分の皮質の骨折は明らかであるが，骨折線の凹部の皮質は保たれている．なお橈骨遠位部の変形は塑性変形の合併である（→）．

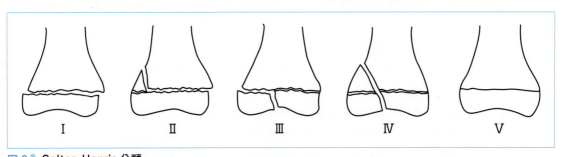

図8 ▶ Salter-Harris 分類
骨端線との位置関係．Ⅴ型は骨端線の挫滅による損傷である．

1 総論

1
外傷

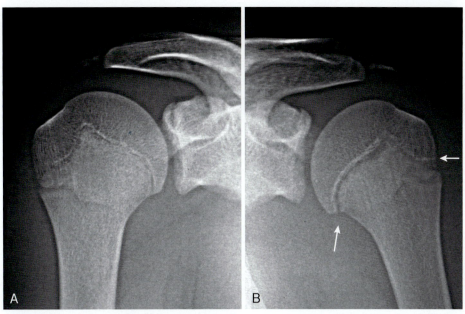

図9 Salter-Harris I型の骨折（12歳男児）
左側の上腕骨の骨端線が右の正常側に比べて開大している（→）．軟部組織の腫脹もみられる．骨端線離開である．

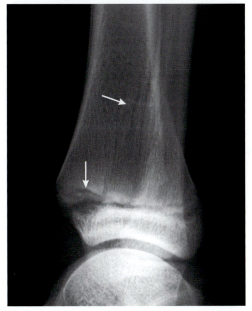

図10 Salter-Harris II型の骨折（13歳男性）
脛骨遠位部に斜め方向に走る骨折線が骨端線まで伸びており，骨端線の前縁に離開がみられる（→）（後述するtriplane骨折ではない）．

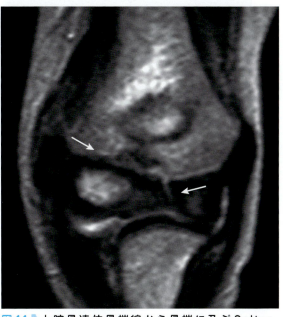

図11 上腕骨遠位骨端線から骨端に及ぶSalter-Harris III型骨折（2歳女児）MRI T2強調冠状断像
上腕骨外顆を通過して骨端線を通り，尺骨滑車の骨化しない部分を通過する骨折線がみられる（→）．

9

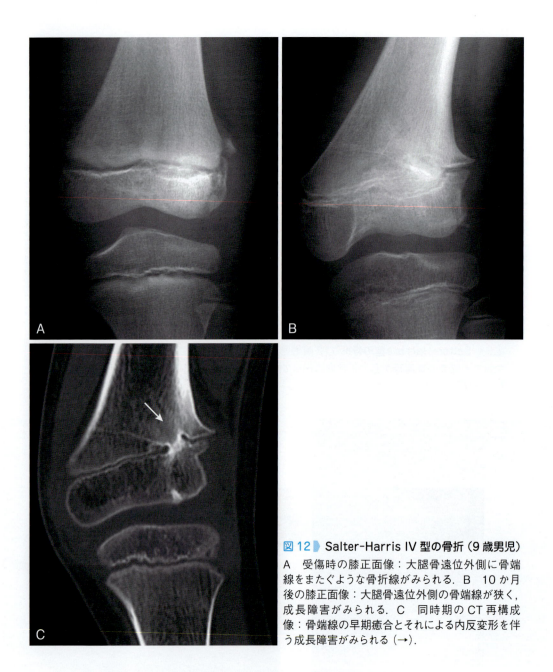

図 12 ▶ Salter-Harris IV 型の骨折（9 歳男児）
A　受傷時の膝正面像：大腿骨遠位外側に骨端線をまたぐような骨折線がみられる．B　10 か月後の膝正面像：大腿骨遠位外側の骨端線が狭く，成長障害がみられる．C　同時期の CT 再構成像：骨端線の早期癒合とそれによる内反変形を伴う成長障害がみられる（→）．

Ⅷ型：骨幹端の骨折．軟骨のリモデリング領域の血行障害．
Ⅸ型：骨幹部の骨膜損傷で，管状骨径の成長障害．

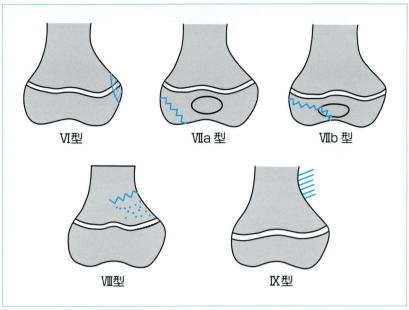

図13 ▶ Ogden の追加分類
（文献 3 より引用改変）

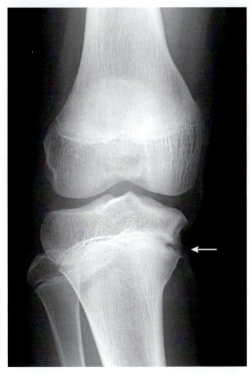

図14 ▶ Ogden の追加分類 VI 型（軟骨膜輪の損傷，13 歳男性）

脛骨骨端線の外側の開放損傷．骨端線の不明瞭化がみられる（→）．成長障害がある．

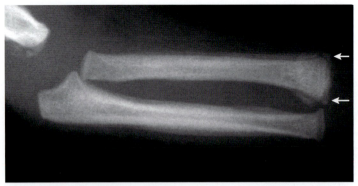

図15▶被虐待児症候群（1歳女児）
橈骨遠位骨幹端でのバケツの柄状の裂離骨折（→）と橈骨，尺骨，上腕骨の広範な骨膜反応を認める（西村玄先生のご厚意による）．

3 被虐待児症候群

　親あるいはそれ以外の保護者によって意図的に加えられた骨格・内臓の多発性損傷を被虐待児症候群 battered child syndrome という．6歳以下，特に2歳以下の小児にみられる．最もきわだった特徴は，臨床的あるいは放射線学的にみられる繰り返される損傷の所見であり，時期の異なる骨折，頭蓋内血腫，膵偽囊胞など外傷に関連した病変がみられる．骨折の特徴は，骨幹端の角での骨折であり，それに骨端の転位を伴うこともある（図15）[8]．これは，骨膜の Sharpy 線維の付着部での骨折であり，骨膜自体は骨幹部には固着していないため往々にして骨膜下に伸びた血腫がみられ，時に石灰化してみられる．このように Caffey によって記述された古典的所見に加えて[9]，鎖骨外側や肋骨など小児にはまれな部位の骨折，ほかに説明のできない骨折も所見である．乳幼児期の例は重篤で骨折を伴う場合が多いが，小児期の例では骨折を伴うものはむしろ少なく軟部組織の損傷を重視すべきである[10]．適切に保護されなかった幼小児の予後は不良である．

3 骨折の特殊型

1 ストレス骨折

　ストレス骨折 stress fracture は，通常の急性骨折と異なり，骨に繰り返し加えられた外力による骨の疲労性破断である．このようなストレス骨折は，比較的軽い一過性の症状のみで経過することもあるが，慢性運動障害の原因となったり，わずかな外力で通常の骨折に発展したりする．これは，以下のように2つに分けてよばれることが多い[11]．

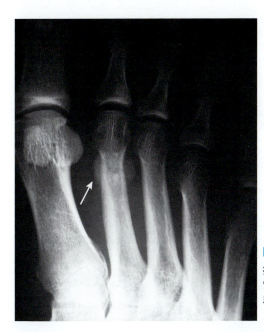

図16 中足骨の疲労骨折(35歳男性)
疼痛の発生より3週間後．受傷時には異常はみられなかったが，骨折部周囲の骨吸収と骨膜反応がみられる(→)．ジョッギングによる疲労骨折である．

1 疲労骨折

疲労骨折 fatigue fracture は，正常の骨に通常以上の外力が繰り返し加わった時に起こる．初期に記載されたのは兵士の訓練における中足骨のいわゆる行軍骨折 marching fracture である．また，近年では典型的には運動選手に起こる(図16)．運動の質に大きく依存するが，原則としてはどこにでも起こり得る．

2 脆弱性骨折

脆弱性骨折 insufficiency fracture は，骨粗鬆症，骨軟化症など骨の脆弱化により，日常的な活動に伴って起こるストレス骨折である．概して老人に多く，また荷重のかかる下肢，骨盤に多い(図17)．病的骨折 pathologic fracture との異同が問題となるが，脆弱性骨折の用語を用いる場合は，病的骨折の原因を腫瘍による骨の脆弱性に起因する場合にのみ限定する必要がある．また，偽骨折 pseudofracture (Looser zone) は骨軟化症でみられる骨折所見で，骨折部には骨化しない類骨がみられる．

2 骨軟骨骨折

離断性骨軟骨炎 osteochondritis dissecans は外傷性病変でありながら混乱しやすい用語であり，外傷との関連が明らかな場合には骨軟骨骨折 osteochondral fracture とよぶのが適切である．運動により増悪する痛み，運動制限，関節のクリックやロックを起こす．無症状な小児例では成長過程の骨端部の骨化の不整と鑑別する必要がある．このような骨軟骨骨折は，関節のズレや回旋あるいは圧迫を起こす外力によって生じる．急性外傷では，純粋に軟骨性の砕片や軟骨直下の骨部も含めた砕片を生じる．画像所見は，

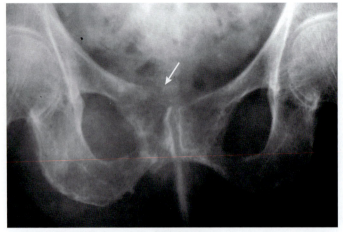

図17 恥骨部の脆弱性骨折（79歳女性）
恥骨結合の右に骨吸収と骨皮質のズレがみられる（→）．全般性の骨粗鬆症も存在している．いわゆるosteolysis pubisである．

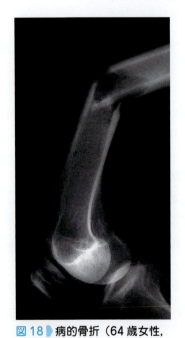

図18 病的骨折（64歳女性，乳癌転移）
大腿骨近位骨幹部に屈曲を伴う横骨折を認める．骨折部に骨吸収を疑う．

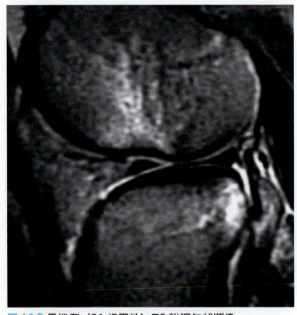

図19 骨挫傷（21歳男性）T2強調矢状断像
前十字靱帯損傷に随伴した骨挫傷．前十字靱帯断裂に伴い，大腿骨外側顆の前縁と脛骨後縁とがぶつかりあったため，両者に骨挫傷を生じている．

このうち骨部がどの程度含まれているかによって異なる．はがされた軟骨片は肥大して時に層状の骨化をきたし，関節面にとどまったり，多少転位や遊離を繰り返すが，多くは遊離して関節の滑膜に癒着し，やがて吸収される．また骨側でも修復が始まる．好発部位は大腿骨遠位部 femoral condyle や距骨体 talar dome であるが，これらはそれぞれの項で論じる．骨壊死に続発する骨軟骨骨折とは時に鑑別が困難である．

3 病的骨折

病的骨折 pathologic fracture は腫瘍に伴う骨の脆弱化による骨折であり，次のような場合疑われる．

①局在する骨腫瘍性病変の存在，②わずかな外力による骨折，③横骨折であること（特に大腿骨や脛骨などの横骨折はそれだけでも病的骨折を疑うべきである），③痛みなどの症状が骨折以前より存在していたことなどである（図18）．明らかな骨破壊像などを伴わない場合の病的骨折の診断は経過観察や生検なしには診断が困難なことが多い．

4 骨挫傷と潜在骨折

MRの出現により骨髄内の異常を早期に捉えられるため，外傷による骨髄の変化，すなわち浮腫や出血によると思われる骨髄のT1，T2の延長が，容易に観察できるようになった[12]．

1 骨挫傷

骨挫傷 bone bruise は，骨髄内の地図状の信号異常であり，骨髄の浮腫，出血あるいは骨梁の断裂による所見と推測されているが，一過性であり障害や変形を残さずに消失する．しかし，時に経過とともに骨軟骨骨折が明らかになる場合がある．直達外力よりも靭帯損傷に多く伴う．膝の前十字靭帯断裂による，大腿骨外側顆前方と脛骨外側顆後方の bone bruise は特徴的といわれる（図19）．

2 潜在骨折

潜在骨折 occult fracture は，骨挫傷と異なり線状の信号異常としてみられる骨折ではあるが，従来のX線検査法では検出できないもの（図20）．従来は骨シンチグラムで診断できるものを指すことが多かったが，今日ではMRIで診断できるものを指すことが多い．広範な骨挫傷との鑑別には時に経過観察が必要である．

4 脱臼・亜脱臼

1 定　義

脱臼 dislocation：関節面の接触が完全に失われている状態．

亜脱臼 subluxation：関節面の接触が部分的に失われているが，一部は接触を保っている状態．

離開 diastasis：仙腸関節，恥骨結合や tibiofibular syndesmosis のようにわずかにしか動かない関節において，関節面が離れること．

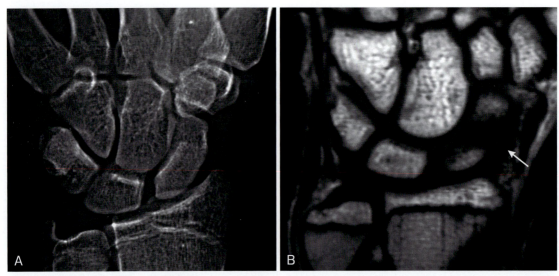

図20 舟状骨の潜在骨折（18歳男性）
A 単純撮影：骨折はみられない．B MRI T1強調像：舟状骨中央部に帯状の低信号をみる（→）．骨折に相当する所見である．

2 記載法

　安静位において，関節の遠位部が近位部に対してどちらの方向（前・後・内・外）に脱臼しているかを記載する．膝や肘など3つ以上の骨からなる関節では，主体になる骨に対してどちらに脱臼しているかを記載する．

5 特殊検査法

　骨折・脱臼の検査法としては，単純X線撮影とその延長上にある断層撮影（tomosynthesisを含む），CTが通常用いられ，それ以外の検査法が必要とされることはまれである．

1 骨シンチグラム

　テクネシウムリン酸化合物による骨シンチグラムは，骨の血流増加，代謝の活発な部位に集積し，骨折の有無の検索にも用いられる．特に骨粗鬆症の著しい老人の転位を伴わない骨折は，通常のX線検査法では急性期には捉えられないことが少なくなく，特に大腿骨近位部骨折は良い適応となる．老人の場合，発症後72時間以内では陽性率が低いといわれるが，受傷直後でもよいとする報告もある．

2 MRI

　MRIは骨髄の出血，浮腫などの異常を早期に捉えることができるため，骨シンチグラム同様，診断の困難な急性期骨折の検索に用いることができる．また，ストレス骨折の早期の診断にも役立つと信じられている[13]．骨シンチグラムと異なり信号異常の形態から骨折の診断がより特異的であるという利点がある．急性期でも偽陰性がまれなため，今日では骨シンチグラムに代わって用いられる．

"varus" 内反 / "valgus" 外反

　骨折の屈曲変形の記述には，近位部に対して遠位部の屈曲方向を記述する方法と屈曲変形の凸部の向きを記述する2つの方法があり，それを特定しないと混乱をきたす．例えば典型的なColles骨折は「橈骨遠位部の背側への屈曲を伴う骨折」という表現と「橈骨遠位部の掌側凸の変形を伴う骨折」といった2つの表現が可能である．Varus / valgus はそれぞれ体軸方向に向かう屈曲変形と体軸から離れる方向への屈曲変形という表現ではあるが，Latin語の原意は逆であった，あるいは反対に記述されていた例があるといわれ，混乱をきたす原因になるおそれが指摘されている（NEJM 1980/07/24）．NEJMの記事の著者によれば，これはもともとLatin語の世界では医療に関する専門性が発達しておらず，素人談義のレベルの記述が多かったことから，混乱の原因となるような記述がなされていたためとされている．改善方法としては，cubitus valgus を carrying angle（肘外偏角，CA）の増大を伴う肘の屈曲変形とした方が混乱が少ないとしている．carrying angle を持ち込むことにより混乱を避けることができれば，表現の正確さを増すことができるかもしれない．

裂離骨折 / avulsion fracture

　腱や靭帯の付着部にかかる張力による骨折 avulsion fracture を，裂離骨折や剥離骨折とよぶことは従来から行われている．整形外科用語集ではこの骨折を裂離骨折とよびならわしてきたため，本書ではその記述で統一してきた．しかし，用語集第5版からは剥離骨折も認めることに方針を転換し，両者が併記されている．そのため本書で記述している裂離骨折は剥離骨折で置き換えが可能である．裂離骨折は，元来骨折としての所見は軽微であるが，障害は大きい特徴がある．mallet finger や Segond 骨折などがその代表である．また骨端線をもつ骨突起 apophysis は脆弱なため裂離を起こしやすい部位であり，若年者の骨盤では注意が必要である．

2 脊 椎

　脊椎外傷の診断は，内部の脊髄の損傷とも関連して重要である．脊椎の検査はもともと単純
X線撮影，特に水平方向のX線束による臥位の側面像 "cross-table lateral" に始まり，多方
向撮影を用いての診断に主眼がおかれてきたが，今日では被検者の体位変換が不要で撮影に熟
練がいらない利点があるCTで初めから評価する方法に移行している．また画像所見と神経症
状の相関がつかない場合には，全身状態が安定していればMRIが最も有用である．

1 頸 椎

1 検査法

　頸椎の検査は，外傷患者での脊髄損傷のスクリーニングとして，より一層の脊髄傷害
を防止するために重要である．今日，頸椎損傷の疑いの濃い症例では臥位で固定したま
まCTを施行して，矢状断，冠状断再構成を加えるのが一般的である．

　従来の単純X線撮影による頸椎外傷のスクリーニングでは，頸椎全体を十分に含め
た最低5方向（側面，正面，開口位，両斜位）が必要であるが，80％程度の異常は側面
像のみで診断可能であり，特にアライメントの異常をみる最も重要な像である．急性外
傷では，まず頸を動かすことなく水平方向のX線で臥位の側面像を撮り，頸椎の不安
定性をきたすような骨折がないことを確認する必要がある．側面像の前屈・後屈は外傷
の急性期では通常行わないが，急性期以降で頸椎の不安定性が疑われる場合には必要な
ことがある．そのような時でも，頸椎の不安定性が疑われる患者の前・後屈は，常に医
師の十分な監視下で行われなければならない．

1 側面像（図21A, B）

　側面像は，頸椎の検査において最も重要で，チェックポイントは次の通りである．

①C2〜C7の椎体前縁が1つの線上にあること．

②斜台，大後頭孔 foramen magnum 前縁，歯突起後縁から第7頸椎椎体後縁まで（す
　なわち脊柱管前縁）が1つの線上にあること．T1椎体後縁は椎体の大きさがC7と
　相違するため，C7後縁に対してやや後方にみられることがある．

③大後頭孔後縁 opisthion から頸椎の椎弓の前縁を結ぶ線 spinolaminar line が1つの
　線上にあること．ただし，C1のリングの相対的低形成によりC1後弓がやや前方
　にみられるのも正常範囲である．またT1椎体後縁が頸椎よりやや後ろにあること
　も正常範囲である．

④C1の前弓とC2の歯突起の間隔 atlas-dens interval（図21B①）が，成人で2 mm,
　小児で5 mm以下であること．

❷脊　椎

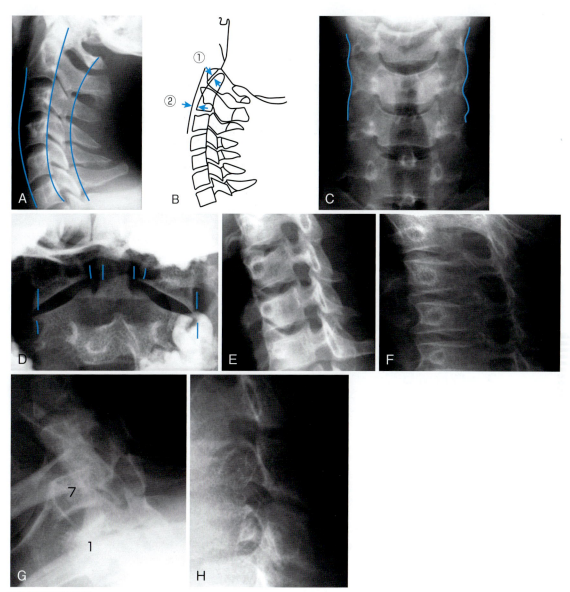

図21 ▶ 正常頸椎
A, B　側面像（B①atlas-dens interval，②prevertebral soft tissue）　C　正面像　D　正面像（開口位）　E　斜位像　F　斜位像（trauma oblique view）　G　swimmer's view（7：第7頸椎，1：第1胸椎）　H　piller view

　　　⑤prevertebral soft tissue（retropharyngeal space）（図21B②）が，7 mm以下であること．これはC2椎体前下縁の前方の軟部組織の厚みを評価する．

2 正面像（図21C）

みえるものは限られており，問題となるのは次の2点のみである．
①頸椎外縁の輪郭（関節突起からなる）がスムーズであること．
②棘突起の左右への急激なズレがないこと．ただし頸椎の棘突起は先端が二分している（bifid）ことが多く，わずかな左右のズレは正常範囲である．なお，棘突起の二重輪郭は骨折の所見であるが，これはむしろ胸椎に多くみられる所見である．

19

3 開口位正面像（図 21D）

頭蓋底から C2 の正面像であるが，十分な撮影が困難なことが少なくない．

①歯突起が，C1 の関節突起の中央に位置し，左右へのズレのないこと．

②C1/C2 の左右の関節突起の外側の輪郭がそろっていること．

4 斜位像（図 21E）

立位で撮られる斜位が標準で，椎間孔の評価が可能である．外傷時に撮られる臥位での斜位（trauma oblique view）では像の歪みがあるが，それでも椎間関節のアライメントの評価が可能である（図 21F）．

5 その他

swimmer's view（図 21G）は，側面像で肩を下方へ引っ張ってもなお下部頸椎がみえない場合に下部頸椎の観察に用いられる．片方の肩を挙上し他方の肩を落として撮影される頸椎・胸椎移行部の軽度の斜位側面像である．

piller view（図 21H）は，関節突起の評価のために用いられ，35 度程度下方へ管球を傾けて撮られる．若干の斜位を加えて片側ずつ撮影する場合と，両側同時に撮影する場合（この場合下部頸椎のみとなる）がある．ルーチンには用いられない．

2 間接所見

軟部組織の異常所見は，骨折・脱臼の直接所見ではないが，わずかな骨の異常を捉えるのに役立つ[14]．

① retropharyngeal space（図 21B ②）拡大：7 mm 以下が正常．軸椎椎体下縁のレベルで評価

② retrotracheal space 拡大：第 6 頸椎前下縁と気管後壁との距離が 15 歳未満で 14 mm 以下，15 歳以上で 22 mm 以下．

③ prevertebral fat stripe 消失

3 頸椎外傷の画像スクリーニングの適応基準

今日，頸椎外傷の画像スクリーニングはできるだけ臨床所見から適応を絞り込んだのちに，適応があれば初めから CT 撮影を施行することが推奨されている．これには検査を行わないための基準と，積極的に CT スクリーニングを行うための適応基準がある．

1 NEXUS 基準

低リスク群を抽出する方法であり，①頸椎正中に圧痛のないこと，②局所神経症状のないこと，③意識レベルが正常であること，④薬物やアルコールの影響下にないこと，⑤頸部の評価が困難になるような外傷のないこと，以上 5 項目を満たす場合には，低リスクとして検査適応から除外するものである[15]．

2 Canadian C-spine rule

意識レベルが正常で安定した状態にある患者で頸椎外傷が疑われる患者の高リスク因

子，低リスク因子を順次評価していくものである[16]．①高リスク因子（65 歳以上，危険性の高い型の外傷，四肢の知覚異常の 3 項目のどれかがあれば検査を施行，どれもなければ②へ），②低リスク因子の評価（単純な追突事故，救急室で座位がとれること，外傷後常に歩行可能であること，遅発性の頸部痛，頸椎正中に圧痛のないこと，以上 5 項目を満たさなければ検査を行う，それ以外は③へ），③左右に 45 度の回旋が可能か（可能であれば検査は施行しない，可能でなければ検査を行う）．

3 Vandemark 基準

高リスク群の抽出に用いる基準で，以下の基準を満たす例に CT でのスクリーニングを推奨している．すなわち，①高速での鈍的外傷，②多発骨折，③痛み，スパスム，変形のような直接所見，④意識レベルの変化（意識障害，アルコールや薬物の影響），⑤溺水，自動車事故，⑥ 3 m 以上の高さからの転落，⑦頭部・顔面の大きな外傷，⑧胸椎・腰椎骨折，⑨脊椎強直（強直性脊椎炎，びまん性特発性骨増殖症 DISH），⑩四肢の知覚異常・灼熱感，以上 10 項目のいずれかを満たすものに CT によるスクリーニングを行う[17]．

4 University of Washington 基準

救急隊員，患者自身あるいは目撃者による損傷のメカニズムとして，①高速走行による自動車事故（56 km/h 以上），②現場での死亡例を生じた自動車事故，③高所からの転落（3 m 以上），初回診察時所見に基づく臨床的因子として，④重篤な頭部損傷（あるいは CT でみられた頭蓋内出血），⑤頸椎損傷に起因する神経学的症状・徴候，⑥骨盤ないし四肢の多発骨折，以上 6 項目のいずれかにあてはまれば，頭部と頸椎の CT 撮影を行う[18]．

4 各種の傷害

頸椎外傷は，今日では交通外傷によるものがきわめて多い．上部頸椎の骨折の安定性は，椎体・椎間板の前方要素と後縦靱帯より後ろの後方要素の 2-column theory に基づくのが通常であるが，急性期以降では安定性の概念が異なり，また骨片の状態により安定性の評価が異なる．不安定性についての考え方は複雑な問題であり，成書に譲る．頸椎障害の発生機序としては，過伸展 hyperextension, 過屈曲 hyperflexion, 過回旋 hyperrotation, 側屈 lateral bending, そして体軸方向への圧迫 axial compression があり，これらと関連させると各障害の範囲の評価が容易になる[19][20]が，複合したものや原因不明のものも多い．以下代表的なものを論じる．

1 後頭顆骨折[21]

従来は見逃されていた高エネルギー外傷に随伴する後頭顆骨折[21]は，CT の普及とともに診断されることが多くなった．Andersson & Motesano の分類[22]では，粉砕骨折の I 型，頭蓋底骨折で後頭顆にかかる II 型（図 22），大後頭孔で内側に骨転位の起こる III 型としている．

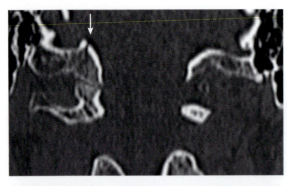

図22 ▶ 後頭顆骨折Ⅱ型(63歳男性)
後頭顆を縦断するような骨折がみられる(→).
(江原 茂:救急疾患の画像診断 単純写真を中心に:脊椎.臨床画像 2001;17:804-812より転載)

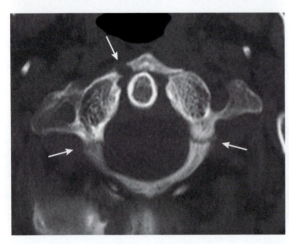

図23 ▶ Jefferson骨折(79歳男性)
環椎のリングの前弓,右関節突起の接合部および左右の関節突起と後弓との接合部で骨折がみられる(→).不安定骨折(Jefferson骨折)である.

2 環椎リングの骨折

　Jefferson骨折は,全脊椎の損傷の2%程度を占める.後頭顆occipital condyleと軸椎の関節突起との間の体軸方向の圧迫による環椎のリングの粉砕骨折comminuted fractureであり,不安定骨折で,前後の椎弓の骨折と関節突起の外方へのすべりoffsetを伴う(図23).側面像では,左右の椎弓archが重なるため骨折自体をみるのが困難なことが少なくない.開口位正面像も骨折をみることは困難であるが,環椎関節突起の外方へのすべりをみるには役立つ.診断にはCTが有用である.環椎横靱帯の断裂は不安定性の徴候であり,関節突起内側の靱帯付着部の裂離骨折,あるいは関節突起の7 mm以上のズレoffsetがその所見である.Jefferson骨折は元来このような不安定骨折を意味する.小児では,環椎と軸椎の成長の不均衡あるいは先天性骨化欠損congenital cleftにより一見ズレたみえ方pseudo-offsetをすることがあり,鑑別を要する.環椎のリングの骨折がリング全体の不安定性をきたさない場合があり,ズレがみられない場合が存在する(図24).

3 歯突起骨折

　歯突起骨折dens fractureは,脊椎の損傷の10%程度を占める比較的頻度の高い傷害である.転落,交通事故に伴うことが多いが,発生機序はさまざまで転位の方向とも関連する.

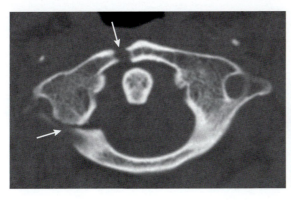

図24 ▶ 環椎リングの骨折（21歳男性）
右関節突起とその前後の骨折（→）．右関節突起は不安定であるが，環椎のリング全体の不安定性を伴う骨折（Jefferson骨折）ではない．（江原　茂：当直画像診断医のためのCT・MRIの注意点　外傷：脊椎・脊髄．臨床画像 2006；22（11増刊号）：43-53 より転載）

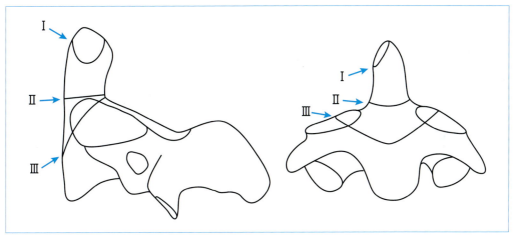

図25 ▶ 歯突起骨折のAnderson-D'Alonzo分類

　Anderson-D'Alonzoの分類[23]（図25）が最も一般的である．Ⅰ型は，歯突起先端の翼状靱帯付着部での裂離で，きわめてまれである．単純撮影ではみえないことが多い．Ⅱ型は歯突起の基部の骨折で，歯突起と体部の境界で起こる（図26）．治癒の遅延や変形治癒が起こりやすいとされるが，Ⅲ型でもその頻度は少なくなく，全体で1/4程度に起こるといわれる．Ⅲ型は歯突起基部の椎体を含めた部位の骨折である（図27）．Ⅱ型とⅢ型がほとんどを占め，両者同程度の頻度で起こる．神経症状はきわめて軽度なことがある．側面像は最も有用であるが，転位が軽度で直接所見に乏しいことが少なくない[24]．その場合，咽頭後壁の軟部陰影の拡大（図27），椎体前方の脂肪層の消失などの間接所見が役立つ．また，Ⅲ型では，側面像でのリング状構造の破綻が役に立つ[25]．開口位正面像では，重なり合う構造が多く診断に困難なことが多い．薄いスライス厚のCTが有用である．

　dentocentral synchondrosis閉鎖以前の小児では，この部での骨端線離開が起こる（epiphyseolysis dentis）（図28）．

　鑑別上問題となるのは，歯突起骨 os odontoideum である（condylus tertius ともよばれることがある）．これは，歯突起の低形成とその頭側の骨片である．先天異常という

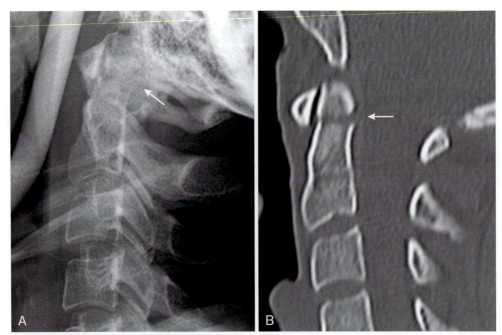

図26 ▶ 歯突起骨折Ⅱ型（19歳女性）
A　頸椎側面像　B　CT矢状断再構成
歯突起基部の骨折である（→）.

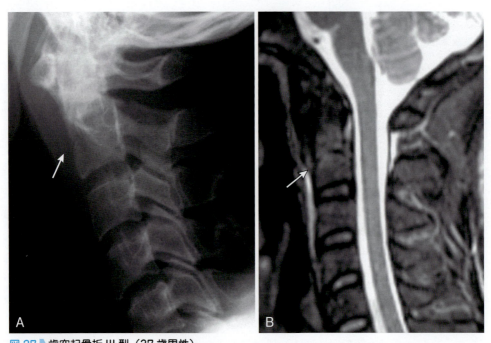

図27 ▶ 歯突起骨折Ⅲ型（37歳男性）
A　頸椎側面像　B　MRI T2強調矢状断
歯突起基部の椎体にかかる骨折がある（→）.

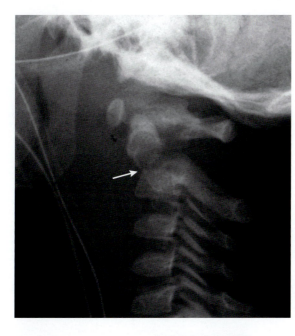

図28 ▶ epiphyseolysis dentis（1歳男児）
dentocentral synchondrosis での骨端線離開であり（→），歯突起の骨化した部位は前方に転位している．椎体前方の軟部腫脹が著しい．
（江原　茂：当直画像診断医のためのCT・MRIの注意点　外傷：脊椎・脊髄．臨床画像 2006；22（11 増刊号）：43-53 より転載）

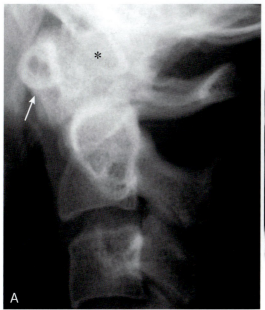
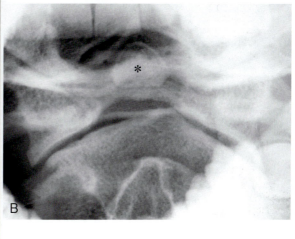

図29 ▶ 歯突起骨（21歳男性）
A　頸椎側面像：歯突起が明らかでない．環椎前弓の肥大がみられる（→）．B　頸椎開口位正面像：歯突起の位置に分離した骨片がみられる（＊）．

より外傷の結果と考えられているが，骨折と十分に関連づけられているものは少ない．断層撮影では診断は容易であるが環椎の前弓の肥大は有用な間接所見である（図29）．os terminale は歯突起先端の二次骨化中心であり，歯突起骨のようには不安定性をきたさないとされている．

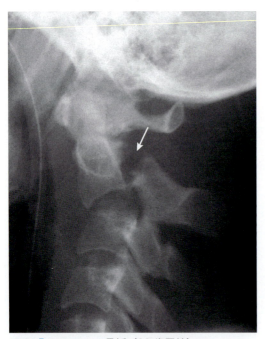

図30 ▶ hangman 骨折（28歳男性）
軸椎の椎弓根から椎弓の部分に骨折線がみられ（→），軸椎は第3頸椎に対して前方に転位している．

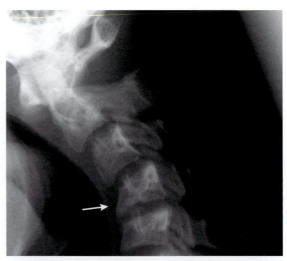

図31 ▶ 第4頸椎の圧迫骨折（15歳男性）
第4頸椎椎体に楔状の変形を認める（→）．環軸椎亜脱臼を合併している．過屈曲損傷である．

4 hangman 骨折

hangman 骨折（traumatic spondylolisthesis）は絞首刑の結果起こる頸部損傷との類似性からの命名であり，むしろ hangee's fracture といったほうがよいかもしれない．しかし，絞首刑の場合のような過伸展に伸延が加わる場合に発症することは少なく，交通外傷などでは単なる過伸展，時に過屈曲によって起こる．Duke 大学のシリーズでは7%を占める[26]．軸椎の両側の椎弓の骨折で，C2-3 の脱臼を伴うことも伴わないこともある（図30）．骨折の結果の椎体のすべりが軽度な場合，神経症状は軽微なことが多い．Effendi らは本症を3型に分類した[27]．すなわち，pars interarticularis に骨折線があるが転位のないI型，前方要素の前方への転位を伴うII型，さらに著しい転位と両側椎間関節の脱臼を伴うIII型である．

5 圧迫骨折

圧迫骨折 compression fracture は，過屈曲による椎体の楔状の骨折である．脊柱後方の靱帯 posterior ligamentous complex（棘上靱帯，棘間靱帯，黄色靱帯，椎間関節の関節包）の断裂を伴うことも伴わないこともある．急性期は安定骨折であるが，靱帯損傷が加わって不安定になることがある（図31）．

6 破裂骨折

破裂骨折 burst fracture は，体軸方向からの圧迫によるさまざまな程度の転位を伴う椎体の不安定骨折である．臨床的には，一過性の対麻痺から完全な四肢麻痺まで種々である．側面像では，椎体の縦方向のアライメントが原則的に保たれていること，椎体骨

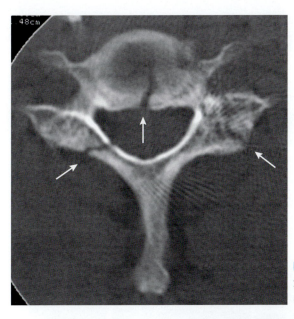

図 32 ▶ 第 5 頸椎の破裂骨折（44 歳女性）CT
第 5 頸椎の椎体に縦方向の骨折線，右椎弓，左の関節突起に骨折がみられる（→）．

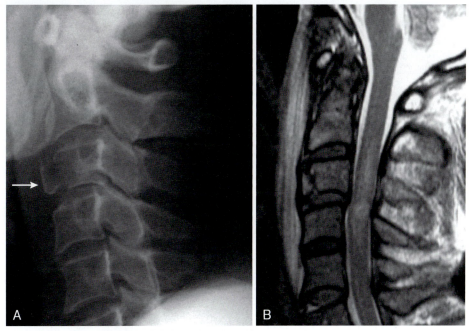

図 33 ▶ 第 3 頸椎の過屈曲性涙痕骨折（47 歳男性）
A　頸椎側面像：第 3 頸椎の椎体の高さが減少し，前方に三角形の骨片がみられる（→）．B　MRI T2 強調矢状断像：脊髄損傷を合併している．
（江原　茂：当直画像診断医のための CT・MRI の注意点　外傷：脊椎・脊髄．臨床画像 2006；22（11 増刊号）：43-53 より転載）

折と骨片の後方への転位および棘突起や椎弓の伸延（fanning）の欠如であり，正面像では椎体に縦方向の骨折がみられる（図 32）．後方要素の骨折を伴うことが多い．次に述べる過屈曲性涙痕骨折との鑑別が問題となることがある．

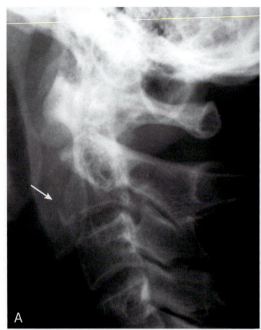
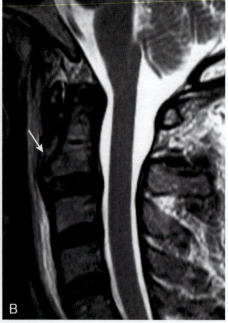

図34 ▶ 軸椎の過伸展性涙痕骨折（43歳男性）
A 頸椎側面像：軸椎の椎体の前下方に三角形の骨片がみられ，前下方へ軽度に転位している（→）．椎体前方の軟部組織の腫脹も伴っている．後方成分の靱帯の損傷の合併があり，不安定損傷である．B MRI T2強調矢状断像：脊髄損傷はみられないが，前方に著しい血腫をみる．

7 過屈曲性涙痕骨折

過屈曲性涙痕骨折 flexion teardrop fracture は，過屈曲による損傷であり，完全な四肢麻痺を伴う acute anterior spinal cord syndrome を含め，臨床的に著しい障害をきたすことが多い．診断には，側面像が役立ち，前方に大きな三角形の骨片（teardrop fragment）を伴い，椎体の屈曲，転位がみられる（図33）．前縦靱帯，後縦靱帯損傷に加えて椎間板の断裂をも伴い，きわめて不安定な骨折である．脊柱後方の靱帯 posterior ligamentous complex の断裂により，棘突起間隙の開大がみられる．ただし神経症状は比較的軽度な場合があり，縦軸方向の圧迫による破裂骨折との鑑別が問題となる．

8 過伸展性涙痕骨折

過伸展性涙痕骨折 extension teardrop fracture は，過伸展による前縦靱帯の付着部である軸椎をはじめとする上位頸椎椎体前下方の剥離骨折で，小さな三角形の骨片"teardrop"がみられる（図34）．比較的年齢が高く，骨粗鬆症や変形性脊椎症を伴う場合に多い．骨折片自体は小さいが，靱帯損傷を伴い，不安定骨折に分類される．

9 関節突起骨折

関節突起 articular facet 骨折は頻度が高く，回旋や側方への屈曲による圧迫によって，主に縦方向の骨折が起こる．椎間関節の脱臼・亜脱臼を伴い，椎間関節脱臼とともに関節突起骨折をきたすことが多い．単純撮影での変化は概して軽微で，診断には断層撮影やCTが必要であることが多い．

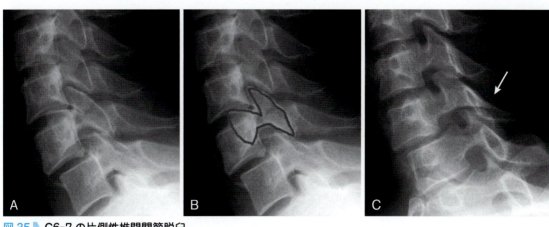

図35 ▶ C6-7 の片側性椎間関節脱臼
A, B　頸椎側面像：第6頸椎椎体は第7頸椎よりやや前方にすべっている．第7頸椎の関節突起は左右重なっているが，第6頸椎の椎間関節は斜めで左右の関節突起が bow-tie 状にみえる．C　斜位像：C6-7 左の椎間関節のアライメントの変化がみられる（→）．

10 片側性椎間関節脱臼

片側性椎間関節脱臼 unilateral interfacetal dislocation は，屈曲と回旋による安定損傷であり，頻度は高いが，しばしば見逃される．側面像では，椎体の前後径の 25% 以下の前方への転位と，"bow-tie" と表現されるような椎間関節の回旋がみられる（図35）．斜位像でも異常は明らかである．今日では CT の再構成画像が決め手になる．

11 両側性椎間関節脱臼

両側性椎間関節脱臼 bilateral interfacetal dislocation は，過屈曲による不安定損傷で脊髄損傷を高頻度に伴っている．上の脊椎の下関節突起 superior facet が1つ下の脊椎の上関節突起 inferior facet の上前方への脱臼した結果であり，脊柱後方の靭帯，椎間板，前縦靭帯の完全断裂を伴っている．完全脱臼では，椎体の前方転位は椎体の前後径の 50% 程度となり，診断は側面像で明らかである（図36）．しばしば，上位の関節突起の後縁の圧迫骨折を伴っている．

12 横突起骨折

頸椎の横突起骨折は腰椎などに比べてまれであり，側方への屈曲に起因する筋・靭帯による裂離骨折が多いと考えられる．骨折の所見自体は微妙なことが多いが，下位頸椎においては腕神経叢の損傷を合併することが少なくない（図37）．

13 環軸関節回転性固定（亜脱臼）

環軸関節回転性固定（亜脱臼）atlantoaxial rotary fixation (subluxation) は，しばしばわずかな外傷，かぜ症状とともに，あるいは誘因なしに起こる．斜頸 torticollis と同様に頸部の側方への傾きを主訴とするが，環椎と軸椎の間で回旋を生じることが異なる．C1 と C2 の片側の articular facet の完全脱臼により回転したまま固定された状態（図38）のみならず，さまざまな角度で回旋したままの亜脱臼状態も含まれる．多くは自然に回復し臨床的には良性の経過をとるが，完全な整復には困難をきたすことがある．単

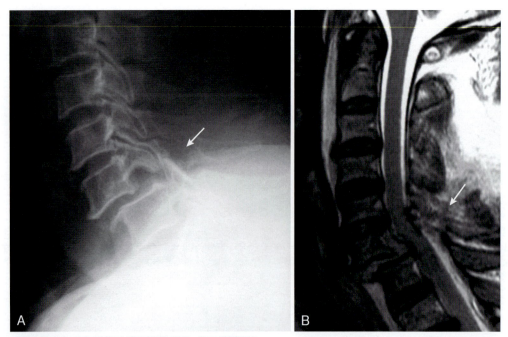

図36 C5-6の両側性椎間関節脱臼（66歳男性）
A　下位頸椎側面像　B　MRI T2強調矢状断像
第6頸椎椎体は棘突起の骨折を伴い第7頸椎よりやや前方にすべっている（→）．第6頸椎の関節突起は両側ともに前方に脱臼しており，椎体の幅40%程度の前方への転位により脊髄損傷がみられる．

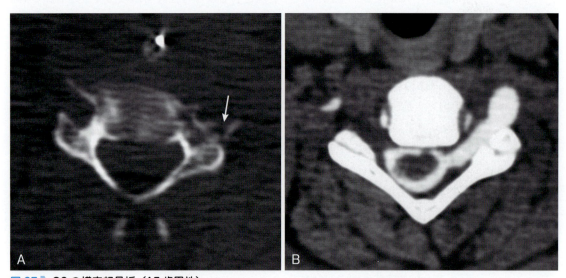

図37 C6の横突起骨折（15歳男性）
A　CT：C6の左横突起骨折がみられる（→）．B　CTミエログラフィ：C6神経根の引き抜き損傷による外傷性髄膜瘤をみる．

純撮影で確定診断を得ることは難しく[28]，透視下に開口位正面像で両側に屈曲させてアライメントの異常が持続することを確認する方法もあるが，今日ではCTで回旋の程度を直接評価するのが最も役立つ（図39）．

❷脊　椎

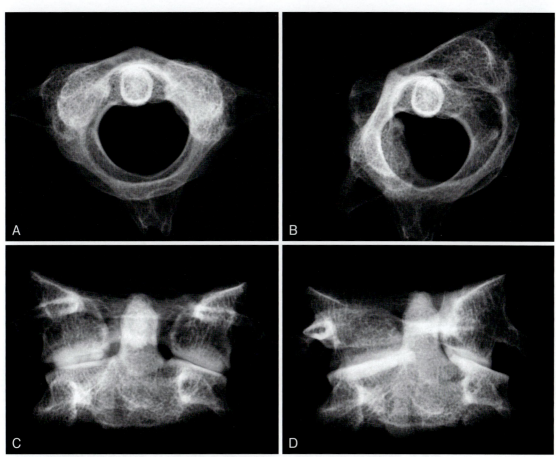

図38 ▶ 環軸椎の正常のアライメントと回転性亜脱臼
A, C　正常例　B, D　回旋例

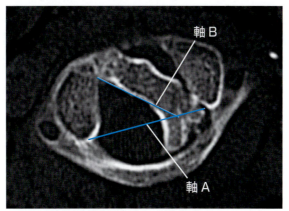

図39 ▶ 環軸椎回転性亜脱臼（4歳男児）
環椎の軸（A）が軸椎の軸（B）に対して回旋している．

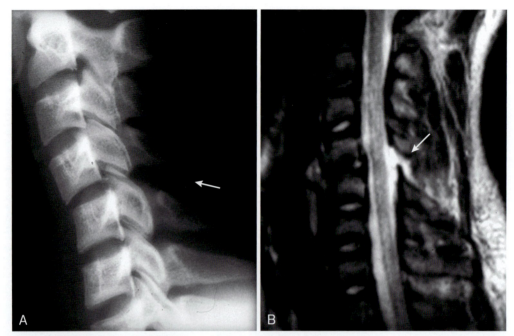

図40 過屈曲性捻挫（18歳男性）
A　頸椎側面像：第4椎体が第5椎体に対して前方に傾いており，椎弓や棘突起の間隙が拡大している（→）．骨折はみられない．B　MRI T2強調矢状断像：背側の硬膜と棘間靱帯の断裂がみられる（→）．

14　過屈曲性捻挫

　過屈曲性捻挫 hyperflexion sprain（posterior ligamentous disruption）は，後方靱帯成分 posterior ligamentous complex（脊椎の後方要素を支える棘上靱帯，棘間靱帯，椎間関節の被膜，黄色靱帯，後縦靱帯からなる）の損傷による．過屈曲による損傷でこれらの靱帯の断裂が起こると椎体の前方への亜脱臼（3 mm 以下）および椎間関節の亜脱臼がみられるが，いずれも所見はきわめて軽微である．前・後屈の側面像を原則として撮らない急性期には，微妙な所見に頼らざるを得ないが，所見としては損傷部位での後弯，亜脱臼を起こした椎体の前方への回旋，椎間板前方の狭小化・後方の開大，棘突起間間隙や椎弓間間隙の拡大などがある（**図40**）．これらの変化は前後屈によって明らかとなる．このような損傷は当初は安定であるが，経過とともに不安定性をきたすことがある（delayed instability）．この損傷は他の骨折などと合併することが多い．圧迫骨折でも delayed instability が 1/5～1/2 の頻度で起こるとされる．

5　小児の頸椎損傷の特殊性

　小児の脊椎骨折はまれであるが，次の点で成人とは相違がある[29]．①脊髄損傷は脊椎骨折なしに起こることが少なくない（spinal cord injury without radiographic abnormality：SCIWORA）．②骨化が未熟な小児においては，閉鎖前の軟骨結合が離開

を起こすことがまれではない．また椎弓欠損などの先天異常を伴う脊椎の場合，骨折との鑑別が問題となる．③好発部位は上位頸椎および頭蓋との接合部であり，下位頸椎の損傷は少なくしかも著しい傷害の場合が多い．④骨化が未熟なため，成人に多い関節突起の骨折や椎間関節の脱臼の頻度は低い．

6 高齢者の頸椎損傷の特徴

高齢者においては，変形性脊椎症などにより外傷性変化を捉えにくい（高齢者のSCI-WORA）．また後縦靱帯骨化症OPLLやびまん性特発性骨増殖症DISHを合併していることが多く，脊柱管狭窄による脊髄損傷を伴うことや，強直した分節の近傍で偽関節を生じやすい．また歯突起骨折をはじめとして上位頸椎の損傷の頻度が高い[30]．

2 胸・腰椎

1 検査法

胸椎のスクリーニングに用いられるのは，正面・側面の2方向である．上位胸椎の側面像での評価は肩関節の重なりのため難しいことが多い．現在では矢状断再構成CTが用いられる．

腰椎の外傷では正面・側面の2方向が十分なスクリーニングとなる．腰痛症などでは，両方向の斜位を加えた4方向ないしはそれにさらに側面像の前屈・後屈を加えた6方向撮影が多く行われている．しかし，生殖腺被曝が大きいため，適応を限定するなり，撮影枚数を減少させる努力が必要である．特に，小児，若年女性では最初の検査は正面・側面にとどめ，必要に応じて他の撮影を追加していくべきである．

1 正面像（図41A）

椎体，椎弓根，椎間関節，横突起など得られる情報は多い．胸・腰椎移行部，腰・仙椎移行部では移行椎が比較的頻繁にみられるため，CT，MRIなど断層画像の評価において胸椎・腰椎の正確なレベルを知るためには必要である．

2 側面像（図41B）

圧迫骨折など椎体の形態的変化を捉えるのに最も適した撮影である．胸・腰椎移行部の椎体は元来前方凸のわずかな楔状であるが，それでも前後の高さの比が0.8以下になることはなく，その場合骨折を疑う．また，椎体の前・後方へのズレ，椎間関節の状態など腰椎のアライメントの評価も容易である．不安定性の診断には前後屈が役立つ．また，椎間孔の評価も側面像によってなされる．

3 斜位像（図41C）

脊椎分離症において問題となる峡部isthmus（pars interarticularis）の評価に最も適している．また椎間関節の評価にも役立つ．腰痛症で比較的汎用されているが，被曝量が

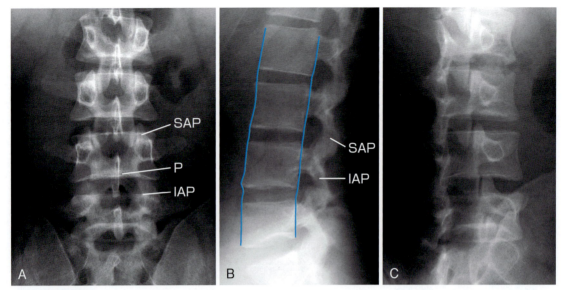

図41 正常腰椎
A　正面像（SAP：上関節突起，IAP：下関節突起，P：椎弓）　B　側面像　C　斜位像．

多いため，ルーチン検査では適応を限定したほうがよい．

2 安定性（Denis の 3-column theory）

　脊椎損傷の安定性の評価は，治療法の選択と予後判定において重要である．Denis の 3-column theory は，頸椎の 2-column theory に代わって胸・腰椎で多く用いられている．すなわち，椎体の前方 2/3，後縦靱帯を含めた椎体の後方 1/3，それより後方の後方要素の 3 つの要素に分け，2 つ以上の要素を含む損傷，すなわち middle column を含む外傷を不安定とする[31]（図42）．

3 個々の傷害

　胸・腰椎の骨折は，頸椎ほど多様ではないが，椎体・椎弓の骨折のそれぞれの要素を的確に捉えることが必要である．

1 圧迫骨折

　椎体の前方の楔状変形ないし脊椎終板中央部の陥凹をきたすが椎体背側には及ばない骨折であり（図43），安定損傷である．骨粗鬆症に伴って自然に発症することが多い．

2 破裂骨折

　椎体後半をも含めた骨折（図44）で，骨片の後方転位をしばしば伴う．椎体の破裂骨折 burst fracture には，しばしば椎弓など後方要素の骨折を随伴する．不安定損傷である．

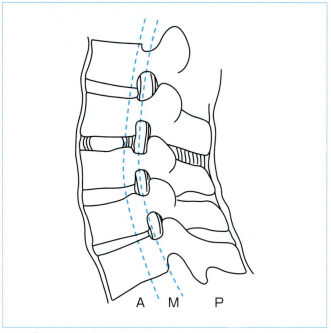

図 42 ▶ Denis の 3-column theory
A：anterior column, M：middle column, P：posterior column.

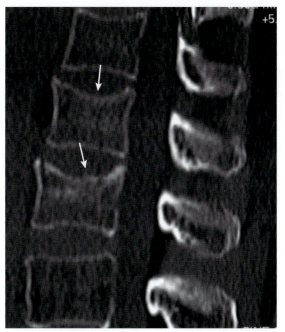

図 43 ▶ 第 3 腰椎の圧迫骨折（63 歳女性）CT 矢状断再構成像
第 11, 第 12 胸椎上終板が中央で陥凹している（→）. 圧迫骨折である.

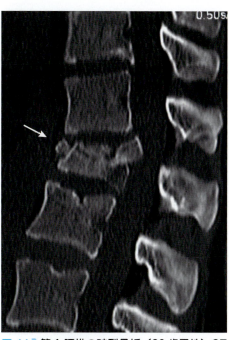

図 44 ▶ 第 1 腰椎の破裂骨折（20 歳男性）CT 矢状断再構成像
上終板の破裂骨折で（→）, 骨片が後方に転位している. 脊柱管が 30％程度狭小化している.

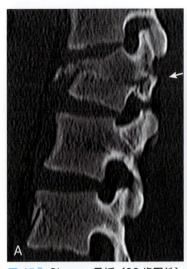 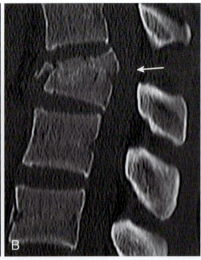 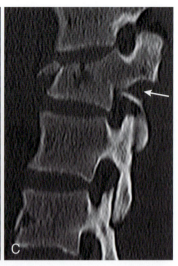

図45 Chance 骨折（26歳男性）CT 矢状断再構成
A　右傍矢状断像　B　正中矢状断像　C　左傍矢状断像
椎体が楔状で，関節突起から椎体に伸びる亀裂がみられる（→）．棘突起が後方で開大している．

3 Chance 骨折

胸・腰椎移行部に好発する椎体，椎弓根，椎弓を含めた横骨折で（図45），過屈曲に起因する．自動車の後部座席に今日でも用いられているラップ・タイプのシート・ベルトで起こりやすいとされる．

4 椎間関節脱臼・骨折

頸椎に比べてまれであるが，胸・腰椎移行部に好発する過伸展損傷である．CT や断層撮影が診断に有用であり，CT 上の naked facet（下のレベルの上関節突起の関節窩に上のレベルの下関節突起がみえないこと）が特徴的である[32]（図46）．

4 複合損傷

頸椎，胸腰椎においては，体軸方向の同時的あるいは過伸展と過屈曲の連続的な力の加わり方により，頸椎と胸腰椎，特にその移行部に飛び離れた損傷をきたすことがあり，評価にあたって注意を要する．特に頭蓋・脊椎接合部，occiput-軸椎の損傷には，その頻度が高く，多くは10％台であるが，Lee らによれば1/4程度にも達するといわれる[33]．

5 病的骨折との鑑別

椎体の病的骨折の診断が CT や MRI で可能な場合が存在する．Yuh らによれば，MR 画像上，病的骨折では信号異常はびまん性であり，かつ後方要素まで伸びることが多い[34]．Laredo らによる CT の観察では病的骨折でない通常の骨折の可能性が高い場合として，①骨皮質の破壊を伴わない椎体の皮質の骨折，②椎体の後縁の皮質が脊柱管

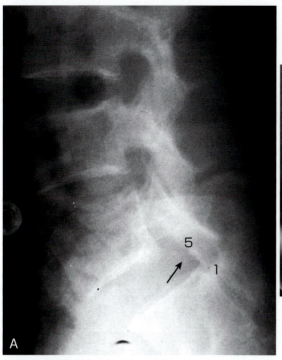
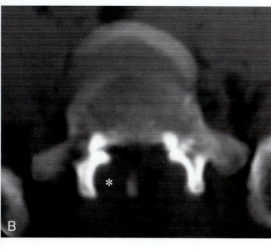

図46 ▶ 椎間関節脱臼（34歳男性）
A 腰椎側面像：第5腰椎椎体（L5）と仙骨との間隔が離れており，L5が前方に転位している．L5の下関節突起（5）がS1の関節突起（1）の前方に位置している（→）．B CT：S1の関節窩内には骨がみえない（naked facet）（＊）．

内に転位している破裂骨折，③椎体内の骨梁に骨折線がみえる例，④椎体内にvacuum cleftを伴う例，⑤椎体周囲の軟部組織に腫脹のない例．腫瘍による病的骨折の可能性が高い場合としては，①椎体の皮質の前外側あるいは後方の破壊，②椎体内の海綿骨の破壊，③椎弓根の破壊，④椎体周囲の軟部組織腫大，⑤硬膜外腫瘤を伴う例があげられている[35]．

> **コラム**
>
> ### 内側顆（内顆）・外側顆（外顆）と内果（内踝）・外果（外踝）
>
> 　内側顆と外側顆は大腿骨遠位と脛骨近位の構造で，膝関節で内側と外側にある膨隆した関節部であり，顆（つぶ）にふさわしい名称である．内顆・外顆と側を落として使われることも多く，私自身も混在して使っている．それと同じ音で使われている内果・外果は，脛骨・腓骨遠位の足関節部の膨隆した部分であり，果の字はもともと踝（くるぶし）に相当している．さらに混乱をきたしやすい表現として，上腕骨遠位肘関節部の膨隆部分の内外側をまとめた上腕骨顆humeral condyleがある．上腕骨遠位の内外側の膨隆部も膝と類似した表現がなされているが，こちらは上腕骨内側上顆・外側上顆であり，肘・手関節の回外・伸展筋共通腱の付着部の外側上顆と回内・屈曲筋共通腱の付着部である内側上顆として重要な部位である．

3 上　肢

　上肢の外傷性変化は多種多様であるが，頻度の高いものは限られており，それらのX線所見に習熟することが見逃しを防止する第1歩である．

1 肩・上腕

1 鎖　骨

　鎖骨 clavicle は，内側部は膜内骨化 membranous ossification，外側部は軟骨内骨化 endochondral ossification からなる複雑な骨である．最も早く骨化するが，その内側の二次骨化中心の癒合は遅く，骨端線は20歳頃から閉じ始め，完全に閉じるのは25歳頃である．内側下方に骨侵食に似た皮質不整をみることがあるが，これは costoclavicular ligament の付着部（rhomboid fossa）である（図47）．また上縁の皮質に小さな孔，肩甲上神経の溝をみることがある．

　直交する2方向からの撮影は困難であり，通常は正面像（AP）と40度程度頭側方向へ傾けた正面像を撮影することが多い．内側部の重なりは大きく，断層撮影やCTが必要となる．

1 骨　折

　鎖骨骨折は，落下により肩あるいは伸ばした腕がぶつかって起こることが多く，小児では最も頻度が高い．転位や屈曲を伴うことが多く，通常内側は胸鎖乳突筋により上方へ転位し，外側は上肢の重量のため下方へ転位する．中央部の骨折の頻度が最も高い．出産時の外傷としても起こるが（図48），これは通常なんら変形を残さず治癒する．外側部の骨折は，烏口鎖骨靱帯の損傷を伴いやすく，治癒が遷延しやすい．烏口鎖骨靱帯

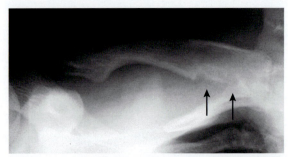

図47 rhomboid fossa（20代男性）鎖骨斜位正面像
鎖骨内側下方に境界明瞭な骨欠損を認める（→）．rhomboid ligament の付着部である．

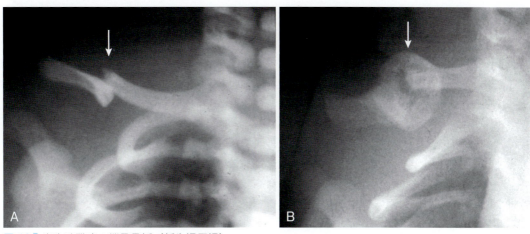

図48 ▶ 出生時発症の鎖骨骨折（新生児男児）
A 出生直後：鎖骨中央部で上下へのズレがみられる（→）．B 2週間後：円形の仮骨形成が骨折部周囲にみられる（→）．

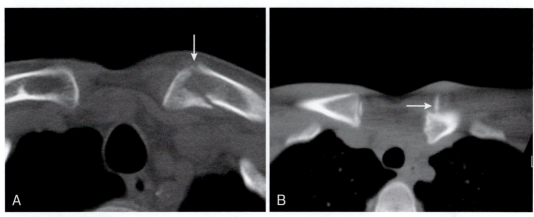

図49 ▶ 鎖骨内側の骨折　CT
A 左鎖骨内側の骨折（20歳男性）：鎖骨内側にわずかな転位の骨折を認める（→）．単純Ｘ線で見逃されやすい骨折である．B 鎖骨内側のSalter Ⅰ型骨折（21歳男性）：鎖骨内側の骨端核がみられる（→）．

損傷の診断には，ストレス撮影が必要である．内側部では重なり合う構造が多く，断層撮影やCTが必要となる（図49A）．また鎖骨内側は最も遅く骨化する骨端の一つであり，Salter Ⅰ型骨折がここで起こることがある（図49B）．

2 肩鎖関節

肩鎖関節 acromioclavicular joint は，鎖骨外側と肩峰内側との間の滑膜をもつ関節である．斜めに位置しているため，真の関節腔はしばしば捉えにくいが，正面像での間隔は3〜5 mmが普通で，10 mm以上は異常である．15度程度頭側に傾けた斜位正面像が役立つ．ストレス撮影は，肩鎖靱帯，烏口肩峰靱帯の損傷の評価に役立つ．

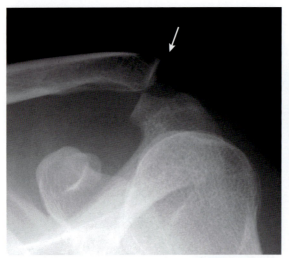

図 50 ▶ 肩鎖関節脱臼（42 歳男性）肩鎖関節正面像
鎖骨外側端が上方に転位している（→）．Rockwood 3 型以上の脱臼である．

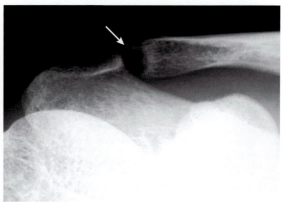

図 51 ▶ 外傷後骨吸収（26 歳男性）
鎖骨外側の骨吸収がみられる（→）．

1 肩鎖関節亜脱臼

しばしばスポーツに関連して，肩や伸ばした腕の上に落下することによって起こる．変形は臨床的に明らかである．保存的に治療されることが多い．軽度の損傷は，肩鎖靱帯の部分的な線維性断裂，中等度の例では肩鎖靱帯の断裂，高度の例では以上に加えて烏口肩峰靱帯の断裂を伴う（図 50）．

2 外傷後骨吸収

外傷後骨吸収 posttraumatic osteolysis は，通常，肩鎖関節の軽度ないし中等度の外傷に続発して起こる．受傷後 2 か月以内に明らかとなり，自然治癒する傾向がある．骨再生は概して不完全であり，鎖骨の外側は軽度の骨吸収がみられるが（図 51），時にペン先のように尖った形となる．軽度ないし中等度の痛みを伴うことが多い．外傷の既往がなくても，慢性的な機械的ストレスで同様の変化を生じる．原因は十分に判明したわけではないが，微小な外傷とそれに対する修復反応ないしストレス骨折と考えられている[36]．

3 胸鎖関節

胸鎖関節 sternoclavicular joint は，胸骨柄と鎖骨内側の間の関節である．前後の胸鎖靱帯と上方の胸鎖間靱帯，そして下内方の肋鎖靱帯に囲まれ，内部に関節円板が存在する．鎖骨内側の骨端は 18～21 歳頃に骨化し，25 歳頃に閉じる．

1 胸鎖関節脱臼

前方脱臼は頻度が高く，肩への介達外力によることが多い．後方脱臼は，後方にある気管や大血管などの傷害を伴うことがあり，まれではあるが，臨床的に重要である．単純撮影では評価が困難であり，断層撮影あるいは CT が必要となる（図 52）．小児に好発するが，これは脱臼というよりも，実際は鎖骨内側の骨端線での離開である（図 49B）．

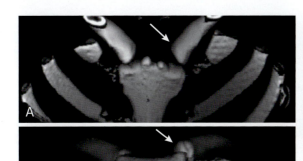

図52 胸鎖関節亜脱臼（19歳女性）CT 三次元再構成像
A　斜め後方から　B　下方から
右鎖骨内側端が前方に亜脱臼している（→）．

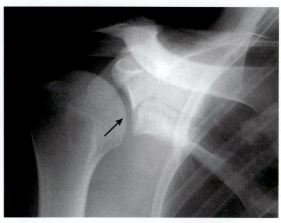

図53 肩甲骨骨折（20歳男性）肩甲骨正面像
肩甲骨関節窩を通過する肩甲骨横骨折を認める（→）．

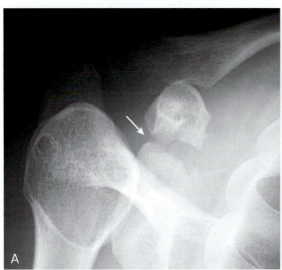
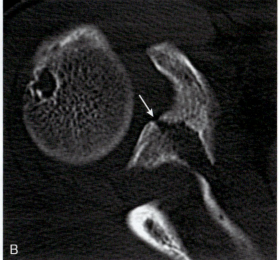

図54 肩甲骨烏口突起基部の骨折（37歳男性）
A　斜位正面像（X線管を上方に傾けて撮影）：烏口突起の基部に骨折がみられる（→）．B　CT：烏口突起基部に骨折を認める（→）．

4 肩甲骨

　肩甲骨は三角形の扁平骨であり，3つの突起（spine, acromion, coracoid process）を伴っている．正面像（AP）と Y view が通常撮られる．

1 骨　折

　80％が体部あるいは頸部の骨折である．肩峰あるいは烏口突起の骨折は横骨折が多く，関節窩の骨折には横骨折と裂離骨折がみられる（図53）．内臓など重篤な傷害の合併が多い．単純X線では評価のしにくい複雑な骨であり，診断にはCTが必要である（図54）．

5 肩甲上腕関節・上腕骨

　上腕骨の近位部は，頭部，解剖頸，外科頸，および大・小結節からなる．前後像（図55）と軸位像 axillary view が標準である（図56）．前後像には，通常の正面像（関節面が重なる）と true AP（30〜45°斜位で肩甲骨に直交する X 線により，関節面が平行にみえる）がある（図55）．axillary view は軸位像で上腕骨頭と肩鎖関節が重なる（図56）．Y view（肩甲骨側面像）は肩甲骨の評価に用いられるものと原則的に同じであるが，関節のアラインメントの評価は必ずしも容易ではない．transthoracic view（肩関節側面像）は，関節のアラインメントの診断に用いられることがあるが，重なり合う構造が多

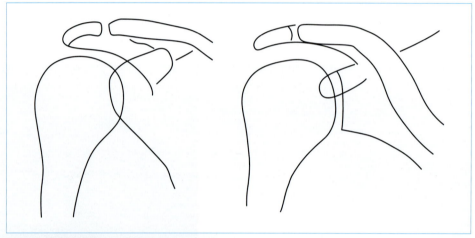

図55 ▶ 肩関節正面（AP）像と true AP 像

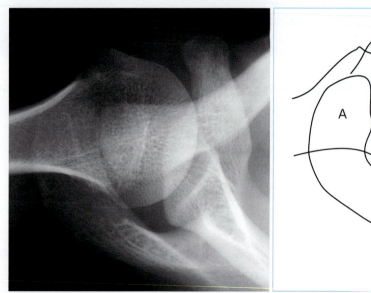 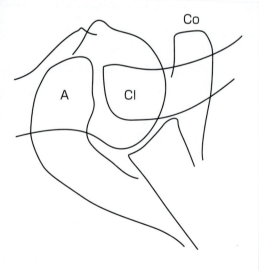

図56 ▶ 肩関節軸位像
A：acromion, Cl：clavicle, Co：coracoid process.

く有用性は高くない．

　関節造影は，腱板，関節唇の評価に用いられるが，正常では大きなaxillary recessがみられ，内方は通常，烏口突起下縁まで及ぶ．上腕二頭筋長頭腱鞘との交通があり，この腱が腱鞘内構造としてみられる．

1 肩甲上腕関節脱臼 glenohumeral dislocation

　肩甲上腕関節は脱臼を起こしやすい関節の一つであり，肩関節脱臼全体の85%を占める．それに対して，肩鎖関節は12%，胸鎖関節は2〜3%である．肩関節の脱臼は，その方向によって，4つに分類される．

①前方脱臼

　肩甲上腕関節の脱臼の95%を占める最も頻度の高い脱臼であり，その方向によってさらに，最も多い烏口突起下脱臼 subcoracoid dislocation（図57），頻度の低い関節窩下脱臼 subglenoid dislocation（図58），さらにまれな鎖骨下脱臼 subclavicular dislocationと胸郭内脱臼 intrathoracic dislocationに分けられる．外旋，外転位での外力によるものが多く，関節窩や上腕骨頭の圧迫骨折を伴いやすい．次に多い原因としては，外方，あるいは後外方への直達外力によるもので，烏口突起下脱臼の原因となる．大結節骨折の合併は15%に起こり得る（図59）．関節窩前縁の骨折はBankart lesionとよばれ，手術的治療と固定が必要となる（図60）．上腕骨頭後外側の骨欠損は50%以上にみられ，Hill-Sachs lesionとよばれる（図61）．診断は，通常の正面像で明らかである．Hill-Sachs lesionは，内旋させた状態の正面像で診断しやすいが，Striker notch viewでも

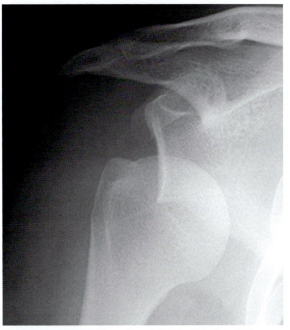

図57▶烏口突起下脱臼（27歳男性）肩関節正面像
上腕骨頭が烏口突起の下に転位している．

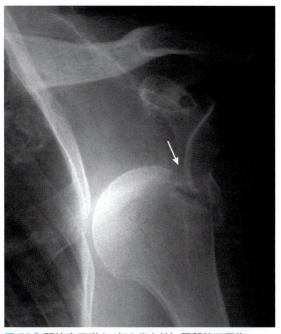

図58▶関節窩下脱臼（75歳女性）肩関節正面像
上腕骨頭が肩甲骨の関節窩の下方に脱臼．上腕骨大結節が肩甲骨にぶつかって骨折を生じている（→）．

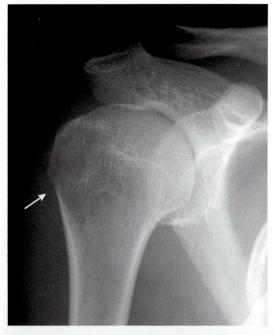

図59 ▶ 上腕骨大結節の裂離骨折（22歳男性）
　　　肩関節正面像
大結節に転位のわずかな骨折を認める（→）．

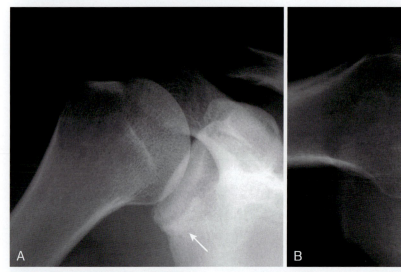

図60 ▶ Bankert lesion（43歳男性）
A　正面像　B　軸位像
肩甲骨前下縁に骨性裂離骨折を認める（→）．

発見できる．しかし，今日ではCTやMRIで容易に診断できる．反復性脱臼は高率に発生し，特に20歳以下では80%以上で起こるといわれる．関節唇の断裂，Hill-Sachs lesion，肩甲下筋の弛緩などがその原因である．

②後方脱臼

　これは肩関節脱臼の2〜4%と比較的まれであるが，理学所見で診断しにくく，X線所見も微妙でしばしば見逃される．特に初回の検査で50%以上が見逃されているとい

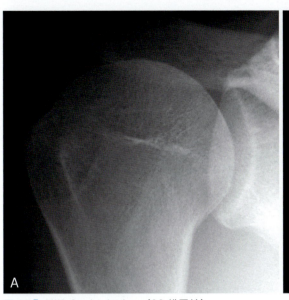
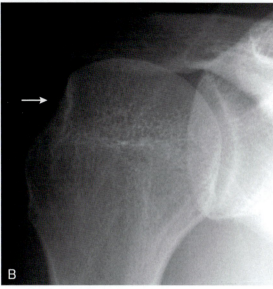

図61 ▶ Hill-Sachs lesion（20代男性）
A　肩関節外旋　B　内旋
内旋位で上腕骨頭外側に骨性陥凹を認める（→）．

われる．肩関節は内旋位で固定されており，凍結肩 frozen shoulder と間違われやすい．内旋位で後方に力が加わった時に起こり，けいれんに伴って起こることも知られている．特に両側性発症は，けいれんに伴った場合である．正常の正面像では関節窩と上腕骨頭の間隔は 0～6 mm であるが，それ以上では後方脱臼の可能性を考えなければならない．また，50% 以上の例で上腕骨頭の皮質に平行な線が見出される．これは trough line とよばれ，関節窩の角による上腕骨頭の圧迫骨折の結果の骨欠損である（図62）[37]．確定診断には axillary view が必要である．

③上腕骨直立脱臼

上腕骨直立脱臼 luxatio erecta はまれな脱臼で，過外転により上腕骨頭が関節窩の下方にはまりこんだ形の脱臼である（図63）．上腕を挙上した状態で固定しており，診断は臨床像のみで明らかである．関節窩の辺縁，肩峰，大結節の骨折を伴いやすい．

④上方脱臼

これはさらにまれで，上腕骨頭が腱板の上方に入り込んだ形の脱臼である．

2　上腕骨近位部骨折

上腕骨近位部は外科頸，解剖頸，大結節，小結節の4つに大きく分けられる．そのうち単独に骨折の起こりやすいのは外科頸であり（図64），他の部位の骨折は通常複数の部位にまたがる．Neer は，これら4つの要素のうちいくつに屈曲あるいは転位を伴った骨片が存在するかで，1 part，2 part，3 part，4 part と骨折を分類した．急性期の合併症としては腕神経叢，腋窩動脈の損傷，慢性期の合併症としては関節滑膜の癒着による癒着性肩関節包炎，骨壊死がある．

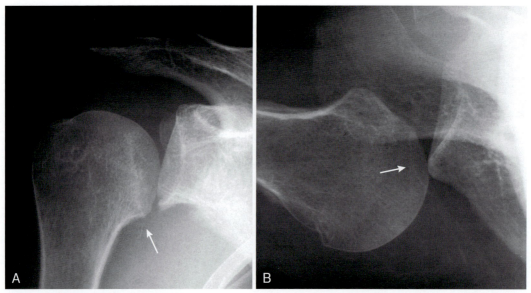

図 62 ▶ 肩関節後方脱臼（55 歳女性）

A 正面像：関節窩と上腕骨頭との位置関係は一見保たれているようにみえるが，上腕骨頭に trough line がみられる（→）．B axillary view：上腕骨頭の関節窩に対しての後方への脱臼は明らかである．trough line に相当する骨頭の圧迫骨折がみられる（→）．

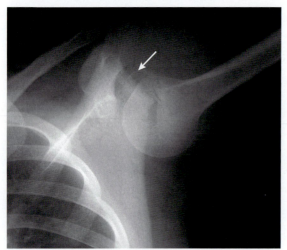

図 63 ▶ 上腕骨直立脱臼（12 歳男児）肩関節正面像

上腕骨頭が関節窩に対して下方へ脱臼しており（→），上腕が挙上されたまま固定されている．上腕骨頭の骨折を合併している．

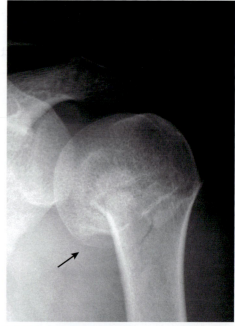

図 64 ▶ 上腕骨外科頸骨折（27 歳男性）肩関節正面像

外科頸に骨折があり（→），上腕骨は内反している．

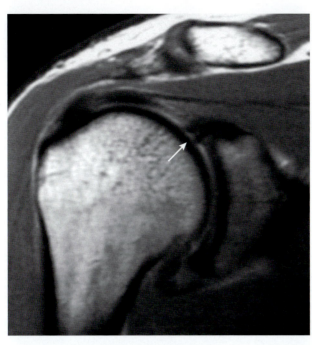

図65 ▶ SLAP lesion　MRIプロトン密度強調像
関節唇上方に亀裂を疑う（→）．上腕二頭筋長頭腱の付着部の不整である．

3　上腕骨骨幹部骨折

診断上困難のない骨折である．橈骨神経の損傷が17%程度に起こるとされている．

4　凍結肩

凍結肩frozen shoulderは原因不明の関節痛と運動障害をきたす状態で，関節腔のaxillary recess, subscapularis recessの拡張が不良で，しばしば上腕二頭筋腱鞘炎を伴う．従来は関節造影で関節腔の縮小がみられることによって診断されたが，癒着性肩関節包炎adhesive capsulitisは今日ではあまり用いない．

5　SLAP lesion

SLAPはsuperior labrum anterior to posteriorの略で，上腕二頭筋長頭腱付着部の関節唇の裂離である．転位のある症例の診断はCT関節造影やMRIにより可能であるが，転位のない症例の診断は困難である（図65）．

6　腱　板

腱板rotator cuffは，肩甲上腕関節周囲を取り囲むように存在する筋群で，肩関節の安定性に大きく寄与している．上方に棘上筋suprasupinatus，前方に肩甲下筋subscapularis，後方に棘下筋infrasupinatusおよび小円筋teres minorがあり，上腕骨頭と関節窩を3方向から取り囲んでいる（図66）．棘上筋と肩甲下筋との間には筋束の間隙があり腱板疎部rotator intervalとよばれる[38]．

1　腱板断裂

腱板断裂rotator cuff tearには，急性外傷およびまん性変性性変化による断裂が含ま

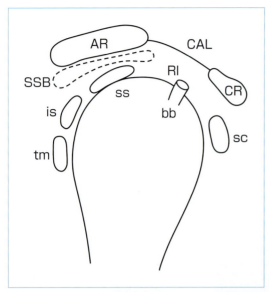

図66 ▶ 腱板
tm：小円筋，is：棘下筋，ss：棘上筋，sc：肩甲下筋，bb：上腕二頭筋長頭，SSB：肩峰下・三角筋下滑液包，RI：腱板疎部，AR：肩峰，CR：烏口突起，CAL：烏口肩峰靱帯．

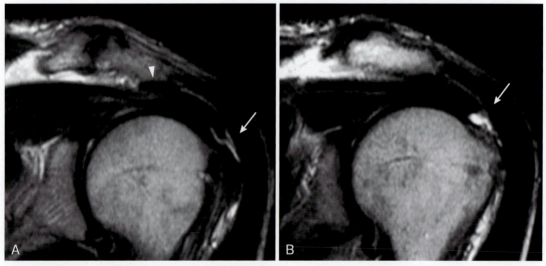

図67 ▶ 腱板断裂（49歳男性）MRI T2強調斜冠状断像
A　やや前寄り，肩峰下面にspurをみる（▶）．A，B　棘上筋腱付着部に裂離損傷を認める（→）．

れる．断裂は腱板の上部の腱の付着部付近で起こりやすく，もともとは棘上筋腱の付着部とされていたが，今日では棘上筋腱と棘下筋腱が共通腱を形成し上腕骨大結節に付着するところで断裂がみられるとされる[39]．断裂が筋の全層に及ぶと肩甲上腕関節と肩峰下・三角筋下滑液包 subacromio-subdeltoid bursa が交通するが（full thickness tear），全層に及ばないこともある（incomplete tear）．

　診断はMRIで行われることが多く，かつてのように関節造影が行われることは減少した．関節造影では完全断裂の診断は滑液包との交通を証明することである．MRIによる腱板損傷の診断基準は，①筋腱移行部での不連続性と筋束の腱からの離開，②腱板の信号上昇，③肩峰下・三角筋下滑液包内の液体貯留，④棘上筋の萎縮の4つがある

(図67).そのうち①は直接所見として価値が高いが,T1強調ないしプロトン密度強調での腱板の信号上昇は変性(腱症 tendinosis や腱炎 tendinitis は変性あるいは外傷性変化である)でもみられる所見であり,T2強調ないし STIR でみられる腱の不連続性を断裂所見とする.③,④は間接所見であり特異度は落ちるが,③は正常では滑液包に液体はみられないため,鋭敏な所見と信じられている.MRI 診断の困難さの原因としては,変性でも信号上昇が起こり得ること,筋腱移行部の構造が複雑なこと,magic angle 現象(特定の角度での腱の信号上昇),肩の内旋により棘下筋が重なってくることがあげられる.

2 腱板断裂性関節症

腱板断裂性関節症 cuff tear arthropathy は,腱板断裂と萎縮による慢性変化としての関節症である.肩峰・上腕骨頭距離が 5 mm 以下であることや肩峰下縁の骨侵食あるいは関節面形成(facet 形成)は,変性による断裂の所見である.上腕骨頭は上方に転位し,棘上筋腱の付着する大結節が萎縮して上腕骨頭が球形に変形する.本症は単純 X 線撮影のみで診断可能である(図68).

3 インピンジメント症候群

腱板が烏口肩峰靱帯と上腕骨大結節の間で,上腕の挙上・外転時に捉えられることがある.それに起因する肩峰の損傷,炎症と慢性疼痛をインピンジメント症候群 shoulder impingement syndrome とよぶ.その最も特徴的な画像所見は,肩峰下縁の烏口上腕靱帯付着部の骨の突出 subacromial spur の形成である[40].腱板の断裂を伴うことが多い(図69).また特異的所見ではないが,大結節の嚢腫形成の随伴が知られている.

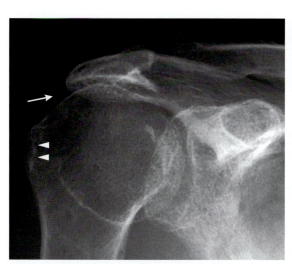

図68 ▶ cuff tear arthropathy(70代男性)
肩峰・上腕骨頭の間隙が狭小化し(→),大結節が萎縮している(▶).腱板断裂の慢性変化である.

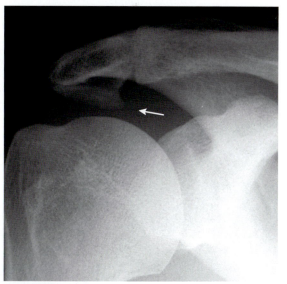

図69 ▶ 肩峰下骨棘 subacromial spur(60歳男性)
肩峰の下面に coracoacromial ligament に沿った骨化を認める(→).

2　肘・前腕

1　解　剖

　　肘関節は，3つの骨相互の間の3つのコンパートメントからなる関節であるが，その主体となるのは，屈曲・進展を行う蝶番関節である腕尺関節である．carrying angleは，肘関節を伸展・回外した時の上腕と前腕のなす角度であり，15度程度の外反が正常である．

　　上腕骨は，やや大きな内側上顆と外側上顆からなり，前腕の屈曲・回内筋群は内側上顆に，伸展・回外筋群は外側上顆に付着する．尺骨は，肘頭，鉤状突起の2つの突起とtrochlear notchとradial notchの2つの陥凹からなる．このうち，肘頭には，上腕三頭筋が付着し，鉤状突起には上腕筋が付着する．橈骨近位部には橈骨結節があり，上腕二頭筋が付着する．尺側側副靱帯は内側上顆と鉤状突起内側の間の比較的強い靱帯であり，橈側側副靱帯は外側上顆より発し橈骨頭の輪状靱帯に付着する．輪状靱帯は橈骨頭の周囲を取りまく強い靱帯である．

　　小児の肘外傷の評価では，骨化中心の出現時期・順序についての知識が必要である．出生時には骨端部に骨化はみられないが，上腕骨の4つの骨端の骨化には順序がある（図70）．①小頭C（1～11か月），②内側上顆M（4～7年），③滑車T（9～10年），④外側上顆L（11年）．また前腕では，①橈骨頭R（3～6年），②肘頭O（6～10年）である．覚え方としては，上腕骨ではNelson's X（C-M-T-L：1-7-10-11），あるいは骨化出現の順序CRITO（小頭 capitellum-橈骨頭 radial head-内側上顆 inner epicondyle-滑車（T）trochlea-外側上顆 outer epicondyle）がある．上腕骨の骨端の癒合は，内側上顆を除いて14～16歳で，内側上顆は18～19歳で起こる．なお，滑車の骨端は不整であり，骨壊死と間違われやすい．

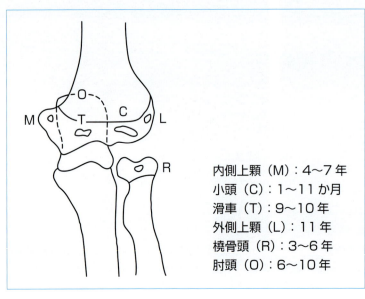

内側上顆（M）：4～7年
小頭（C）：1～11か月
滑車（T）：9～10年
外側上顆（L）：11年
橈骨頭（R）：3～6年
肘頭（O）：6～10年

図70　肘周辺の骨化の出現順序

2 検査法

　肘関節は，通常，正面 AP，側面の 2 方向で撮影される．正面像は，伸展位，側面は 90 度屈曲位で前腕を回内・回外しない中間位で撮るのが標準である（**図 71**）．回内により正面像と同じ橈骨近位部の画像になることがあり，注意が必要である（**図 72**）．橈骨

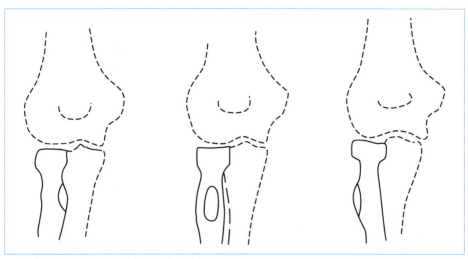

図 71 肘の位置による橈骨の輪郭の変化
左から，回外位，中間位，回内位の輪郭である．

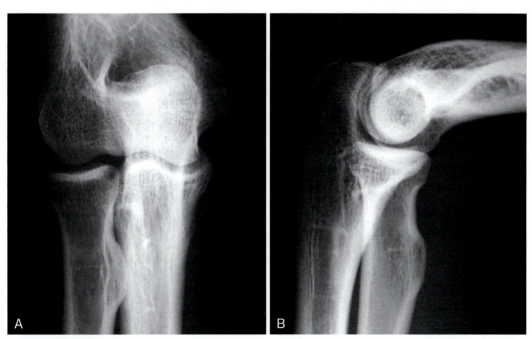

図 72 正常肘関節（43 歳男性）
A　正面像　B　側面像
橈骨の輪郭が正面像と側面像で大きく異ならないことに注意．すなわち，この場合橈骨の一方向しかみていないことになる．

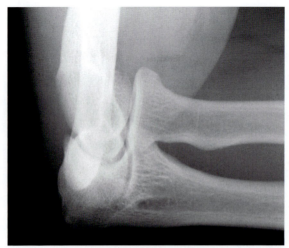

図73 radial head-capitellum view
肘の斜め側面像で，橈骨頭の観察に適している．

近位部の転位の少ない骨折の検出には斜位像が必要なことが多いが，肘の側面像を斜め45度の斜位にする撮影が有効なことが知られている（radial head-capitellum view）[41]（図73）．

3 間接所見

1 fat pad sign

肘関節の上腕骨側の関節被膜前後には，脂肪組織がある．鉤状突起の上前方の脂肪 anterior fat pad は，90度屈曲位の側面像でみられ，関節液の増加とともにその下縁が水平方向に伸びてくる．しかし，関節周囲の浮腫や出血でみにくくなる傾向がある．それに対して，関節近位部後方の posterior fat pad は，正常では上腕骨の intercondylar depression の間に入ってみえない．しかし，関節液の増加あるいは出血により後方に押し出されてみえるようになる（図74A）．急性外傷において posterior fat pad は関節内骨折診断に有用であり，posterior fat pad sign 陽性例では経過観察によって90％以上の例で骨折が確認されたといわれる．これは，特に小児，思春期でよくみられ，posterior fat pad 陰性は関節内骨折の否定に役立つ．しかし，成人では若年者ほど fat pad がよくみられないため，骨折の否定には小児の場合ほど有用ではない．

2 anterior humeral line

上腕骨遠位骨端は前方に140度程度傾いているのが正常であるが，この角度は測りにくく実際に用いられない．小児では肘の側面像でみられる上腕骨前方の皮質の線 anterior humeral line が遠位骨端の中央1/3を通るのが正常であり，これが目安となる（図75）．それに対して屈曲を伴った顆上骨折ではそれより前方を通る（図76）．

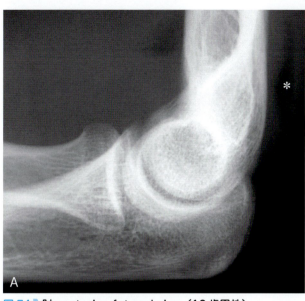
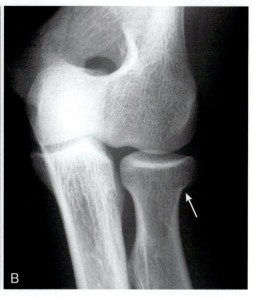

図74 肘 posterior fat pad sign（16歳男性）
A　肘側面像：posterior fat pad 陽性である（＊）．B　肘正面像：橈骨頭にわずかな転位の骨折を認める（→）．

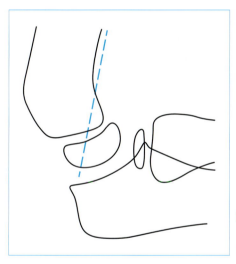

図75 anterior humeral line
上腕骨前縁の皮質を結ぶ線は，上腕骨小頭の骨化部分の中央を通過する．

③ radiocapitellar line

　橈骨骨幹近位部の軸を通る線は，撮影肢位にかかわりなく，小頭を通る（**図77**）．これは橈骨頭の脱臼の診断に有用である．

④ supinator fat plane

　回外筋の表層の脂肪層は正常例のほとんど100％でみられる．これは橈骨の前方1 cm 以内に，橈骨と平行にみられる（**図78**）．この脂肪層は，外傷，炎症でみられなくなる．これがみられない場合，斜位などが必要となる．なお，肘内障（いわゆる pulled elbow）では，この fat plane に異常はみられないといわれている．

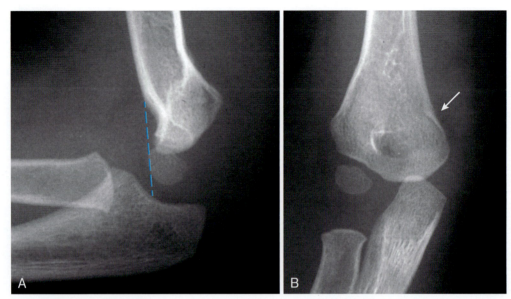

図76 顆上骨折（2歳女児）
A　肘側面像：上腕骨前縁の皮質を伸ばした線が上腕骨小頭の骨端の前縁付近を通ることに注意（点線）．上腕骨小頭の骨化が後方に転位しているのは顆上骨折による．B　肘正面像：わずかに骨折による変形がみられる（→）．

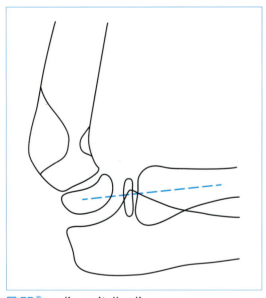

図77 radiocapitellar line
橈骨の長軸は常に上腕骨頭と小頭の骨端の中心部を通るのが正常である．

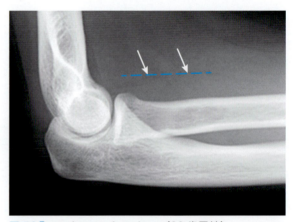

図78 supinator fat plane（20歳男性）
回外筋の脂肪層がみられる（点線→）．

5 肘頭滑液包

　肘頭滑液包 olecranon bursa は，肘頭に接する皮下に存在する（**図79**）．外傷によりこの部位に出血することはあるが，この部の腫脹をみた場合は，骨皮質のわずかな骨折を探す必要がある．

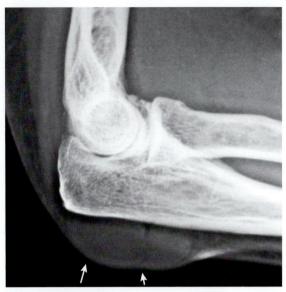

図79 肘頭滑液包炎（60歳女性）肘側面像
肘頭に接して軟部腫瘤を認める（→）．

4 各種外傷

1 成人の上腕骨遠位部骨折

成人の上腕骨遠位部骨折は，X線診断上問題になることは少ない．95%は関節面にかかっており，最も多いのはT字状あるいはY字状の両顆骨折 dicondylar fracture あるいは通顆骨折 transcondylar fracture である．

2 小児の顆上骨折 supracondylar fracture

伸ばした手の上に転倒・落下することにより発症することが多く，小児の肘の骨折では頻度が高い．半数程度は転位を伴った完全骨折であるが，不完全骨折あるいは転位を伴わないものが1/4程度ある[42]．anterior humeral line あるいは posterior fat pad sign は，重要な間接所見である（図76）．

3 上腕骨内側上顆の損傷

上腕骨内側上顆 medial epicondyle は，前腕の屈曲・回内筋群の共通腱の付着部であり，また内側側副靱帯も付着する．そのため落下・転倒して伸ばした手の上に倒れ込んで外反ストレスが加わった場合，裂離骨折が起こる（図80）．また，同時に内側の関節裂隙が開いたとき，骨片を関節内に引き込むことがあり（図81），小児では二次骨化中心の複雑な発生と関連して診断に困難をきたすことがある．その時は，内側の関節裂隙の開大が所見となる．内側上顆に付着する腱の傷害が内側上顆炎 medial epicondylitis である．

4 上腕骨外側上顆の骨折

上腕骨外側上顆には前腕の伸展・回外筋群の共通腱が付着しており，ストレスの加わりやすい部位である．小児の骨折としては2番目に多く，15〜20%を占める．小児の

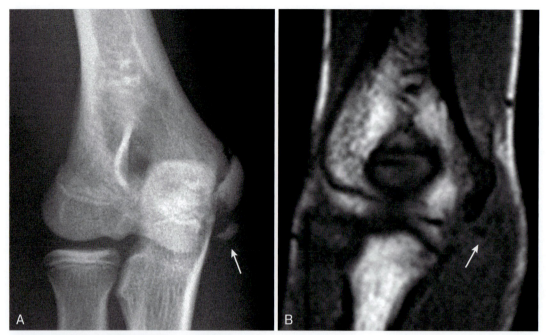

図80 ▶ 上腕骨内側上顆裂離骨折（14歳男性）
A　肘正面像：上腕骨内側顆に裂離骨片を認める（→）．B　MRI T1強調冠状断像：裂離骨片が回内屈曲共通腱内にみられる（→）．

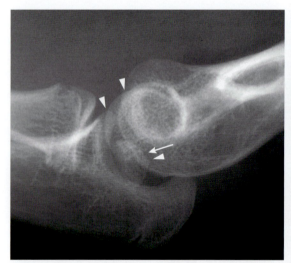

図81 ▶ 内側上顆の骨端線での裂離骨折（13歳女性）
関節内に捕捉された骨片（→）がみられる．内側上顆は小さくみえる（▶）．

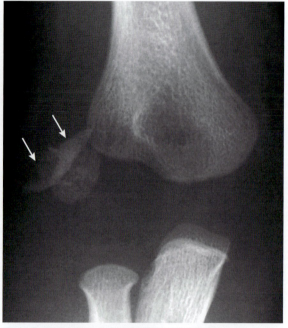

図82 ▶ 転位を伴う外側上顆骨折（3歳男児）
Salter Ⅳ型骨折である（→）．骨片は回旋している．

完全骨折は Salter IV 型である（図82）．外側上顆に付着する腱の傷害が外側上顆炎 lateral epicondylitis である．

5 橈骨頭部ないしは頸部の骨折

橈骨近位端の骨折は，成人の肘の骨折の50%を占める頻度の高い骨折である．小児では比較的まれで，骨端線解離の頻度が比較的高い．肘は正常では軽度の外反位にあるため，伸ばした手の上に転倒あるいは落下した時に外側の橈骨頭に外力が加わることに起因する圧迫骨折である．臨床的には，回内・回外ができなくなり，橈骨頭に圧痛がみられる．骨折線は通常外側に縦方向にみられる．約半数はほとんど転位を伴わない（図74）．X線上の直接所見は，皮質のわずかなズレ，関節面の屈曲，あるいは骨片の落ち込みであるが，fat pad sign など間接所見に頼らざるを得ないことが多い．

6 肘頭の骨折

成人の肘の骨折の20%程度を占める比較的頻度の高い骨折であるが，小児では頻度は低い．伸ばした手の上への転倒，上腕三頭筋の収縮，転倒・落下などによる肘頭への直達・介達外力による．臨床的には肘の伸展困難がみられる．横骨折が最も多く，側面像で通常容易に診断できる．肘頭滑液包の腫脹も間接所見となる．

7 肘関節脱臼

肘は，肩，手指の指節関節に次いで脱臼の起こりやすい関節である．分類は，上腕骨に対する橈骨，尺骨の方向によって，後方（後外側），外側，前方，内側（後内側）のようになされる．橈骨と尺骨は通常同時・同方向に脱臼する（図83）が，別方向への divergent dislocation がまれに報告されている．伸ばした手の上に転倒し，肘が過伸展されることによる．骨折の合併は 1/3〜2/3 である．小児では骨・軟骨片の挟み込みが問題となる．整復に際しては橈骨神経の絞扼が問題となることがある．橈骨頭のみの脱臼

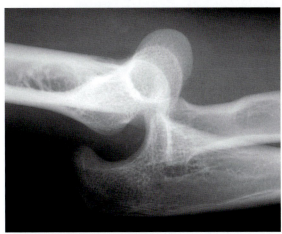

図83 ▶ 肘関節脱臼（14歳女性）
橈骨および尺骨は後方に脱臼している．橈尺関節は保たれている．

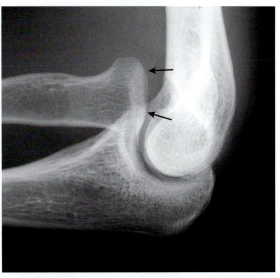

図84 ▶ 橈骨頭の前方脱臼（26歳男性）肘関節側面像
橈骨頭が上腕骨遠位関節面の前方に位置している（→）．

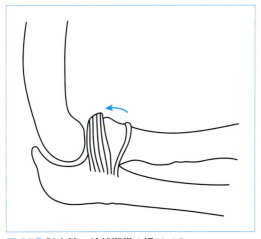

図85 ▶ 肘内障　輪状靱帯の滑りこみ

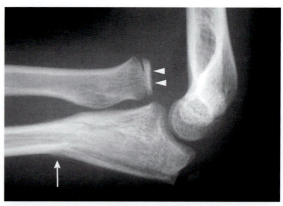

図86 ▶ Monteggia 骨折（6 歳男児）肘側面像
尺骨近位部の骨折があり（→），橈骨骨頭は外方に脱臼している（▶）．

が若年者で報告されているが，合併する尺骨の骨折を否定することが Monteggia 骨折との鑑別に必要である（図84）．

8 肘内障

肘内障 pulled elbow は 2〜5 歳の小児に好発する頻度の高い障害である．この年齢の小児では輪状靱帯が橈骨頭にゆるく付着しているために，上肢を強く引っ張られることにより，輪状靱帯が橈骨頭上に滑りこむと考えられている．X 線所見は正常であり，典型例は X 線検査の適応とはならない（図85）．

9 Monteggia 骨折

尺骨の近位側 1/3 の骨折と橈骨頭の前方脱臼の合併である．Bado は元来の定義を拡張し次のように分類した[43]．

Ⅰ型：前方脱臼
Ⅱ型：後方脱臼
Ⅲ型：側方脱臼
Ⅳ型：Ⅰ型および橈骨近位部の骨折

Ⅰ型は全体の 65% と最も多く，Ⅱ型，Ⅲ型がそれぞれ 18%，16% で，Ⅳ型はまれである．尺骨の骨折は，90% が近位 1/3 に起こり（図86），残りは中央 1/3 に起こる．直達外力でも起こるが，特にⅠ型では伸ばした手の上に転倒することでも起こる．時に肘の前方脱臼骨折との鑑別が問題となるが，近位橈尺関節の異常の存在が Monteggia 骨折の特徴である．橈骨神経損傷の合併が知られている．

10 nightstick 骨折

尺骨遠位部単独の骨折であり，襲われた時に頭部・顔面を防御することにより起こる骨折である．

11 離断性骨軟骨炎

Panner 病は 10 歳以下の小児の上腕骨小頭の骨端症であり，骨壊死とされているが，骨破壊はより広範であるといわれる．外傷に起因する離断性骨軟骨炎は 10 歳以降に発

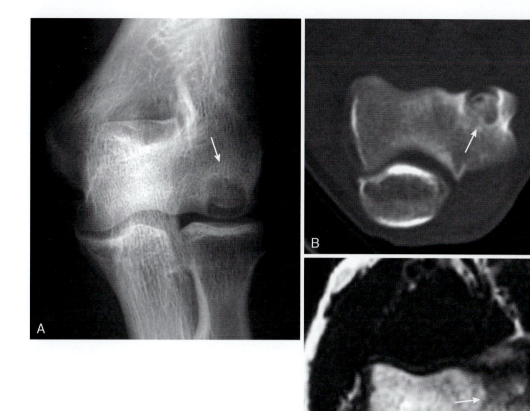

図87▶上腕骨小頭の離断性骨軟骨炎（20歳男性）
A　肘関節正面像：上腕骨小頭に円形の透亮像と内部に骨化をみる（→）．B　CT：上腕骨小頭に骨軟骨欠損を認める（→）．C　MRI T2強調横断像：上腕骨小頭に低信号と高信号が混在した骨軟骨病変を認める（→）．

症し，上腕骨小頭により限局性の骨軟骨欠損を生じる．肘の離断性骨軟骨炎は上腕骨小頭が好発部位であり，まれに橈骨頭にも起こり得る．野球の投手などに好発する．利き腕に起こりやすいが，15～20%は両側性である．上腕骨小頭のわずかな透亮像あるいは不整が最も初期の所見である（図87）．これは，完全に修復されるか，あるいは扁平化，硬化像，囊胞状変化などの異常所見を残したり過成長をきたしたりすることがある．

3　手および手関節

　手関節周囲の骨折は，外傷のうちで最も頻度の高いものである．その骨折のパターンには年齢によって相違があり，4～10歳の小児では橈骨遠位部骨幹端の横骨折が，11～

16歳では骨端線にかかる部分の骨折が，17〜40歳では舟状骨の骨折が，40歳以上ではいわゆる Colles 骨折が多いとされている．

1 前腕末梢部

撮影法としては，正面（PA），側面，45度斜位がある．橈骨遠位関節面は，側面像でみられるように 10〜15 度掌側に屈曲している．尺骨遠位部は橈尺関節にわずかに関与しているだけであり，橈骨から伸びた triangular ligament とその尺骨の付着部に triangular fibrocartilage complex（TFCC）がみられる．また，方形回内筋は前腕遠位部掌側の薄い筋束であるが，その浅層に脂肪層が存在するために側面像でみることができる．骨折で腫脹がみられ，前腕遠位部の骨折の評価に役立つ（pronator quadratus sign）（図 88，89）．

1 Colles 骨折

この骨折は，骨粗鬆症を伴う比較的高年齢者に好発し，特に女性に多い．手掌をついて転倒することによる橈骨遠位部の骨折であり，遠位関節面の背側への屈曲を伴い，正常では掌側への 10〜15 度の屈曲を呈する radiocarpal angle が消失する（図 90）．同時に橈骨は回外するため，回転力が加わって尺骨の茎状突起の裂離骨折が起こる．肩，股

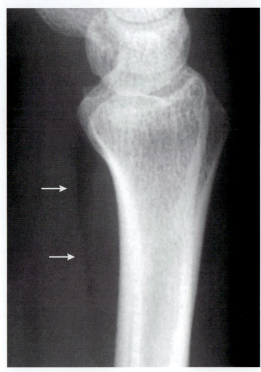

図88 ▶ pronator quadratus sign 正常例（→）
（48歳男性）

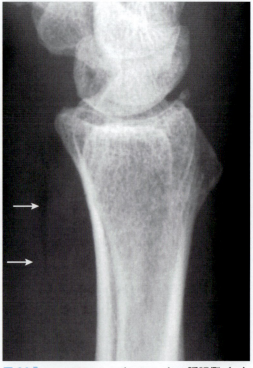

図89 ▶ pronator quadratus sign 腫脹例（→）
（66歳女性）
図88 に比べていくぶん厚いことに注意していただきたい．

❸ 上 肢

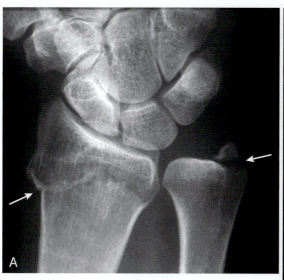
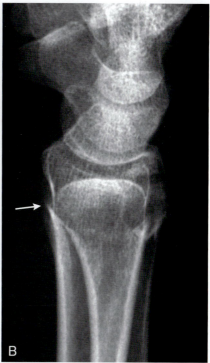

図90▶ Colles 骨折（30歳女性）
A　手関節正面像　B　手関節側面像
橈骨遠位部の骨折と関節面の背側への屈曲および尺骨茎状突起基部の骨折を認める（→）．

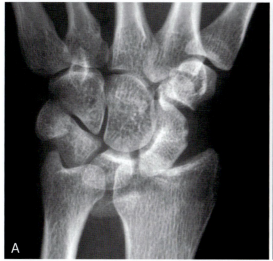
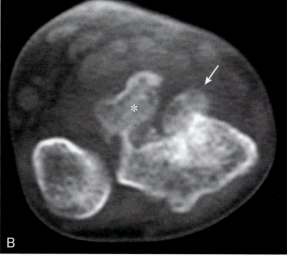

図91▶ reverse Barton 骨折（29歳男性）
A　手関節正面像：橈骨関節面は陥没しており，月状骨も転位している．B　CT：転位した橈骨の骨片（＊）とそれとともに転位した月状骨（→）を認める．

関節，肘などの他の部位の骨折を合併することがある．

❷ Smith 骨折

　これは，Colles 骨折と類似するが，手背部をついて転倒するため橈骨遠位部の掌側への屈曲を伴った骨折となる．

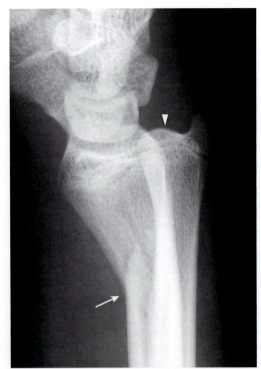

図92 Galeazzi 骨折（16 歳男性）
屈曲を伴う橈骨骨折（→）と尺骨遠位部の背側への脱臼（▶）がみられる．

3 Barton 骨折

橈骨の遠位関節面の前ないし後縁の骨折と手根骨の脱臼を伴うものを Barton 骨折とよぶ．骨折機序は前2者に類似するが，二輪車の事故で起こりやすい．Barton の元来の記載は，橈骨後縁の骨折によるもので，前縁の骨折によるものを reverse Barton 骨折（図91）とよぶことがある．

4 chauffeur 骨折

クランクを用いて手動により自動車のエンジンを始動させていた時代に，バックファイアにより橈骨茎状突起の骨折を起こすことがあった．この骨折は，しばしば転位を伴っていないが，正面像により比較的容易に観察できる．pronator quadratus sign が時に役立つ．

5 Galeazzi 骨折

これは，Monteggia 骨折と類似しているが，橈骨骨折と尺骨の遠位橈尺関節での脱臼が合併したものである（図92）．橈骨の骨折は，しばしば斜骨折で屈曲を伴っている．脱臼の再発を起こしやすい．

6 小児の骨端離開

橈骨，尺骨の遠位部は，骨端線の傷害の好発部位であり，Colles 骨折や Smith 骨折類似の骨折が起こる．Salter-Harris II 型骨折が多いが，時に骨折線がみられず骨端のすべりのみの I 型もみられる．

2 手根骨

1 解剖および撮影法

手根部は，近位列4，遠位列4の計8個の手根骨 carpus からなる複雑な構造である．時に，月状骨と三角骨，まれには有頭骨と有鉤骨との間で，骨癒合 coalition が起こる．標準的には，正面（PA），側面の2方向撮影を用いる（図93）が，必要に応じて手根管撮影 carpal tunnel view（図94），尺側ないし橈側転位を加えた正面PA像を併用する（図95）．骨折の好発部位である舟状骨の中央部（waist）は，通常の正面像ではみにくいが，尺側転位を加えた正面像（scaphoid view）でよく観察できる．正面像で手根骨のアライメントを観察するには，Gilula's arc が役に立つ（図93）．これは，橈骨の遠位部の関節面，近位列の舟状骨，月状骨，三角骨の近位の関節面，遠位列の有頭骨，有鉤骨の近位の関節面が，正常例では並行する曲線となることによる[44]．

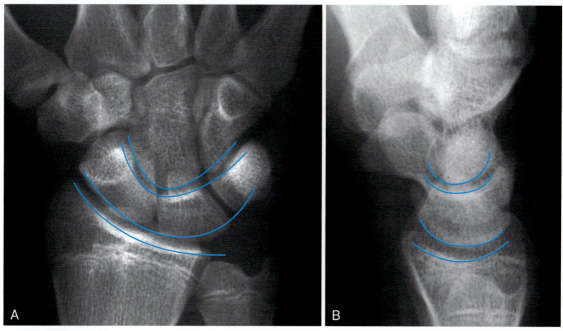

図93 ▶ 手関節正常像
A 正面像：Gilula's arc を示している． B 側面像：4つの "c" を示す

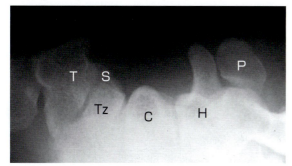

図94 ▶ 手根管撮影
T：大菱形骨，Tz：小菱形骨，S：舟状骨，C：有頭骨，H：有鉤骨鉤状突起，P：豆状骨．

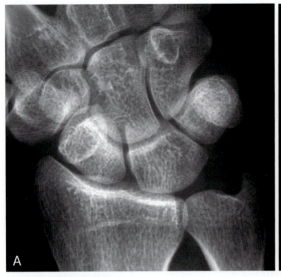
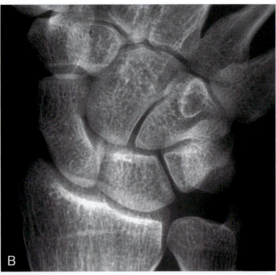

図 95 ▶ 手関節正面像
A 橈側転位 B 尺側転位

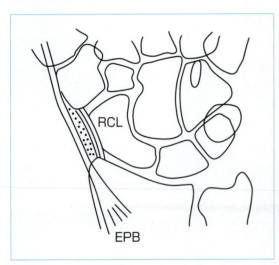

図 96 ▶ scaphoid fat stripe
EPB：extensor pollicis brevis tendon，短母指伸筋腱，RCL：radial collateral ligament，橈側側副靱帯（Terry et al：The navicular fat stripe：a useful roentgen feature for evaluating wrist trauma. AJR 124：25, 1975 より改変）．

　側面像は，手根骨のアライメントをみる時に最も役立つ．その目安になるのは4つの"C"である．これは，橈骨遠位部の関節面，月状骨近位関節面，月状骨遠位関節面，有頭骨近位部の関節面がいずれも"C"の形で1列に配列しているようにみえることである（図93B）．また，側面像でみられる舟状骨と月状骨の長軸のなす角度（scapholunate angle）は，不安定症の診断に必要である．

2 間接所見

　scaphoid（navicular）fat stripe（図96）：舟状骨外側の橈側側副靱帯とその外側にある短母指伸筋腱鞘との間には脂肪組織があり，成人では90%以上の例で観察できる．舟状骨あるいは橈骨茎状突起の骨折にあたって，この fat stripe の消失が起こる．

3 各種損傷

①舟状骨の骨折

手根骨の骨折のうちでは最も頻度が高い．15〜40歳に好発する．骨折部位は，中央部（waist）に最も多く（70％），遠位端（20％），近位端（10％）がそれに次ぐ．最も多い中央部の骨折は，①転倒して手を伸ばしてつくこと（dorsiflexion）により，手根骨の近位列と遠位列との間のストレスが狭い中央部に集中する，あるいは②橈骨手根靱帯 radiocarpal ligament の radiocapitate component と radiotriquetral component との間に抑え込まれる，という2つの機序が考えられている．遠位端の骨折は，母指あるいは示指からの圧迫による．転位がわずかで scaphoid view（尺側転位の正面像）でも急性期には骨折がみられないことが多く，anatomic snuff box の圧痛のみで骨折を疑い治療を行わなければならないことも少なくない（図97, 98）．

主要な栄養血管入口部は中央部の前外側にあり，骨折治癒の遅れはこの血管入口部と骨折部位との関連が強いと考えられている．通常骨折治癒は4〜6週間で起こるが，血流分布の十分でない近位端の骨折では20週以上を要することもまれではない．遷延治癒，偽関節は30％程度に起こる．骨片のX線検査での密度の上昇は，治癒遅延の所見の一つであるが，必ずしも偽関節あるいは骨壊死の所見ではなく，血行のある部位の相対的な骨吸収，あるいは吸収されない骨片内の骨梁表面への新生骨の沈着によると考えられている．骨壊死の診断は，骨片の圧潰の出現によって初めてなされる．

②三角骨の骨折

手根骨の骨折としては2番目に多い．手背側の橈骨手根靱帯の付着部での裂離が多い．正面像では異常がみられず，わずかに側面像で近位手根骨背側に骨片がみられることが普通である（図99）．

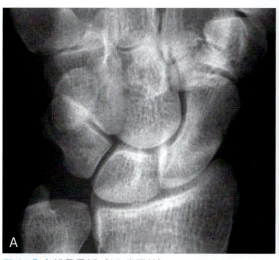 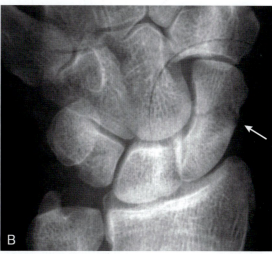

図97 舟状骨骨折（30歳男性）
A　正面像中間位：舟状骨の中央部に異常をみない．B　正面像尺側変位：舟状骨中央部での骨折が明らかである（→）．

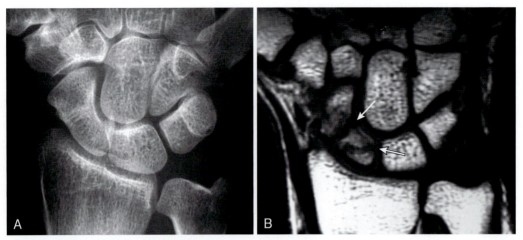

図98 ▶ 舟状骨の潜在骨折（50歳女性）
A　手関節正面像：舟状骨に異常を検出できない．B　MRI T1強調冠状断像：舟状骨中央部と近位部に骨折がみられる（→）．

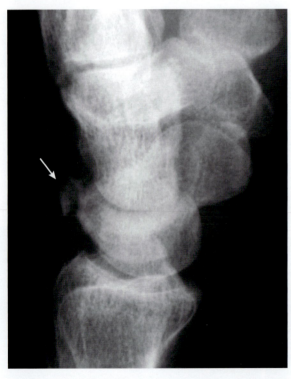

図99 ▶ 三角骨骨折（48歳男性）
背側橈骨手根靱帯付着部での裂離骨折がみられる（→）．

③有鉤骨の骨折

　有鉤骨の骨折はまれである．その鉤状突起hookの骨折は，野球，ゴルフ，テニスなどラケットを用いるスポーツによる小指球への直達外力，あるいは鉤状突起の付着するtransverse carpal ligamentへの外力によって発症することが知られている．手関節正面像においてリング状にみえる鉤状突起の陰影の消失，あるいは輪郭の不明瞭化がみられることがあるが，通常，手根管撮影，断層撮影，CTが必要となる（図100）．癒合し

❸ 上　肢

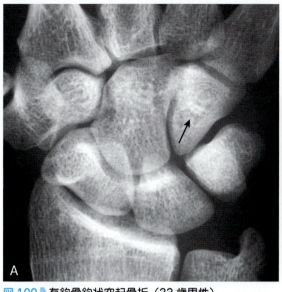
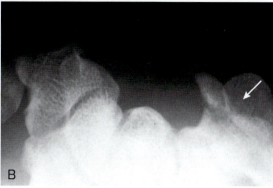

図 100 ▶ 有鉤骨鉤状突起骨折（33 歳男性）
A　手関節正面像：楕円形にみえるはずの鉤状突起の輪郭が不鮮明である（→）．B　手根管撮影：鉤状突起基部に骨折をみる（→）．

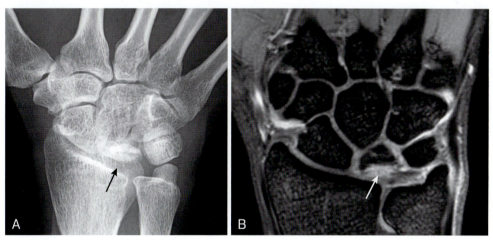

図 101 ▶ Kienböck 病（39 歳男性）
A　正面像：月状骨に硬化と圧潰を認める（→）．B　MRI T2 強調冠状断像：月状骨近位部に圧潰をみる（→）．

ない二次骨化中心と混同しないようにしなければならない．

④ Kienböck 病

　これは，軽度の外傷に続発する月状骨の血行障害と考えられている．橈骨と有頭骨の間の圧迫が大きく影響していると考えられ，このような力が大きく働きやすい negative ulnar variance で好発することが知られている[45]．X 線上の密度の増加，圧潰，骨折の合併が主要な所見である（図 101）．

67

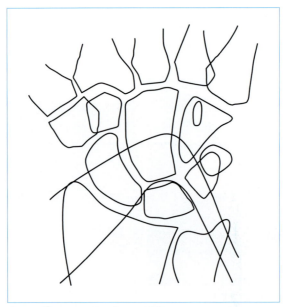

図102 ▶ zone of vulnerability
Johnson RP：The acutely injured wrist and its residuals. Clin Orthop 1980；149：33 より改変.

⑤月状骨周囲脱臼および月状骨脱臼

月状骨周囲脱臼 perilunate dislocation あるいは月状骨脱臼 lunate dislocation は，しばしば zone of vulnerability 内（図102）の骨折を合併する手根骨の著しい傷害である[46]．伸ばした手の上に転倒することによるが，自動車あるいは二輪車の事故のように比較的強い外力が加わった時に起こりやすい．

月状骨周囲脱臼（図103）は，月状骨脱臼よりも 2～3 倍多く，そのほとんどが背側月状骨周囲脱臼である．舟状骨の骨折を 3/4 程度で伴い（transscaphoid perilunate dislocation），三角骨，有頭骨など他の手根骨の骨折も 1/4 程度で伴う．月状骨脱臼（図104）は，月状骨周囲脱臼よりさらにもう 1 段階高度の脱臼であり，月状骨周囲脱臼で有頭骨が月状骨を前方に押し出し橈骨の関節窩に落ち込むことによって起こる．これが起こるためには，volar radiolunate ligament に損傷のないことが条件である．時に両者の中間型である midcarpal dislocation（図105）がみられる．これは月状骨が前方に，有頭骨が後方に亜脱臼することによる．これらの診断はいずれも側面像の解析で可能である．

⑥手根部長軸脱臼

手根部長軸脱臼 axial carpal dislocation は手根骨の長軸方向への脱臼であり，橈側か尺側により，radial axial dislocation と ulnar axial dislocation に分類される．比較的まれである．

⑦手根不安定症

手根骨不安定症 carpal instability は，有頭骨，月状骨，橈骨，舟状骨のアラインメ

❸上肢

1 外傷

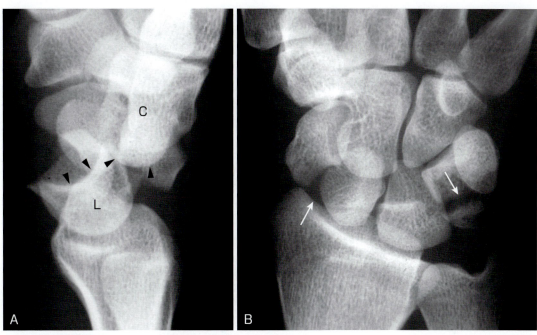

図 103 ▶ 月状骨周囲脱臼（19 歳男性）
A　側面像：月状骨（L）に対して有頭骨（C）が背側に脱臼している（関節面▶）． B　正面像：舟状骨中央部，三角骨近位部での骨折があり（→），月状骨，舟状骨および三角骨近位部骨片とそれより遠位部との間にアライメントの異常がみられる．以上より，これは transscaphoid transtriquetral perilunate dislocation である．

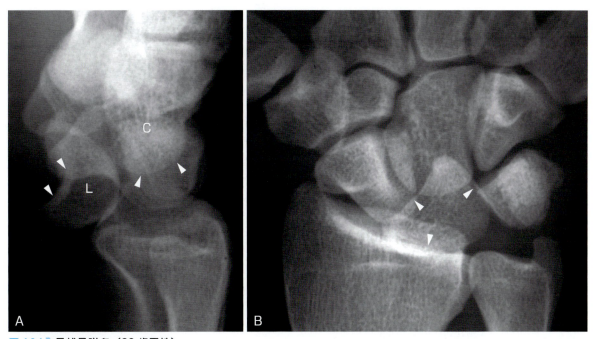

図 104 ▶ 月状骨脱臼（29 歳男性）
A　側面像：月状骨（L）が掌側に脱臼しており，有頭骨（C）が近位側に転位している（関節面▶）． B　正面像：月状骨のアライメントの異常がみられるが（▶），橈骨手根関節，手根中央関節は一見保たれているようにみえる．なお，尺骨茎状突起の古い骨折がみられる．

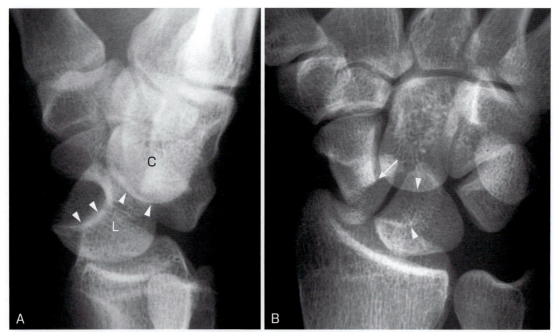

図105 ▶ midcarpal dislocation（30歳女性）
A　側面像：月状骨（L）が掌側に回旋・転位しており，有頭骨（C）が背側に転位している（関節面▶）．月状骨脱臼と月状骨周囲脱臼の中間型である．　B　側面像：月状骨が掌側に回旋・転位しており，有頭骨が背側に転位している（関節面▶）．月状骨脱臼と月状骨周囲脱臼の中間型である．舟状骨は近位部で骨折している（→）．

ントの異常である．診断においては，側面像上で各手根骨の軸を知ることが必要となる．舟状骨の軸は，その近位部の中心と遠位部の中心を結んだ線（近位部掌側の皮質を結ぶ線で代用する），月状骨の軸は遠位関節面の前縁と後縁を結んだ線に垂直な線である．橈骨，有頭骨の軸はそれぞれの側面像上での長軸である．scapholunate angle は，正常では30〜60度，capitolunate angle は30度以下である（図106）．dorsal instability は，月状骨が背側に傾いており，scapholunate angle が80度以上（60〜80度は境界域），volar instability は月状骨が掌側に傾いており，scapholunate angle が30度以下である[47]．

　不安定症のうち，最も頻度の高いものは舟状骨の回転性亜脱臼 rotary subluxation であり，これは次項に譲る．それに次ぐのが dorsal instability（dorsal intercalary segmental instability, DISI）（図107）であり，volar instability（volar intercalary segmental instability, VISI）（図108）はまれである．舟状骨の骨折に合併・続発するものが60％，月状骨脱臼，月状骨周囲脱臼あるいは他の靱帯損傷や手根骨の骨折に合併・続発するものが40％ある．

⑧舟状骨の回転性亜脱臼
　舟状骨の回転性亜脱臼 rotary subluxation of scaphoid は手根部不安定症としては，最も頻度が高い．舟状骨の横断軸方向の回転性亜脱臼であり，月状骨，舟状骨，有頭骨の間の骨間靱帯の断裂および背側橈骨手根靱帯の断裂による．他の異常がなく単独で起

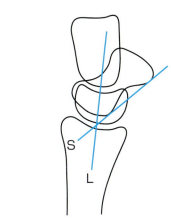
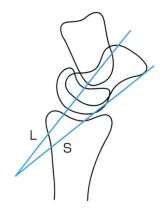
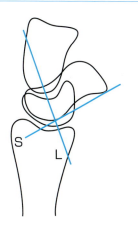

a. 正常（scapholunate angle＝30〜60度）　　b. volar instability（30度以下）　　c. dorsal instability（80度以上）

図106▶手根不安定症（Gilulaの図式）におけるscapholunate angle
舟状骨の軸は近位部の皮質を結ぶ線で代用．

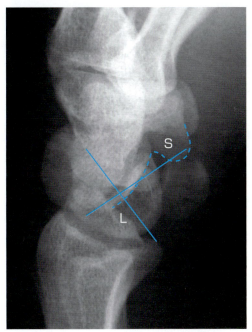
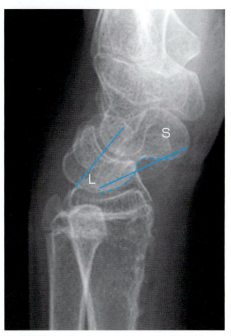

図107▶dorsal instability（29歳男性）
scapholunate angleが拡大している．DISIのパターンである．S：舟状骨，L：月状骨，点線：舟状骨の輪郭．

図108▶volar instability（15歳男性，Galeazzi脱臼骨折の後）
scapholunate angleが縮小している．VISIのパターンである．S：舟状骨，L：月状骨，点線：舟状骨の輪郭．

こるものと，月状骨周囲脱臼の後遺症として起こるものがある．また関節リウマチあるいはピロリン酸カルシウム結晶沈着症に随伴して起こることがある．手関節の痛み，脱力感，クリックなどを主訴とする．手関節の正面像では，舟状骨と月状骨の間隔は正常

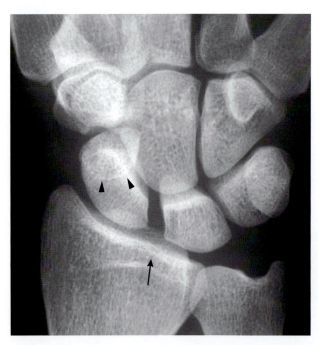

図109▶舟状骨回転性亜脱臼（22歳男性）
舟状骨が回旋しており，舟状骨と月状骨の間の間隔が増大している（→）．ring sign がみえる（▶）．
（江原　茂：骨・軟部画像診断のための人名ファイル：その他．臨床画像 2004；20：972-975 より転載）

例では 3 mm 以下であるが，この場合 4 mm 以上になる（scapholunate dissociation）．また正面像で舟状骨は短縮してみえ，distal pole が重なって ring 状にみえる（ring sign）（図109）．舟状骨と月状骨の関節面の平行性が失われることも所見のひとつである．また，radioscaphoid angle は，正常では 136～150 度であるが，この場合 115～127 度になる．なお，scapholunate dissociation は手根不安定症に合併してみられることもある．

⑨三角線維軟骨損傷

手関節の三角線維軟骨 triangular fibrocartilage complex（TFCC）は，尺骨の先端と手根骨との間に介在する線維軟骨板 triangular fibrocartilage とそれに付随する meniscus 類似構造と 3 つの靱帯（ulnolunate, ulnotriquetral, ulnar collateral ligament）からなる構造である．年齢が高くなるとともに変性・断裂が起こるが，若年者の外傷後の triangular fibrocartilage の損傷は，手関節の機能障害の原因と考えられる．関節造影で診断されるが，近年は MRI が用いられる（図110）．関節造影では手根部の骨間靱帯（scapholunate & lunotriquetral interosseous ligament）の評価も合わせて 3 つのコンパートメントに造影剤を注入する 3-compartment 法が行われたが，最近はあまり行われない．現在は MRI でかなり評価が可能である．

⑩ SLAC wrist

scapholunate advanced collapse は手関節の著しい変形の典型例で，scapholunate ligament の損傷に続発する手関節の著しい変形の一形態である[48]．外傷以外に Kienböck 病や CPPD 結晶沈着症でもみられる．靱帯の損傷は軸方向の荷重や過伸展により惹起され，scapholunate dissociation と月状骨の背側への屈曲が生じる．scapholunate

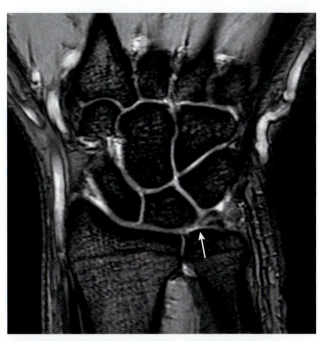

図 110 ▶ 三角線維軟骨断裂（48 歳男性）
MRI T2 強調冠状断像
TFCC の橈骨側が薄く（→），信号上昇がみられる．

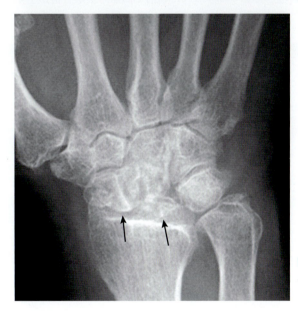

図 111 ▶ SLAC wrist（78 歳女性）手関節正面
舟状骨近位部に著しい萎縮がみられ，月状骨も小さく不整である（→）．

dissociation に舟状骨，月状骨近位部の圧潰の進行が加わり，DISI のパターンを呈してくる（図 111）．

　類似の変形に scaphoid nonunion advanced collapse（SNAC）がある．これは舟状骨の偽関節により舟状骨の近位部が圧潰し，DISI を含めた同様のパターンを呈する状態である．

3 手

標準的に用いられるのは，正面(PA)，側面，45度斜位である．MP (metacarpophalangeal) 関節，IP (interphalangeal) 関節の関節腔の評価には側面像が適している．種子骨は，MP関節に多いが，特に母指にはほとんど常にみられ，これは短母指屈筋内に存在する．指には伸展・屈曲の機構が発達している．volar plate は，MPあるいはIP関節の関節包付着部の密な線維組織であり，fibrocartilaginous component と elastic component からなる．裂離骨折の起こりやすい部位である．

1 gamekeeper's thumb

これは外反ストレスによる第1MP関節の尺側側副靭帯の損傷である．純粋な靭帯損傷のことが多いが，1/2 程度の例で裂離骨折を合併している（図112）．狩猟において獲物の兎を絞殺する時に母指の外転による損傷をきたしたためにこの名がある．現在ではスキーなどのスポーツに関連した発症が多い．

2 槌　指

槌指 mallet finger (baseball finger) は末節骨基部の背側における伸筋腱の付着部での損傷であり，変形が槌に似ていることよりつけられた名前である．裂離骨折が1/4 程

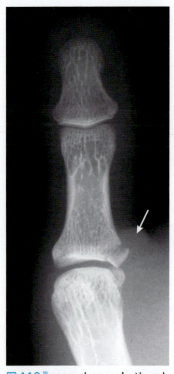

図112 ▶ gamekeeper's thumb（18歳男性）
第1中手指節間関節の尺側の尺側側副靭帯付着部に剥離骨折がみられる（→）．

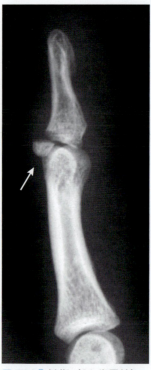

図113 ▶ 槌指（21歳男性）
末節骨の背側の関節に剥離骨片がみられる（→）．

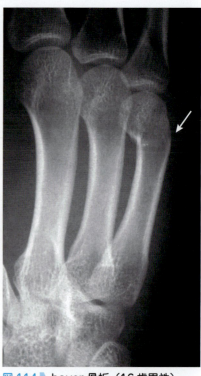

図114 ▶ boxer 骨折（16歳男性）
手指斜位．第5中手骨頭の骨折と掌側への屈曲変形をみる（→）．

度に合併する（図 113）．指先での急激な強い屈曲に起因し，伸展が不可能になる．

③ boxer 骨折

第 5 中手骨，時に第 4 中手骨の頸部の骨折であり，遠位部の骨片は掌側に屈曲を起こしている．中手骨頭背側への直達外力によって起こり，典型的には拳でたたく動作に起因する．中手骨は屈曲のため短縮してみえる（図 114）．

"epiphysis" 骨端／"apophysis" 骨突起

epiphysis は"他の骨との境界になる端の部分を指す"（整形外科学用語集第 8 版）．それに対して apophysis はより非特異的で骨から突出している部分を指し，慣用的に管状骨末端の epiphysis とよばれている部分を除外した部分に関して用いられている．そのため，apophysis においては骨化中心をもつものともたないものが混在している．この用語は ring apophysis（脊椎椎体の環状（輪状）骨突起）が代表的である．また同部の外傷性変化を apophysitis と記述することがあり，calcaneal apophysitis（踵骨背側の骨化中心の外傷性病変，Sever 病）が代表的である．"apophysitis" は踵骨以外にも骨端症に含められているもののうち外傷性病変はこのような用語に相当するが，例えば Osgood-Schlatter 病が代表的である．

疲労骨折 fatigue fracture ／ 脆弱性骨折 insufficiency fracture

ストレス骨折 stress fracture は繰り返す骨格への小さな外傷により，骨格の微細な亀裂が次第に大きくなって，通常の画像検査で検出できる骨折となったものを指している．さらにこれをスポーツ選手などにみられる，使いすぎによる骨折である疲労骨折 fatigue fracture と，高齢やその他の骨の脆弱性によって発症した脆弱性骨折 insufficiency (fragility) fracture に分類するのが一般的である．画像所見は外傷性変化の出現速度により多様であるが，骨膜反応や骨吸収が主所見になることが起こり得る．

4 骨盤・下肢

骨盤・下肢の傷害は，上肢同様多様であるが，荷重が関与するため骨折による位置異常や変形の評価には注意を要する．

1 骨 盤

1 解 剖

骨盤は2つの寛骨 innominate bone と仙骨 sacrum で形づくられる輪である．この輪は，2つのアーチからなり，メインアーチは下部腰椎からの荷重を直接支える仙骨から腸骨，臼蓋を介して，股関節，大腿骨に及び，スモールアーチは，両側の坐骨，恥骨を介して両側股関節を結ぶ．寛骨は，Y 軟骨，ischiopubic synchondrosis によって腸骨，坐骨，恥骨が一つの骨となる．仙骨は，体部と両側の翼部からなる最も大きな脊椎である．

2 検査法

正面像（AP）は，最も標準的な検査である．しかし，一般にその感度は低く，仙骨，仙腸関節，臼蓋周囲の異常は容易に見逃される．仙腸関節の幅は2～4 mm，恥骨結合の幅は5 mm 以下である．仙骨は，外側の輪郭を追うことと，仙骨孔上縁の対称性が異常を拾い上げるうえで重要である（図115）．outlet view（X線管球を頭側に傾けた撮影）は，仙腸関節，仙骨の評価に適している．inlet view（X線管球を尾側に傾けた撮影）は，骨の内方転位の評価に役立つ．

3 各種傷害

1 骨盤輪の不安定骨折

不安定骨折は，骨盤輪の上下の2つを含み，骨盤輪の離開を起こし得る骨折である（図116，117）．最も多いのは骨盤輪の縦方向の骨折，すなわちMalgaigne骨折であり，そのうち最も多い組み合わせは，仙骨と恥骨枝の骨折である．また，それに次ぐのが両側恥骨上下枝の骨折である騎乗骨折 straddle fracture である（図118）．このような不安定骨折は，骨盤骨折の1/3を占め，主に交通事故などによって起こり，骨盤内臓器や尿路系の損傷を随伴することがある．また血管損傷による出血も大きな問題となる．骨折は一般的に単純X線撮影で明らかであるが，特に仙骨と仙腸関節の異常は軽微であ

4 骨盤・下肢

1 外傷

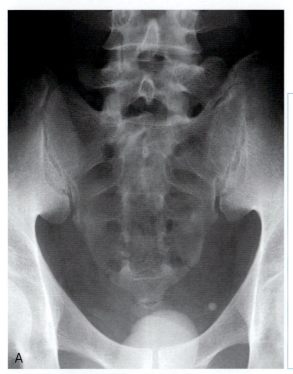
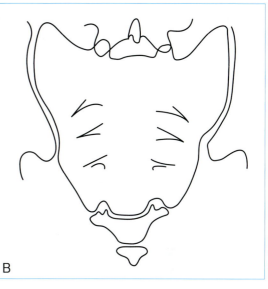

図115 ▶ 正常仙骨正面像（29歳男性）
第5腰椎左側の partial sacralization をみる．仙骨の評価は骨全体の輪郭と仙骨孔の上縁の骨の評価に始まる．

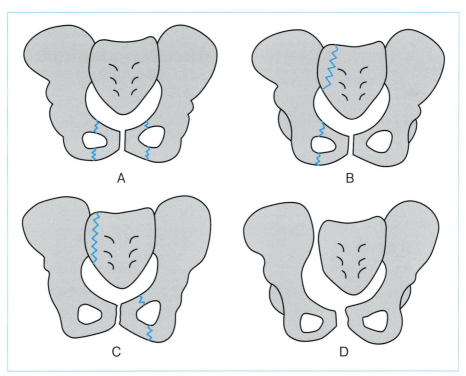

図116 ▶ 骨盤の不安定骨折の分類
A 騎乗骨折 straddle fracture　B Malgaigne 骨折　C バケツ柄状骨折　D 仙腸関節・恥骨結合脱臼
（文献3より引用改変）

77

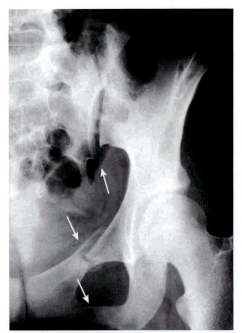

図 117 ▶ 骨盤不安定脱臼・骨折（20 歳女性）
恥骨上下枝の骨折および仙腸関節の解離（→）．

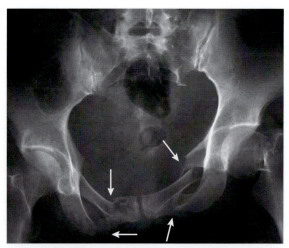

図 118 ▶ 騎乗骨折（37 歳女性）
両側の恥骨上下枝の骨折（→）．左大腿骨頸部の骨折を合併．

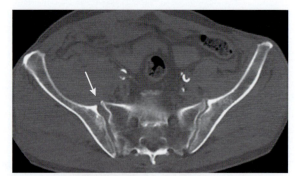

図 119 ▶ 右仙腸関節の離開（73 歳男性）
CT で仙腸関節の間隙の開大がみられる（→）．

ることが多く，CT や断層撮影が必要となる（図 119）．

2 骨盤輪の安定骨折

　安定骨折は，骨盤骨折の 2/3 を占め，これは転落などの中程度の外傷によって起こる．その 1/2 程度を占めるのが坐骨・恥骨上下枝の骨折であり，Duverney 骨折とよばれる腸骨翼の骨折がそれに次ぐ（図 120）．

3 裂離骨折

　骨盤には筋肉の付着部となる突出部 apophysis が存在するが，これは外力に弱い部分であり，骨癒合が完成する以前の青年期のスポーツに関連した裂離骨折としての発生が多いことが知られている（図 121）．特に下肢の筋肉の瞬間的で強力な収縮を要する陸上競技，ハードル，高跳びや体操競技に好発する．これら裂離を起こしやすい部位は次のようである．

　①上前腸骨棘：縫工筋（図 122）
　②下前腸骨棘：大腿直筋（図 123）

4 骨盤・下肢

1 外傷

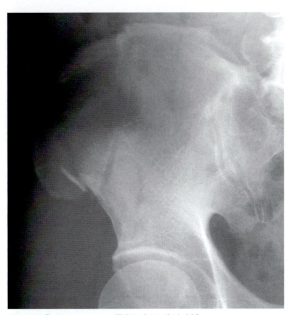

図120▶ Duverney 骨折（62 歳女性）
腸骨の粉砕骨折である．安定骨折である．

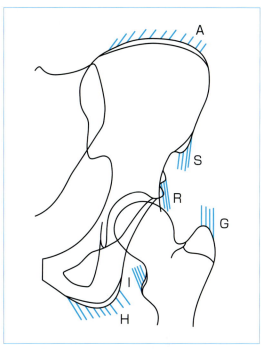

図121▶ 骨盤の筋肉の付着部となる apophysis
A：abdominal muscles；external & internal oblique transverse abdominis，腹壁筋；外斜筋・内斜筋・腹横筋，S：sartorius，縫工筋，R：rectus femoris，大腿直筋，G：gluteus medius，中臀筋，H：hamstrings，ハムストリングス，I：iliopsoas，腸腰筋．

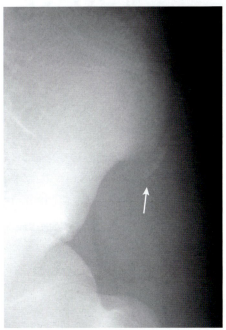

図122▶ 上前腸骨棘の裂離骨折（→）（14歳男性）

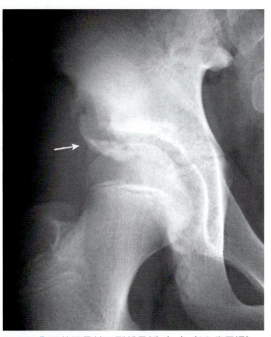

図123▶ 下前腸骨棘の裂離骨折（→）（10歳男児）

79

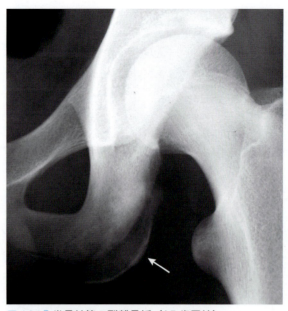

図124 坐骨結節の裂離骨折（15歳男性）
坐骨結節に大きな骨片をみる（→）．

　③坐骨結節：ハムストリングス（図124）（注）
　④腸骨稜：腹壁筋
　裂離した骨片は，線状の骨化としてみられる．特に坐骨結節の裂離は大きな転位をきたし骨腫瘍類似の所見を呈することがある．通常は次第に骨癒合を起こし，変形を残すか残さないかで治癒する．また，小転子部の特別な外傷によらない裂離骨折は，転移性腫瘍などによる病的骨折として起こることが知られている（図125）．
　（注）ハムストリングス hamstrings は膝腱ともよばれ，大腿二頭筋，半腱様筋，半膜様筋が含まれる．

4 仙骨・恥骨の脆弱性骨折

　仙骨および恥骨の脆弱性骨折は，比較的年齢の高い骨粗鬆症の患者あるいは放射線照射の既往のある患者などに起こるストレス骨折である．荷重による剪断力の加わりやすい仙骨翼あるいは恥骨結合付近に縦方向の骨折をきたし，両者の骨折はしばしば合併する[49]．シンチグラフィ上仙骨にH字状の集積（Honda sign）がみられる（図126）．腰痛症の原因の一つともなるが，悪性腫瘍などの既往のある高年齢者に好発するため転移などと間違われやすい．仙骨の病変は単純X線撮影では困難なことが多いが，CTや骨シンチグラフィでの診断は容易である（図127）．仙骨体部の横方向の骨折成分はS2レベルで起こりやすい．

　恥骨の脆弱性骨折は単独で，あるいは仙骨の脆弱性骨折に随伴してみられることが知られている．骨折治癒が遅れ，骨吸収が目立つことがあり，pubic osteolysis ともよばれている（図127A, C）．

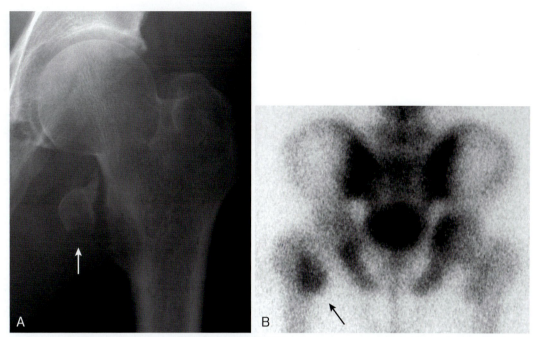

図125 小転子の肝癌転移による裂離骨折（55歳男性）
A 股関節正面像：近位側に転位した小転子がみられる（→）．B 骨シンチグラム後面像：裂離骨折前の検査で小転子部に集積がみられる（→）．

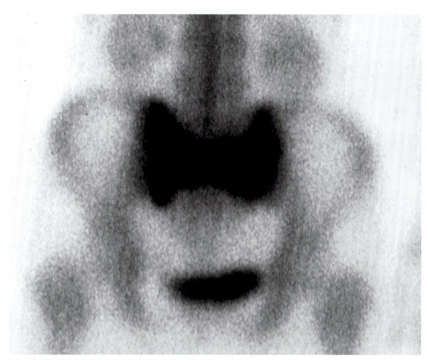

図126 仙骨脆弱性骨折（77歳女性）Honda sign

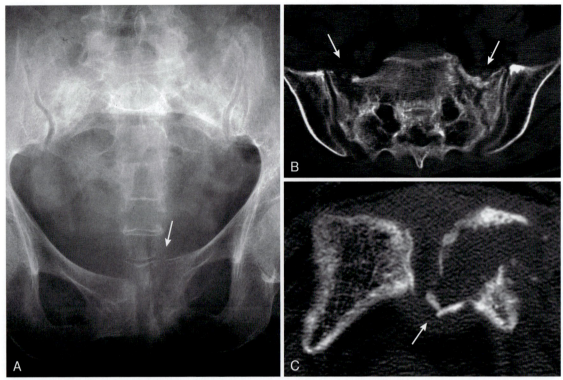

図 127 ▶ 仙骨・恥骨の脆弱性骨折（74 歳女性）
A　骨盤正面像：左恥骨部に骨吸収をみる（→）．B　仙骨部の CT：両側仙骨翼に線状の透亮像と硬化像（→）．C　恥骨部の CT：両側恥骨に骨吸収（→）．
（A，C：江原　茂：骨外傷の画像診断ハンドブック．p18，メディカル・サイエンス・インターナショナル，2012 より転載）

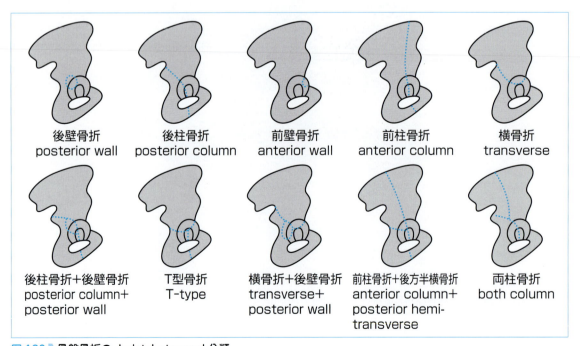

図 128 ▶ 骨盤骨折の Judet-Latournel 分類
（文献 3 より引用改変）

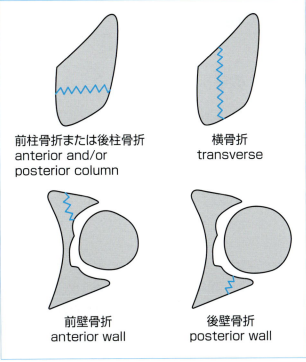

図 129 Judet-Latournel 分類の CT による評価
（文献 3 より引用改変）

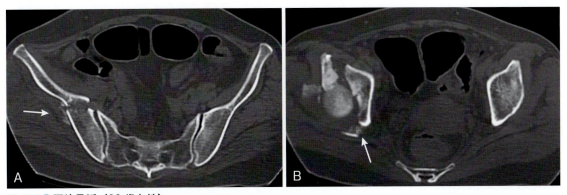

図 130 両柱骨折（39 歳女性）
腸骨に縦方向の骨折があり，臼蓋の上壁で臼蓋の前後に及んでいる（→）．

5 骨盤骨折の分類

　骨盤骨折は複雑でいくつかの種類に分類できるが，骨盤輪と臼蓋を包括した最も一般的な分類には Judet-Latournel 分類がある（図 128）．基本型（図の上段）と複合型（図の下段）に分けられる．単純 X 線では正確な広がりの診断に限界があり，CT を用いるのが一般的である（図 129）．一般的には両柱骨折が最も多い（図 130）．

2　股関節・大腿骨

1　検査法とX線解剖

　股関節の評価には，正面像（内旋・外旋）および2つの側面像frog leg lateral view（臼蓋正面・大腿骨側面），groin lateral view（臼蓋・大腿骨側面）がある．臼蓋の内側のU字の構造（いわゆるteardrop）が内側壁である．1～2 mm以上の内側関節裂隙の不対称は異常とされ，関節液の増加により拡大する．また，臼蓋上縁内側寄りには線状の切れ込みがあるが，これは血管溝である．大腿骨頭の内側寄りの不整な部分はfovea capitus，すなわちligamentum teresの付着部である．大腿骨頸部にはzona orbicularisがあって関節腔を分けており，特有な形態をなしている．

　大腿骨頸部の評価には，内旋位の正面像（AP）が有効である（図131，132）．大腿骨頸部は，125～130度の内反位にある．大腿骨近位部の骨梁は，tensile groupとcompressive groupの2つのグループに大きく分かれその間の三角形の透亮帯がWard三角である．frog leg lateral viewは，大腿骨頭の評価に適している．groin lateral viewは，大腿骨近位部の前捻anteversionの評価に適している（図131B）．また，斜位（Judet view）は，大腿骨頭のみならず，臼蓋の評価に有用である．

　股関節周辺には，いくつかの筋膜の層がみられるが，そのうち最も信頼性の高いものは，obturator internus fascial planeであり，臼蓋の骨折あるいは炎症の波及で拡大，

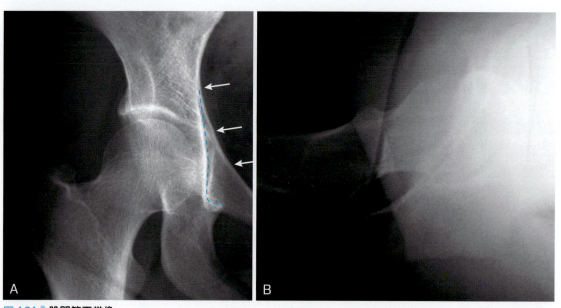

図131　股関節正常像
A　正面像：iliopectineal line（→），ilioischial line（---）．ilioischial lineの下縁がteardropである．B　側面像：groin lateral view.

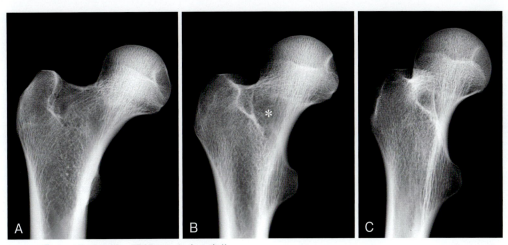

図132▶大腿骨近位部　頸部のみえ方の変化
A　内旋位　B　中間位（＊ward三角）　C　外旋位

あるいは消失する．iliopsoas fascial plane, gluteal fascial plane, capsular fascial planeは，25％以下でみられるのみであり診断に役立つことは少ない．

2 各種傷害

1 臼蓋の骨折

骨盤骨折の20％が臼蓋の骨折を合併している．その1/3が後縁の骨折で（図133），股関節の後方脱臼を随伴することもしないこともある．臼蓋の評価は単純X線撮影では困難なことがあり，iliopectineal line や ilioischial line が目安となる（図131A）．正面像のみでは，転位を伴わない骨折はしばしば見逃されるため，臼蓋の異常が疑われる場合は斜位（Judet view）撮影が必要となる．臼蓋後縁の骨折に次ぐのが，臼蓋を通る寛骨の横骨折，iliopubic column を含む前方の骨折，そして ilioischial column を含む後方の骨折である．

2 大腿骨近位部の関節内骨折

大腿骨近位部の関節内骨折 intracapsular fracture は，レベルによって骨頭下骨折 subcapital fracture, transcervical fracture, basicervical fracture の3つに分けられる（図134）．そのうちで最も頻度が高く診断上問題となるのは骨頭下骨折 subcapital fracture である．transcervical fracture はまれであり，basicervical fracture も比較的頻度は低い．いくつか分類があるが，特に Garden 分類は転位の種類と骨梁（compressive group）の方向と骨折面の角度に基づくもので，予後を反映しているといわれる．

骨頭下骨折は，完全骨折，不完全骨折，転位を伴う骨折，圧迫による骨折などがある．骨粗鬆症を伴う高齢者に好発する．圧迫による骨折はしばしば骨折の転位が軽度であるが，通常軽度の外反変形がみられる（図135）．時に単純X線撮影，断層撮影で異常がみられず，骨シンチグラム，MRIが必要となることがある（図136）．

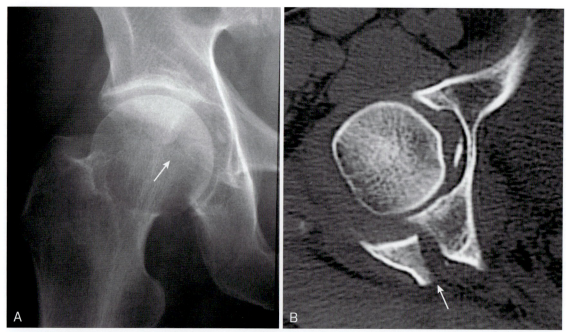

図133 臼蓋後縁の骨折，および関節内骨片（53歳男性）
A 股関節正面像：臼蓋後縁骨折がみられる（→）． B CT：臼蓋後縁の転位骨片（→）と関節内の小骨片が明らかである．

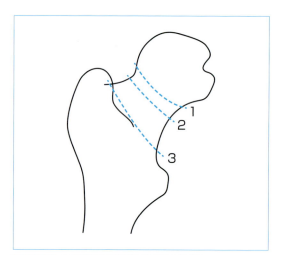

図134 大腿骨近位関節内骨折の分類
1：subcapital，2：transcervical，3：basicervical．

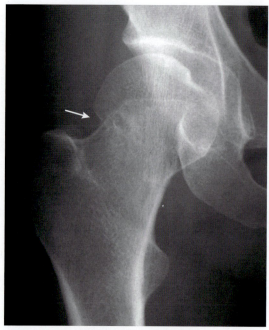

図135 大腿骨骨頭下骨折（関節内骨折）（26歳女性）
骨頭の直下でわずかに外反しており皮質のズレが存在する（→）．

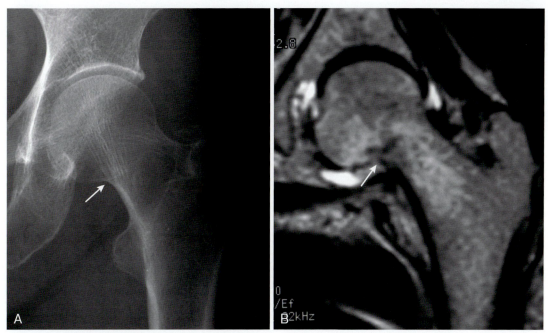

図 136 ▶ 大腿骨骨頭下脆弱性骨折（74 歳女性）
A　股関節正面像：頸部の骨梁がやや肥厚している（→）．B　MRI T2 強調冠状断像：骨頭下骨折がみられる（→）．

骨折後の骨壊死は，骨折の転位の程度により発生頻度が異なる．わずかな転位を伴う骨折においても，30% 程度に発生したという報告もある．X 線上の異常は骨折後 3～5 か月頃からみられるようになり，2～3 年までには明らかとなる．

② 転子部骨折

転子部（転子間）骨折 intertrochanteric fracture も，骨粗鬆症を伴う高齢者に好発し，粉砕骨折が多い．大腿骨骨頭部と頸部，大転子，小転子，大腿骨骨幹部がどのように分離・転位しているかによって，2-part, 3-part, 4-part のように分類される．2-part および小転子が転位した 3-part fracture は安定骨折であり，それ以外の 3-part fracture（図 137），4-part fracture は不安定骨折である．時に転子下骨折 subtrochanteric fracture との鑑別が問題となるが，これは小転子の上縁より近位に骨折線が及ぶことはない．

③ 転子下の非定型骨折

大腿骨の非定型骨折は転子下の外側皮質に始まる骨折であり，多くの場合骨粗鬆症に対するビスホスホネートの長期投与に関連して起こることが知られている．初期所見は転子下外側皮質の不完全骨折に始まり，時に横ないし斜方向の完全骨折になる（図 138）．American Society of Bone Mineral Research の Task Force 2013 はこの骨折を次のように定義している（Shane E et al：Atypical subtrochanteric and diaphyseal femoral fracture：second report of task force of the American Society for Bone and Mineral Research. J Bone Miner Res 2014；29：1-23）．

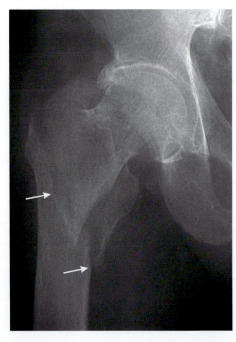

図137 ▶ **大腿骨転子部骨折（64歳男性）**
大腿骨近位部が大きく3つの骨片に分離している（→）．やや内反位にある．

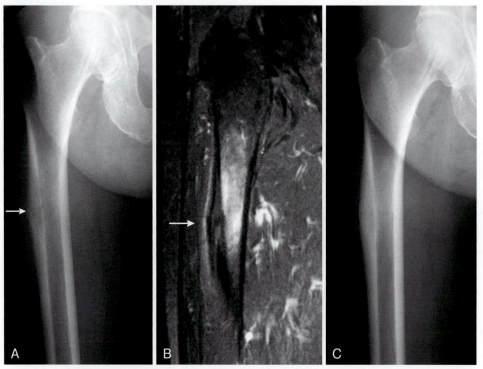

図138 ▶ **大腿骨転子下非定型骨折（70代女性）**
A 初診時正面像：転子下部外側の皮質に骨吸収と骨膜反応をみる（→）．B MRI T2強調冠状断像：大腿骨外側皮質の肥厚と骨髄を含めた広範な浮腫を認める（→）．C 3か月後の正面像：外側の皮質の肥厚を残して，骨吸収は消失している．
（江原 茂：骨外傷の画像診断ハンドブック．p125，メディカル・サイエンス・インターナショナル，2012より転載）

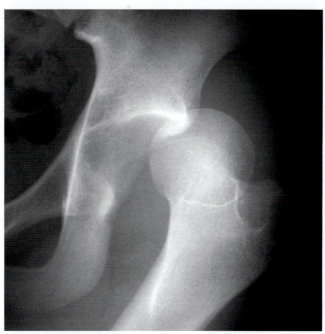

図139 股関節後方脱臼（18歳男性）股関節正面像
内転位である．

大項目：①立った状態ないしはそれ以下の高さからの転落，②外側皮質に始まる骨折線で主に横骨折だが，内側に向かうに従って斜走することもある，③内外側の皮質に至る完全骨折で内側に突出したり，外側皮質の不完全骨折，④非粉砕骨折，ないしわずかな皮質の粉砕，⑤外側で限局する骨膜反応ないし皮質内側の肥厚を呈する骨折（beaking や flaring）．

小項目：①大腿骨骨幹部皮質の全般的肥厚，②前駆症状としての鼠径部ないし大腿の鈍いないし鋭い痛み，③両側大腿骨骨幹部の完全ないし不完全骨折，④骨折癒合の遅れ．

4 後方脱臼

後方脱臼は股関節の外傷性脱臼のうちで最も頻度が高く，85〜90%を占める．典型的には自動車の衝突事故，いわゆるダッシュボード損傷のように，股関節の屈曲時に前方からの強い外力で起こる．大部分の例で骨折を合併しており，半数で大腿骨骨幹部の骨折がみられる．臨床的には，下肢は短縮し，内転・内旋位をとる（図139）．10%程度で坐骨神経の損傷を合併するが，一過性のものが多い．X線診断上は，上方へ転位した大腿骨頭をみることより明らかである．

5 前方脱臼

前方脱臼は後方脱臼よりも頻度はかなり低く，外転・外旋の結果として起こる．大腿骨頭が上方の腸骨棘直下に転位する上前方脱臼 pubic dislocation と obtrator foramen 付近に転位する下前方脱臼 inferior anterior dislocation がある．正面像では大腿骨頭が臼蓋のやや外側に位置するのが特徴である．

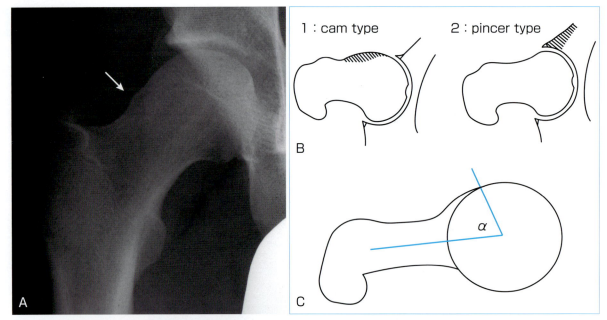

図140 femoroacetabular impingement
A 大腿骨頭から頸部外側の骨性隆起（→）．B 1：cam type（骨頭の変形），2：pincer type（臼蓋のかぶりが大きい）．
C α角の測定法：大腿骨頸部の軸に沿う斜矢状断で骨頭の円形と骨頭の輪郭の交点を決める．これと骨頭の円の中心からの線と大腿骨頸部の軸との角度がα角である．

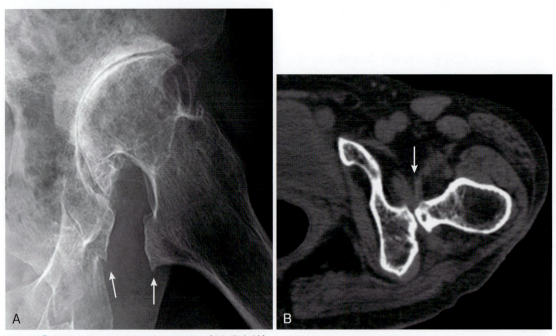

図141 ischiofemoral impingement（59歳女性）
A 股関節斜位：変形性関節症により小転子と坐骨結節に骨性隆起と偽関節形成を認める（→）．B CT：大腿方形筋が萎縮している（→）．

⁴骨盤・下肢

1
外傷

6 **大腿骨頭・臼蓋不適合 femoroacetabular impingement**

　股関節は ball-and-socket joint の典型例であるが，大腿骨頭と臼蓋の形状の不適合が変形性関節症の原因とされるようになり，それらの形状が注目されている．大腿骨頭側の不適合の原因は大腿骨頭前上の骨性隆起にあり，cam type とよばれる．この部位には herniation pit として軟骨下骨に骨の陥凹が囊腫様にみられ，また突出した骨の隆起により，拳銃の握りのようにみえる（pistol grip deformity）（**図140**）．臼蓋側の異常は臼蓋のかぶりが大きすぎるために生じる障害であり，pincer type とよばれ，単純 X 線撮影では臼蓋の前縁と後縁が交叉してくる．これらはいずれも変形性関節症を早期に発症する原因となるとされている．

7 **坐骨・大腿骨不適合 ischiofemoral impingement**

　ischiofemoral impingement は，大腿骨近位部内側（特に小転子）と坐骨結節が近接することにより大腿方形筋が挟み込まれて生じる（**図141**）．原因は単一ではなく，股関節や大腿骨の位置異常，股関節の機能異常，脊椎や大腿の機能障害などが考えられている．

3 膝・下腿

1 解剖および検査法

　膝関節は蝶番関節であり，大腿骨遠位部は，内側顆・外側顆と顆間窩からなり，脛骨は内側顆・外側顆と顆間隆起からなる．脛骨内・外側顆のうち関節面を含む部分を脛骨高原 tabial plateau とよぶ．腓骨は，直接この関節には関与しない．膝蓋骨の近位側は内側に内側広筋，外側に外側広筋が付着し，遠位側は膝蓋腱で脛骨粗面に付着する．

　膝関節の最も標準的な検査は，正面（AP）および側面像の撮影である．正面像においては，脛骨高原は15度程度の後方への傾斜 posterior angulation のため十分にみられない．側面像は，15〜30度の屈曲位で撮影する．膝蓋上囊 suprapatellar pouch（bursa）は周囲の脂肪のためみられるが，厚さは5mm 以下が正常である（**図142**）．斜位は，脛骨高原，大腿骨顆部をみるのに用いられる．open joint view は屈曲位で撮影した正面像（AP）であるが，関節面の評価に適している（**図143**）．時に関節裂隙の狭小化がこの撮影のみでみえることがある．膝蓋骨の軸位像 sunrise（axial）view は30〜60度の屈曲位で撮影し，膝蓋大腿関節の評価に優れている．

　内側側副靱帯は，大きな靱帯で関節の安定性に大きく寄与しており，深・浅2層からなり，両者の間には時に脂肪層がみられる（**図144**）．内側半月板は，この深層に付着する．外側側副靱帯は，大腿骨外側顆の近位側と腓骨頭の間の比較的細い靱帯である．十字靱帯は関節内靱帯であり，後十字靱帯は前十字靱帯に対して太い線維束である．また，関節内には線維軟骨の円板（半月板）があり，内側がやや大きく，外側はやや小さく，またリングに近い（**図145**）．外側半月板の後角付着部には膝窩筋腱鞘がある．関節

91

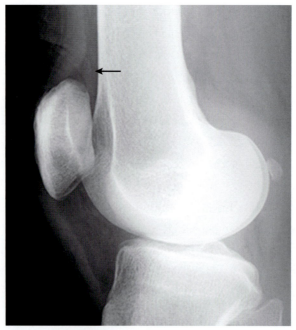

図142 ▶ 膝の側面像
薄くみえる膝蓋上嚢は正常像である（→）．

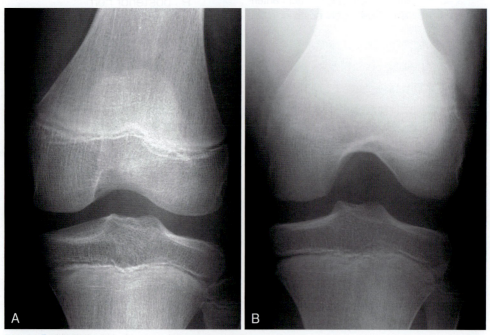

図143 ▶ 膝正面像（A）と open joint view（B）
屈曲位で撮影された open joint view は後方の関節面を描出している．

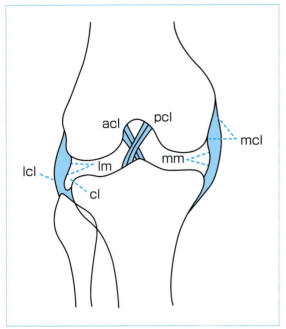

図144 ▶ 膝関節の靱帯

mm：medial meniscus, 内側半月板, lm：lateral meniscus, 外側半月板, mcl：medial collateral ligament, 内側側副靱帯, lcl：lateral collateral ligament, 外側側副靱帯, cl：capsular ligament, 関節包靱帯, acl：anterior cruciate ligament, 前十字靱帯, pcl：posterior cruciate ligament, 後十字靱帯.

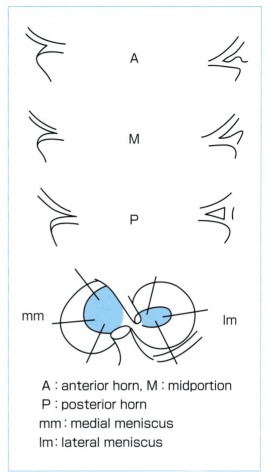

A：anterior horn, M：midportion
P：posterior horn
mm：medial meniscus
lm：lateral meniscus

図145 ▶ 膝関節の半月板

外側半月板の後外側に接しているのは膝窩筋腱鞘である．

内の滑膜ヒダには，上・下・内側（suprapatellar plica, infrapatellar plica, mediopatellar plica）の3つが主に存在し，そのうち infrapatellar plica はほとんどの例でみられる．mediopatellar plica は通常小さいが，炎症や肥厚をきたすと，症状を起こす（タナ障害 plica syndrome または shelf syndrome）（図146）．

2 間接所見

1 膝蓋上嚢の関節液

十分な条件で撮影された側面像においては，大腿四頭筋後面の prefemoral fat 内に膝蓋上嚢が観察される．正常では5 mm 未満であり（図142），5 mm 以上では関節液（水腫，血腫）の存在を疑う[50]（図147）．

2 関節脂肪血症 lipohemarthrosis

水平方向のX線束による撮影では，関節内の脂肪の存在が液面としてみられること

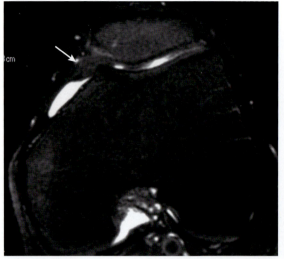

図146 plica syndrome（26歳男性）MRI T2強調横断像

膝蓋大腿関節の内側に滑膜ヒダが肥厚している（→）．

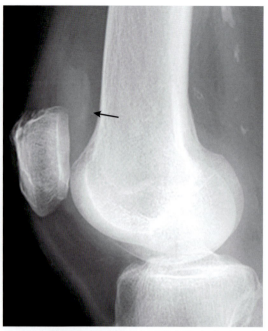

図147 関節血症で拡張した膝蓋上嚢（→）（87歳男性）．

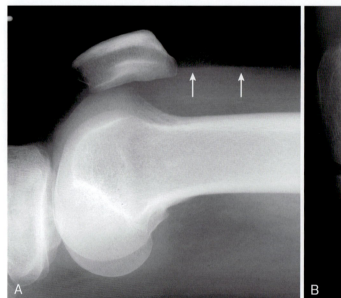

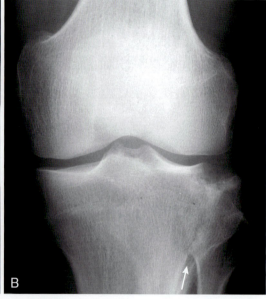

図148 外側脛骨高原の陥没骨折による関節脂肪血症（→）（31歳男性）

A 臥位の水平方向の撮影による膝側面：膝蓋上嚢に関節脂肪血症を認める（→）．矢印の上の層は脂肪である．B 膝正面像：脛骨高原の関節内骨折（→）に随伴したもの．

は，膝のみに限らない．これは関節内骨折の所見である[51]（図148）．なお，MRIでは血液の層が2つに分かれ，3層にみえる．

3 Ottawa rules

　膝や足関節のX線検査は外傷の評価において最も無駄に利用されることが多い検査である．検査の適応を制限して被曝と費用の低減を図ることがOttawa ruleの考えである．

　Ottawa knee ruleでは，膝外傷患者のうち，①55歳以上，②腓骨頭の圧痛，③膝蓋骨に局在する圧痛，④90度以上の屈曲不能，⑤外傷直後および救急室で体重をかけて4歩以上歩行することが不可能，以上の5項目のいずれかを満たすもののみに検査を行う[52]．

　Ottawa ankle ruleでは，①55歳以上，②外傷直後で体重をかけられない，③足関節後部ないし内側顆・外側顆の骨の圧痛，以上3項目のいずれかを満たすもののみに検査を行うものである[53]．

4 各種傷害

1 大腿骨遠位部の骨折

　大腿骨遠位部の骨折は，関節外の顆上骨折 supracondylar fractureと関節内の顆間骨

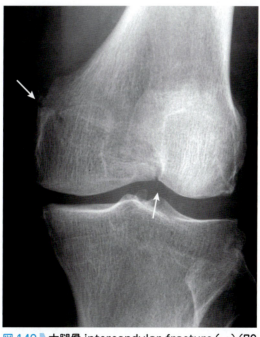

図149 ▶ 大腿骨 intercondylar fracture（→）（70歳女性）

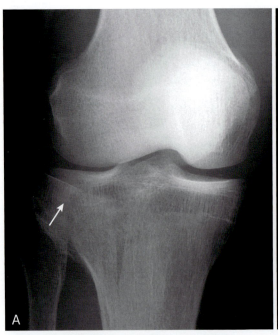 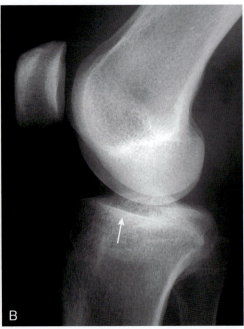

図150 外側脛骨高原の陥没骨折（57歳男性）
A　正面像　B　側面像
関節面の軽度の陥凹がみられる（→）．

折 intercondylar fracture に分けられる．顆上骨折は，横骨折，斜骨折，時に粉砕骨折であり，遠位部は腓腹筋の張力により後方への屈曲がみられる．顆間骨折は，肘に似てT字，Y字状となる（図149）．

2　脛骨高原骨折

骨粗鬆症を伴う比較的高年齢者に好発する．典型的には，交通事故における自動車のフェンダーあるいはバンパーによる歩行者の損傷として知られている．またスポーツで膝をねじって転倒することによっても発症する．外反によって外側に圧力が加わるための骨折が多く，そのため外側脛骨高原の骨折が約80％を占め，内側脛骨高原の骨折は10％以下，残りが両者の合併である．骨折の形態は，圧迫と縦割れの混合である（図150）．時に転位が軽度な圧迫骨折となり，単純X線撮影では診断が困難で，CTや断層撮影が必要となる．関節脂肪血症も骨折の存在を疑わせる所見である．

3　顆間隆起の裂離骨折

顆間隆起 intercondylar eminence 前方には前十字靱帯の付着部があり，内旋を伴う過伸展により裂離が起こる（図151）．小児や若年者に好発するが，成人では他の靱帯損傷も否定しなければならない．

4　Segond 骨折

Segond 骨折は，脛骨近位側外側のすぐ遠位部に生じた小さな縦方向の骨折であり，そこは anterolateral ligament の付着部に相当する（図152）[54]．過度の内旋と内反に起因する．骨折自体は小さいが，前十字靱帯や半月板の断裂を高頻度に合併し，膝の高度

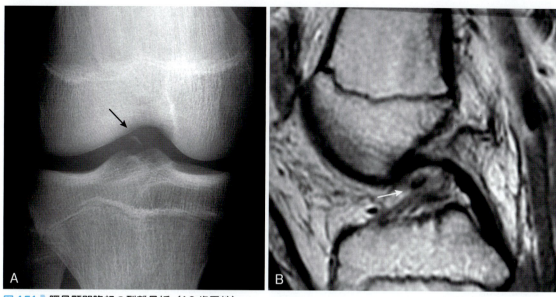

図 151 ▶ 脛骨顆間隆起の裂離骨折（16歳男性）
A　側面像　B　MR プロトン密度強調矢状断像
前十字靱帯付着部での裂離（→）がみられる．

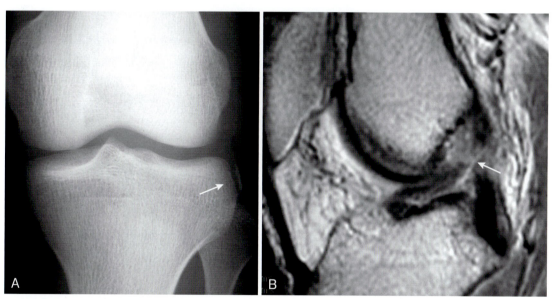

図 152 ▶ Segond 骨折（20歳男性）
A　膝正面像：脛骨外側顆外側の裂離骨折で anterolateral ligament（関節包靱帯，capsular ligament）付着部での裂離骨折（→）．B　MRI プロトン密度強調矢状断像：ACL 中央部で不連続である（→）．

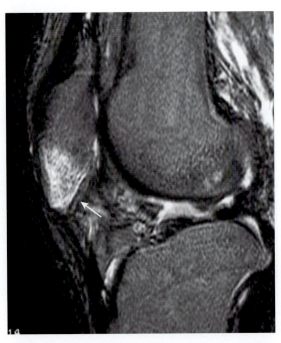

図153 ▶ 膝蓋骨骨折 sleeve fracture（17歳男性）MRI T2強調矢状断像
膝蓋骨下縁に骨髄浮腫をみる．膝蓋骨下縁の骨膜に沿った裂離骨折である（→）．

な障害を伴う[55]．

5 膝蓋骨骨折

直達外力によるものと大腿四頭筋の張力によるものがある．最も頻度の高い骨折は，膝蓋骨の中央を通る横骨折であり，全体の60%を占める．粉砕骨折が25%，縦方向の骨折が15%を占める．それ以外に，膝蓋腱付着部で骨膜を含めた裂離骨折がみられる（sleeve fracture）（図153）．横骨折，粉砕骨折は診断上問題とはならないが，転位が軽度な縦方向の骨折の診断には軸位方向ないし斜方向撮影が必要となる．

6 有痛性二分膝蓋骨

二分膝蓋骨は膝蓋骨上外方の分離した骨化で，正常変異の一つとされる．その成因として外側広筋付着部の張力に由来するという説がある．多くは無症状であり正常変異とされているが，骨癒合の遅れた部分がストレスに脆弱なため痛みの原因となる．X線検査では無症状のものとの鑑別は困難であるが，MRIでは骨髄浮腫が，骨シンチグラムでは集積上昇がみられる（図154）．

7 離断性骨軟骨炎

膝関節周囲は離断性骨軟骨炎の最も好発する部位である．炎症の名前ではあるが外傷であり，骨軟骨骨折とよぶべき病変が多い．

① 大腿骨

およそ85%が内側顆に起こり，その外側（関節の内側）に起こるのが最も特徴的で70%程度を占める．立位で荷重面からやや離れた位置にみられることが多い（図155）．男性に多く，多くは15〜20歳で症状が出現する．1/3は両側性で，1/2では明らかな外傷の既往がある．

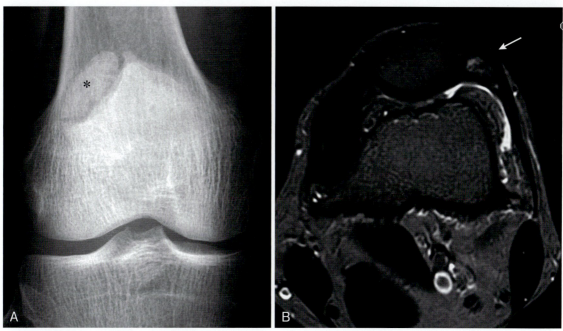

図154 ▶ 有痛性二分膝蓋骨（52歳男性）
A　膝関節正面像：膝蓋骨上外側に骨片を認める（＊）．B　MRI T2強調横断像：二分膝蓋骨の骨化部分に浮腫を認める（→）．

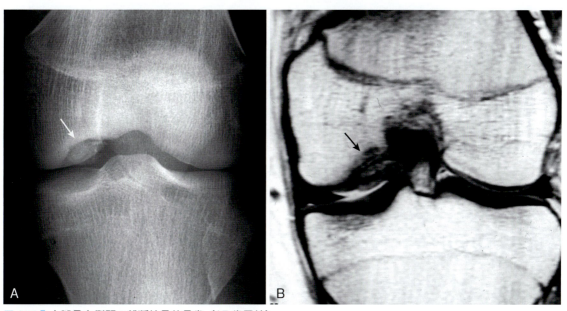

図155 ▶ 大腿骨内側顆の離断性骨軟骨炎（17歳男性）
A　膝関節正面像：内側顆の軟骨下に線状の硬化像を認める（→）．分離した骨化である．B　MRIプロトン密度強調冠状断像：関節軟骨直下の骨と軟骨の欠損をみる（→）．それに接した半月板に断裂を認める．

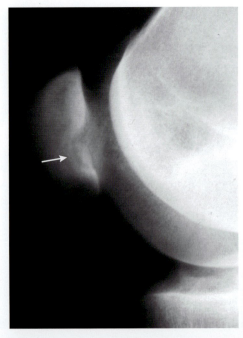

図156 ▶ 膝蓋骨の離断性骨軟骨炎（40代男性）

膝蓋骨の軟骨下に骨軟骨片を認める（→）．

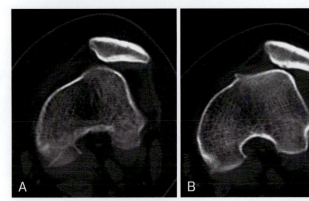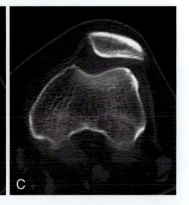

図157 ▶ 膝蓋骨脱臼（21歳女性）
A 0度 B 屈曲30度 C 屈曲60度
屈曲とともに外側への亜脱臼が改善されている．
（B：江原 茂：骨外傷の画像診断ハンドブック．p28，メディカル・サイエンス・インターナショナル，2012より転載）

②膝蓋骨

　まれではあるが，その所見は特徴的である（図156）．内側関節面に好発し，外側関節面には30％程度に起こる．膝蓋骨中部から下部に起こり，上部に起こることはない．繰り返されるズレの力による外傷性変化と考えられている．膝蓋骨の脱臼に伴って骨軟骨骨折を生ずることがあり，通常は内側に，まれに外側に起こる．

8 膝蓋骨の習慣性脱臼 recurrent dislocation

　多くは急性外傷性脱臼に続発し，内側支帯の弛緩によって頻回に起こるようになる．軸位像では浅い patellofemoral groove がみられ，時に骨軟骨骨折を伴う．膝の屈曲に

④骨盤・下肢

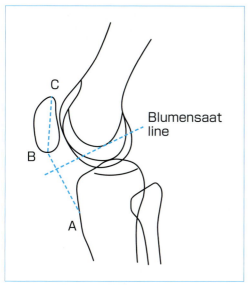

図158 ▶ 膝蓋骨の位置異常
A：脛骨粗面の膝蓋腱付着部，B：膝蓋骨下縁の膝蓋腱付着部，C：膝蓋骨上縁，膝蓋腱の長さと膝蓋骨の長さの比＝AB/BC（0.8～1.2が正常）．

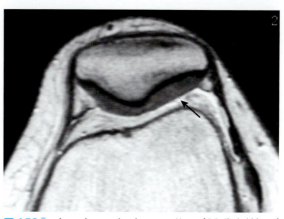

図159 ▶ chondromalacia patellae（20歳女性）プロトン密度強調横断像
膝蓋骨の外側の関節軟骨が膨化している（→）．

より復位する傾向がある（図157）．膝蓋腱が伸び，膝蓋高位 patella alta がみられる．正常では，膝蓋腱の長さと膝蓋骨の長さの比は，0.8～1.2であり，膝蓋高位では1.2以上になる．また，正常では顆間窩 intercondylar notch の上縁から膝蓋腱に下ろした線（Blumensaat line）は，膝蓋骨下縁から2 cm 以内にある（図158）．

9 膝蓋軟骨軟化症

膝蓋軟骨軟化症 chondromalacia patellae は若年者に起こる膝蓋骨の関節軟骨の変性で，多くは外傷に関連する．関節軟骨の膨化から菲薄化まで段階があるが，MRIで信号異常が早期にみられるといわれる[56]（図159）．

10 Osgood-Schlatter病

大腿四頭筋はきわめて大きな筋肉であるが，それが脛骨粗面の小さな領域に付着するためこの部位にかかるストレスはきわめて大きい．Osgood-Schlatter病の症状は，繰り返される外傷による脛骨粗面付着部での膝蓋腱深部線維の断裂，出血および軟骨の裂離である．診断は臨床的になされ，X線検査は補助的診断にすぎない．10～12歳にピークがあり，男子は女子の7倍程度みられる．外反膝や内側に回旋した低位膝蓋骨 patella baja に好発する．急性期には，脛骨粗面前方の腫脹，膝蓋腱の辺縁の不明瞭化がみられ，脛骨粗面が軟骨性で骨化のみられない時期には骨性の異常はみられない．骨化とともに骨片が出現する（図160）．骨片は完全に癒合して正常に復してしまうこともあるが，概して不整な骨片が残存したり骨の突出がみられる．膝蓋腱の肥厚が残存することもある．

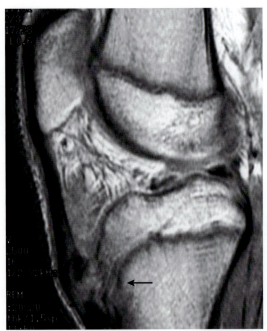

図160 Osgood-Schlatter 病（13歳男性）MRI T2強調矢状断像

脛骨粗面に浮腫と不整な骨化があり，膝蓋腱付着部の信号が不整である（→）.

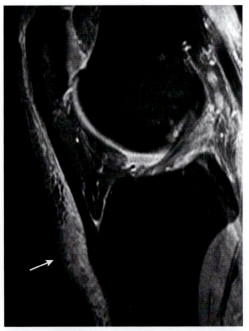

図161 膝蓋腱炎（40歳女性）MRI T2強調矢状断像

膝蓋腱に沿って著しい浮腫を認める（→）.

11 膝蓋腱損傷

　膝蓋腱は膝蓋骨と脛骨粗面との間の大腿四頭筋腱であり，損傷の発生頻度は四頭筋腱に比べてまれではあるが，筋肉の急激な収縮によって起こる．また，運動選手の繰り返されるストレスによる損傷は，膝蓋腱炎 jumper's knee として知られる．完全断裂例では，膝蓋骨が高位に位置することより明らかであるが，部分断裂での断裂部位，損傷の範囲の評価には MRI が有用である（図161）.

12 半月板断裂

　半月板損傷は頻度の高い膝内障の原因である．半月板断裂は，脛骨との結合が強靭な内側半月板に多く，その後角に好発する．外側半月板は，関節包靱帯により，脛骨にゆるく付着しているため損傷の頻度は低いが，後角，前角ともにみられる．断裂は形態的に，縦断裂（図162），水平断裂（図163），横断裂に大きく分類され，さらにそれらの混在する複合断裂がある．横断裂は著しい外傷によって起こる．縦断裂も外傷によって引き起こされることが多い．その典型的なものがバケツの柄状断裂であり，全周性の断裂で破片の転位を伴うことがある（図164）．水平断裂は変形性関節症に合併して起こることが多い．MRI 上では 50 歳以上の無症状のボランティアの 10% 以上にこのような断裂がみられたといわれる．

　診断には MRI が用いられている．T1 強調像あるいはプロトン密度強調像で半月板表面より連続する線状の高信号を断裂と診断する．横断裂の場合半月板表面と連続してい

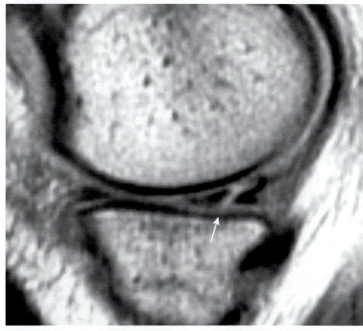

図162 ▶ 内側半月板後角の縦断裂（→）（18歳男性）MRI プロトン密度強調矢状断像

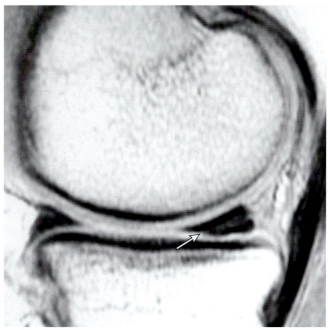

図163 ▶ 内側半月板後角の水平断裂（→）（20歳女性）MRI プロトン密度強調矢状断像

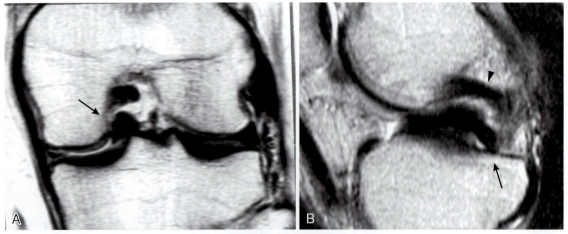

図164 内側半月板の転位を伴ったバケツの柄状断裂（30歳女性）
A　MRIプロトン密度強調冠状断像：内側半月板の体部は小さく，外側に転位した半月板が外側に存在する（→：外側に転位した半月板）．B　MRIプロトン密度強調矢状断像：PCL（▶）に接して転位した半月板がみられる（double PCL sign）（→）．

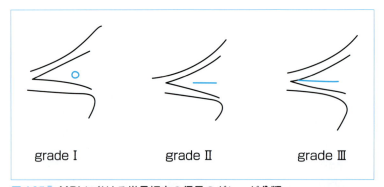

図165 MRIにおける半月板内の信号のグレード分類

るかどうかの判断に悩む場合があるが，縦断裂の所見である縦方向の高信号の診断はより容易である．MRIはコントラスト分解能に優れるため，断裂以外でも半月板内部に点状ないしは線状の高信号が認められる．なお，高速スピンエコー法では断裂の感度が低下することがあるため注意が必要である[57]．これらの信号の異常を，grade I（内部に限局した点状の高信号），grade II（内部に限局し表面に達しない線状の高信号），grade III（表面と連続する高信号）とするグレード分類の方法がある（図165）．このうち関節鏡あるいは外科的に確認できる断裂はgrade IIIのみであり，grade I, IIは半月板内部の変性ないしは半月板内部に限局した線維性断裂とされる[58)59)]．このようなgrade I, IIの変化がgrade IIIに推移する可能性は依然不明であるが，数年の短期間のうちに起こる可能性は少ないと考えられている．治療後に断裂が臨床的に治癒した後でもMRI上信号は消失しないため，治療後の評価には適さないといわれる．半月板断裂は通常自然には修復しないが，血流の存在するperipheral tearでは修復の起こる可能性がある．

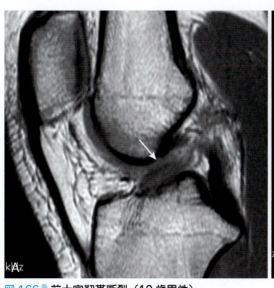 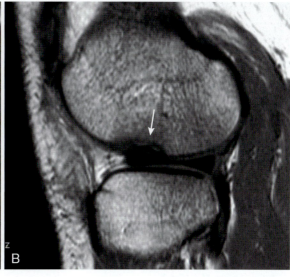

図166 ▶ 前十字靭帯断裂（19歳男性）
A　MRIプロトン密度強調矢状断像：前十字靭帯の信号上昇と不整をみる（→）．B　MRIプロトン密度強調矢状断像：大腿骨外顆の軟骨下に陥凹があり，周囲に骨髄浮腫を認める．ACL断裂に伴う脛骨後縁の衝突による挫傷である（→）．

13 靭帯損傷

　前・後十字靭帯は，膝関節の安定性に寄与する関節内・滑膜外の靭帯である．Lachman testやdrawer testのような理学所見の信頼度は高いものの，複合損傷での特異性は低下する．かつては関節造影で診断されていたが，MRIによって容易に評価できるようになった[60)61)]．

①前十字靭帯

　十字靭帯の断裂は靭帯の中央付近で起こることが多いが，前十字靭帯の大腿骨付着部は弱くこの付近の断裂が多い（図166）．前十字靭帯の損傷は，やや外側に傾けたこの靭帯の長軸に沿ったMRI矢状断像により90％以上の正確さで診断されるという報告があるものの，靭帯は薄いため直接所見のみでは断裂の確定診断をすることが困難な場合が少なくない．一般に靭帯線維の不連続性とたわみが断裂の所見であるが，矢状断，冠状断像ともに正常な靭帯の描出が得られないことで断裂を強く疑う．断裂を疑う間接所見には次のようなものがある．①大腿骨の脛骨に対しての前方への転位，②大腿骨外側顆前方と脛骨外側顆後方の骨挫傷（kissing bone bruise），③後十字靭帯のたわみ，④外側半月板後角の後方への亜脱臼．十分に薄いスライス厚（4 mm以下）と小さなギャップ（2 mm以下）では通常の矢状断像でも十分に診断可能である．大腿骨の付着部付近での断裂では横断像も役立つ．

②後十字靭帯

　後十字靭帯は，前十字靭帯に比べて30％程度大きく2倍ほどの強度があるといわれる．やはり，靭帯中央部での断裂が多いが，付着部での裂離を伴う損傷は脛骨側に多いといわれる．厚い後十字靭帯損傷の診断はより容易で，信号の上昇，不連続性が損傷の

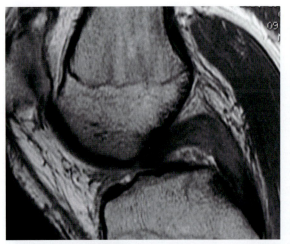

図167 ▶ 後十字靭帯断裂（15歳男性）MRI プロトン密度強調矢状断像

靭帯全体に信号上昇を認める.

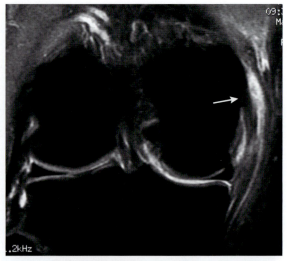

図168 ▶ 内側側副靭帯損傷（29歳男性）MRI プロトン密度強調冠状断像

MCL に信号上昇と不整がみられる（→）.

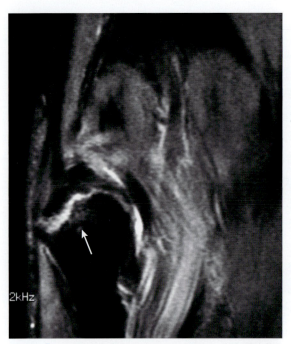

図169 ▶ posterolateral corner injury（61歳女性）MRI プロトン密度強調冠状断像

後外側部に浮腫が著しく，外側側副靭帯による腓骨頭の裂離骨折がみられる（→）．膝窩筋の線維に沿った浮腫がみられる．

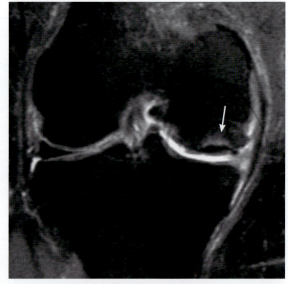

図170 ▶ 大腿骨内側顆の軟骨下脆弱性骨折（79歳女性）MRI プロトン密度強調冠状断像

つぶれた骨皮質が低信号に，その表面の関節軟骨がやや不整な高信号に，骨髄側の浮腫が高信号にみえる（→）.

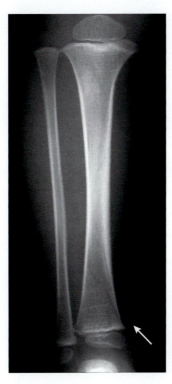

図171 ▶ Toddler 骨折（2 歳男児）下腿正面像
脛骨遠位部の転位を伴わないらせん骨折（→）．

所見である（図167）．

③側副靱帯

　内側側副靱帯は，内外2層からなる強靭な靱帯で，内層には内側半月板が付着し膝の安定性に大きく寄与している．診断にはMRIが適しており，靱帯の信号上昇，不整，不連続が損傷の所見で，急性期には軟部組織の浮腫が著明で診断がより容易である（図168）．亜急性期，慢性期の所見は靱帯の軽度の信号上昇以外の所見に乏しいことが少なくない．外側側副靱帯は大腿骨と腓骨頭との間の小さな靱帯で，他の損傷に随伴して損傷がみられることがある．posterolateral corner injury は外側側副靱帯とその周囲の構造の複合損傷である（図169）．

14 軟骨下脆弱性骨折

　膝の軟骨下脆弱性骨折は多くは大腿骨では内側顆，時に外側顆，時に脛骨側に起こり，自然に治癒することが多いが，時に骨軟骨欠損を生じ，従来は膝の特発性骨壊死とよばれた病変と同一になる．50歳以上に好発するが，特に女性に多い．内側半月板損傷に随伴することが多い．軽度な場合，MRI で診断される（図170）．

15 Toddler 骨折

　1〜2歳のよちよち歩きの幼児の脛骨遠位部のらせん状骨折で，下腿をねじることによって発症する．転倒後に下肢の痛みを訴えて歩かなくなるが，X線所見に乏しいことが多い．転位を伴わない骨折であることが多く，骨折が1方向の撮影でのみみえることが少なくない（図171）．

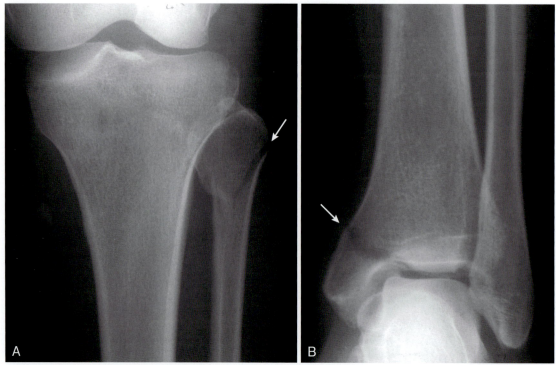

図172 Maisonneuve 骨折（42歳女性）
A 膝正面像：腓骨近位部と脛骨内顆の骨折がみられる（→）．B 足関節正面像：靱帯結合 syndesmosis の断裂による遠位脛腓関節の脱臼は整復位にある．

16 Maisonneuve 骨折

脛骨近位側1/3の骨折と脛腓靱帯結合 tibiofibular syndesmosis 遠位部での断裂である．脛骨の骨折や三角靱帯の断裂も合併する．足の外転と外旋に起因する．足関節の診断のみにとどまると腓骨近位部の骨折の診断が遅延する．足の症状が主体となり腓骨近位部の骨折が見逃がされる場合がある（図172）．

4 足関節

1 解 剖

足関節は，脛骨，腓骨，距骨の3つの骨からなる蝶番関節である．脛骨遠位部の前・後方は突出しており，anterior colliculus, posterior colliculus とよばれる．外側は腓骨との関節で陥凹しており，fibular notch (peroneal groove) とよばれる．tibial plafond は，脛骨の距骨との関節面である．距骨は前方に広く半円形で，その近位部は滑車とよばれる．内側側副靱帯は内果と舟状骨，踵骨，距骨の間の三角形の強い靱帯で，強い深部線維と表在性線維の2層からなる．外側側副靱帯は，前距腓靱帯，後距腓靱帯，踵舟

❹骨盤・下肢

靭帯の3つからなる．距腓線維性結合 talofibular syndesmosis は，前・後距腓靭帯 anterior/posterior inferior talofibular ligament，inferior transverse ligament および interosseous ligament の4つの靭帯と interosseous membrane からなる．内側の関節包に接して，後脛骨筋と長趾屈筋の腱鞘が近くを走っており，時に関節包との交通がある．外側に接して腓骨筋腱鞘が走っているが，これと関節包との交通は正常ではない．

2 検査法

　正面（AP），internal oblique，側面像の3つが標準的な検査法である．正面像（AP）では外果と距骨とが重なって関節裂隙がみえない．internal oblique view は足関節軸に平行な本来の正面像であり，つま先を15～20度内方へ傾けた肢位で撮影する．これは，外果と内果の高さをそろえることによって容易に達成できる．正常では内側3～4 mm，外側5 mm 程度であるが，2 mm 以上の相違は異常であると考えられている．側面像では，腓骨が距骨後縁に重なるが，それを避けるためにいわゆる"off lateral"view を撮影する．これは，側面像で踵を5 cm 挙上させることで腓骨が後方に離れてみえることを利用する．

　足関節は他の部位以上に，骨のみならず靭帯の損傷が重要な関節である．その評価のために，他の関節以上にストレス撮影が頻繁に用いられる．受傷後1，2時間以内であれば麻酔なしでストレスを加えることができるが，それ以降では局所ないしは全身麻酔が必要となる．内反，外反ストレスにおいては，距腿関節窩 mortise 内での距骨の動きは10～12度以下であり，15度以上では靭帯損傷を疑う．ただし，正常域に個人差があるため，対側を比較のために撮影したほうがよい．前方引き出し徴候 anterior drawer sign は，前距腓靭帯断裂で陽性となるが，踵腓靭帯の断裂で前方引き出しはより著明となる．

3 各種傷害

❶ 足関節周囲の骨・靭帯損傷

　足関節の靭帯損傷はきわめて頻度が高く，その解剖学的複雑さも加わって複雑である．足関節の損傷においては，足関節をリング構造に類似させて考えることが役に立つ．その1つは冠状方向のリングで，脛骨遠位部（T），内果（M），内側側副（三角）靭帯（DL），距骨（TA）および踵骨（C），外側側副靭帯（LCL），外果（L），腓骨遠位部（F）そして骨間靭帯である（図173）．内転，外転，内旋，外旋で，これらのリングの一部が損傷を受けることが損傷機転の1つである．一般に，このリングの1か所の骨折ないし断裂では足関節の不安定性をきたさないが，2か所以上の骨折・断裂では不安定性をきたす．一般に引っ張り方向の外力による骨折は，内果ないし外果の横骨折であり，逆に圧迫方向の外力による骨折は斜方向，時に縦方向の骨折である（図174）．

　また横断方向は，脛骨遠位部，前下脛腓靭帯，腓骨遠位部，後脛腓靭帯が形づくるリ

109

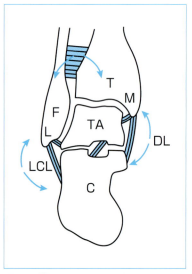

図173 ▶ Neer のリング説

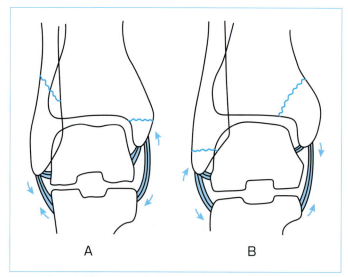

図174 ▶ 外反損傷（A）と内反損傷（B）

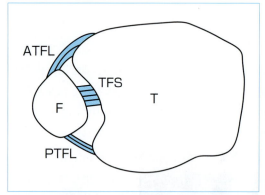

図175 ▶ 横断面でのリング

T：tibia, 脛骨, F：fibula, 腓骨, ATFL：anterior tibiofibular ligament, 前距腓靱帯, PTFL：posterior tibiofibular ligament, 後脛腓靱帯, TFS：tibiofibular syndesmosis, 脛腓靱帯結合.
ATFL, PTFL は外側側副靱帯の構成要素である.

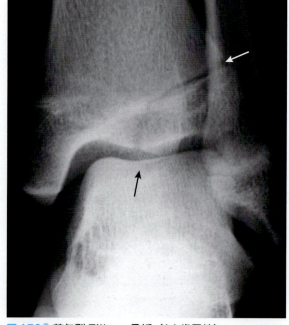

図176 ▶ 若年型 Tillaux 骨折（14歳男性）
脛骨遠位骨端線と骨端に骨折があり，前外側の骨端が分離している（→）.

ングと，その中の脛骨と腓骨を結ぶ骨間靱帯からなる．このリングは，回内，回外で損傷を受ける（図175）．例えば，Tillaux 骨折は前下脛腓靱帯付着部での脛骨遠位部前縁の裂離骨折であり，脛骨遠位部の後縁の骨折は後脛腓靱帯付着部で起こる（図176）．これに背屈，底屈の要素が加わって，足関節損傷のパターンを形づくる．

　X線所見では内反と外反の大きく2つに分けて記載することが多いが，Lauge-Han-

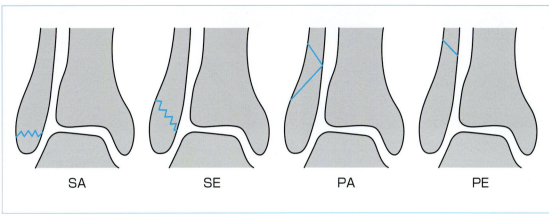

図 177 ▶ 正面像での腓骨骨折の形状からみた Lauge-Hansen 分類
SA：supination 回外— adduction 内転，SE：supination 回外— external rotation 外旋，PA：pronation 回内— abduction 外転，PE：pronation 回内— external rotation 外旋．
（文献 3 より引用改変）

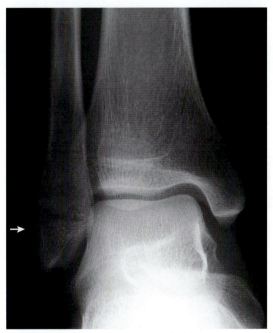

図 178 ▶ 回外 - 内転 SA 型（30 歳男性）
外果の靱帯より下での横骨折である（→）．

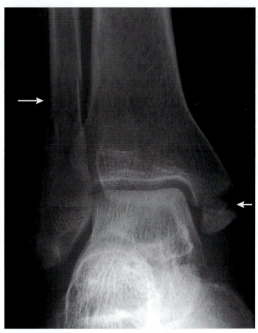

図 179 ▶ 回外 - 外旋 PE 型（78 歳男性）
内果の水平骨折と腓骨の斜骨折からなる両果骨折である（→）．

sen の分類は発症機序との関連より多く用いられている．これ自体は複雑であるが，腓骨骨折の形状により，分類はかなりできる[62]（図 177）．また Danis-Weber 分類は腓骨骨折のレベル（靱帯結合との関連）によるもので，予後との関連で重要であるといわれる[63]．頻度の高いものは外果単独骨折（図 178），内外側合併損傷（外果骨折と内果骨折ないし三角靱帯断裂）（図 179），後果骨折（単独ないし合併），および靱帯結合の損傷

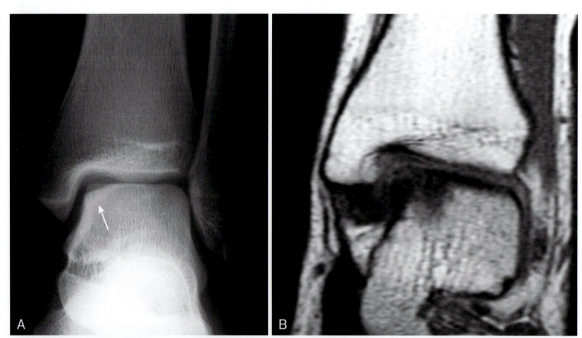

図180 ▶ 距骨の離断性骨軟骨炎（14歳女性）
A　足関節正面像：距骨体内側角に明瞭で硬化縁をもつ透亮像をみる（→）．B　MRI T1 強調冠状断像：単純X線撮影と同じ部位に低信号域がある．骨軟骨損傷の所見である．

（他との合併）である．
　関節内骨折は時に距骨側に及び，距骨体の関節面の角に骨軟骨骨折をきたすことがある（図180）．慢性の離断性骨軟骨炎と時期の相違だけかもしれない．

2 三面骨折

　三面骨折 triplane fracture は，骨端線を挟んで骨幹端側と骨端側で異なる方向の骨折面をもつ小児の複雑な骨折である．成長障害を残さないように整復を行うためには，骨片の位置関係をCTなどにより十分に把握する必要がある[64]．2-part fracture（図181）と 3-part fracture がある．

3 Achilles 腱断裂

　Achilles 腱は，腓腹筋，ヒラメ筋，足底筋の3つの筋肉の大きな腱で，踵骨隆起 tuberosity に付着する．その断裂の多くは近位側に起こるが，時に踵骨隆起付近の裂離としてみられる．完全断裂は通常臨床的に明らかであるが，部分断裂などでは異常部位のレベル・広がりの判定に画像診断が有用である（図182）．損傷部位は MRI 上信号の上昇がみられるが，断裂の時期・状態により肥厚したり菲薄化したりする（図183）．

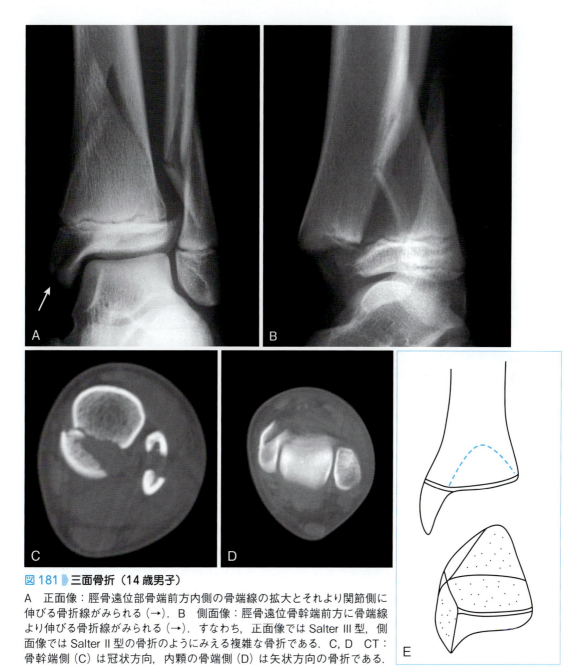

図181 ▶ 三面骨折（14歳男子）

A　正面像：脛骨遠位部骨端前方内側の骨端線の拡大とそれより関節側に伸びる骨折線がみられる（→）．B　側面像：脛骨遠位骨幹端前方に骨端線より伸びる骨折線がみられる（→）．すなわち，正面像ではSalter III型，側面像ではSalter II型の骨折のようにみえる複雑な骨折である．C, D　CT：骨幹端側（C）は冠状方向，内顆の骨端側（D）は矢状方向の骨折である．E　2-part triplane fractureの模式図．

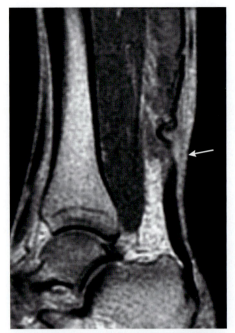

図182 ▶ アキレス腱完全断裂（44歳男性）
MRI プロトン密度強調矢状断像
アキレス腱の筋腱移行部に不連続を認める（→）．

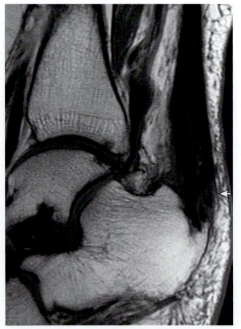

図183 ▶ アキレス腱不全断裂（73歳女性）
MRI T1 密度強調矢状断像
アキレス腱付着部に肥厚があり，信号はやや不整である（→）．

5 足

1 解剖および検査法

　足は，距骨，踵骨を含む後足 hindfoot，3つの楔状骨，立方骨，舟状骨を含む中足 midfoot，中足骨より前方の前足 forefoot からなる．前足と中足との間の関節は Lisfranc 関節，中足と後足との間の関節は Chopart 関節とよばれる．正面（AP），側面，internal oblique の3つが標準である．

　踵骨は，荷重と運動のための踏み台の役割を負っている．前・中関節面は載距突起 sustentaculum tali 上にある．Böhler 角は側面像で踵骨隆起の上縁に引いた接線と後関節面の最上部と前方突起を結ぶ線でつくられる角度で圧迫骨折の診断に役立ち，20～40度が正常である．

2 各種傷害

1 踵骨骨折

　踵骨は最も骨折の起こりやすい足根骨であり，その75%は距骨下関節に及ぶ骨折で

大部分が圧迫骨折である（図184）．これは，典型的には高所から転落し足をついた時に発症する．粉砕骨折が多い．その3/4は距骨下関節に及んでおり，1/2は骨片の落ち込みを伴っている．陥没骨折 depressed fracture には，tongue type と centrolateral depression type がある．

残り25%は距骨下関節に及ばない骨折で裂離骨折が多い．前突起 anterior process は，bifurcate ligament の付着部であるが，内転によって裂離を起こす．あまり転位をきたさないので見逃されやすいが，頻度の高い骨折である．斜位像でみられる．また短趾伸筋 extensor digitorum brevis は，踵骨の前上外側に付着するが，この部位での裂離も起こり得る．裂離した骨片は正面像でみやすい．裂離骨折ではないが，隆起 tuberosity を内側から外側に斜めに伸びる縦骨折も，距骨下骨折に必ずしも及ばない（図185）．Böhler角は正常である．

踵骨はまたストレス骨折を起こしやすい部位である．典型的な疲労骨折は，距骨に近い近位部から後下方へ扇状に伸びる骨梁に垂直な硬化像あるいは吸収像としてみられる（図186）．また糖尿病患者に好発する踵骨隆起の裂離骨折が報告されている[65]（図187）．

2 距骨骨折

距骨の骨折は，踵骨に次いで2番目に多い．その1/4程度は前上方の関節被膜付着部や deltoid ligament 付着部である外側突起 lateral process などでの裂離骨折，1/4は頸部あるいは体部の縦あるいは斜方向の骨折（図188），1/4は脱臼骨折である．

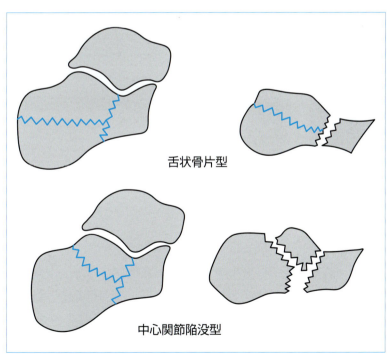

図184 ▶ 踵骨骨折の Essex-Lopresti 分類
（文献3より引用改変）

舌状骨片型

中心関節陥没型

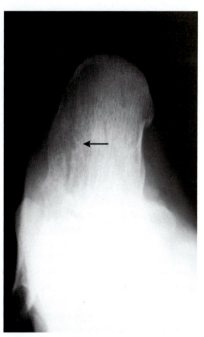

図185 ▶ 踵骨隆起の裂離骨折（→）（33歳男性）

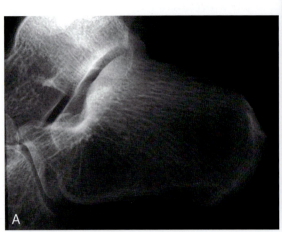
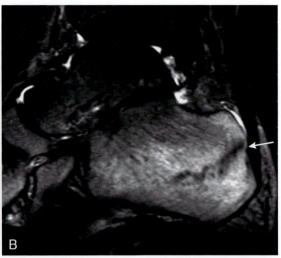

図186 踵骨の疲労骨折（39歳男性）
A 踵骨側面像：異常を認めない．B MRI T2強調矢状断像：横走する骨折線と周囲に浮腫を認める（→）．

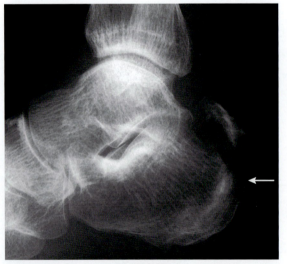
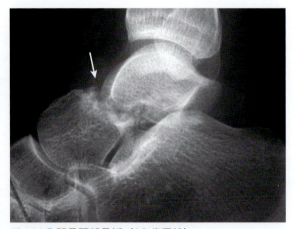

図188 距骨頸部骨折（19歳男性）
距骨頸部に軽度の転位を伴う骨折をみる（→）．

図187 踵骨隆起の脆弱性裂離骨折（63歳男性）
糖尿病に合併．アキレス腱付着部に裂離骨折をみる（→）．全般性の骨粗鬆症がある．

3 舟状骨骨折

比較的まれな骨折であり，最も頻度の高いのは背側の関節被膜付着部での裂離骨折，次に多いのは内側の後脛骨筋腱の付着部である粗面での裂離骨折，3番目に多いのは体部の水平方向あるいは縦方向の骨折である．

4 距骨下脱臼

これは距舟関節と距踵関節の同時の脱臼である．高所よりの転落に起因することが多い．しばしば距骨頸部や内・外果の骨折を合併する．

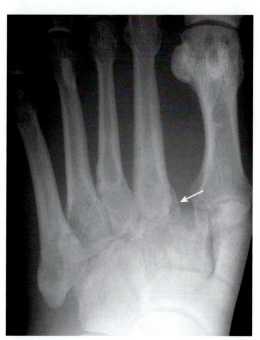

図 189 ▶ Lisfranc 脱臼・骨折（60 歳男性）
第 2 中足骨基部で骨折（→）があり，中足骨は外方へ転位している．第 5 中足骨も外方に転位している．第 1 中足骨は Lisfranc 関節で不安定である．糖尿病による神経障害性関節症が疑われる．

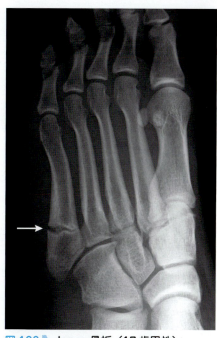

図 190 ▶ Jones 骨折（17 歳男性）
第 5 中足骨基部横骨折（→）．受傷後 2 か月が経過しており，遷延治癒が疑われる．

5 Lisfranc 脱臼・骨折

　Lisfranc 脱臼・骨折は，Lisfranc（足根中足）関節における脱臼・骨折である．これは中足骨頭が支点となり，後足に荷重がかかっているためにその間にある足根骨と中足骨の関節で背側への脱臼が起こるもので，転倒あるいは単に足を踏み外したということのみでも発症する．

　第 2 中足骨は内側楔状骨と外側楔状骨との間に楔状にはまりこんでいるため，最も強く支持されており，また第 1 中足骨との間の間隔はやや開いている．第 1 中足骨と第 2 中足骨の近位部の間隔が通常より開いていることが，この脱臼を診断する鍵となる（図 189）．第 2〜5 中足骨は常に同じ方向（ほとんどの場合外側）へ脱臼するが，第 1 中足骨は同方向（homolateral type）へも反対方向（divergent type）へも脱臼する．しばしば，第 2 中足骨の近位部の横骨折，他の中足骨の近位部の裂離骨折，立方骨の裂離骨折が合併する．また，divergent type では，中間楔状骨と外側楔状骨との間の脱臼，舟状骨の骨折が合併することがある．なお，神経症性関節症（特に糖尿病で）でこの型の脱臼骨折をとることが少なくない．

6 Jones 骨折

　第 5 中足骨近位部の横骨折の 1 つである（図 190）．底屈と内反によって起こる骨折であり，足を踏み外したり歩行中転倒したりした時に発症する．Jones 骨折は，比較的予後の良い第 5 中足骨のより近位部での短腓骨筋の付着部での裂離骨折と区別され，骨折

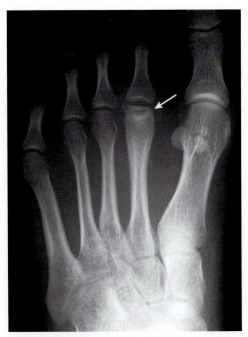

図191 ▶ Freiberg病（20歳女性）
第2中足骨頭部の圧潰を認める（→）．

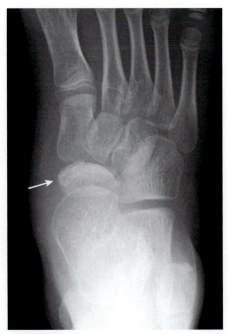

図192 ▶ Köhler病（7歳女児）
舟状骨の硬化と扁平化を認める（→）．

治癒が遅延することがある（図190）．第5中足骨ではストレス骨折はさらに遠位の骨幹部に起こりやすい．

7 Freiberg病

　Freiberg病（第2 Köhler病）は，中足骨頭の骨軟骨骨折である（図191）．小児期後期から思春期にかけて好発し，女児は男児の3，4倍発生する．10%程度が両側性であり，3/4が第2中足骨頭に，1/4が第3中足骨頭に起こる．第1中足骨はしばしば短く，そのため第2，3中足骨に大きなストレスがかかる．早期にはわずかな関節裂隙の開大以外に異常はみられないが，後期には骨壊死の所見がみられる．中足骨骨幹部の骨膜反応を伴うこともある（図191）．

8 Köhler病

　Köhler病は，舟状骨の圧迫骨折とそれに続く骨壊死である（図192）．男児は女児の4〜6倍みられる．X線所見のみからは，病態と正常児にみられる骨化のバリエーションとの鑑別は困難なことが多い．そのため診断には，舟状骨の骨化が成熟した後に骨壊死が生じたことが証明される必要がある．

9 距骨の離断性骨軟骨炎

　距骨体は離断性骨軟骨炎 osteochondritis dissecans の典型的な部位の1つであり，特に外側1/3，後方1/3が最も頻度の高い部位である．外傷性であり，外側の損傷は内反に起因すると考えられる．単純X線像上の異常はきわめて軽微であることが多い（図193）．

4 骨盤・下肢

1 外傷

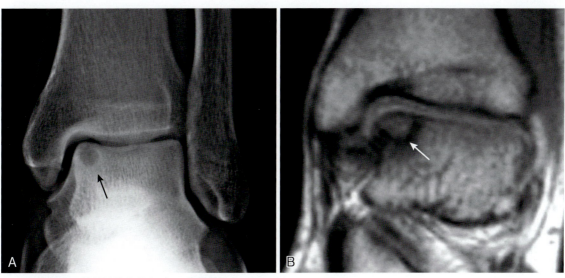

図193 ▶ 距骨の離断性骨軟骨炎（20歳男性）
A　足関節正面像：距骨体内側角に境界明瞭で硬化縁をもつ円形の透亮像をみる（→）．B　MRI T1強調冠状断像：単純X線撮影と同じ部位に関節軟骨の損傷による骨欠損と周囲の反応性変化をみる（→）．

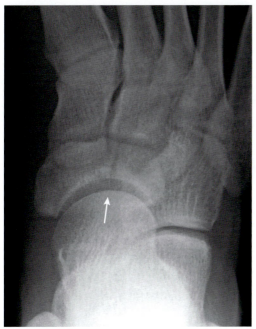

図194 ▶ 舟状骨の疲労骨折（17歳男性）足正面像
舟状骨に縦方向の骨折線（→）をみる．

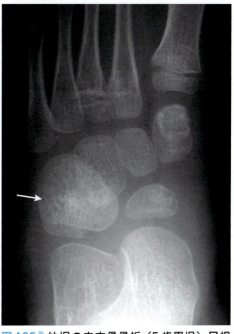

図195 ▶ 幼児の立方骨骨折（5歳男児）足根部正面像
立方骨外側に硬化性変化を認める（→）．受傷時には明らかでない転位を伴わない骨折が多い．

119

10 舟状骨疲労骨折

バスケットボールなど走ることを主体とする運動の選手に多く，足関節部の疼痛の原因の1つである[66]．舟状骨の縦方向の骨折が特徴的である（**図194**）が，症状発現から骨折線がみられるまでに数か月を要することがあり，骨シンチグラフィや断層撮影などによる早期の診断が必要となる．

11 幼児の立方骨骨折

幼児期の跛行の原因となり，明らかな外傷の既往がある場合とない場合がある[67] [68]．単純X線像では初期には異常がみられず，MRIのみで異常がみられることが多い．経過とともに硬化像が出現する（**図195**）．

6 副 骨

手足の末梢には多種類の小骨片をみることがある．これらの多くは腱内の種子骨，古い骨折片などが含まれ，臨床的意義のあるものは少ない．臨床症状を伴うものを以下に挙げる．

1 外脛骨（足）

外脛骨 accessory navicular は os tibiale externum や prehallux などの名でもよばれる．頻度は4〜14％と高く，10歳前後で出現するといわれる．Ⅰ型は後脛骨筋腱内の種子骨で無症状である．Ⅱ型は腱付着部の三角形の骨片で，舟状骨と軟骨結合する．これはストレスにより painful flatfoot の原因となる．Ⅲ型は舟状骨内後方への骨性突出で，Ⅱ型が骨癒合したものと考えられ，局所の圧排により症状をきたすことがある（**図196**）．MRIでみられる骨髄浮腫は症状との相関が知られている[69]．

2 三角骨（足）

三角骨 os trigonum は距骨後方の三角形の骨片で14〜25％にみられる．後突起の骨化中心であり，足関節の底屈により骨癒合前の軟骨結合部にストレス損傷をきたしたり，骨癒合後にストレス骨折をきたしたりする[70]（**図197**）．

3 os subfibulare（足）

腓骨外果直下の骨化であり，骨端の正常変異というより陳旧性裂離骨折と考えたほうが合理的である．前距腓靱帯のゆるみを伴うことが多い．

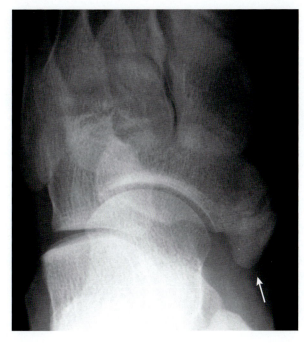

図196 ▶ accessory navicular(29歳男性)
II型 accessory navicular(→).それに接する舟状骨に硬化性変化を伴っている.

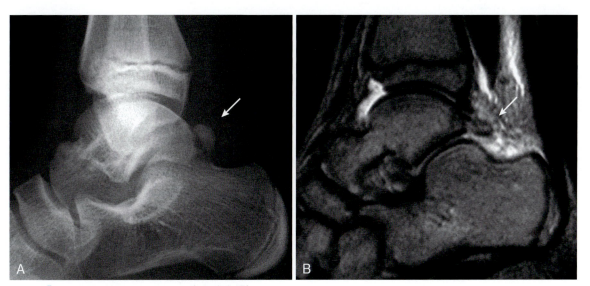

図197 ▶ os trigonum syndrome(10歳女児)
A 足側面像:距骨背側に骨化を認める(→).os trigonum である. B MRI T2強調矢状断像:os trigonum(→)とその周囲の軟部組織に浮腫をみる.
(江原 茂:骨外傷の画像診断ハンドブック.p154,メディカル・サイエンス・インターナショナル,2012より転載)

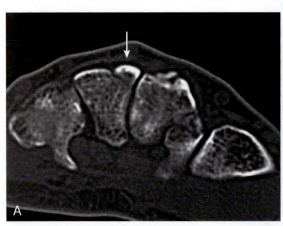
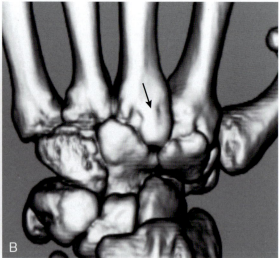

図198 os styloideum（carpal boss）（31歳男性）
A　CT横断像　B　三次元再構成像
第3中手骨基部から下方に伸び，有頭骨に接する骨化をみる（→）．

4　茎状骨（手）

　茎状骨 os styloideum は，手根骨の背側，有頭骨と小菱形骨，第2，第3中手骨の間にみられる（**図198**）．90％以上の例で中手骨に癒合しているが，時に有頭骨や小菱形骨に癒合したり，分離して存在する．胎生期の骨化の遺残と考えられている．突出しているためこすれあって炎症の原因となる（carpal boss）．この描出には30度回外・尺側転位の側面像が有用であるが[71]，透視下のスポット撮影でより容易に証明できる．

文献

1) Berbaum KS et al：Impact of clinical history on fracture detection with radiography. Radiology 1988；168：507-511
2) Ehara S et al：Influence of clinical information on the detection of wrist fractures in children. Tohoku J Exp med 1999；189：147-153
3) 江原　茂：骨外傷の画像診断ハンドブック，MEDSI，2012
4) Green SA et al：The influence of radiographic projection on the appearance of deformity. Orthop Clin North Am 1994；25：467-475
5) Prosser I et al：A timetable for the radiologic features of fracture healing in young children. AJR 2012；198：1014-1020
6) Stiffert RS：The effect of trauma to the epiphysis and growth plate. Skeletal Radiol 1977；2：21-30
7) Ogden JA：Injury to the growth mechanisms of the immature skeleton. Skeletal Radiol 1981；6：237-253
8) Kleinman PK et al：The metaphyseal lesion in abused infants：a radiologic-histologic study. AJR 1986；146：895-905
9) Caffey J：Multiple fractures in long bones in infants suffering from chronic subdural hematoma. AJR 1946；56：163
10) McMahon P et al：Soft-tissue injury as an indication of child abuse. J Bone Joint Surg A 1995；77：1179-1183
11) Daffner RH：Stress fractures：current concepts. Skeletal Radiol 1978；2：221-229
12) Mink JH et al：Occult cartilage and bone injuries of the knee：Detection, classification and assessment with MR imaging. Radiology 1989；170：823-829
13) Lee JK et al：Stress fractures：MR imaging. Radiology 1988；169：217-220
14) Clark WM et al：Twelve significant signs of cervical spine trauma. Skeletal Radiol 1979；3：201-205
15) Hoffman JR et al：Selective cervical spine radiography in blunt trauma：methodology of the National Emergency X-Radiography Utilization Study (NEXUS). Ann Emerg Med 1998；32：461-469
16) Stiell IG et al：The Canadian C-spine rule for radiography in alert and stable trauma patients. JAMA 2001；286：1841-1848

17) Vandemark R : Radiology of the cervical spine in trauma patients : practice pitfalls and recommendations for improving efficiency and communication. AJR 1990 ; 155 : 465-472

18) Hanson JA et al : Cervical spine injury : clinical decision rule to identify high-risk patients for helical CT scanning. AJR 2000 ; 174 : 713-717

19) Holsworth F : Fractures, dislocations, and fracture-dislocations of the spine. J Bone Joint Surg 1970 ; 52A : 1534-1551

20) Daffner RH et al : "Fingerprints" of vertebral trauma unifying concept based on mechanisms. Skeletal Radiol 1986 ; 15 : 518-525

21) Leone A et al : Occipital condylar fractures : a review. Radiology 2000 ; 216 : 635-644

22) Anderson PS et al : Morphology and treatment of occipital condylar fractures. Spine 1988 ; 13 : 731-836

23) Anderson LD et al : Fractures of the odontoid process of the axis. J Bone Joint Surg 1974 ; 56A : 1663-1674

24) Ehara Set al : Radiologic evaluation of dens fracture : Role of plain radiography and tomography. Spine 1992 ; 17 : 475-479

25) Harris JH Jr et al : Low (type III) odontoid fracture : a new radiographic sign. Radiology 1984 ; 153 : 353-356

26) Gehweiler JA et al : The radiology of vertebral trauma, WB Saunders, 1980

27) Effendi B et al : Fracture of the ring of the axis : a classification based on the analysis of 131 cases. J Bone Joint Surg 1981 ; 63B : 319-327

28) Fielding JW et al : Atlantoaxial rotary fixation. J Bone Joint Surg 1977 ; 59A : 37-44

29) Ehara S et al : Cervical spine injury in children : Radiologic menifestations. AJR 1988 ; 151 : 1175-1178

30) Ehara S et al : Cervical spine injury in the elderly : imaging features. Skeletal Radiol 2001 ; 30 : 1-7

31) Denis F : The three column spine and its significance in the classification of acute thoracolumbar spinal injuries. Spine 1983 ; 8 : 817-831

32) O'Callaghan JP et al : CT of facet distraction in flexion injuries of the thoracolumbar spine : the "naked" facet. AJNR 1980 ; 1 : 97-102

33) Lee C et al : Fractures of the craniovertebral junction associated with other fractures of the spine : overlooked entity? AJNR 1984 ; 5 : 775-781

34) Yuh WT et al : Vertebral compression fracture : distinction between benign and malignant cases with MR imaging. Radiology 1989 ; 172 : 215-218

35) Laredo JD et al : Acute vertebral collapse : CT findings in benign and malignant non-traumatic cases. Radiology 1995 ; 194 : 41-48

36) Scwartzkopf R et al : Distal clavicular osteolysis : a review of the literature. Bull NYU Hosp Joint Dis 2008 ; 66 : 94-101

37) Cisternino SJ et al : The trough line : a radiographic sign of posterior shoulder dislocation. AJR 1978 ; 130 : 951-954

38) 信原克哉：肩：その機能と臨床，第 4 版，医学書院，2012

39) Mochizuki T et al : Humeral insertion of the supraspinatus and infraspinatus : new anatomical findings regarding the footprint of the rotator cuff. J Bone Joint Surg Am 2008 ; 90 : 962-969

40) Cone RO III et al : Shoulder impingement syndrome : radiographic evaluation. Radiology 1984 ; 150 : 29-33

41) Greenspan A et al : Radial head-capitellum view in elbow trauma : clinical application and radiographic-anatomic correlation. AJR 1984 ; 143 : 355-359

42) Rogers LF et al : Plastic bowing, torus and greenstick supracondylar fractures of the humerus : Radiographic clues to obscure fractures of the elbow in children. Radiology 1978 ; 128 : 145-150

43) Bado JL : The Monteggia lesion. Clin Orthop 1967 ; 50 : 71-86

44) Gilula LA : Carpal injuries : analytic approach and case exercises. AJR 1979 ; 133 : 503-517

45) Gelberman RH et al : Ulnar variance in Kienböck disease. J Bone Joint Surg 1975 ; 57A : 674-676

46) Johnson RP : The acutely injured wrist and its residuals. Clin Orthop 1980 ; 149 : 33-44

47) Gilula LA et al : Post-traumatic ligamentous instabilities of the wrist. Radiology 1978 ; 129 : 641-651

48) Crema MD et al : Scapholunate advanced collapse and scapholunate nonunion advanced collapse : MDCT arthrography features. AJR 2012 ; 199 : W202-W207

49) Cooper KL et al : Insufficiency fractures of the sacrum. Radiology 1985 ; 156 : 15-20

50) Butt WP et al : Radiology of the suprapatellar region. Clinical Radiology 1983 ; 34 : 511-522

51) Lee JH et al : Lipohemarthrosis of the knee : a review of recent experience. Radiology 1989 ; 173 : 189-191

52) Stiell IG et al : Prospective validation of a decision rule for the use of radiography in acute knee injuries. JAMA 1996 ; 275 : 611-615

53) Stiell IG et al : A study to develop clinical decision rules for the use of radiography in acute ankle injuries. Ann Emerg Med 1992 ; 21 : 384-390

54) Porrino J et al : The anterolateral ligament of the knee : MRI appearance, association with the Segond fracture, and historical perspective. AJR 2015 ; 204 : 367-373

55) Dietz GW et al : Segond tibial condyle fracture : lateral capsular ligament avulsion. Radiology 1986 ; 159 : 467-169

56) McCauley TR et al : Chondromalacia patellae : diagnosis with MR imaging. AJR 1992 ; 158 : 101-105

57) Rubin DA et al : MR diagnosis of meniscal tears of the knee : value of fast spin-echo vs conventional spin-echo pulse sequences. AJR 1994 ; 162 : 1131-1135

58) Crues JV III et al : Meniscal tears of the knee : accuracy of MR imaging. Radiology 1987 ; 164 : 445-448

59) Stoller DW et al : Meniscal tears : pathologic correlation with MR imaging. Radiology 1987 ; 163 : 731-735

60) Lee JK et al : Anterior cruciate ligament tears : MR imaging compared with arthroscopy and clinical tests. Radiology

1988 ; 166 : 861-864

61) Grover JS et al : Posterior cruciate ligament : MR imaging. Radiology 1990 ; 174 : 527-530

62) Wilson AJ : Ankle fractures : understanding the mechanism of injury is the key to analyzing the radiograph. Emergency Radiol 1988 ; 5 : 49-60

63) Rockwood CA Jr et al : Rockwood & Green's fracture in adults, 3rd ed, LB Lippincott, 1991

64) Cone RO III et al : Triplane fracture of the distal tibial epiphysis : radiographic and CT studies. Radiology 1984 ; 153 : 767-769

65) Kathol MH et al : Calcaneal insufficiency avulsion fractures in patients with diabetes mellitus. Radiology 1991 ; 180 : 725-729

66) Pavlov H et al : Tarsal navicular stress fractures : radiologic evaluation. Radiology 1983 ; 148 : 641-645

67) Blumberg K et al : The toddler's cuboid fracture. Radiology 1991 ; 179 : 93-94

68) Simonian PT et al : Fracture of the cuboid in children. J Bone Joint Surg B 1995 ; 77 : 104-106

69) Miller TE et al : The symptomatic accessory tarsal navicular bone : assessment with MR imaging. Radiology 1995 ; 195 : 849-853

70) Karasick D et al : The os trigonum syndrome : imaging features. AJR 1996 ; 166 : 125-129

71) Conway WF et al : The carpal boss : an overview of radiographic evaluation. Radiology 1985 ; 156 : 29-31

2

骨・軟部腫瘍と
その類似疾患

❶ 骨の破壊性変化の鑑別診断
❷ 軟骨原性腫瘍
❸ 骨原性骨腫瘍
❹ 線維性骨腫瘍
❺ 血管性骨腫瘍
❻ 骨髄細胞由来の腫瘍
❼ その他の腫瘍
❽ 転移性骨腫瘍
❾ 二次性腫瘍
❿ 軟部腫瘍
⓫ 骨・関節周囲の骨化性腫瘍

骨に発生した腫瘍には，骨・軟骨を含めた結合組織由来の間葉系腫瘍，骨髄の造血器由来の腫瘍，上皮性腫瘍を主体にした癌転移の3つがある．狭義の原発性骨腫瘍は間葉系腫瘍であるが，間葉系悪性腫瘍の頻度は低い．広義の骨腫瘍の大部分を占めるのが癌腫の骨転移である．間葉系腫瘍の分類体系はJaffe以来60年以上にわたってほぼ確立されている[1]．さらに顎骨においては歯牙に関連した腫瘍が含まれるが，顎骨腫瘍は他の部位の骨腫瘍と名前を共有するが異なる性質をもつものが含まれてくる．顎骨腫瘍のうち歯牙発生でない顎骨自体に由来する病変の名称は原則として骨腫瘍と同じであるが，その性質に若干の異同があるものがある（osteoblastoma, ossifying fibroma, giant cell lesionなど）．

1 骨の破壊性変化の鑑別診断

患者の年齢・性別は，画像所見の分析に先だって必要な情報である（**表1**）．神経芽細胞腫，Ewing肉腫，悪性リンパ腫などの小円形細胞腫瘍では，画像所見は類似するが発生年齢が異なる．好発年齢は，他の腫瘍でも知られており，未分化多形肉腫undifferentiated pleomorphic sarcoma（以前malignant fibrous histiocytomaとよばれた腫瘍）や軟骨肉腫は小児にはまれである．既往歴を知ることは，外傷性骨欠損を病変と誤ったり，生検や切除後の変化を異なる病変と誤ったりしないために重要である．放射線治療（照射野，線量）後の変化も同様に重要であり，骨壊死巣や脆弱性骨折を新たな病変と混同しないようにしたい．

"Aunt Minnie"的パターン認識が骨腫瘍の画像診断における認識の基礎の一つであることはいうまでもない．しかし骨の病変に対する反応の種類が限られるため，異なる病変でも同様の所見を呈する場合や，同一病変でもその所見に大きなバリエーションがある場合が少なくない．系統的なアプローチは，診断の可能性と限界を知り合理的診断にたどりつくために必要である．

表1▶ 骨腫瘍の年齢分布

0～5歳	神経芽細胞腫
5～20歳	大多数の良性腫瘍 Ewing肉腫ファミリー腫瘍
20～40歳	骨巨細胞腫 リンパ腫
40歳＜	転移性骨腫瘍 多発性骨髄腫

1 病変の分布

病変の分布は，鑑別診断や疾患の病期分類のために重要な情報である．転移性腫瘍の頻度は高いが，特に多発性骨病変では画像所見にかかわらず可能性が高くなる．骨腫瘍としては，ほかに多発性骨髄腫も多発性病変を呈する．骨シンチグラムの単発性骨病変の鑑別診断における役割については議論があるが，多くの場合病変の分布を知るのには役立つ．転移性腫瘍の頻度の高くなる40歳以上の症例においては，骨シンチグラムは施行したほうがよいとされる．良性疾患で多発性病変を呈する病変は限定されている（**表2**）．

126

●骨の破壊性変化の鑑別診断

表2 ▶ 多発性良性溶骨病変

```
1. 腫瘍性
      内軟骨腫症
      多発性外骨腫
      多骨性線維性骨異形成
      血管腫
      多発性非骨化性線維腫（神経線維腫症）
      Langerhans 細胞組織球症
2. 代謝性
      brown tumor（副甲状腺機能亢進症）
      アミロイドーシス
      Paget 病
3. 関節炎
      痛風
      subchondral cyst（骨小洞）
4. 炎症性
      結核
      サルコイドーシス
```

2 骨・軟部腫瘍とその類似疾患

2 発生部位

1 管状骨の長軸方向の分布（骨端・骨幹端・骨幹）

　骨端線閉鎖以前の小児においては，骨幹・骨幹端・骨端の区別が容易である（図1，2）．骨端線閉鎖以後は時に分類困難であるが，やはりそれらに相当する部位として区別することが可能である．骨幹端は代謝の活発な部位であり，腫瘍の好発部位である．骨幹端の病変は，発育が遅いと長軸方向の成長に伴って骨幹端から骨幹部に移動していき，また骨幹端から骨幹に伸びる縦長の病変となる．骨端部の病変は種類が少なく非常に限定されており，骨端線閉鎖以前では軟骨芽細胞腫，骨端線閉鎖以後では骨巨細胞腫が多い．また Brodie 膿瘍や頻度は低いが Langerhans 細胞組織球症も骨端部病変に含まれる．骨幹部は，一般に造血細胞由来のもの，いわゆる小円形細胞腫瘍が多いとされる．

2 横断的分布（中心性・偏心性・皮質）

　骨皮質と骨髄の細胞構成は異なるため，鑑別に役立つ（図1，2）．純粋に皮質由来・骨髄由来といえる場合は少ないが，それでも中心性か偏心性か皮質由来かの判断は鑑別診断に役立つ．純粋な皮質病変の種類は限られており，非骨化性線維腫（線維性皮質欠損）は本来の意味では腫瘍ではないが，皮質に限局する傾向が強い．悪性腫瘍では皮質に限局するものはまれである．中心性病変は骨髄由来のものが多く，小円形細胞腫瘍はその代表例である．

127

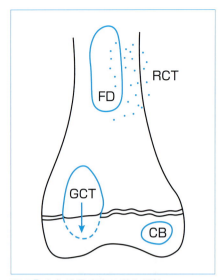

図1 中心性骨病変の発生部位
RCT：小円形細胞腫瘍，FD：線維性骨異形成，GCT：骨巨細胞腫，CB：軟骨芽細胞腫（Madewellら，1981より改変）．

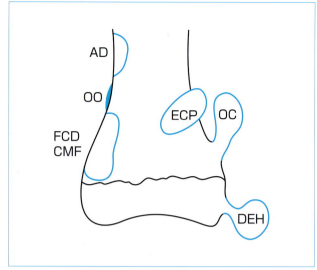

図2 偏心性骨病変の発生部位
AD：アダマンチノーマ，OO：類骨骨腫，FCD：線維性皮質欠損，CMF：軟骨粘液線維腫，ECP：enchondroma protuberans，OC：骨軟骨腫，DEH：dysplasia epiphysealis hemimelica（Madewellら，1981より改変）（注：enchondroma protuberansは外方へ突出傾向のある軟骨腫である）．

3 関節周囲

　関節周囲は腫瘍の発生も多い部位であるが，関節の炎症性疾患による破壊性変化である可能性をまず考える必要がある．特に関節の両側に存在する病変では，まず関節炎を考えなければならない．変形性関節症あるいは関節リウマチやそれに類似する炎症性関節炎などでは，関節周囲にcyst様の病変を起こし，これらは時に大きくなる．subchondral cystあるいはgeode骨小洞とよばれるものがそれである．関節炎の変化を伴わない場合でも，同様の病変は起こり得るが，色素性絨毛結節性滑膜炎や滑膜骨軟骨腫症でも腫瘍類似の局所的骨破壊をみることがある．腫瘍の関節への進展はまれではないが，関節を越える腫瘍は悪性腫瘍に多く，さらに骨巨細胞腫でもみられる．一般に関節を越える腫瘍の進展は動きの少ない関節に好発し，特に仙腸関節に多い[2]．

3　辺縁の解析

　破壊性変化に対する健常骨組織の反応の評価には，病変と周囲の骨との辺縁の性状が重要である．成長速度の遅い安定した病変では，病変は周囲の骨組織から明瞭に境界され周囲に硬化性変化を生じる．成長速度が速ければ，病変は周囲の健常組織と十分に境界されず硬化性辺縁を形成する時間がない．そのため移行帯 zone of transition は広くなる．病変の成長速度と組織学的悪性度とは，必ずしも対応するものではないことは，

成長が遅いにもかかわらず成長を続ける脊索腫やアダマンチノーマのような局所浸潤性腫瘍が存在することより明らかである．しかし，一般に成長の速いものに悪性腫瘍が多いことは事実である．そのような点から，辺縁の性状は病変の活動性を推定するうえで重要である．

辺縁の性状の表記法として最も一般的なのは，geographic（地図状），moth-eaten（蚕食状），permeative（浸潤性）の3つである．ただし，これらのうち蚕食状と浸潤性とは必ずしも区別が容易ではなく，ともに悪性腫瘍にみられることが多いことから，両者を合わせて"high grade margin"とよぶことが多い．AFIP（Armed Forces Institute of Pathology，現在のAmerican Institute for Radiologic Pathology：AIRP）で始められたこのような解析法は，Lodwickによりコンピュータを用いた方式としてまとめられた[3)4)]．破壊性変化の性状に基づく彼の解析法は図3，表3に示す通りである．

X線像上検出可能な硬化性辺縁をつくるためにはかなり長期間を要し，その存在は長期間病変が成長しなかったことを示す．このような硬化性変化が病変全周に及ぶgrade Iaの病変はきわめて成長の遅い安定した病変であり，ほとんど良性疾患に限られる．

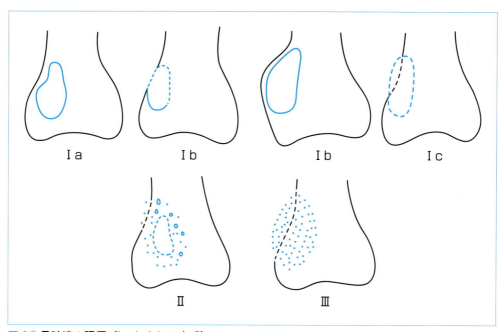

図3 ▶ 骨破壊の評価（Lodwickの方式）

表3 ▶ 硬化性辺縁の解析（Lodwickの方式）

Grade Ⅰ：Geographic destruction 　　Ⅰa：Sclerotic rim, partial or no cortical penetration 　　Ⅰb：Well or poorly defined with or without sclerotic margin, or cortical shell expanded more than 1 cm 　　Ⅰc：Total cortical penetration Grade Ⅱ：Geographic, combined with moth-eaten destruction Grade Ⅲ：Permeative destruction only

grade Ib, Ic は，このような反応性変化に破綻を生じ，骨の反応性変化が病変を局所に抑え込むことができずに病変の周辺への進展を許した結果である．grade II, III には，骨髄炎のような良性疾患が含まれるものの，多くはグレードの高い悪性腫瘍の典型的所見である．また，最も成長の速い腫瘍は，骨の破壊をきたさずに骨髄内から骨外軟部組織に進展する．この解析法は，反応の遅い代謝の不活発な骨（例えば膝蓋骨など）あるいは病的骨折が加わった場合では特別な注意を要する．また外傷にさらされやすい膝周囲などでも，外傷性変化の影響を含めて考えなければならない．

辺縁の同様な解析法は，CT も含めた X 線による断層撮影にも適用できる．MRI はその辺縁の性状を異なる観点からみたものであり，良性疾患でも時に広範な反応性変化をみることがある．CT はその優れた密度分解能により，骨内病変（皮質病変，骨髄病変）と骨外軟部組織病変の広がりがより容易に評価できる利点がある[5]．MRI は，骨髄病変と骨外軟部組織病変の広がりの評価にはより優れている．ただし，化学シフトアーチファクトなどのアーチファクトや腫瘍周囲の炎症性変化も捉えるため，病変の範囲を広く評価しすぎる点に注意しなければならない[6]．

4 石灰化ないし骨化した基質

骨の破壊性病変内には，破壊に起因する骨の破片をみることがあるが，病変自体の石灰化ないし骨化も起こる[7]．それらの代表的なものは，類軟骨 chondroid matrix，類骨 osteoid matrix，壊死組織石灰化 dystrophic calcification の 3 つである（図 4）．

1 類軟骨

点状，リング状，弧状の石灰化陰影は軟骨内骨化の所見であり，軟骨基質に特徴的である．このような軟骨基質の石灰化は，内軟骨腫，骨軟骨腫，軟骨芽細胞腫，軟骨肉腫のような軟骨由来の腫瘍に特異的である．それに類似した石灰化は骨壊死でみられるが，点状の石灰化は時に類骨骨腫や骨芽細胞腫でもみられる．

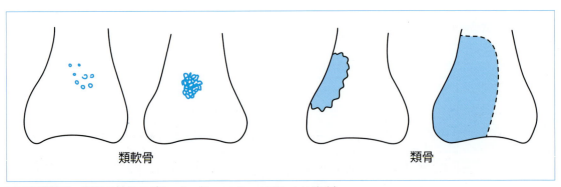

図4 類軟骨・類骨の骨化のパターン（Sweet ら，1981 より改変）

2 類骨

この石灰化陰影は，膜内骨化の所見である不整形，雲状の骨化を示す．鑑別上問題となるのは，骨化性筋炎で骨基質の石灰化と同じ骨化をみることである．

3 壊死組織の石灰化

壊死組織の石灰化は，いかなる形もとり得る．時に類軟骨基質の骨化に類似することがある．骨の破壊性変化における破壊された骨の細片との鑑別はあまり容易でない．

4 化生による石灰化

化生 metaplasia による骨化は線維性骨異形成の骨化が例として挙げられるが，実際にはさまざまな程度の石灰化，反応性骨化，異常な骨梁，石灰化を伴う軟骨性結節などを含み複雑である．

5 転移性石灰化

転移性石灰化 metastatic calcification は，血中のカルシウム，リンの増加による軟部組織への石灰沈着である．骨腫瘍で鑑別上問題となることは少ない．

6 腐骨

腐骨 sequestrum は典型的には，骨髄炎内で壊死を起こした骨片である．概して小さく，点状の骨化として類軟骨基質の骨化に類似することがある．Langerhans 細胞組織球症や線維肉腫でもみられる．結核性膿瘍では時に類骨基質の骨化に類似した骨化を伴うことがある．骨髄炎における腐骨の存在は，切除しなければ感染をコントロールできないことを示唆している．

5 骨膜反応の解析

骨膜反応は，骨病変に対する骨膜の非特異的反応である．単発性骨疾患の鑑別診断においては，質的診断の大きな手がかりとなることは少ないが，病変の活動性の評価の一助となる．これは大きく分けて，連続性のものと，非連続性のものの2つがある（図5）[8]．Codman 三角に代表されるような非連続性骨膜反応は，病変が骨膜反応で限局されずにそれを越えて進展することを意味しており，浸潤性の高い病変の所見である．また，いわゆるタマネギの皮 onion skin 様の骨膜反応と同じく連続性であっても多層性

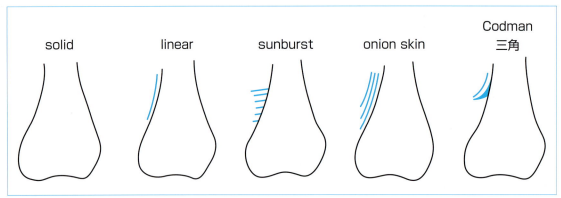

図5 ▶ 骨膜反応（文献8より改変）．

の反応が起こることは，病変の活動性の高さの表現であり，やはり浸潤度の高い病変の表現である．放射状（speculated, sunburst）骨膜反応は骨新生が骨膜に垂直に多層性に起こったもので，反応性変化と病変が混在するより活発な病変の所見である．

骨膜反応は，時に病変の存在を表す鋭敏な所見であるが，特異性に乏しいことが問題である．広範な骨膜反応を主体とする非腫瘍性疾患には次のようなものがある．

①肺性肥厚性骨関節症 hypertrophic pulmonary osteoarthropathy, secondary hypertrophic osteoarthropathy

肺癌など肺疾患に続発することよりこの名がつけられ，原発性肺癌の1〜12％，胸膜中皮腫ではより高頻度で50％にみられるといわれる．このような胸部疾患では，開胸術後に劇的に改善することがある．今日では肺疾患に限らず多種多様の疾患に続発することが知られている．ばち指や四肢の関節腫脹・疼痛を主症状としてさまざまな型の骨膜炎をみる．典型的には一層性のものと軽快・増悪の繰り返しで多層性になるものがある（図6）．前腕・下腿に最も高頻度で，それより離れるに従って頻度が低下する．

②皮膚骨膜肥厚症 pachydermoperiostosis, primary hypertrophic osteoarthropathy

まれな常染色性優性遺伝の疾患であり，典型的には皮膚変化（pachydermia, cutis vercitis gyrata）と骨膜炎がみられる．骨膜炎は①に類似する．

③小児性皮質骨増殖 infantile cortical hyperostosis, Caffey's disease）

著しい骨膜炎を主体とする原因不明の疾患であるが，今日ほとんどみられない．生後5か月以前の乳児に発症し，通常徐々に自然回復する．下顎骨，鎖骨，肩甲骨，尺骨が好発部位である．今日の chronic recurrent multifocal osteomyelitis に類似すると考えられている．

④甲状腺性指端肥厚 thyroid acropathy

甲状腺機能亢進症の経過中や治療後に起こり，手指骨に広範なスピキュラ様の骨膜反応を起こす．

⑤胸肋鎖骨肥厚症 sternocostoclavicular hyperostosis

第6章参照．

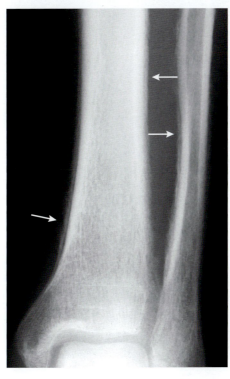

図6 肺性肥厚性骨関節症（70歳男性）
脛骨，腓骨に著しい骨膜反応をみる（→）．

⑥ florid reactive periostitis

　手指に好発し，骨化腫瘍よりも著しい骨膜周囲の骨形成が主体となる．骨化性筋炎と類似の病変である．

⑦ 傍骨性骨軟骨異型増生 bizarre parosteal osteochondromatous proliferation (BPOP)（図7）

　手足の小さな骨に好発する反応性骨化．

⑧ 慢性静脈うっ滞

　下肢の慢性の静脈うっ滞でも骨膜反応を起こすことがある（図8）．

6　その他の単純X線撮影に基づく付随所見

1　骨外軟部組織腫瘤

　骨病変の骨外軟部組織への進展は，浸潤性の高い病変の所見である．典型的には悪性リンパ腫や Ewing 肉腫のような小円形細胞腫瘍あるいは骨髄炎のような感染症で，局在性骨皮質の破壊が軽度であるにもかかわらず，骨髄から軟部組織まで連続的に広がる軟部組織腫瘤がみられる．また一般的には，骨破壊が大きくなるほど，軟部組織腫瘤成分が大きくなる．CT，MRI の出現により広がりの評価は容易になったが，MRI では周囲の反応性変化をも捉えてしまうためその評価には注意を要する．

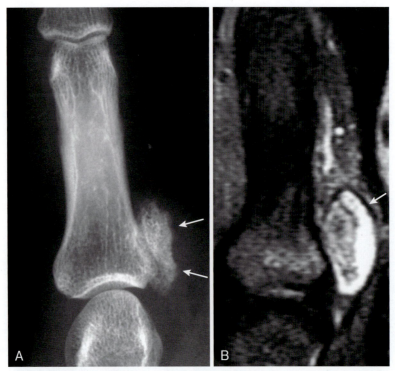

図7 ▶ BPOP（32歳男性）
A　単純X線像：基節骨尺側に成熟した骨化を認める（→）．B　MRI T2強調冠状断像：基節骨に接する側は骨化を反映して低信号（→），表層は軟骨成分を反映して高信号である．
（Bonakdarpour A et al eds：Diagnostic imaging of musculoskeletal diseases. Springer, 2010より転載）

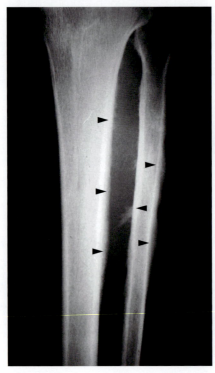

図8 ▶ 慢性静脈うっ滞に続発した骨膜反応（51歳男性）
脛骨外側と腓骨全周に骨膜反応を認める（▶）．

2 病的骨折

病的骨折の存在自体は特異的ではないが，それによって治療を困難にすることのみならず診断上も画像所見が修飾される問題がある．診断上の問題としては，①骨折治癒変化としての骨膜反応が加わること，②骨折周囲の血腫が軟部組織への腫瘍の進展と混同されやすいこと，③運動制限による骨粗鬆症から一見浸潤性骨吸収の所見を付加すること，以上の3点がある．また，血管拡張型骨肉腫にみられるように，急速に増大した腫瘍は一般的に病的骨折をきたしやすい．

3 膨隆状変化

骨病変の外方への膨隆は，皮質骨が外側へ押し出されたわけではなく，病変の骨外進展の速度が比較的遅いことから，反応層に取り囲まれて骨内に限局するようにみられるものとして説明される．そのため，軽度の膨隆は浸潤度の低い病変でもみられるが，著しい膨隆（1cm以上）は活発な増大の表現である．ただし，表面を骨化で囲まれている点からは成長速度が遅いことを意味する．"soap-bubble lesion"とよばれる病変は，膨隆に加えて隔壁様構造が所見であるが，これは成長の速度が病変内の部分で異なることによる結節状増殖の結果であることが多い．実際に腫瘍内に隔壁が存在することはまれで，単純性骨嚢腫の骨折後にみられるのが1例である．

4 硬化性骨病変の鑑別診断

硬化性病変の鑑別診断は，局在性とびまん性に分けて考えるべきであるが，びまん性硬化は代謝性疾患あるいは血液疾患に続発した変化が多く，腫瘍性疾患と鑑別上問題となることは少ない．局在性病変は腫瘍との鑑別が問題となるが，純粋な局在性硬化性変化をきたすものを以下に挙げる．

1 骨島 bone island（enostosis 内骨腫症）

接する骨梁の部分的肥厚を伴っており，トゲ状の明瞭な辺縁をもっているのが典型的である（図9）．

2 骨腫 osteoma

骨表面から外方に突出する骨化病変．骨軟骨腫とは異なり，髄腔の連続性はない．

3 骨肉腫 osteosarcoma

時に著しい骨化傾向をもち軟部組織成分の少ないことがある．

4 硬化性骨転移 sclerotic metastases

骨硬化性転移は，男性では前立腺，女性では乳腺の腺癌の頻度が非常に高い．鑑別に際して問題となることが多いが，骨吸収（破壊）を辺縁に伴う場合典型的である．時に骨肉腫に類似した実質の骨化を伴うことがある．

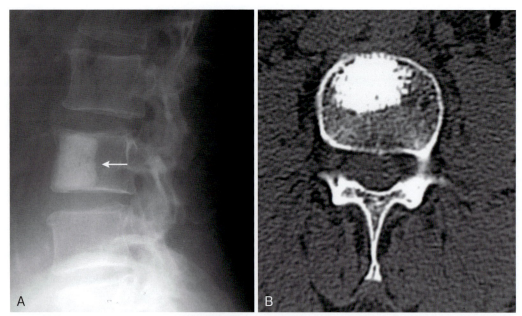

図9 ▶ 腰椎の大きな bone island（56歳男性）
A　腰椎側面：第3腰椎椎体前方に硬化像を認める（→）．B　CT横断像：肥厚した骨梁に連続しているため，表面は fuzzy である．

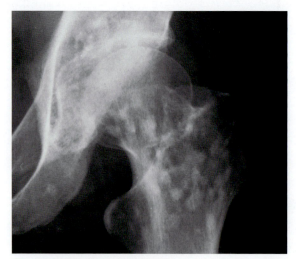

図10 ▶ 骨斑紋症（年齢不詳女性）
大腿骨近位部および臼蓋に多数の骨化を認める．bone island である．

5　骨硬化性異形成症 sclerotic bone dysplasia

　これは，オステオポイキローシス osteopoikilosis（骨斑紋症）（図10），osteopathia striata（骨線条症）（図11），メロレオストーシス melorheostosis（図12）があるが，これらのパターンの相違はX線所見上明らかである．これらは無症状で偶然発見されるものであるが，メロレオストーシスのみは痛みを伴い，硬化性変化の分布は骨への知覚

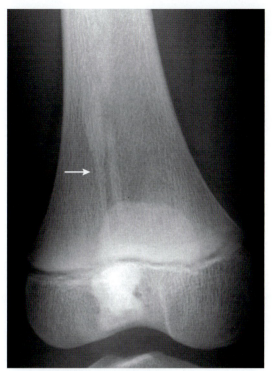

図11 骨線条症（10歳男児）
大腿骨遠位部に肥厚した線状の硬化像が認められる（→）．

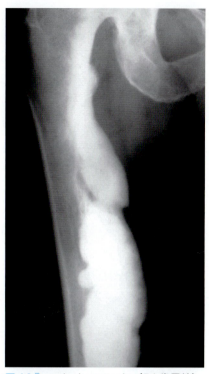

図12 melorheostosis（54歳男性）
大腿骨近位部に流れるような硬化像を認める．

神経の分布に一致する[9]．同一患者で異なる型の形成異常 dysplasia が存在し，混合型硬化性形成異常 mixed sclerotic dysplasia とよばれる．

7 CTによる密度分析

　CTは，単純X線撮影以上に密度の分解能が高く，またX線の吸収値の相違に基づいているため一般的なX線診断の知識をそのまま適用できる．CT値による組織診断は，ガス，脂肪，軟部組織，カルシウムといった従来のX線診断の延長上にある．液性成分の密度は，タンパク含有量に左右されるため，密度のみからは囊胞の鑑別は困難である．最近では複合エネルギーのCT撮像により，通常の軟部組織よりX線吸収の高い痛風結節の検出が可能になっている[10]．

1 ガス

1 pneumatization

　典型的には頭骨に起こるが，他の骨にも起こり得る．腫瘍と鑑別が問題となることは

ないが，骨萎縮に伴ってガス像が拡大することがある．

❷ vacuum phenomenon
関節内のガスは，変形性関節症でみられる現象であるが，圧迫骨折を起こした脊椎では骨内にもみられる．このような骨内のガスは偽関節による陰圧の結果，組織内の窒素が析出したものと考えられている．

❸ 骨小洞 geode／骨内ガングリオン intraosseous ganglion（intraosseous pneumatocyst）（図13）
関節直下の囊胞様変化には，関節腔と交通があるとないとにかかわらず，内部にガス像をみることがある．関節（特に仙腸関節）付近の骨内にガスのみを含む囊胞をみることがあり，intraosseous pneumatocyst とよばれる[11]．これの本態も intraosseous ganglion と考えられる．前項同様に何らかの原因により組織内に生じた陰圧から窒素が析出して捉えられたものと考えられている．

❹ 骨髄炎
骨髄炎内にガス像をみることがある．これは一つには，細菌（大腸菌や嫌気性菌）によるガスの産生，もう一つには瘻孔を介しての空気の流入である．

2　脂　肪

❶ 骨粗鬆症
びまん性変化としてみられた場合問題とはならないが，外傷後あるいは循環状態の変化に伴って骨髄に局在性に脂肪沈着がみられることがある．そのような場合，骨髄にもともと存在する脂肪が一見骨吸収としてみられる[12]．時に浸潤性骨吸収に類似した皮質骨の吸収がみられることがあり，単純X線撮影では悪性腫瘍と誤りやすい．

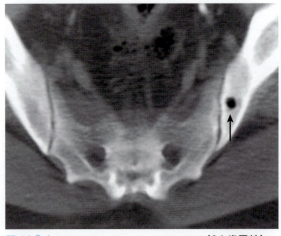

図13 intraosseous pneumatocyst（24歳男性）
仙腸関節部 CT．腸骨にガスを含む cyst がみられる（→）．

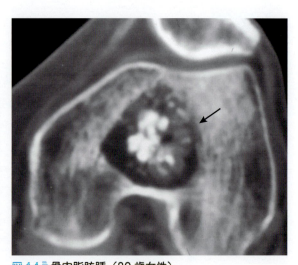

図14 骨内脂肪腫（80歳女性）
大腿骨遠位部の骨髄に骨吸収がみられ（→），石灰化を含む変性した脂肪がみられる．

❷ 骨内脂肪腫 intraosseous lipoma（図 14）

内部に脂肪をもつ腫瘍の典型であるが，脂肪組織の変性を伴うことが多く，病理学的には骨壊死との異同が問題となる．さらに踵骨前方（calcaneal triangle）の病変のように，単純性骨嚢腫の吸収後の変化と推定されるような場合がある．特に骨の膨隆を伴わない場合には鑑別は困難である．多くの場合，脂肪は二次的変性をきたしており，粘液様変性，石灰化や嚢胞変性を伴っている．

❸ 骨壊死

壊死巣において一見嚢胞様にみえる病変の内部が，脂肪に置き換っている現象はまれではないとされる．時に骨壊死全体が嚢胞様にみえることがあり，その内部の骨髄脂肪と骨内脂肪腫との鑑別が問題となることがある．

❹ 血管腫

脊椎の血管腫において脂肪が粗な骨梁内にみえることは多い．多くは静脈奇形と考えられており，無症状である．四肢の長管骨の血管腫は，地図状の限局した骨吸収としてみられるが，その場合でも，脂肪が内部に存在する場合がある．

❺ 転移性脂肪肉腫

脂肪の密度が主体となる高分化型脂肪肉腫が骨転移をきたすことはほとんどない．多形型など組織グレードの高い脂肪肉腫が転移をきたすことがあるが，通常の脂肪として認められることはほとんどない．粘液型脂肪肉腫は円形細胞浸潤を伴うグレードの高い腫瘍に骨髄浸潤の傾向がみられる．

❻ 膜性脂肪異栄養症 membranous lipodystrophy

青年期に始まる病的骨折と中枢神経の退行性変化を主徴とする疾患であるが，骨髄に膜様構造を含む脂肪の増加をみる．

3 石灰化

CT は密度分解能に優れ，石灰化の検出も単純 X 線撮影に比べて容易である．鑑別診断の原則は p.130「4　石灰化ないし骨化した基質」と同じである．

8　MRI の相対的信号強度と組織との相関

MRI の信号が特異的診断に結びつくことは必ずしも多くない[13]が，以下に代表的なものを挙げる．

1 T1↑T2↑（T1 強調像で高信号，T2 強調像で高信号）

血液：出血を伴う各種病変でこの信号を呈するが，特に大きな腫瘍をもち成長の速い悪性腫瘍に多い．骨内の血腫として最も知られているものは血友病性偽腫瘍であるが，

血腫の時期により信号が変化する．軟部腫瘍ではあるが，蜂巣軟部肉腫もこのような信号を呈し，これも血液による信号である可能性が考えられる．

タンパク成分に富む液体：実際の骨・軟部組織腫瘍でどのような意義をもつのか不明であるが，時に出血を伴わない軟部腫瘍で高信号を呈することがある．

2 T1↑T2→

脂肪：前項の CT 上脂肪を含む骨病変で述べられた脂肪腫，血管腫，血管奇形などが含まれる．

3 T1↑T2↓

メラニン：メラニンは常磁性物質であり，T1 強調で高信号を呈する．メラニンを含む黒色腫でこのような信号を呈する．また，軟部組織の淡明細胞肉腫でも同様の信号を呈する．

4 T1↓T2↑

多くの骨軟部腫瘍がこのような信号をもつ．最も特異性が低い．

5 T1↓T2→

線維化：コラーゲンに富み細胞成分の少ない線維性増殖性疾患は時にこのような信号特性をもつ．これには線維腫症や線維性骨異形成などのような疾患が含まれるが，これらの疾患では前項 4 のような非特異的信号特性を示すことが少なくない．

6 T1↓T2↓

骨化・石灰化：p.130「4　石灰化ないし骨化した基質」に示した骨島，傍骨性骨肉腫のような硬化性病変がこれに含まれる．

9 嚢胞の診断

1 fallen fragment sign

嚢胞の病的骨折において嚢胞内への骨片の落ち込み（**図 15**）は特異的所見と信じられている．

●骨の破壊性変化の鑑別診断

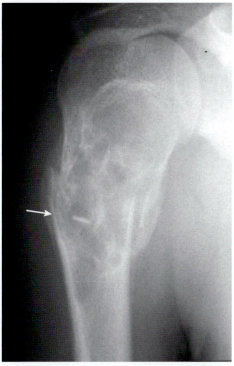

図15 fallen fragment sign（16歳男性）
上腕骨近位部に病的骨折を伴った単純性骨嚢腫で，内部に落ち込んだ骨片が存在する（→）．

2 液面形成

　CT，MRI上みられる液面形成は，出血を伴う嚢胞の所見であると信じられており，単純性骨嚢腫ないしは動脈瘤様骨嚢腫に特徴的である．嚢胞状の骨肉腫のバリエーションである血管拡張型骨肉腫にも液面形成がみられる．しかし，必ずしも特異的ではなく，特にMRIでは出血を伴う腫瘍のいずれでもみられる[14]．

3 CT上嚢胞様にみえる低密度腫瘍

　骨腫瘍では密度のみからは嚢胞の診断はできないが，軟部組織では時に嚢胞と推定するのに役立つ．ただし，CT上均一で密度が低く一見嚢胞様にみえる軟部腫瘍が存在する．これには粘液様成分を含む神経鞘腫，粘液腫，粘液型脂肪肉腫がある．

10 リンパ節転移

　骨・軟部発生の間葉系腫瘍においては一般にリンパ節転移はまれであり，Ennekingの病期分類（小円形細胞腫瘍を含まない）ではこれを遠隔転移として扱っている[15]．リ

ンパ節転移をきたしやすいものは，悪性リンパ腫やEwing肉腫ファミリー腫瘍のような小円形細胞肉腫を除けば淡明細胞肉腫や上皮様肉腫などの一部の軟部腫瘍に限られる．逆にリンパ節転移がみられたらこれらの腫瘍の可能性を考える必要がある．ちなみに，骨肉腫でのリンパ節転移は病理学的検索において11％と報告されているが[16]，一般的にリンパ節転移を呈する場合の予後は不良である[17]．

11 病変の発生頻度による統計学的アプローチ

　鑑別診断にあたっては，現実に頻度の高いものを考えていくのが最も確実な方法であり，まれな病変の典型的所見と頻度の高い腫瘍の非定型的所見とどちらの頻度が高いかを吟味しなければならない．転移性腫瘍は原発性腫瘍の50～100倍の頻度といわれ高年齢者では常に鑑別しなければならないものである．原発性骨腫瘍の発生頻度についての報告は限られた施設のものであり，まれなものへの偏りがあることは否定できない．**表4**は，非骨化性線維腫や関節周囲の嚢腫のような非増殖性疾患を除外した原発性骨腫瘍の頻度についてのかなり大ざっぱな目安である．骨腫瘍の種類は多いが，大部分はまれなものである．また，骨原発の悪性腫瘍の発生頻度は米国で人口10万あたり年1例，骨肉腫の発生頻度は英国で人口100万あたり年2，3例であり，本邦でもおおよそ違いがないと考えられる．

表4　原発性骨腫瘍全体における発生頻度

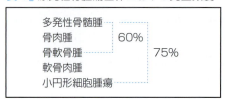

2 軟骨原性腫瘍

軟骨原性腫瘍は頻度が高く，鑑別にあたって重要である．特にX線像上の特徴により特異的診断が可能なことがある．それは，①軟骨基質の骨化ないし石灰化（"O," "C," "・"），②結節状の増殖である[18]（図16）．硝子軟骨の結節状増殖はMRIでも十分に評価でき，軟骨原性腫瘍の特徴の一つである[19]．

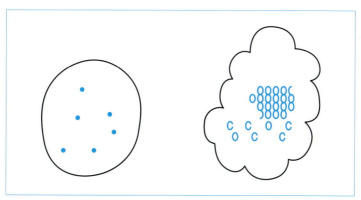

図16 軟骨原性腫瘍の特徴
点状や"O" "C"の骨化基質の存在は軟骨性腫瘍診断の手がかりとなる．

1 良性腫瘍

1 骨軟骨腫

骨軟骨腫 osteochondroma は "osteocartilaginous exostosis" あるいは外骨腫ともよばれる頻度の高い腫瘍であり，成長板軟骨の異所性発育と考えられている．20歳以下の若年期に腫瘤の訴えで発見されることが多いが，時に血管，神経の圧迫症状をきたす．自然退縮，消失の報告もある．骨幹端に発生し，関節から遠ざかる方向に成長するのが特徴である．有茎性，広基性など大きさ・形にはバリエーションが豊富である．発生部位で茎と骨髄腔との連続があることが特徴である（図17）．先端の骨の表面は，通常数mmの厚みの軟骨帽 cartilaginous cap が覆っている．これが厚すぎる場合は，活発な成長を示唆し，特に2～3 cmを超える時は軟骨肉腫を疑わなければならない[20]．発育は通常思春期まで持続するが，それ以降の成長は悪性化の可能性を考える．ただし，腫瘤に接して滑液包が形成され，その炎症，出血により急激な増大を起こすことがある（bursa formation）[21]（図18）．

骨軟骨腫の悪性化の頻度は，単発性で1～2％，多発性で5～25％といわれる．画像上

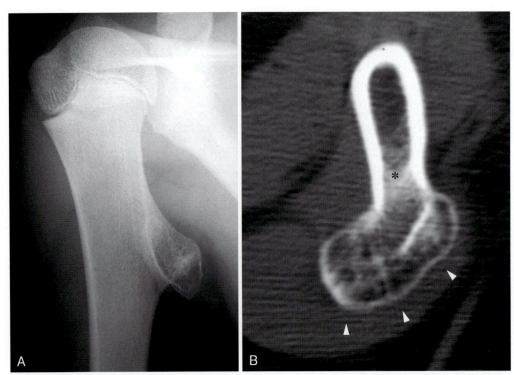

図17 ▶ 骨軟骨腫（12歳男児）
A　上腕骨側面像　B　CT
上腕骨からの突出部位（頸部）には骨髄の連続性があり（＊），先端には軟骨帽があって表面を覆っている（▶）．

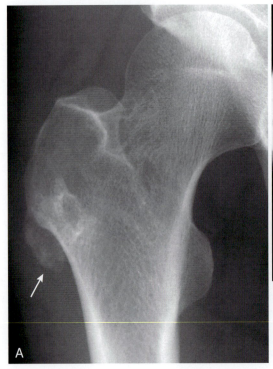

図18 ▶ 滑液包増生を伴う骨軟骨腫（54歳男性）
A　股関節正面像：大腿骨大転子に後方に突出する骨化腫瘍を認める（→）．B　MRI T2強調横断像で，骨化の表面に滑液包形成をみる（→）．

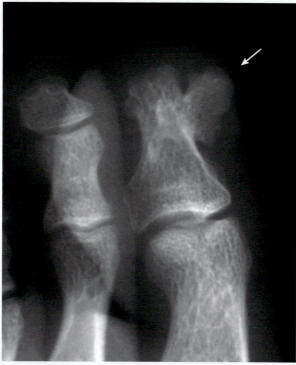

図19 subungual exostosis（21歳男性）
母趾末節骨の爪下部にexostosis様の骨の突出をみる（→）．

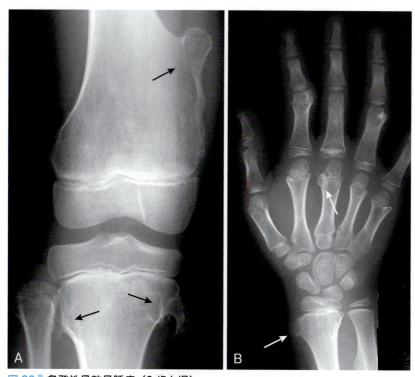

図20 多発性骨軟骨腫症（8歳女児）
膝関節（A），手関節周囲（B）の骨幹端に多くの骨性の突出を認める（→）．

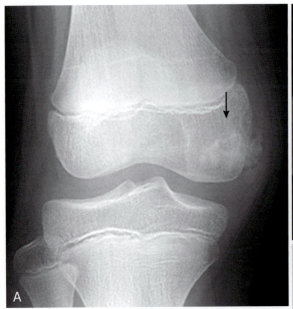
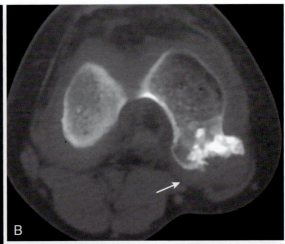
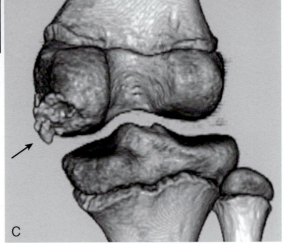

図21 ▶ Trevor 病（11歳男児）
A　膝関節正面像　B　CT　C　CT再構成像画像
距骨前方の関節面より発生した骨軟骨腫様増殖がみられる．大腿骨内顆骨端に一部骨化した軟骨性隆起を認める（→）．骨端発生の骨軟骨腫の所見である．

悪性化を疑わせる所見は次のようなものである．すなわち，①軟骨帽が大きいこと，②軟骨帽の下の骨化部分の表面が不整で不明瞭なこと，③軟部腫瘤が大きく骨化に乏しいこと，④骨軟骨腫内部に透亮像がみられること，⑤接する骨に破壊・侵食がみられること，である[22]．

骨周囲の反応性骨化が時に成長して，骨軟骨腫様となる．骨化性筋炎と考えられるいわゆる手指の"atypical osteochondroma"や，やはり炎症性と考えられる指の爪の下の爪下部外骨腫 subungual exostosis（図19），turret exostosis がそれである．これらは本来の腫瘍性増殖である骨軟骨腫とは異なる．外方に突出傾向のある内軟骨腫であるいわゆる enchondroma protuberans とは鑑別可能である．

異形成に類似したものとして次のようなものがある．

1 多発性骨軟骨腫症 hereditary multiple exostosis

遺伝性疾患（常染色体性優性）で，両側性対称性の長管骨短縮・弯曲と多発性の骨軟骨腫が特徴である（図20）．大腿骨，脛骨，腓骨の近位部・遠位部および上腕骨の近位

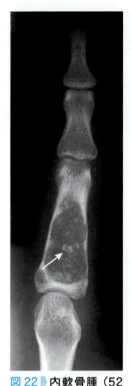
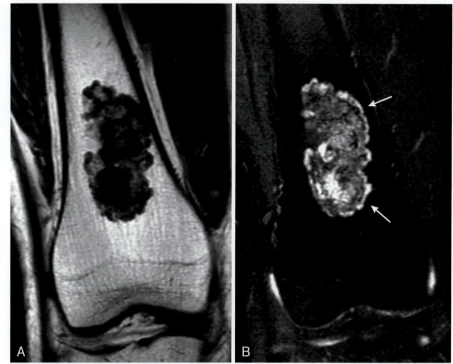

図22 内軟骨腫（52歳女性）
手指中節骨にわずかに膨隆を伴う骨吸収があり，内部には軟骨基質の骨化に相当する点状の骨化をみる（→）．

図23 内軟骨腫（52歳女性）
A　MRI T1強調冠状断像：大腿骨骨髄内に軟骨基質骨化を伴う腫瘤を認める．骨皮質の侵食はみられない．B　MRI造影T1強調冠状断像：病変の辺縁にわずかに造影効果を認める（→）．

部に多発するが，単発性に比べて，肩甲骨・肋骨・腸骨での発生頻度が高い．骨軟骨腫に加えて骨幹端のflaringもみられる．悪性化の頻度が高いことが知られているが，その頻度は不明である．広範な骨増生はtrichorhinophalangeal syndrome II型（Langer-Giedion）でもみられる．

2 Trevor病（dysplasia epiphysealis hemimelica）

骨端部の軟骨増殖で（図21），組織学的には骨軟骨腫と同じである．関節の一方に発生する．片側の上肢ないし下肢の数関節を侵す古典型と1つの関節のみを侵す局在型がある[23]．発生部位の相違を除けば，画像所見は骨軟骨腫と同じである．

鑑別上問題となるのは，関節内遊離体が滑膜に付着して増大したものが隣接する骨に付着すると骨由来の骨軟骨腫のようにみえることである．しかし，骨の皮質と骨髄腔が連続している骨由来の骨軟骨腫との相違は明らかである．

2 内軟骨腫

内軟骨腫 enchondroma は，成長板の軟骨の異常に由来すると考えられる，骨軟骨

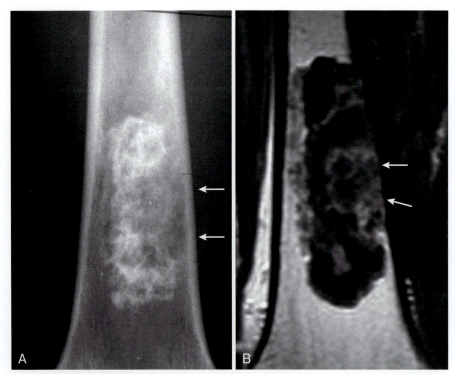

図24 境界型軟骨性腫瘍（41歳女性）
A 大腿骨正面像：大腿骨骨髄内に軟骨基質骨化を伴う腫瘤を認める．骨皮質に接する一部に軽度の侵食を疑う（→）．B MRI 造影 T1 強調冠状断像：病変の辺縁に造影効果を認める（→）．造影効果は図 23 の症例に比べればやや強い．
（B 江原　茂：骨腫瘍に対する画像からのアプローチ．病理と臨床 1999；17：1014-1018 より転載）

に次いで頻度の高い軟骨性腫瘍である．組織学的には，軟骨内骨化による層板骨に取り囲まれる硝子軟骨の島状の増生である．10〜30 歳の若年者に好発するが，無症状に経過し高齢で新たに発見されることもある．軟骨内骨化を起こすどの骨にもみられ得るが，特に手指の骨に多い（図 22）．長管骨では骨幹にもみられるが，骨幹端に多発する．よく境界された硬化を伴う地図状の骨破壊であり，結節状の発育をきたした場合に特徴的である．MRI ではその特徴がよく現れている（図 23）．長管骨の骨髄腔に沿って長軸方向に成長するものもある．線条の骨梁とその間での軟骨増生が特異的である．類軟骨基質の石灰化も特徴的であるが，壊死性石灰化と紛らわしいことがある．画像診断でも組織学的にも，悪性度の低い高分化型軟骨肉腫との鑑別は困難なことがある（図 24）．特に手指の病変では骨皮質の破壊，軟部組織への進展がみられることがあるが，この部位の軟骨肉腫はまれであり，画像所見にかかわらず良性のことが多い．

多発性内軟骨腫症 enchondromatosis（Ollier 病）（図 25, 26）は，軟骨内骨化の系統的障害である．家族内発生や遺伝性はみられない．片側性のことが多く，両側性の場合は左右不対称である．単発性の場合以上に，関節の変形や四肢の長さの不対称が問題となる．四肢，特に手足，および骨盤に好発する．組織学的には，通常の内軟骨腫に比べて

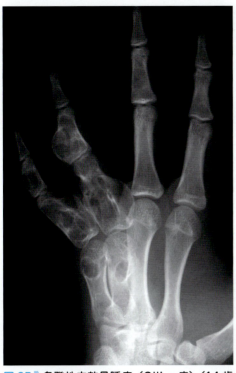

図25 多発性内軟骨腫症（Ollier 病）（14 歳女性）

環指，小指の中手骨より末梢に溶骨性病変が多発している．

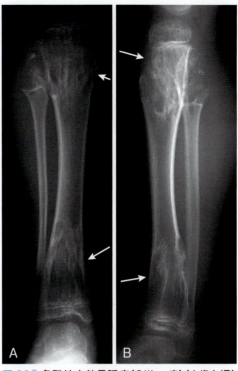

図26 多発性内軟骨腫症（Ollier 病）（4 歳女児）

脛骨近位・遠位，腓骨近位骨幹端に低吸収の線条陰影を認める（→）．Ollier 病における軟骨増殖の所見である．

活発な軟骨増生がみられ，悪性化と誤られることがある．骨病変に限らず中枢神経や消化器系の悪性腫瘍の頻度が高いといわれる[24)25)]．血管腫を合併することがある（Maffucci 症候群）．

3 傍骨性軟骨腫

　傍骨性軟骨腫 juxtacortical chondroma は骨膜直下に発生する軟骨の増殖であり，若年者の長管骨の骨幹端付近に好発する．組織学的には，内軟骨腫に比べて細胞成分に富むこと，非定型的軟骨細胞もみられることより，軟骨肉腫に間違われる可能性がある．画像診断上は，石灰化を伴う傍骨性の軟部組織腫瘤としてみられる．厚く密な硬化性の辺縁をもつ骨皮質の侵食や，時に厚い骨膜反応がみられる[26)]（図 27, 28）．

4 軟骨芽細胞腫

　軟骨芽細胞腫 chondroblastoma は骨端線が閉鎖する前に骨端部に起こり，骨端に局在する傾向のある腫瘍としては最も代表的な腫瘍である．およそ 40％程度は骨端部に限局しているが，骨端から骨幹端に進展する傾向がある．10 代でおよそ 70％ が発見さ

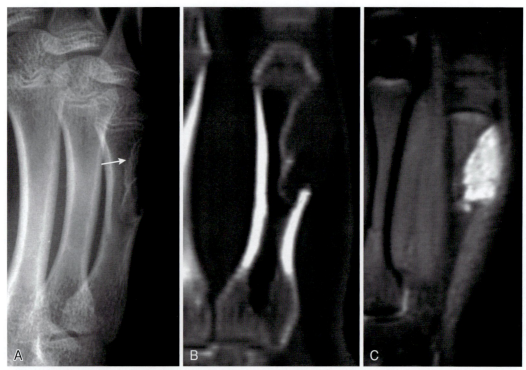

図27 傍骨性軟骨腫（13歳女性）
A 手指斜位：小指中手骨遠位部の末梢に境界明瞭な骨欠損があり（→），辺縁が硬化している．B CT：外側の骨辺縁に硬化がみられない．C MRI T2強調冠状断像：腫瘍成分は高信号であり，軟骨基質に一致している．

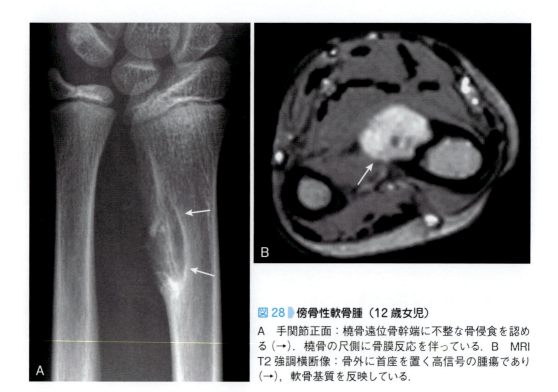

図28 傍骨性軟骨腫（12歳女児）
A 手関節正面：橈骨遠位骨幹端に不整な骨侵食を認める（→）．橈骨の尺側に骨膜反応を伴っている．B MRI T2強調横断像：骨外に首座を置く高信号の腫瘍であり（→），軟骨基質を反映している．

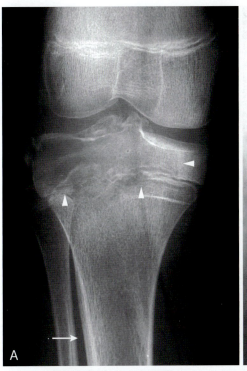
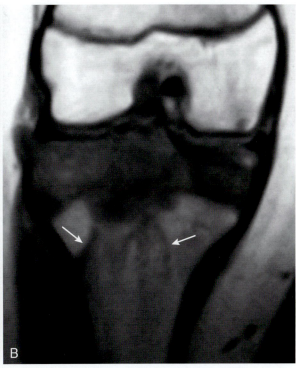

図29 ▶ 軟骨芽細胞腫（11歳女児）
A 膝関節正面像：脛骨近位骨端に骨吸収がみられ，一部は骨端線を越えて骨幹端に伸びている（▶）．脛骨外側骨幹端に骨膜反応を認める（→）．B MRI T1強調冠状断像：腫瘍は骨端から一部骨幹端へ，骨髄浮腫が骨幹端に広範にみられる（→）．

れる．症状は非特異的で慢性の疼痛である．好発部位は下肢であり，特に膝の周囲に好発し全体の50％がみられる．また上腕骨の発生は20％程度であるが，軟骨内骨化を起こすどの骨にも起こり得る．まれに肺への転移や悪性化が報告されている．

骨端部の円形ないし楕円形のよく限局された硬化性の辺縁をもつ境界明瞭な破壊像が典型的である（図29）．内部の石灰化はCTでは50％以上で認められる．リング状あるいは弧状の軟骨基質の石灰化も典型的である[27)28)]．病巣からやや離れた骨幹端から骨幹にみられる線状の骨膜反応も特徴的である[29)]．

5 軟骨粘液線維腫

軟骨粘液線維腫 chondromyxoid fibroma は粘液様，線維性，類軟骨性と3つの異なる要素が混在するまれな軟骨性腫瘍で，疎な粘液様基質と，密な類軟骨基質からなる．細胞の異型が存在する場合でも，臨床的には悪性腫瘍様の増殖はしない．組織学的に粘液型軟骨肉腫との鑑別が難しいことがある．これも軟骨性腫瘍に特徴的な結節状の増殖パターンを呈する．好発年齢は10～20代で，下肢，特に膝の周囲に好発する．症状はやはり非特異的で疼痛がある．悪性化の報告があるが，まれである．

病変は骨端あるいは，骨幹端から骨幹に及び，偏心性によく境界され辺縁に骨硬化

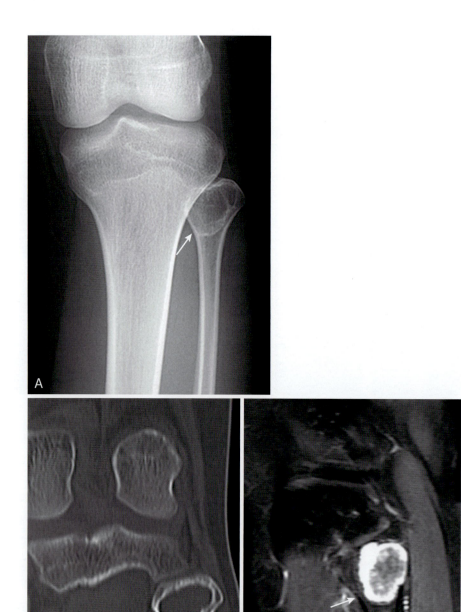

図30 ▶ 軟骨粘液線維腫（28歳男性）
A　膝正面像　B　CT　C　MRI T2強調矢状断像
腓骨頭に硬化性辺縁をもった境界明瞭な骨吸収を認める（→）．MRIで辺縁は著しい高信号である．

を伴う骨破壊像が特徴的である（図30）．軟骨基質の石灰化はまれで，隔壁様の構造が病変内部にみられることがある[30)31)]．

❷軟骨原性腫瘍

2 軟骨肉腫

軟骨肉腫 chondrosarcoma は，一般に骨肉腫に比べて高分化型で，予後も比較的良好であるが，バリエーションが多い．10歳以下の若年者にはまれであり，主として30〜50代に好発する．長管骨の骨幹端付近に発生することが多い．一般に緩徐な発育をきたし，長期にわたる疼痛を臨床症状とするものが多く，大きな腫瘍をもち，また軟骨性基質の増殖であることを示唆する所見が含まれることが多い．良性と悪性の境界型とされる腫瘍も存在する（atypical chondromatous tumor）．また，軟骨芽細胞型骨肉腫 chondroblastic osteosarcoma は類似の所見をもち，悪性度の高い軟骨肉腫との鑑別が困難なこともある．

その予後と組織学的悪性度とはある程度の相関があるが，それは画像所見ともある程度の相関があることが知られている．悪性度の高い軟骨肉腫の特徴は，①石灰化が微細あるいは不整形であること，②石灰化を伴わない領域が大きいこと，③成長が全周性であること，そして④著しい壊死巣が存在することである．

それに対して悪性度の低い軟骨肉腫の特徴は，①石灰化がリング状などで密なこと，②石灰化が広範なこと，③発育のパターンが腫瘍内で部分的なこと，④壊死巣がないことである[32]．

その発育形態により大きく中心性と末梢性とに分けられるが，さらにいくつかの亜型が存在する．

1 中心性軟骨肉腫

中心性軟骨肉腫 central chondrosarcoma は内軟骨腫を大きくし，しかも浸潤性増殖をきたしたような形態をとるが，実際に内軟骨腫が悪性化したとされるものは少数である．大腿骨，脛骨，上腕骨などの長管骨に好発する．画像所見としては，長管骨の膨隆，骨皮質の内側からの侵食 endosteal scalloping，骨皮質の肥厚（層状の骨膜反応），あるいは各種の石灰化を伴う地図状の骨破壊像としてみられる（図31）．多くは特徴的な軟骨性基質の石灰化を伴う．低悪性度軟骨肉腫は良性軟骨腫との鑑別が困難な場合が多いが，大腿骨・脛骨・上腕骨など厚い骨皮質に囲まれた病変においては骨皮質を2/3以上破壊する場合には悪性を疑わなければならない（図32）．

2 末梢性軟骨肉腫

末梢性軟骨肉腫 peripheral chondrosarcoma は，骨軟骨腫表面の軟骨帽あるいは多発性外骨腫症の表面から発生したような形態をとる．骨盤，肩甲骨などの扁平骨，上腕骨や大腿骨などの長管骨が好発部位であるが，多発性外骨腫症に続発するものの大部分は扁平骨由来である．悪性度の低いものが多く，時に非常に大きくなる．

153

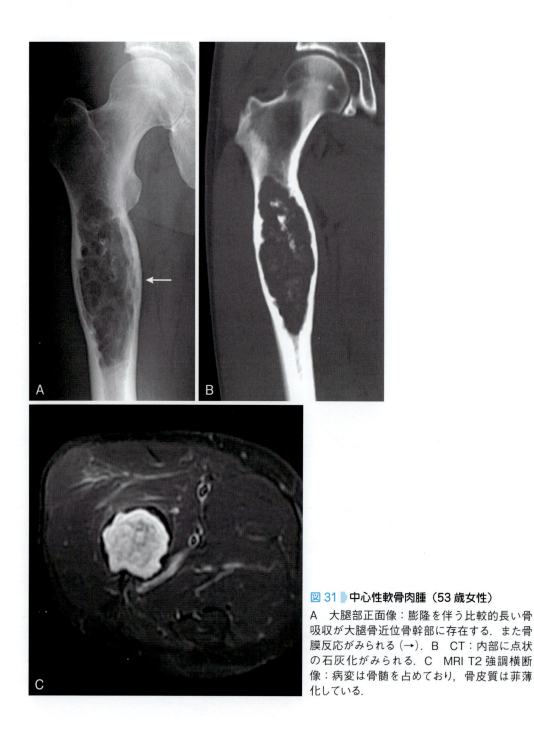

図31 ▶ 中心性軟骨肉腫（53歳女性）
A　大腿部正面像：膨隆を伴う比較的長い骨吸収が大腿骨近位骨幹部に存在する．また骨膜反応がみられる（→）．B　CT：内部に点状の石灰化がみられる．C　MRI T2強調横断像：病変は骨髄を占めており，骨皮質は菲薄化している．

　画像所見は，大きな軟部組織腫瘤を伴う骨軟骨腫に類似した腫瘍が典型的である（図33）．軟部腫瘤の密度は概して他の腫瘍と同程度であるが，種々の石灰化の散在がみられる．骨軟骨腫の悪性化所見については骨軟骨腫の項で述べた．

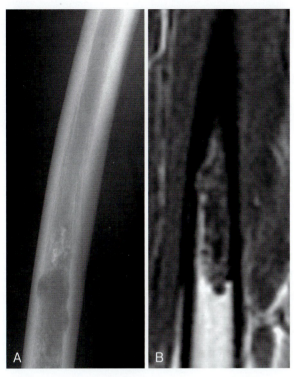

図32 ▶ **低悪性度軟骨肉腫（38歳男性）**
A　大腿骨側面像　B　MRI 造影T2強調矢状断像
大腿骨の骨髄内に軟骨基質の骨化がみられ，その遠位部に骨化基質と骨皮質内側の吸収がみられる．脱分化の可能性も考えられる所見である．

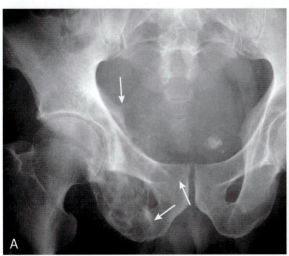
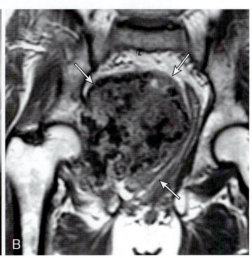

図33 ▶ **分化型軟骨肉腫（67歳男性）**
A　骨盤正面像　B　MRI T1強調ガドリニウム造影冠状断像
右坐骨から発生し，骨盤内を占める大きな軟骨性腫瘍（→）．造影後MRIで軟骨基質の結節性の造影がみられる（→）．

3 傍骨性軟骨肉腫

傍骨性軟骨肉腫 juxtacortical chondrosarcoma は骨表面から起こり，傍骨性軟骨腫の悪性型とも考えられるまれな軟骨腫瘍である．通常は，グレード I，II の高分化型の軟骨肉腫であり，予後は一般的に良好である．好発部位は長管骨の骨幹部である．骨皮質表面に結節状の増殖をきたすことが特徴であり，末梢性軟骨肉腫と異なり骨軟骨腫様の増殖を伴わない．画像所見は，皮質表面に侵食を起こす軟部腫瘍であり石灰化を伴う[33)34)]．

4 脱分化型軟骨肉腫

脱分化型軟骨肉腫 dedifferentiated chondrosarcoma は，悪性度の低い高分化型軟骨肉腫より悪性度の高い低分化型腫瘍が発生したと考えられるもので，その両者が混在してみられる．このような現象は，軟骨肉腫の 10% 程度に起こるといわれる．腫瘍の脱分化という現象は，軟骨肉腫以外にも傍骨性骨肉腫，骨巨細胞腫などでみられる．骨巨細胞腫の脱分化は，放射線照射後に起こりやすいことが知られているが，それ以外は誘因となるような現象は知られていない．

発生母地となる軟骨肉腫は，通常，分化型中心性軟骨肉腫であるが，中程度分化型あるいは低分化型軟骨肉腫を含める報告もある．続発する低分化肉腫は，多くは骨肉腫ないしは線維肉腫である．遠隔転移は，通常このような低分化肉腫に由来する．好発年齢はやや高い傾向がある．予後は一般に不良である．大腿骨遠位部，上腕骨などに好発する．画像所見から診断できることが多く，中心性軟骨肉腫の一部に蚕食状，浸潤性と表現される悪性度の高い辺縁をもつ破壊像や大きな軟部腫瘍がみられる（**図 34**）[35)]．

5 間葉性軟骨肉腫

間葉性軟骨肉腫 mesenchymal chondrosarcoma はまれな軟骨肉腫の亜型であり，通常の軟骨肉腫と異なり 10〜20 代の若年層に好発する．組織学的には，島状に発育した硝子軟骨と小細胞に富む部分との二相性のパターンを示す．好発部位は骨盤，大腿骨，上腕骨，下顎骨，頭蓋骨などである．予後は一般に他の軟骨肉腫よりも不良である．画像所見は，低分化型軟骨肉腫と区別できず，浸潤性の骨破壊を呈する．辺縁は明らかなことも不鮮明なこともあるが，概して骨硬化を伴わない．石灰化を伴うことが多く，時に脂肪を混在することがある[36)]．

6 淡明細胞型軟骨肉腫

淡明細胞型軟骨肉腫 clear cell chondrosarcoma は，Unni らによって 1976 年に報告された全軟骨肉腫の 2% を占めるまれな疾患である[37)]．長管骨の骨端に相当する部分に

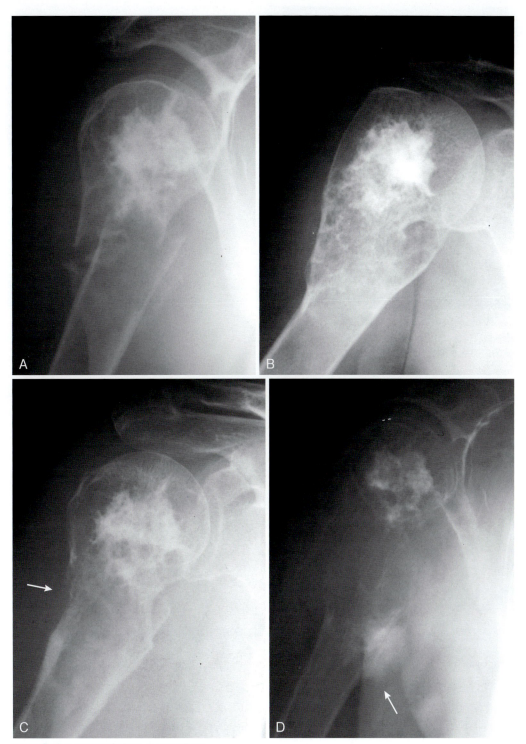

図34 脱分化型軟骨肉腫（72歳男性）
A 上腕骨頭の病的骨折：骨頭内の骨化は軟骨性腫瘍のパターンであり，低悪性度軟骨性腫瘍を疑う所見である．B 9か月後：骨折は治癒している．C 3年後：上腕骨の頸部の皮質に骨吸収を認める（→）．D さらに4か月後：上腕骨頸部で骨吸収が著しく，吸収された上腕骨の遠位には骨基質の骨化がみられる（→）．骨肉腫の所見であり，軟骨肉腫の脱分化と診断できる．
（江原　茂：軟骨原性骨腫瘍の画像診断．画像診断 1990；10：1105-1119 より転載）

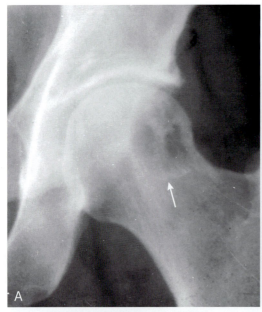
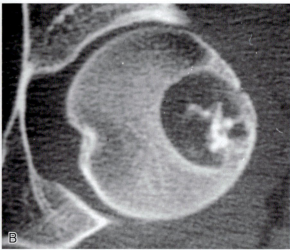

図35 淡明細胞型軟骨肉腫（34歳男性）
A 股関節斜位像：大腿骨頭に辺縁に硬化像を伴う骨吸収がみられる（→）．内部に骨化を伴っている．B CT：大腿骨頭に辺縁が硬化した骨化を認める．

発生することが特徴で，その軟骨芽細胞腫との画像上の類似性から軟骨芽細胞腫の悪性型とする意見もあるが，組織像での明るく腫大した軟骨細胞が特異的である．組織学的には，分葉状増殖の傾向は少なく，通常の軟骨肉腫の部分が半数程度にみられるといわれる．悪性度の低い軟骨肉腫に分類され，予後は良好である．Unniらの報告では，好発年齢は16〜68歳で，男女比は2対1である．長管骨の骨端部，特に大腿骨頭に好発する．多発傾向も時にみられる．発育は遅く，慢性的な疼痛の訴えは長期にわたる．画像所見は，境界の鮮明な骨破壊像であるが，部位が特徴的である（**図35**）．長管骨の骨端に相当する部分から骨幹端に向かって増殖する傾向を示す．軟骨基質の骨化はまれではない[38]．

コラム

病的骨折 pathologic fracture と脆弱性骨折 insufficiency fracture

病的骨折は画像上特徴的であり，診断を的確に行うことは重要である．これには，病変を伴う脆弱な骨（疾患の種類を問わない）に起こる骨折という広義の病的骨折と，腫瘍に疾患を限定しそれによる骨病変の部位に発症した骨折という狭義の病的骨折がある．本書も含めて多くの教科書では後者の狭義の病的骨折を用いている．特に脆弱性骨折という用語を採用している教科書では骨粗鬆症を含めた骨の脆弱性による骨折は，広義の病的骨折にも脆弱性骨折にも用いられることになり，混乱の原因になる．RockwoodのFractureの教科書のように広義の病的骨折を用いている場合には，脆弱性骨折も含めた記述であることに注意が必要である．この教科書では脆弱性骨折の用語は用いていない．

3 骨原性骨腫瘍

前立腺癌・乳癌など硬化性転移性腫瘍をはじめとして、線維性骨異形成のような良性疾患に至るまで骨化傾向を伴った腫瘍は多様であるが、それらとは異なり骨原性細胞由来の腫瘍は独自のグループを形成する。その特徴は、典型的な骨基質の骨化を呈した時に明らかである。

1 良性腫瘍

1 類骨骨腫

類骨骨腫 osteoid osteoma は、骨性良性腫瘍の代表的なものであり、5〜25歳に好発する。発生部位としては、大腿骨と脛骨が50%以上を占める。腫瘍部分 nidus 自体は小さく、2 cm 以下、多くは数 mm である。そのため画像診断上証明できない場合があ

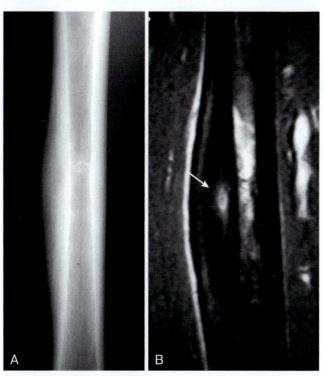

図36 ▶ 類骨骨腫（15歳男性）
A　大腿骨正面像：外側骨幹部の皮質に肥厚を認める。B　MRI T2強調冠状断像：nidus（→）およびその骨膜側・骨髄側に浮腫を認める。

る．また複数発生例もみられる．腫瘍ではあるが，腫瘍部分であるnidusはあまり成長しない．通常は疼痛を伴い，NSAIDsでコントロールできるとされているが，これは非特異的である．皮質内，骨膜下，関節内など発生部位によって異なる所見を呈する．皮質内の場合は著しい骨膜反応を惹起する（図36）．骨膜下の場合，硬化性反応に乏しく軟部腫瘍の形態をとり，また骨皮質に侵食を認める（図37）．関節内発生例は滑膜炎の所見を呈したり，変形性関節症をきたしたりして，診断の遅れの原因となる[39)40)]（図38）．脊椎では後方成分に起こり，有痛性側弯の原因となる（図39）．nidus内の骨化は，概して中心部の密な点状の骨化としてみられる．診断にはnidusを証明することがぜひとも必要で，各種断層撮影法が必要となる．典型例の画像診断所見は，Brodie膿瘍に類似する．MRIでも周囲に反応性変化が強く描出され，炎症に類似した所見を呈する[41)]．近年はラジオ波などによる経皮的焼灼術が多く行われている[42)43)]．自然退縮も報告されている．

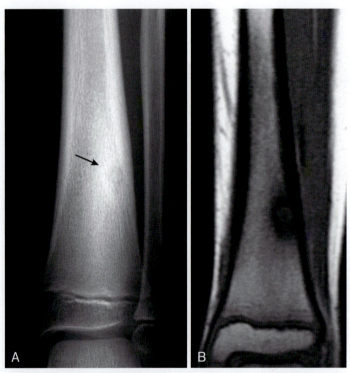

図37 類骨骨腫（5歳女児）
A　脛骨正面像：遠位骨髄に硬化とnidusを認める（→）．B　MRI T1強調冠状断像：nidusとその周囲に低信号を認める．骨髄浮腫と硬化の所見である．

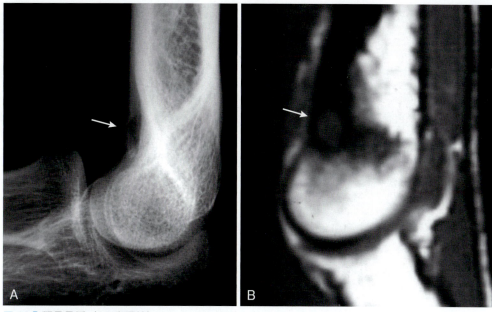

図38 類骨骨腫（15歳男性）
A 肘側面像：上腕骨遠位前方皮質に小さな骨吸収がみられる（→）．nidus である．B MRI T1 強調矢状断像：上腕骨皮質に円形の病変と周囲の nidus を示す（→）．

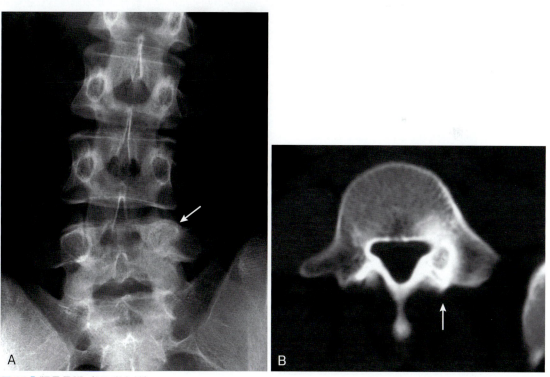

図39 類骨骨腫（15歳女性）
A 腰椎正面像：側弯とその凹部の L5 左椎弓根に硬化像がみられる（→）．B CT：第5腰椎椎弓根に小さな境界明瞭な骨吸収があり，内部に骨化を伴っている（→）．

2 骨芽細胞腫

骨芽細胞腫 osteoblastoma は，類骨骨腫に比べればまれであり，その臨床経過も良性腫瘍から高分化型骨肉腫に近いものまで多様である[44]．多くが10代に発生し，ほとんど30歳までに発症する．組織学的には類骨骨腫と類似するが，大きさが大きいのみならず，悪性腫瘍様の増殖をきたす可能性がある点で自然退縮の可能性のある類骨骨腫とは異なる．脊椎発生が30～40%と多く，四肢の長管骨では大腿骨，脛骨に多い．通常は疼痛をもって発症するが，その程度は類骨骨腫に比べて軽度である．画像所見は，通常骨吸収が主体で，皮質の膨隆を伴い，いろいろな程度の基質の石灰化を伴っている（図40，41）．この石灰化は時に点状，あるいはリング状で軟骨基質の石灰化に類似することがある．脊椎発症の骨芽細胞腫のほうが，一般的に周囲の硬化性反応が少なく，内部に石灰化を伴いやすいことが知られている[45]．類骨骨腫と同様，MRIで病変周囲の骨髄に強い反応性変化を伴うことがある．また画像上浸潤傾向を伴うことがあり，初期診断に難渋することが少なくない（図40）．予後の推定も困難な場合が多く，良悪性の境界領域の病変が存在するので注意が必要である．類骨骨腫との鑑別は，多くは画像上明らかで，類骨骨腫は局在性で硬化性辺縁に取り囲まれているもの，骨芽細胞腫は増大・増殖傾向を伴うものとして，病変の増殖活性の相違が画像に反映されている．

いわゆる侵襲性骨芽細胞腫 aggressive osteoblastoma は上皮様骨芽細胞を含む組織亜型であり，画像上の鑑別はできない．

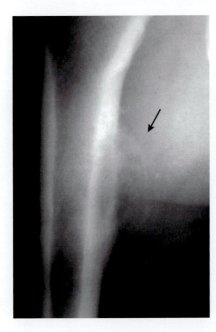

図40 骨芽細胞腫（50歳男性）
大腿骨骨幹部内側の皮質に膨隆性の病変があり（→），不整な骨膜反応を伴っている．非特異的であるが，やや浸潤傾向をもった病変である．

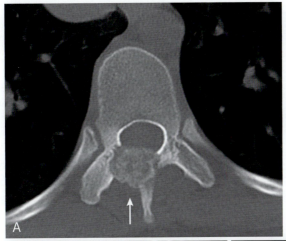
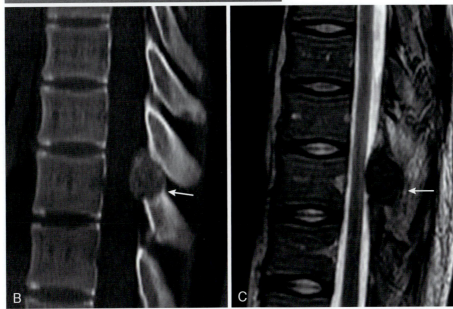

図 41 ▶ 骨芽細胞腫（18 歳女性）
A　CT 横断像　B　CT 矢状断再構成像　C　MRI T2 強調冠状断像
第 8 胸椎椎弓に膨隆性病変があり（→），淡く骨化している．骨化傾向のある増殖性病変であると診断できる．MRI で周囲に浮腫性変化が認められる．
（柳下　章編：エキスパートのための脊椎脊髄疾患の MRI，第 3 版．p148，三輪書店，2015 より転載）

3 骨　腫

　骨腫 osteoma は，頭蓋あるいは副鼻腔に好発し，骨表面より突出する成熟した緻密骨である（図 42）．通常は無症状であるが，感染などを併発することもある．普通 20〜40 歳に多くみられるが，年齢層は多岐にわたる．骨腫は四肢の長管骨にもみられるが，傍骨性骨肉腫の良性型としての骨腫は非常にまれであり，骨化性筋炎などの反応性骨化の結果であることが多い（図 43）．多発性あるいはまれな部位の骨腫は，Gardner 症候群の可能性を考える必要がある．

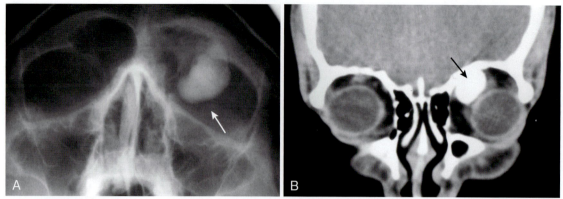

図42▶骨腫（48歳男性）
A Waters view B CT
蝶形骨洞正中に骨化腫瘤を認める（→）．

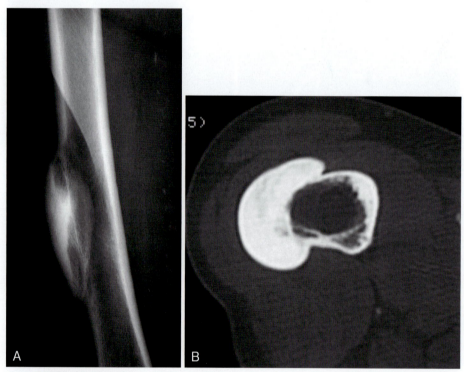

図43▶骨腫（85歳女性）
A 大腿骨正面像 B CT
大腿骨骨幹部の皮質から突出する骨性腫瘤を認める．

4 骨島（内骨腫）

　骨島（内骨腫）bone island（enostosis）は，円形ないしは長円形の海綿状骨の内部の堅い緻密骨であり，過誤腫と考えられている．きわめて頻度が高く，骨盤周囲で数％にみられる[46]．骨皮質に接することが多いが，その場合皮質より外方に伸び出すことは

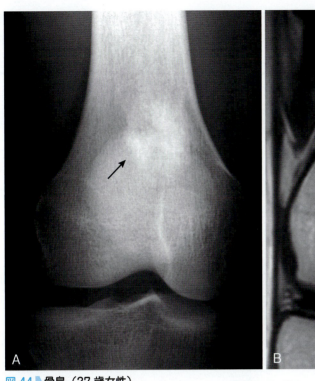
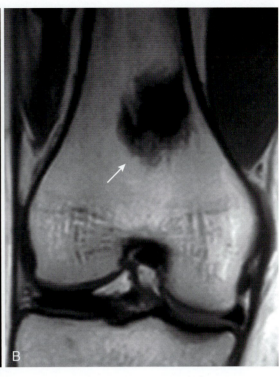

図44 ▶ 骨島（27歳女性）
A　膝関節側面像：大腿骨遠位部後面に放射状辺縁を伴った硬化像をみる（→）．B　MRI T1強調冠状断：放射状辺縁をもつ低信号腫瘤である（→）．

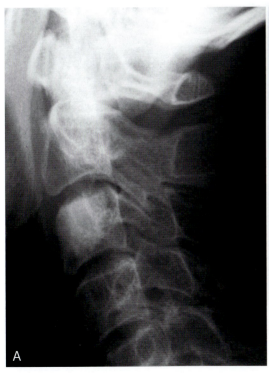
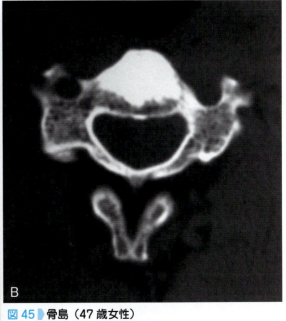

図45 ▶ 骨島（47歳女性）
A　頸椎側面像　B　CT横断像
第3頸椎椎体の大半を占める硬化がある．辺縁の不整は図44と同様である．

ない．典型的には放射状の辺縁がみられ，肥厚した周囲の骨梁と連続している（図44,45）．1 cm以下の場合が多いが，時に3 cm以上になる[47]．時に増大したり，まれに消失したりする．カルシウム代謝に従った副甲状腺機能亢進症の経過中での消長も報告されている．

2 悪性腫瘍（骨肉腫）

典型的な骨肉腫は，骨中心より発生し骨皮質を乗り越えて軟部組織に伸びていく悪性度の高い腫瘍である．その大部分は10〜25歳に起こるが，高年齢者にも時折みられる．肺や他の骨への転移が高頻度に起こり，時に骨髄内に不連続に転移巣が広がることがある（スキップ転移）（図46）．Ennekingらによればスキップ転移は25％の高率に起こるとされるが，実際の頻度はそれより低い[48]．通常長管骨の骨幹端に起こるが，発生部位としては膝周囲の大腿骨，脛骨および上腕骨が大部分を占める．骨化の程度にはバリエーションがあるが，3/4程度の症例では明らかな類骨基質の骨化がみられる．著しい骨化を伴う腫瘍も時に存在するが（図47），骨化しない軟部組織部分がその末梢に存在する．病変は骨梁の間を浸潤する傾向がある（図48）．壊死，嚢胞，拡張した血管腔telangiectasiaなどが存在し，不均等な腫瘍としてみられることがほとんどである（図

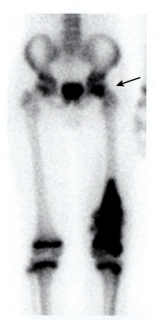

図46 ▶ 膝の骨肉腫の骨髄内のスキップ転移（12歳男児）
骨シンチグラムで同側の大腿骨頸部にスキップ転移がみられる（→）．

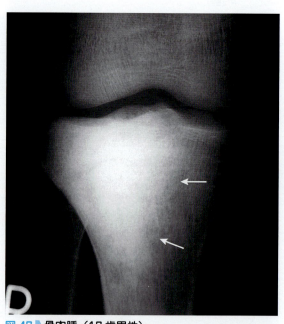

図47 ▶ 骨肉腫（17歳男性）
脛骨近位側に広範囲な硬化性変化を認める（→）．著しい骨化を伴う骨肉腫である．

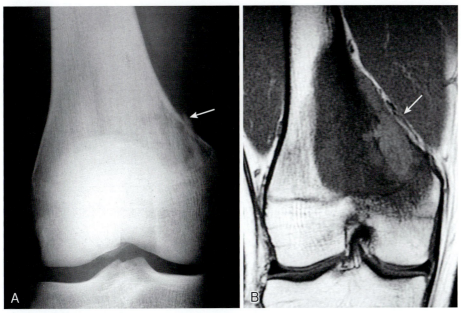

図48 骨肉腫（16歳男性）
A 膝正面像：大腿骨遠位部に不整な骨化をみる（→）．線状の骨化を伴っている．B MRI T2強調冠状断像：骨破壊に伴う軟部腫瘍の部分と骨梁に沿って浸潤した部分の分布が明らかである（→）．
（A Bonakdarpour A et al eds：Diagnostic imaging of musculoskeletal diseases. Springer, 2010 より転載）
（B 江原　茂：骨腫瘍に対する画像からのアプローチ．病理と臨床 1999；17：1014-1018 より転載）

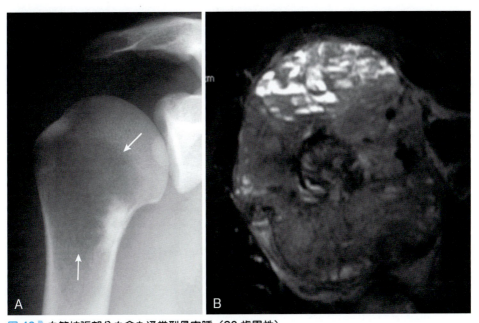

図49 血管拡張部分を含む通常型骨肉腫（20歳男性）
A 肩正面像：外科頸内側の骨化の周囲に骨吸収がみられる（→）．B MRI T2強調横断像：腫瘍の浸潤成分の前方部分に液面形成を伴う血管拡張部分がある．

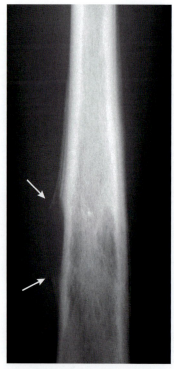

図50 Codman三角を伴う上腕骨骨幹部の骨肉腫（13歳男性）
上腕骨骨幹部正面像
骨膜反応の不連続性がみられる（→）．
骨髄内から骨外に広がる病変である．

49）．浸潤性の高い病変で，骨膜反応を越えて広がる傾向もみられる（図50）．溶骨性変化と造骨性変化の混在の程度は，個々の症例で大きく異なるが，雲状あるいは不整形の緻密な骨化を伴う場合，骨肉腫の診断は容易である．通常の骨肉腫は，主体となる組織学的要素より，骨芽細胞型 osteoblastic，軟骨芽細胞型 chondroblastic，線維芽細胞型 fibroblastic のように分類されるが，それ以外に以下のように数多くの亜型が存在する．これらの多くは組織診断による亜型であるが，傍骨性や骨膜性骨肉腫は画像で診断でき，また予後との相関で重要である．

1 中心性骨肉腫

1 血管拡張型骨肉腫

多くの骨肉腫はいくぶんかの拡張した血管腔を伴っているが（図49），その傾向が特に著しく全体がほぼ嚢胞状になったものを血管拡張型骨肉腫 telangiectatic osteosarcoma とよんでいる[49]．予後は一般に通常の骨肉腫より悪いとされるが，議論の余地がある．溶骨性変化が強く，大きな軟部腫瘤を伴う純粋な溶骨性変化としてみられることが多いが，発見される時には病的骨折を生じていることが多い．CT，MRで液面形成をみると報告されているが，動脈瘤様骨嚢腫と比べて個々の嚢胞成分は概して小さい．

2 骨内分化型骨肉腫

骨内分化型骨肉腫 low grade intraosseous osteosarcoma は髄腔内に発生し，時に皮質から周囲の軟部組織に大きな腫瘤を生じる悪性度の低い骨肉腫である[50]．骨化を伴

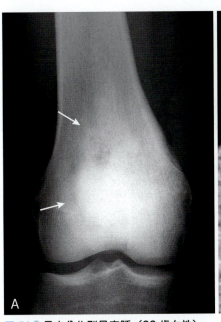 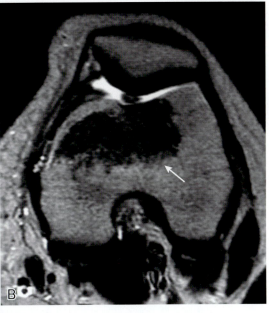

図51 骨内分化型骨肉腫（23歳女性）
A 膝正面像：骨髄内に地図状の硬化像を認める（→）．周囲には透亮像は明らかでない．B MRI T2強調横断像：骨髄内の硬化性病変の範囲は比較的限局している（→）．

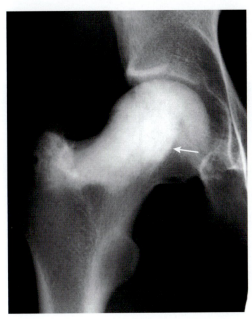

図52 小細胞型骨肉腫（16歳男性）
大腿骨近位部の硬化性病変（→）．通常型骨肉腫と同様の所見である．

うことが多いが，画像上からは通常の骨肉腫と区別するのは困難である（図51）．

③ 小細胞型骨肉腫

小細胞型骨肉腫 small-cell osteosarcoma は，多くの小円形細胞からなる骨肉腫の組織学的亜型である．骨化の程度は通常軽く，画像上悪性度の高い骨肉腫ないしは Ewing 肉腫ファミリー腫瘍に類似する（図52）[51]．

2 末梢型骨肉腫

1 傍骨性骨肉腫

傍骨性骨肉腫 parosteal osteosarcoma は，骨肉腫のまれな亜型であり，全体の3～4%を占めるといわれる．好発年齢は，通常の骨肉腫よりやや高く，多くが大腿骨遠位部の骨幹端に発生する．予後がきわめて良いため，長期間良性疾患と誤診されていた例をみかけることもある．骨髄腔への広がりは通常みられないが（図53），再発例や長期存在していた例などではみられるといわれる．骨髄腔への進展を予後不良因子とする考えもあるが，本来は予後の良い低悪性腫瘍である[52)53)]．遠隔転移は，このような病変のうちで悪性度が高い部分，あるいは脱分化巣に起こると考えられている．典型的には大きな結節状の骨化組織が茎をもって骨皮質と連続しており，他の部分は骨膜と思われる線維組織で境界されている．一般に骨化が著しいが，その中にいろいろな程度の骨化しない軟部組織成分が含まれている．そのうち末梢の骨化しない成分は低悪性の紡錘形細胞からなるとされる．深部に骨化しない成分がみられた場合，脱分化を示唆するので注意が必要である[54)]．CTは骨化部分の範囲を評価するのに適しており，骨髄内浸潤の評価に用いられているが，腫瘍自体の浸潤なのか反応性骨化なのかの鑑別は困難なことが多い．通常の骨肉腫のように広範な切除を要さないことが多いので，診断は重要である．

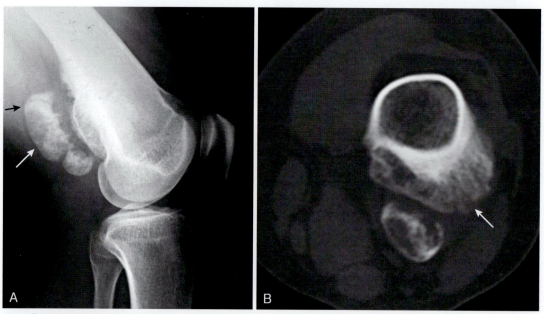

図53 傍骨性骨肉腫（19歳女性）
A 膝側面像：大腿骨遠位部背側の皮質より突出した骨化とそれに接する骨周囲の成熟した骨化を認める（→）．
B CT：大腿骨遠位部背側より突出した骨化とそれとは離れた軟部組織の成熟した骨化を認める（→）．低組織グレードの病変である．

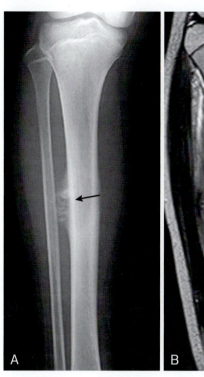
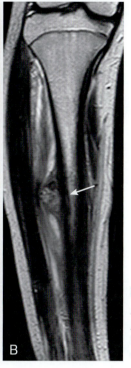

図54 ▶ 骨膜性骨肉腫（13歳女性）
A　正面像：脛骨骨幹部外側にスピキュラ状の骨膜反応を主体とする限局性病変を認める（→）．B　MRI T2強調冠状断像：骨表面に限局した病変で骨髄内への進展を認めない（→）．

2 骨膜性骨肉腫

　骨膜性骨肉腫 periosteal osteosarcoma は傍骨性骨肉腫よりさらにまれで，傍骨性骨肉腫ほどでないにしても，悪性度が低く予後の比較的良い腫瘍である．軟骨芽細胞型骨肉腫がその主要な要素であり，皮質への浸潤はあるが，骨髄内への浸潤はない．典型的画像所見は，骨化の程度の比較的低い皮質周囲の腫瘤であり，皮質とは垂直方向の放射状骨膜反応がみられる（図54）[55]．軟骨芽細胞型成分を反映して軟骨基質の骨化がみられる．

3 高悪性度表在性骨肉腫

　高悪性度表在性骨肉腫 high grade surface osteosarcoma は傍骨性骨肉腫のなかで悪性度の高い腫瘍で，予後は通常の骨肉腫と同様良くない．

3 その他の亜型

1 下顎骨の骨肉腫

　他の頭蓋の骨肉腫がきわめて予後不良なのに対し，下顎骨の骨肉腫は一般に著しい骨形成を伴う比較的悪性度の低い腫瘍で，予後は一般に良好である（図55）．好発年齢は30〜40代とやや高い．画像上は傍骨性骨肉腫に類似する．

2 多発性骨肉腫

　まれに骨肉腫は多発することがあるが，一時に多数発生をみるもの（同時多発）と，

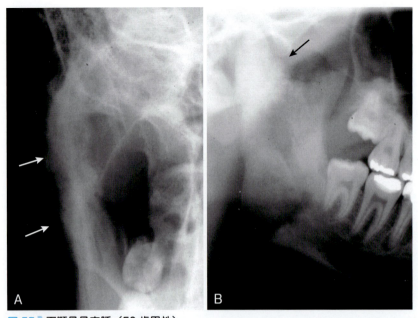

図55 ▶ 下顎骨骨肉腫（50歳男性）
A　下顎正面像　B　下顎側面像
下顎顆から角部にかけて広がる骨化の著しい腫瘤をみる（→）．

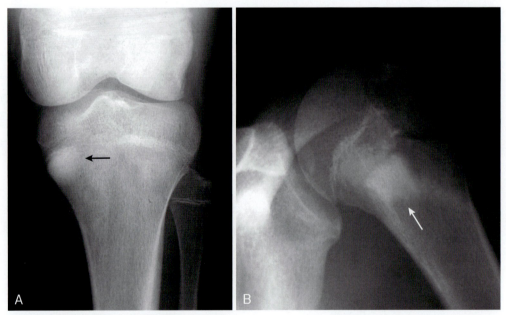

図56 ▶ 多発性骨肉腫（12歳女児）
A　膝正面像：脛骨近位部骨幹端に硬化性病変を認める（→）．B　肩正面像：上腕骨近位骨幹端にも同様の硬化像をみる（→）．対側大腿骨遠位部に骨化を伴う大きな腫瘤があり，原発巣と考えられ，他は転移の可能性が高い．

数か月（通常6か月）以上の経過中に多発病巣がみられるもの（異時多発）がある．Amstutzはこれを3つの型に分類した[56]．I型（若年者の同時型）は長幹骨の骨幹端に破壊性の乏しい硬化性病変の多発をみる型で，予後はきわめて不良である．II型（成人の同時型）はきわめてまれで，近位長幹骨や脊椎に好発する比較的悪性度の低い腫瘍で，予後が良く，女性に多い．III型（異時性）は転移と考えられている．多発病変をみることは実際にはまれではなく，そのほとんどは主病変からの全身への血行性転移の結果と考えられている[57]（図56）．主病変を確認できる場合も多い．

periosteal 骨膜性 / parosteal 傍骨性 / juxtacortical 傍骨性

　骨病変の記述にあたって部位を正確に記述することは重要であるが，骨表面の病変にはperiosteal/parosteal/juxtacorticalの表現が用いられている．これらを文字通りとらえると，periostealは骨膜表面の病変であって骨膜反応を主体とする病変，parostealはさらにそれより骨表面に近く，厚い骨膜反応をきたし骨外に首座のある病変，juxtacorticalは前2者を合わせてやや曖昧に表現した病変ということができる．これらの表現を比較的厳格に扱っているのが骨肉腫であり，periosteal osteosarcoma と parosteal osteosarcoma はそれぞれ特異な一群の病変を指している．軟骨肉腫を含めた他の病変ではこれらの区別はいくぶん曖昧になっている．

4 線維性骨腫瘍

　線維性骨腫瘍は，比較的頻度が高い割に共通する特徴には乏しい．頻度からいえば，良性の線維性腫瘍が多く，それらは骨幹端に存在する骨の長軸方向に長い腫瘍である．良性腫瘍では，それぞれに特徴的画像所見があり，診断の可能なものが多い．

1 良性腫瘍

1 非骨化性線維腫と線維性皮質欠損

　非骨化性線維腫 non-ossifying fibroma と線維性皮質欠損 fibrous cortical defect は，組織学的にはまったく同じ病態である．腫瘍というよりも，骨化の異常により骨の一部が線維組織に置き換えられた状態といえる．両者は画像診断上異なる意味に用いられ，線維性皮質欠損を皮質に限局するもの，非骨化性線維腫は大きく骨髄内まで腫瘍性に発育したものとして用いられる．また，線維性皮質欠損のうちには，腱靭帯付着部の骨化の不整が含まれることがある．腓腹筋内側頭起始部の骨化遅延は急速かつほぼ完全に消

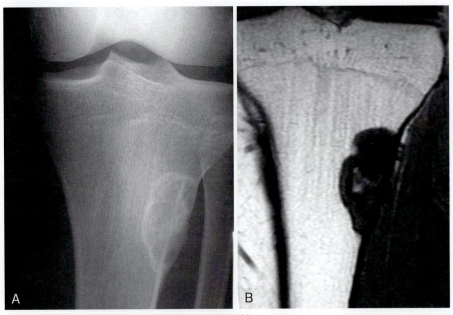

図 57 脛骨近位部の非骨化性線維腫（18 歳男性）
A　膝正面像：辺縁硬化を伴い，やや膨隆した病変を脛骨近位骨幹端に認める．B　MRI T1 強調冠状断像：病変は低信号で限局性である．

④線維性骨腫瘍

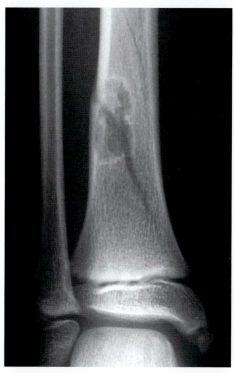

図58 ▶ 脛骨遠位部の非骨化性線維腫の骨折の合併（5歳女児）
硬化性辺縁をもつやや膨隆性の病変で非骨化性線維腫がみられ，それを通ってらせん骨折がみられる．
（中村隆二，江原　茂：骨軟部腫瘍の画像診断：線維性骨腫瘍．臨床画像 1996；12：900-907 より転載）

失する点で，これらとは区別すべきである．小さなものはきわめて頻繁にみられ，30〜40％の小児に存在するといわれる．無症状で，ほとんど常に自然治癒し緻密な骨に置き換わっていく．皮質に限局した地図状の骨化欠損であり，境界明瞭で厚い硬化性の辺縁をもって長管骨の骨幹端に存在し，骨の長軸方向に長く広がるものが典型的である．外方への膨隆と内方に向かっての骨髄腔への広がりの程度はまちまちである（**図 57**）．臨床的な問題は病的骨折を起こしやすいことのみである（**図 58**）．特に下肢の荷重部分の骨に発生したもののうち径の 50％ 以上を占める大きなものは治療の対象となる．非定型例を除き画像診断のみで診断すべき病変である．

2　大腿骨遠位部皮質欠損

　大腿骨遠位部の腱靱帯付着部の骨欠損は大腿骨皮質欠損 distal femoral cortical defect ないし metaphyseal cortical defect ともよばれ，他の部位でもみられるが，特に大腿骨遠位部の頻度が高い．これには次の2つある．これらは線維性皮質欠損とは異なる正常変異と考えるべきである[58]．成長とともに骨化が進行し，不明瞭化する．

❶ 大内転筋付着部の皮質の不整

　avulsive cortical irregularity，benign metaphyseal irregularity，cortical desmoid などの名でよばれる骨皮質の不整である（**図 59**）．時に骨膜反応様の変化を伴っている．筋の張力によるストレスに起因する変化と考えられる．

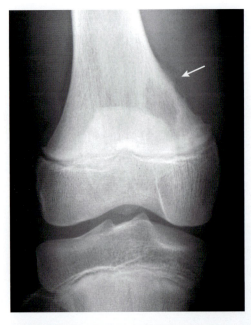

図59 ▶ 大腿骨遠位部皮質欠損（13歳男性）
大腿骨遠位骨幹端内背側の大内転筋起始部に皮質の不整（→）がみられる．

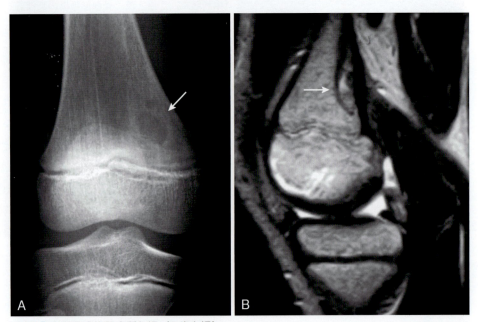

図60 ▶ 大腿骨遠位部皮質欠損（9歳女児）
A　膝正面像：腓腹筋内側頭起始部の骨化欠損である（→）．B　MRI T2強調矢状断像：腓腹筋内側頭起始部の骨皮質がやや高信号で膨隆している（→）．骨化の遅延である．

2　腓腹筋内側頭起始部の皮質欠損ないし不整

　小児で硬化性辺縁を伴う大腿骨内側顆後方の骨化欠損としてみられる場合が多いが（図60），成長とともに消失する．これも筋の張力による変化と考えられる．

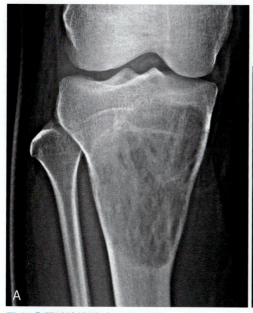
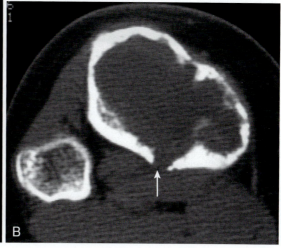

図 61 ▶ 類腱線維腫（16 歳女性）
A　膝関節正面像　B　CT
脛骨近位部の骨幹端から骨端に相当する部位に境界明瞭で一部硬化性の辺縁をもちやや膨隆をきたした腫瘤を認める（→）．縦方向の線条がやや目立つ．
（宮崎俊幸ほか：Desmoplastic fibroma の画像診断．臨放 1991；36：1541-1545 より転載）

3 類腱線維腫

　類腱線維腫 desmoplastic fibroma は，軟部組織の線維腫症に類似したまれな線維性腫瘍である．良性ではあるが，一見浸潤性発育を呈することがある．10代に好発するが，骨端線閉鎖後に発生することが少なくない．長管骨の骨幹端に，中心性に発生することが多いが，骨端線閉鎖後は容易に関節直下まで進展する．部分的に硬化性辺縁をもつことが多いが，増大傾向が強く硬化性反応の部分的破綻がしばしばみられる[59]（図61）．骨に長軸方向の線条をみることも特徴とされる．

4 線維性骨異形成

　線維性骨異形成 fibrous dysplasia は，腫瘍というよりも GNAS 遺伝子に関連した骨形成異常であり，成長とともに明らかとなる developmental anomaly である．家族性や遺伝性発生は知られていない．臨床所見は多骨性 polyostotic と単骨性 monostotic とで異なるが，骨病変の画像所見は同一である．多骨性線維性骨異形成は，Albright 症候群とよばれるように，時に内分泌異常，思春期早発症など多臓器疾患を随伴する．単骨性線維性骨異形成は，骨のみの異常にとどまり，その骨病変は病的骨折や著しい変形を起こさない限り通常無症状である．多骨性病変は10歳までに発見されるが，単骨性病変は無症状のため比較的高年齢になってから診断されることが多い．単骨性病変は長

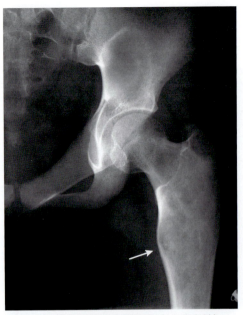

図62 ▶ 多骨性線維性骨異形成（15歳女性）
腸骨，坐骨から恥骨上下枝にかけて，および大腿骨近位部にスリガラス状の軽度膨隆を伴う境界明瞭な病変を認める（→）．臼蓋は比較的低濃度で硬化性辺縁を伴っている．

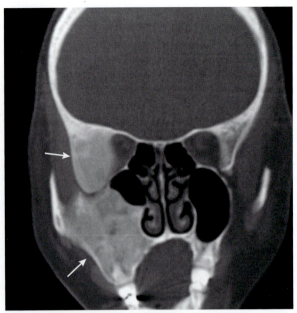

図63 ▶ 多骨性線維性骨異形成（17歳女性）CT
右眼窩外側壁，右上顎骨にスリガラス状の硬化と肥厚を認める（→）．線維性骨異形成の典型像である．

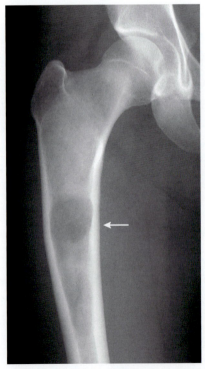

図64 ▶ 線維性骨異形成の典型的 shepherd crook deformity（24歳女性）
大腿骨近位部に膨隆と弯曲がみられる．スリガラス影の中に骨吸収がみられ動脈瘤様骨嚢腫が疑われる（→）．

管骨に好発するが，単骨性病変では脊椎も含めてどの骨にも起こり得る．

線維性骨異形成は骨中心に発生し，ほとんど純粋な溶骨性から"ground glass"（スリガラス状）と表現される均一な骨化あるいは密な骨化までさまざまである（図62, 63）．この病変の周囲は，厚みのさまざまな反応性の骨化に取り囲まれる．時にこのような反応性骨化により内外2層の辺縁（外の辺縁は明瞭，内側は徐々に内部の ground glass 状の病変に移行）がみられるが，これは特徴的である．羊飼いの杖"shepherd's crook"などと表現されるような弯曲や，病的骨折を伴ったりする場合がよくみられる（図64）．成長が遅く骨幹を長軸方向に伸びて，長管骨をほぼ全長にわたって侵すことがあり，これも他の病変との鑑別点となる．囊胞形成（aneurysmal bone cyst）を伴い，反応性変化に乏しい骨吸収がみられることや，類軟骨基質骨化を含む場合（osteocartilaginous dysplasia）もある[60]．

5 骨線維性異形成

骨線維性異形成 osteofibrous dysplasia は ossifying fibroma ともよばれ，小児の脛骨，時に腓骨の前縁の皮質に発生する良性線維性腫瘍である．境界明瞭で硬化性辺縁をもち，スリガラス状の内容をもつことは線維性骨異形成に類似する（図65）．臨床経過はまちまちであるが，Campanacci らによると，5～10歳まで増大しそれ以降は安定化す

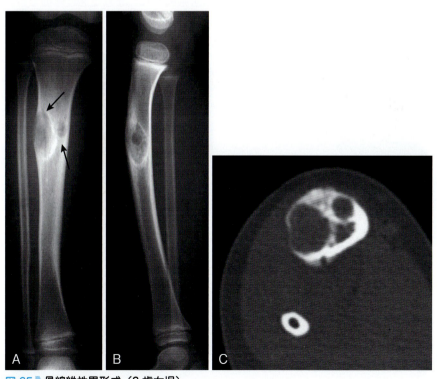

図65 ▶ 骨線維性異形成（3歳女児）
A　下腿正面像　B　下腿側面像　C　CT
脛骨近位骨幹の皮質付近に膨隆と骨皮質の肥厚を伴う骨破壊が2つみられる（→）．

るのが一般的とされる[61]．しかし予後は必ずしも楽観的ではなくアダマンチノーマへの移行が問題になることも報告されている[62]．脛骨の前弯を伴うことが多い．時に多発する．

2 悪性腫瘍

1 未分化多形肉腫

未分化多形肉腫 undifferentiated pleomorphic sarcoma は従来 malignant fibrous histiocytoma と名づけられた腫瘍であり，組織起源は不明であるとされる．発生年齢は概して高く中高年に多い．画像所見は，地図状から蚕食状までさまざまであるが，一般に長管骨の骨幹端に相当する部分の骨中心から起こり，皮質を破壊して周囲の軟部組織に広がることが多いが，概して非特異的所見を呈することが多い（図66）．放射線照射，骨壊死などに二次的に発生した悪性骨腫瘍には，これが多い．高悪性度腫瘍である．

2 線維肉腫

未分化多形肉腫とともに，骨化基質を形成しないまれな悪性腫瘍である[63]．小児か

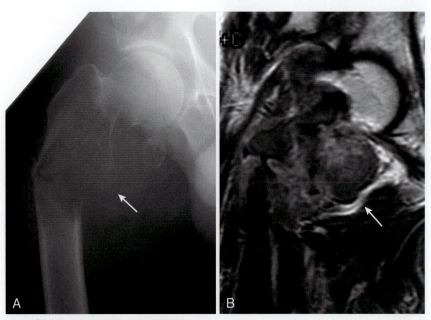

図66 未分化多形肉腫（26歳男性）
A　大腿骨近位部正面像：大腿骨近位部内側に偏心性の骨吸収を認める（→）．病的骨折を伴い内反している．B　MRI T2強調冠状断像：軟部腫瘤は骨内より内側の軟部組織に進展している（→）．

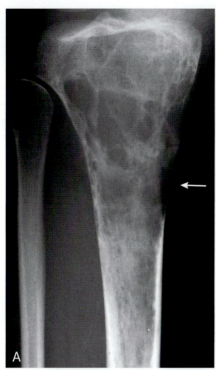
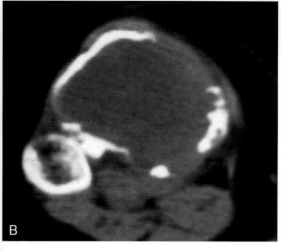

図67▶線維肉腫（21歳女性）
A 下腿正面像：脛骨近位部の骨幹端から骨幹に及ぶ蚕食状骨吸収を伴う病変である（→）．B　CT：骨皮質は部分的に消失しているものの，病変は比較的骨内に限局する傾向にある．

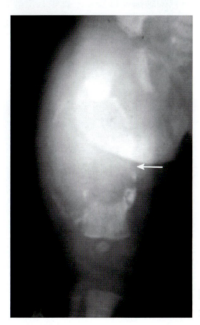

図68▶乳児型線維肉腫（1歳女児）
大腿骨骨幹部に大きな膨隆状の腫瘤を認める（→）．

ら高齢者までさまざまな年齢に発生し，画像所見も地図状で局在傾向の強い低グレード病変から浸潤性の高グレード病変までさまざまである（**図67**）．未分化多形肉腫と異なり若年発生例があり，乳児型も存在する（**図68**）．

5 血管性骨腫瘍

一般に血管性骨腫瘍の画像所見は多様であり，溶骨性から硬化性までさまざまである．そのため非定型的所見を呈する腫瘍の鑑別診断には総じて含まれてくる．脊椎のいわゆる血管腫は非常に頻度が高いが，それ以外の腫瘍はきわめてまれである．

1 良性腫瘍

1 血管腫

血管腫 hemangioma は一層の血管内皮細胞に取り囲まれた血管腔からなる腫瘍で，血管奇形と同義で用いられ，cavernous と capillary の2つの型からなる．その内部に肥厚した骨梁がみられる時には，教科書的ないわゆる sunburst 状あるいは蜂巣状を呈する．脊椎では非常に頻度が高いとされ，無症状なものが高頻度に発見される．ただし，脊椎の椎体に発生するものの大半は真性の腫瘍ではなく，拡張した静脈とその周囲の脂肪からなる静脈奇形である（図69）．脊椎ではCT，MRで内部に骨髄由来の脂肪

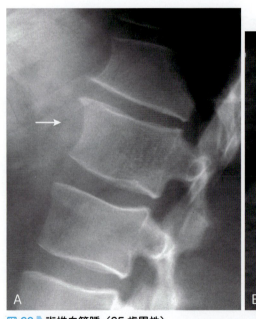
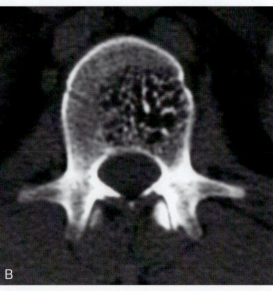

図69 脊椎血管腫（35歳男性）
A 腰椎側面像：第1腰椎椎体に骨梁の減少と残存骨梁の肥厚を認める（→）．B CT：同部のCTで，骨梁数の減少と残存骨梁の肥厚，骨髄脂肪の増加を認める．
（江原　茂：脂肪を含む骨破壊性変化の鑑別診断．臨放 1991；36：677-681 より転載）

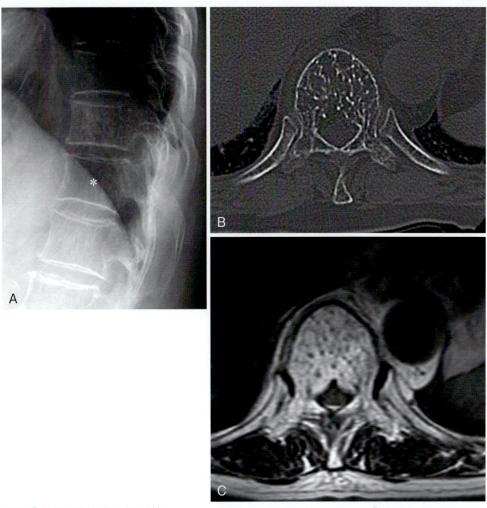

図70 ▶ 脊椎血管腫(73歳女性)
A 胸椎側面像：第11胸椎椎体に濃度低下を認める(*). B CT：同部のCTで，骨梁数の減少と残存骨梁の肥厚を認める. C MRI 造影T1強調像：全般性の造影効果がみられる．病変は脊柱管側に膨隆している．

がある場合，他の腫瘍との鑑別点となる．脊椎より周囲へ浸潤性に伸びて広がり圧迫症状を呈する海綿状血管腫はまれである（図70）[64]．頭蓋ではスピキュラ様の骨膜反応を伴ったり，肥厚をきたしたりする（図71）．四肢の長管骨を侵すことはさらにまれで，血管拡張を示唆する浸潤性骨吸収を伴ったり（図72），時には海綿状血管腫の像を反映した膨隆を伴う変化としてみられたり，多彩である（図73）．

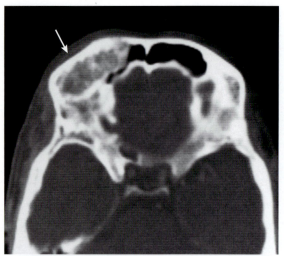

図71 ▶血管腫（48歳女性）CT
右前頭部の骨の肥厚と内部の線状の骨梁がみられる（→）.

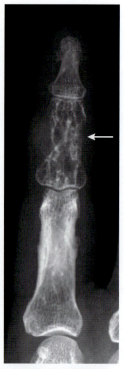

図72 ▶血管腫（79歳男性）
中節骨に骨梁数の減少と残存骨梁の肥厚をみる（→）. 軟部組織も腫脹しており，病変の広がりを表している.

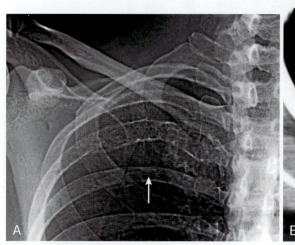
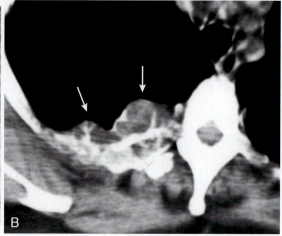

図73 ▶肋骨の血管腫（46歳女性）
A　胸部正面像：第4肋骨後部に骨吸収と軽度膨隆を認める（→）. B　CT：肋骨から胸郭内に伸びる分葉状腫瘤を認める（→）.

2 cystic angiomatosis

　血管増殖が活発で，骨格のみならず内臓にも進展する多発性の血管ないしリンパ管の増殖性腫瘍をこうよぶ．内臓浸潤では脾臓が多い．若年者に発生し，乳び腹水・乳び胸水を伴うことがある．骨格の病変は脊椎をはじめとした体幹部に多く，比較的境界明瞭な病変が多発する（図 74）．

3 Gorham 病

　Gorham 病（大量骨融解 massive osteolysis）は，血管ないしリンパ管の増殖とその結果生じた骨の萎縮性病変と考えられている．組織学的には，血管ないしは骨髄には本来存在しないリンパ管をみる．画像上は，局在性の骨粗鬆症の所見に始まり，周囲の骨に反応のみられないまま骨吸収が進行していく（図 75）．40 歳以下の比較的若年者に好発し，上肢，肩周囲，下顎骨に好発する．胸郭の場合，呼吸不全をきたすため予後が比較的不良といわれる．

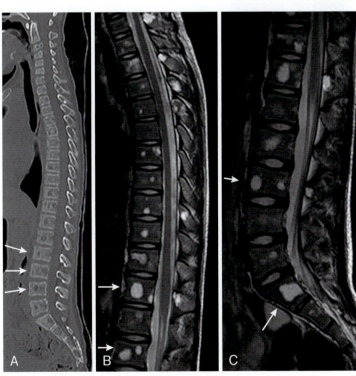

図 74 ▶ cystic angiomatosis（10 代女児）
A　CT 矢状断再構成像：椎体に多くの境界明瞭な透亮像を認める（→）．
B, C　MRI T2 強調矢状断像：椎体・椎弓に高信号病変の多発をみる（→）．

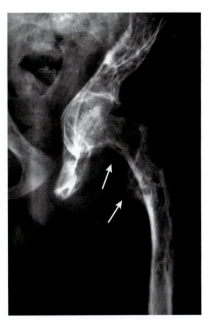

図 75 ▶ Gorham 病（10 歳女児）
左大腿骨より骨盤にかけて著しい骨吸収と萎縮をみる（→）．

2 中間群ないしは悪性腫瘍（血管内皮腫および血管肉腫）

血管内皮腫 hemangioendothelioma は，中間群ないしは悪性腫瘍に属する血管内皮由来の腫瘍であるが[65]，WHO 2013 分類では用いられていない．組織グレードの高い悪性腫瘍である血管肉腫 angiosarcoma に含まれたり，区別されたりして用いられている．今日さらに類上皮血管内皮腫 epithelioid hemangioendothelioma が加わり，より複雑である．好発年齢・部位はまちまちで一定の傾向はない．多発性発生も 20% 程度にみられる（図 76）．画像所見もまちまちで通常は純粋な破壊性変化であるが，20〜30% に硬化性変化を伴っている（図 77, 78）．予後は単発性・多発性よりも組織グレードによると考えられている．

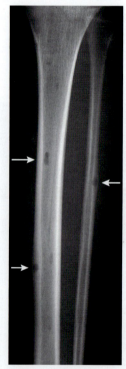

図 76 ▶ 類上皮血管内皮腫（14 歳女性）
脛骨，腓骨に小さく境界明瞭な骨破壊像をみる（→）．

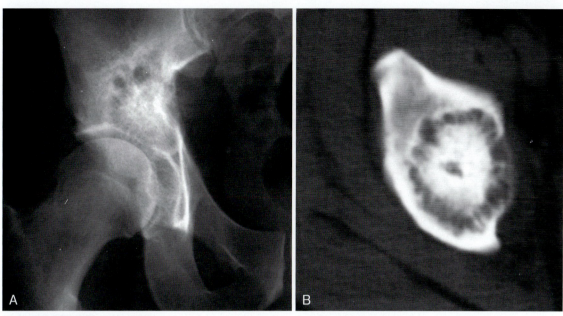

図77 血管内皮腫（56歳男性）
A 股関節正面像　B CT
臼蓋に境界明瞭な破壊像があり，内部に放射状の辺縁をもつ硬化像を伴っている．
（A　Bonakdarpour A et al eds：Diagnostic imaging of musculoskeletal diseases. Springer, 2010 より転載）
（B　江原　茂：多彩な血管性骨腫瘍の画像所見．病理と臨床 2005；23：1282-1287 より転載）

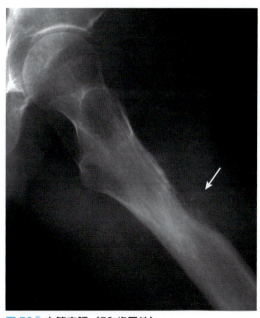

図78 血管肉腫（59歳男性）
大腿骨近位部の骨の浸潤性の破壊像とともに皮質の破壊，そして骨外軟部組織腫瘤を認める（→）．

6 骨髄細胞由来の腫瘍

骨髄細胞由来の腫瘍は，多くは円形の小細胞からなり，かなり大ざっぱに "small round cell tumor" とよばれる．造血機能のある骨髄の中心部より発生する浸潤度の高い腫瘍がこれに含まれる．造血機能のある骨髄に好発するため，成人では脊椎，骨盤，四肢近位部の長管骨に好発する[66]．

1 形質細胞腫と多発性骨髄腫

形質細胞腫 plasmacytoma は，多くは多発性かつびまん性に（多発性骨髄腫 multiple myeloma），時に単発性に（単発性形質細胞腫 solitary plasmacytoma）発生する最も頻度の高い骨原発性悪性腫瘍である．40歳以下に起こることはきわめてまれで，60代前半に発生のピークがあるといわれる．脊椎などの痛みが最も多い症状であるが，モノクローナル免疫グロブリンがみられる場合典型的である．単発性形質細胞腫の予後は比較的良いが，多発性骨髄腫の予後は一般に不良である．骨外軟部組織に発生する形質細胞腫の80%は，鼻腔・副鼻腔・上気道に発生する．最も多い画像所見は骨減少であり，

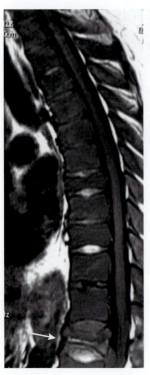

図79 多発性骨髄腫（75歳男性）MRI T1強調矢状断像
全般性の骨髄信号低下をみる．第12胸椎椎体に線状の亀裂がみられる（→）．
(柳下 章編：エキスパートのための脊椎脊髄疾患のMRI，第3版．p157，三輪書店，2015より転載)

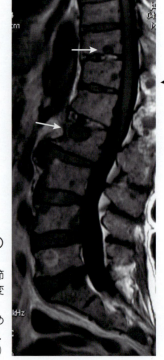

図80 多発性骨髄腫（71歳男性）MRI T1強調矢状断像
椎体および椎弓に低信号の小結節を多数認める（→）．骨髄腫の病変と考えられる．
(柳下 章編：エキスパートのための脊椎脊髄疾患のMRI，第3版．p157，三輪書店，2015より転載)

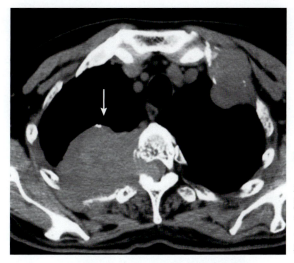

図81 ▶ 骨外の多発性骨髄腫（50歳女性）胸部 CT
右肋骨後方から胸郭内，左肋骨前方から胸郭内に突出する軟部腫瘤を認める（→）．骨外形質細胞腫である．
（江原　茂：グラフ多発性骨髄腫．日本医事新報 2004；4175：53-56 より転載）

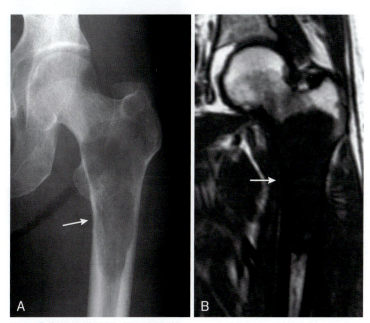

図82 ▶ 多発性骨髄腫（50歳男性）
A　股関節正面像：大腿骨近位骨幹部に境界明瞭で辺縁硬化のない骨吸収を認める（→）．B　MRI T1 強調冠状断像：骨吸収部位に一致して低信号病変を認める（→）．

MRI 上広範な骨髄の異常がみられる．局所性骨破壊は，"punched-out" と表現されるような，硬化性辺縁をもたない境界明瞭で地図状の骨吸収を呈するが，骨髄浸潤はより広範であることが多い（図79，80）．時により浸潤性の骨破壊を呈する．骨外病変は10％程度にみられる（図81）．限局性の場合，比較的浸潤性に乏しい所見を呈することがある（図82）．まれに硬化性となる[67]．POEMS 症候群（polyneuropathy, organomegaly, endocrinopathy, M-proteinemia, skin lesion）は，典型的には硬化性の骨髄

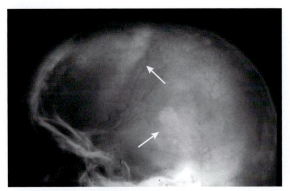

図83 硬化性の骨髄腫（55歳女性）
頭蓋冠に多発性の硬化像をみる（→）．

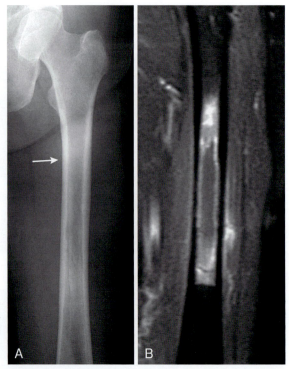

図84 非Hodgkinリンパ腫（68歳女性）
A　大腿骨正面像：大腿骨骨幹部の骨髄に骨吸収がみられ，辺縁はわずかに硬化している（→）．B　MRI造影T1強調冠状断像：辺縁が良好に造影されている．

腫に随伴する[68]（図83）．Castleman病との合併も知られている．骨髄浸潤の程度によりMRIで正常骨髄にみえる場合でも病変の存在する場合があることを認識する必要がある．

2 非Hodgkinリンパ腫

　骨原発の悪性リンパ腫はきわめてまれで，節外リンパ腫の5%程度にすぎない．骨原発の定義は従来から議論されてきたが，CT，MRI，PETなど現在の画像診断法で分布はほぼ正確に描出できる．70%の骨原発性悪性リンパ腫は長管骨の骨幹部より発生し，他の腫瘍と異なり長い分節を侵すことが特徴である（図84）．骨盤の扁平骨や脊椎も侵す．多くは浸潤傾向が明らかで（図85），典型的には，浸潤性あるいは蚕食状と表現される浸潤性の高い破壊性変化を示し，大きな骨外軟部腫瘍を伴う．骨髄内の硬化性反応も時にみられるが，軟部腫瘤の石灰化は治療前には起こらない．骨膜反応も時にみられ，反応性骨化層の重積により皮質の肥厚としてみられることもある[69]．骨原発と二次的骨進展の所見は同じであるが，概して原発腫瘍は四肢管状骨に多く，二次的骨進展は脊椎や体幹部に多い[70]．

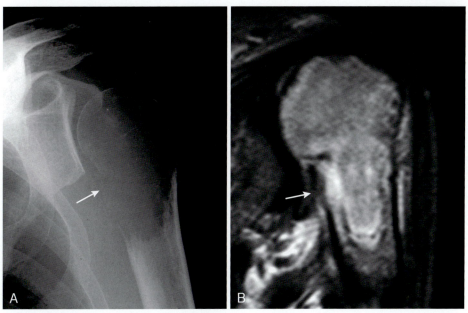

図 85 ▶ 非 Hodgkin リンパ腫（62 歳女性）
A　肩関節正面像：上腕骨頭および頸部に骨吸収を認める（→）．B　MRI T2 強調冠状断像：骨吸収部に一致して高信号をみる（→）．

3　Hodgkin リンパ腫

　骨原発の Hodgkin リンパ腫はまれであるが，二次的に骨組織を侵すことは 5～20% に起こる．典型的には，Hodgkin リンパ腫は骨自体を破壊せずに骨髄で増殖する．その所見は多様で，破壊性，硬化性，混合型のいずれも起こり得る．脊椎の骨髄が硬化するのは象牙椎 ivory vertebra とよばれ，典型的所見といわれる（図 86）が，Hodgkin リンパ腫のとり得る型の一つにすぎない．多様な形状の骨膜反応が起こり得る[71]．

4　白血病

　白血病の骨変化は，一般に小児の急性白血病で起こりやすく，慢性骨髄性白血病あるいは慢性リンパ性白血病では骨変化をきたすことはきわめてまれである．MRI は腫瘍細胞の分布を描出する（図 87）．最も多くみられるのは，骨幹端の透亮帯であるが，2 歳以下の幼児では非特異的であり，全身状態の悪化を示す骨吸収にすぎない．ほかには，骨髄より起こる局在性破壊性変化，びまん性骨吸収，骨膜反応がある（図 88）[72]．治療が奏効するとこれらの変化は消失する．局在する顆粒球性肉腫 granulocytic sarcoma 形成の頻度が増加しているが，四肢末梢にも浸潤性腫瘍を形成することがある．

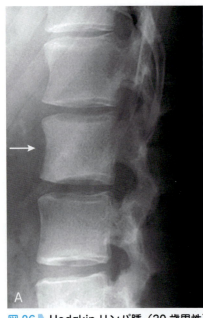
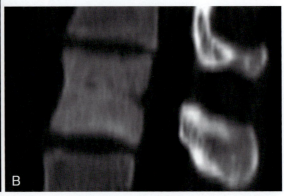

図86 ▶ Hodgkin リンパ腫（30歳男性）
A 腰椎側面像　B CT 矢状断像再構成像
第1腰椎椎体の ivory vertebra を認める（→）．
（江原　茂編：放射線医学：骨格系画像診断．p120，金芳堂，2013 より転載）

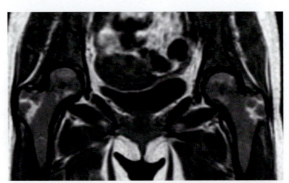

図87 ▶ 慢性骨髄性白血病（40歳女性）MRI T1 強調冠状断像
骨盤部の骨髄に広範な低信号を認める．骨髄での腫瘍細胞増殖を反映している．

　西日本に好発する成人T細胞白血病は human T-lymphoblastic retrovirus I 型（HTLV-I）の感染によるものであり，副甲状腺ホルモン類似ペプチドの分泌により腫瘍随伴症候群として広範な骨吸収を引き起こすことが知られている[73]．特に四肢末梢でみられる．

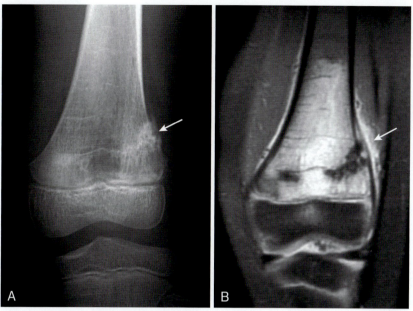

図88 急性リンパ性白血病（7歳女児）
A　膝正面像：大腿骨遠位部骨幹端に浸潤性の骨吸収を認める（→）．また骨端線付近に硬化像があり，ストレス骨折を反映していると考えられる．B　MRI 造影 T1 強調冠状断像：大腿骨遠位骨幹端から骨膜周囲に造影される病変を認める（→）．低信号はストレス骨折による仮骨形成と考えられる．

5　Ewing 肉腫ファミリー腫瘍

　Ewing 肉腫の融合遺伝子についての研究が進み，今日ではいくつかの融合遺伝子の型が知られており，それらをまとめて Ewing 肉腫ファミリー腫瘍 Ewing sarcoma family of tumor とよんでいる．古典的 Ewing 肉腫は，5〜25 歳の思春期に好発する EWS-ETS 融合遺伝子をもつ骨原発性悪性腫瘍である（軟部組織にも発生）．BCOR-CCNB3 肉腫など Ewing-like sarcoma は治療への反応や予後などに若干の相違が疑われており，今後の検討が待たれる．下肢，骨盤，肋骨に好発する．長管骨では骨幹に発生するのが典型的である．全身症状を伴い，その症状より骨髄炎に類似する．きわめて浸潤性の高い病変を示し，大きな軟部組織を伴う浸潤性骨吸収が典型的である．一般的には，その所見は多彩であり，Reinus らによるその所見の頻度は，①辺縁の不整な骨破壊（96%），②軟部組織浸潤（80%），③多層性骨膜反応（57%）（図89），④骨硬化（40%），⑤放射状の骨膜反応（28%），⑥骨皮質の肥厚（21%），⑦骨皮質破壊（19%），⑧純粋な骨破壊（19%），⑨病的骨折（15%），⑩嚢腫状変化（12%）（図90），⑪軟部組織石灰化（9%），⑫皮質骨表面の侵食 saucerization（6%），⑬蜂巣状骨吸収（6%），⑭地図状骨吸収（4%）である[74]．所見は多彩であるが，概して浸潤性の高い病変である（図91）．化学療法の進歩とともに予後は大きく改善している．Ewing 肉腫ファミリー腫瘍の亜型における相違点や類似点についての検討は今後も発展することが予想される．

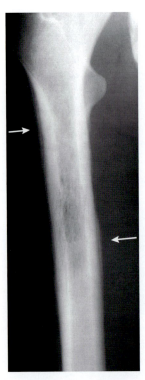

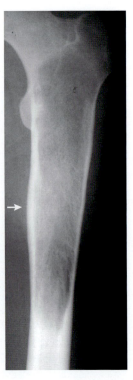

図89 ▶ Ewing 肉腫（19 歳男性）大腿骨正面像
大腿骨近位骨幹部に浸潤性骨吸収と多層の骨膜反応をみる（→）．

図90 ▶ Ewing 肉腫（30 歳男性）大腿骨正面像
大腿骨骨幹部に境界明瞭な骨吸収と骨髄の膨隆を認める（→）．

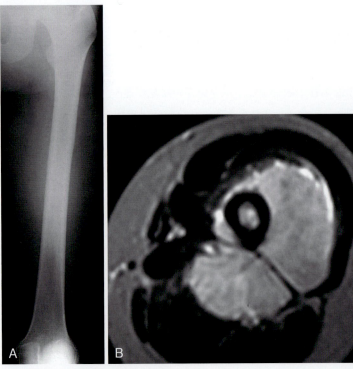

図91 ▶ Ewing 肉腫（40 歳女性）
A　大腿骨正面像：大腿骨に明らかな骨吸収はみられない．B　MRI T2 強調横断像：大腿骨骨髄内と周囲に骨皮質を吸収することなく，病変が広がっている．

7 その他の腫瘍

1 嚢胞

1 単発性骨嚢腫

　単発性骨嚢腫 simple bone cyst（孤立性骨嚢腫，単純性骨嚢胞）は，腫瘍というよりも，骨髄腔に液体成分を含む骨の循環障害あるいは成長障害に起因すると考えられている．15歳以下の小児では管状骨に発生する典型的なものが多く，上腕骨，大腿骨に好発する（図92）．腸骨などの扁平骨あるいは踵骨（図93）などに発生する非定型的なものは年長者に発見される[75]．男児の発生が女児のほぼ2倍程度である．元来無症状であるが病的骨折を起こしやすく，そのために発見されることが多い．自然治癒をきたすのが普通であるが，時に病的骨折，変形防止のために掻爬・骨移植あるいは steroid 注入などの治療が必要となることがある．骨端線に近い病変は，活動性と考えられ，自然退

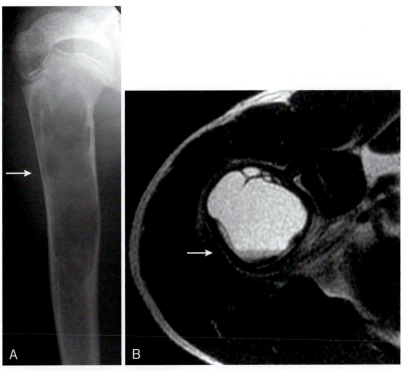

図92　単発性骨嚢腫（13歳男性）
A　肩関節正面像：上腕骨近位骨幹端から骨端に軽度膨隆を伴う溶骨性変化を認める（→）．B　MRI T2強調像：内部は均一な高信号で，一部沈殿物をみる（→）．

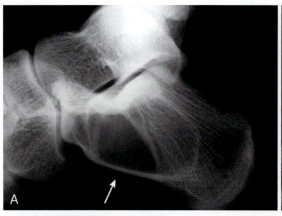
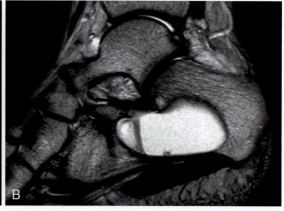

図93 ▶ 単発性骨嚢腫（17歳男性）
A 踵骨側面像：踵骨前方に骨吸収をみる（→）．B MRI T2強調矢状断像：骨吸収部に一致して液体貯留を認める．

縮の傾向が少なく，治療後の再発の可能性が高いとされる．"unicameral bone cyst"ともよばれ典型的には一つの腔であるが，線維性あるいは骨性隔壁により複数の腔に分かれ得る．

　典型的には，長管骨の骨幹端の中央に発生し，その一端は骨端線に接し，骨皮質の膨隆をしばしば起こす．成長とともに骨端線より離れていき，縦長になっていく．病的骨折を起こしやすく，骨片の内部への落ち込みは，fallen fragment sign（図15）として特徴的である．また，骨折などにより，CT，MRIで液面形成も観察される．

2 動脈瘤様骨嚢腫

　動脈瘤様骨嚢腫 aneurysmal bone cyst は，外傷に対する反応性病変や腫瘍に付随する循環障害とも考えられる本態不明の病変である．典型的には骨を膨隆させ，隔壁を伴う大小さまざまな嚢胞腔をもち，血性あるいは血液を混じた漿液性の内容をもつ．少なくともある割合は，他の病態に随伴することなしに一次的に起こり得るし，またある割合は骨巨細胞腫や軟骨芽細胞腫などに付随して起こることが知られている．10〜20代の若年者の長管骨の骨幹端あるいは骨幹付近に起こることが多く（図94），脊椎の後方要素の発生もまれではない（図95）．典型的には溶骨性で，ほとんどの場合骨を膨隆させ，偏心性に成長することが多い[76]（図94）．CT，MRIで液面形成を含む多房性嚢胞としてみられる[77]．時に自然治癒をきたし，次第に骨に置き換わっていくことがある．

3 骨内ガングリオン

　骨内ガングリオン intraosseous ganglion は関節に接して起こる嚢胞様変化で，軟部組織のガングリオンとの組織学的類似性よりこのようによばれる．関節炎での関節軟骨直下の嚢胞形成と類似するが，本来この病態では関節自体の異常を伴わない（図96）．

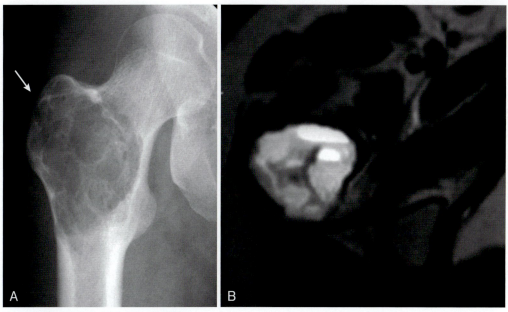

図94 動脈瘤様骨嚢腫（21歳女性）
A　大腿骨正面像：大腿骨転子部に膨隆を伴う骨吸収をみる（→）．わずかに偏心性である．B　MRI T2強調横断像：多房性嚢胞性病変で液面形成を伴っている．

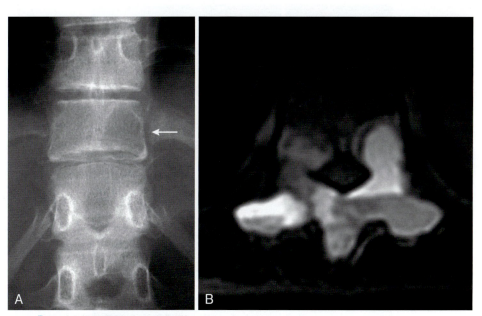

図95 動脈瘤様骨嚢腫（12歳女児）
A　胸椎正面像：第11胸椎の椎弓根に骨吸収を認める（→）．B　MRI T2強調横断像：膨隆性骨吸収と液面形成を認める．
（Bonakdarpour A et al eds：Diagnostic imaging of musculoskeletal diseases. Springer, 2010 より転載）

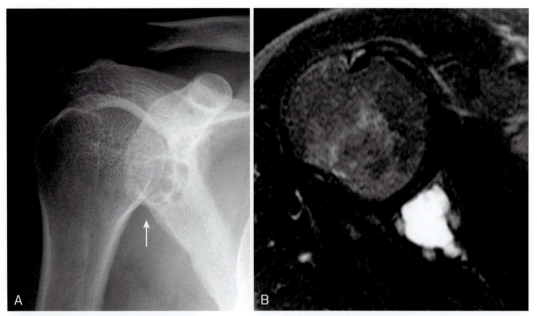

図96 骨内ガングリオン（43歳女性）

A　肩関節正面：肩甲骨関節窩に硬化性辺縁をもつ骨吸収がみられる（→）．B　MRI T2強調横断像：骨吸収内部は液体貯留である．

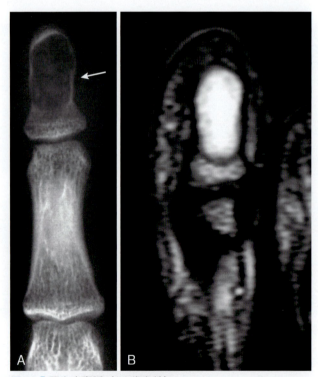

図97 類上皮嚢腫（14歳女性）

A　手指正面：末節骨遠位部に境界明瞭な骨吸収をみる（→）．
B　MRI T2強調冠状断像：骨吸収部は高信号の病変である．

❼ その他の腫瘍

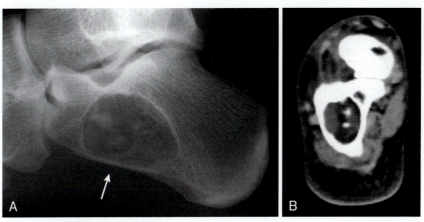

図98 骨内脂肪腫（25歳男性）
A 踵骨側面像：踵骨前部に骨吸収がみられ，内部に点状の軟骨基質に類似した石灰化をみる（→）．B CT（踵骨冠状断）：骨吸収部には脂肪，脂肪の変性，石灰化が含まれている．
（江原　茂：脂肪を含む骨破壊性変化の鑑別診断．臨放 1991；36：677-681 より転載）

中年以降に多く，足関節周囲，尺骨や手根骨などに好発する．関節腔と交通することもしないこともある．

4 類上皮囊腫

　類上皮囊腫 epidermoid inclusion cyst は外傷に続発して起こる骨内の扁平上皮性の囊胞で，どの部位にも起こり得るが，典型的には指尖部の小さな境界明瞭な透亮像としてみられる（図97）．

2 骨内脂肪腫

　骨内脂肪腫 intraosseous lipoma は，骨髄脂肪の増加に特徴づけられる病理学的には議論の余地がある病変である．骨粗鬆症や治癒後の骨髄病変など多様な病変の表現型の一つである．好発部位は，四肢の長管骨の末端，踵骨，腸骨などである．これらの病変内の脂肪には粘液様変性，石灰化，囊胞化などの二次的変性が頻繁にみられる[78)79)]（図98）．

3 骨巨細胞腫

　骨巨細胞腫 giant cell tumor of bone は，多くの単核あるいは多核巨細胞からなる細胞成分に富む腫瘍であり，再発を起こしやすく転移も起こすことより中間群に分類され

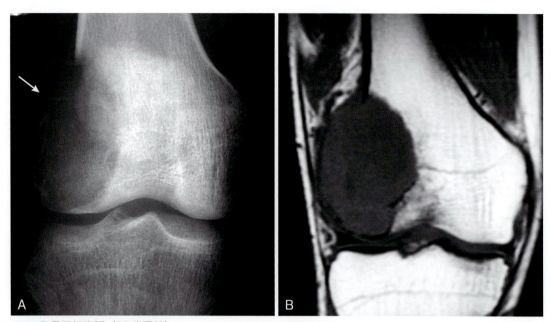

図99 ▶ 骨巨細胞腫（22歳男性）
A　膝関節正面像：大腿骨遠位部内側に境界明瞭な骨吸収を認める（→）．B　MRI T1強調冠状断像：低信号病変がみられる．

る．骨巨細胞腫と giant cell lesion of small bone（巨細胞修復性肉芽腫 giant cell reparative granuloma〔GCRG〕，充実性動脈瘤様骨嚢腫 solid aneurysmal bone cyst〔solid ABC〕などの名前でもよばれる）との異同が問題となる．さらに，組織学的には副甲状腺機能亢進症の brown tumor との鑑別が困難とされており，その画像所見の有無が問題になることがある．また，悪性骨巨細胞という用語があるが，巨細胞を含む骨肉腫・線維肉腫や肺転移をきたす骨巨細胞との異同には議論の余地が残されている．

　20〜40代に好発し，女性にやや多い傾向がある．長管骨の骨幹端に発生し，閉鎖した骨端線を越えて関節直下まで広がることが典型的である（図99, 100）．膝周囲の発生は50%近くに上る．肺や他の骨格への転移が起こるが，転移が不変のままでの長期生存や自然退縮があり，予後の推定は困難な場合がある．そのため肺の病巣を転移ではなく"implant"と表現することがある．

　骨幹端から骨端に相当する部位の長管骨の中心近くから発生し，皮質の膨隆を伴って地図状の辺縁をもつ溶骨性変化が典型的である（図99, 100）．部分的に硬化性辺縁をもつことが多いが，容易に周囲の軟部組織あるいは関節腔に浸潤していく傾向がある．辺縁の性状はさまざまである[80]．関節を越えて伸びる傾向も存在する．管状骨以外にも発生するが，画像所見はやや非特異的となる（図101）．二次的に動脈瘤様骨嚢腫の変化を随伴することもまれではない（図100）．軟部組織再発部で辺縁が骨化することがあり，特異的所見である（図102）[81]．同様の辺縁の骨化は肺転移巣にもみられることがある．脊椎では椎体の後方1/3，後方要素ともに発症するとされてきたが，仙骨発症を除き giant cell lesion of small bone との異同が問題となる．骨端線閉鎖以前の症例では

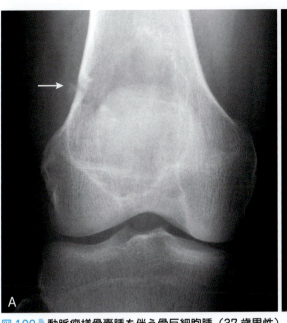
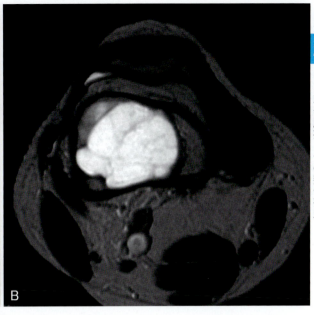

図100 動脈瘤様骨囊腫を伴う骨巨細胞腫（37歳男性）
A 膝正面像：大腿骨遠位部の中央に比較的明瞭な骨吸収をみる（→）．B MRI T2強調横断像：多房性囊胞性病変をみる．

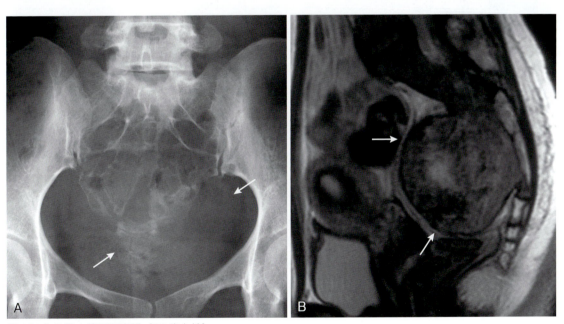

図101 仙骨の骨巨細胞腫（26歳女性）
A 骨盤正面像：仙骨の骨内から前方に大きく伸びる腫瘤をみる（→）．B MRI T2強調矢状断像：仙骨の骨内から骨盤内に伸びる低信号病変を認める（→）．

骨幹端に局在するとの報告があるが[82]，鑑別は困難であり，骨巨細胞腫は骨端線閉鎖前の小児にはみられないことが原則である．今日ではdenosumabのような骨代謝修飾薬により病変の硬化を誘発し[83]，成長を抑える治療が一部で開始されており，今後の動向が注目される[84]．

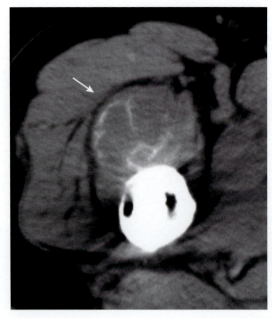

図 102 ▶ 骨巨細胞腫の軟部組織再発（35歳男性）大腿部 CT
大腿骨の前方に軟部腫瘤がみられ，辺縁に骨化を認める（→）．

4 脊索腫

　脊索腫 chordoma は脊索の遺残より発生すると考えられる悪性腫瘍であり，その50%程度は仙骨や尾骨に，35%程度は斜台に，そして残りが脊椎の他のレベルに発生する．40〜60代の男性に好発する．無症状のうちに徐々に増大し，周囲組織に浸潤していく傾向が強い．また遠隔転移を生じるといわれるが，画像診断上あるいは臨床上問題となることは少ない．一般に脊椎や仙骨の正中部より発生することが多い．仙尾部の脊索腫は，S2以下の仙・尾骨の正中部に破壊性変化としてみられる（図103）．骨外軟部組織腫瘤を伴うことが多く，しばしば破壊された骨片が内部に石灰化としてみられる[85]．MRI上は，T2強調像で高信号になることが特徴的であり，特に再発巣の検出に役立つ．また比較的予後の良い類軟骨脊索腫 chondroid chordoma の軟骨成分も MRI で捉えやすい[86]．軟骨肉腫と画像上は類似し，鑑別できないことが多い．

　また良性脊索細胞腫 benign notochordal cell tumor が報告されており，脊索腫との鑑別が問題となる．骨破壊や大きな骨外腫瘤を形成しないことが特徴である[87]（図104）．

5 アダマンチノーマ

　アダマンチノーマ adamantinoma は，起源不明のまれな悪性腫瘍である．組織学的類似性より歯原性腫瘍であるエナメル上皮腫と同じ名前がつけられているが，元来は異なる腫瘍である．骨線維性異形成からの移行が知られている．ほとんど常に脛骨に発生

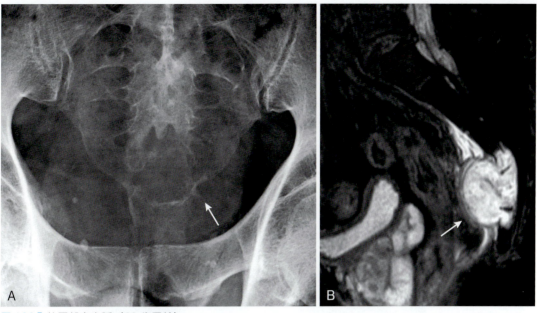

図103 仙尾部脊索腫（69歳男性）
A 骨盤部正面像：仙骨下部に骨吸収を認める（→）．B MRI T2強調矢状断像：仙尾部から前方に高信号病変が伸びている（→）．

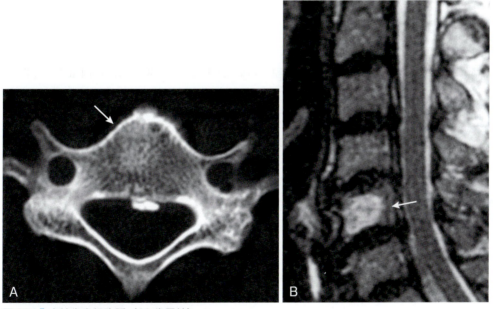

図104 良性脊索細胞腫（69歳男性）
A 頸椎側面像：第5頸椎椎体内に硬化性変化を認める（→）．B MRI T2強調矢状断像：硬化性病変は高信号にみえる（→）．

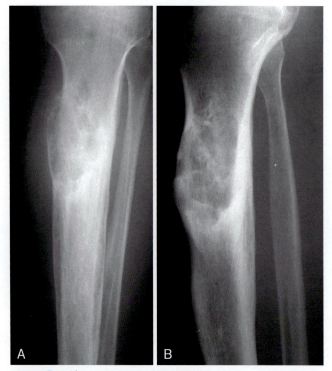

図105 ▶ アダマンチノーマ（64歳男性）
A　下腿側面像　B　下腿正面像
脛骨骨幹部前方内側寄りに膨隆を伴う破壊像を認める。腫瘍は骨膜反応を乗り越えて進展している。

する．発生の男女差はなく，発生年齢は10代から40代まで広く分布する．アダマンチノーマは，局所浸潤性で脛骨の長軸方向に沿って長く伸びたり，脛骨内に多発したりする．再発・転移を起こしやすいことが知られている．典型的には，多発性で境界明瞭な地図状の溶骨性変化を示す．結節状に発育し，骨の膨隆を呈することが多い（図105）．普通には骨中心よりもむしろ皮質に近く発生する．

6　非感染性肉芽腫

1　Langerhans細胞組織球症

　Langerhans細胞組織球症は，組織球の増殖に特徴づけられる肉芽腫性炎症である．10歳以下の小児に好発し，多発することもある．特に50%程度は頭蓋に発生するが，脊椎をはじめとする体幹部に好発し，20%程度は小児の四肢の長管骨に発生する．典型的には，骨幹ないしは骨幹端に中心性に発生する地図状の溶骨性変化であり，その辺縁の性状はまちまちである（図106）．頭蓋冠にも典型的にみられるが（図107），内板と外板の広がりの相違より二重の辺縁（bevelled edge）をつくる場合に特徴的であると

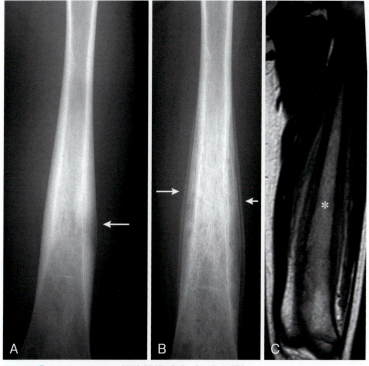

図106 ▶ Langerhans 細胞組織球症（5歳女児）
A 初診時大腿正面像：大腿骨骨幹部に骨膜反応と硬化をみる（→）．B 2週間後の大腿正面像：骨膜反応の多層化と不整な骨吸収がみられる（→）．C MRI T2 強調矢状断像：骨膜の肥厚と骨髄の浸潤性変化がみられる（＊）．
(A, B 江原 茂：骨腫瘍に対する画像からのアプローチ．病理と臨床 1999；17：1014-1018 より転載)
(C Bonakdarpour A et al eds：Diagnostic imaging of musculoskeletal diseases. Springer, 2010 より転載)

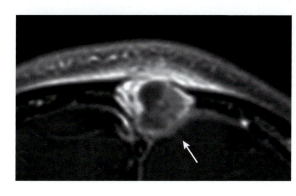

図107 ▶ Langerhans 細胞組織球症（25歳男性）MRI 造影 T1 強調横断像
頭蓋の内板と外板の間に円形の腫瘤を認める．骨膜に沿って造影効果を認める．

される．小児の脊椎の扁平椎 vertebra plana の原因となる（図108）が，治癒とともに十分な修復が期待できる[88]．

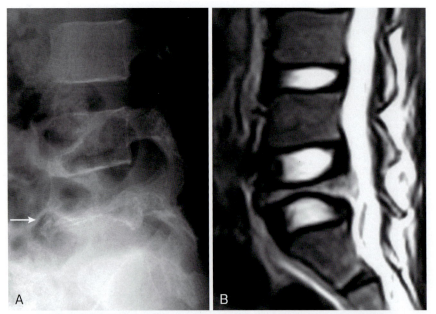

図108 第5腰椎の扁平椎を生じたLangerhans細胞組織球症（12歳男児）
A 腰椎側面像：第5腰椎に扁平椎を認める（→）．B MRI T2強調矢状断像：椎体の扁平化が著明である．

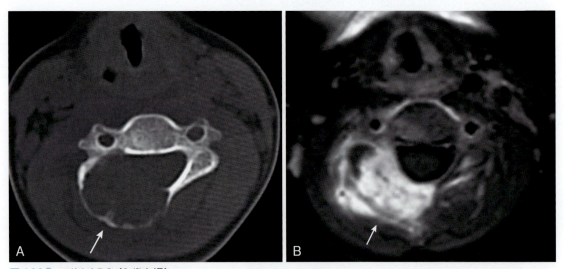

図109 solid ABC（9歳女児）
A CT：第5頸椎椎弓に膨隆性の骨吸収を認める（→）．B MRI造影T1強調横断像：病変は良好に造影される（→）．
（Suzuki M et al：Solid variant of aneurysmal bone cyst of the cervical spine. Spine 2000；29：E376-E381 より転載）

2 巨細胞修復性肉芽腫

　巨細胞修復性肉芽腫 giant cell reparative granuloma（GCRG）は元来，顎骨に発生する病変であったが，手足の小さな管状骨（giant cell lesion of small bone）や脊椎にも発

生する巨細胞増殖を伴った反応性変化と考えられている．発生部位を除いて，所見や好発年齢は非特異的である[89]．動脈瘤様骨囊腫の壁や充実性動脈瘤様骨囊腫 solid aneurysmal bone cyst（solid ABC）は同じ病変と考えられている（図 109）．

7 皮質欠損を伴う正常変異

1 herniation pit

大腿骨頸部近位外側の皮質直下にみられる欠損（図 110）で，股関節の滑膜の折れ返

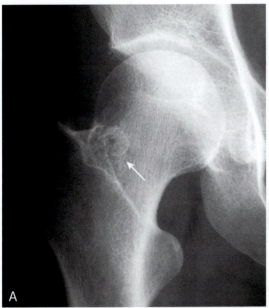

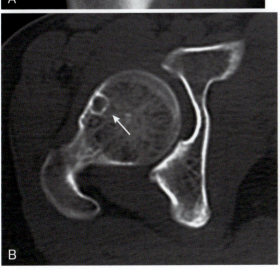

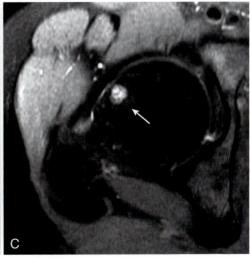

図110 ▶ herniation pit（32 歳女性）
A　股関節正面像，B　CT：大腿骨頸部外側に小円形の透亮像を認める（→）．C　MRI T2 強調横断像：小さな高信号域を軟骨下に認める（→）．

りの部位に生じた骨侵食と考えられる[90]．症状との相関はないと考えられていたが，femoroacetabular impingement との関連が示唆されている．時に大きくなる．

2 膝蓋骨の dorsal defect

　膝蓋骨の外上方に存在する骨化の欠損であり，二分膝蓋骨の一部が骨化しなかったものと考えられる（図111）．二分膝蓋骨と同じく外側広筋の張力に起因するとする説がある．

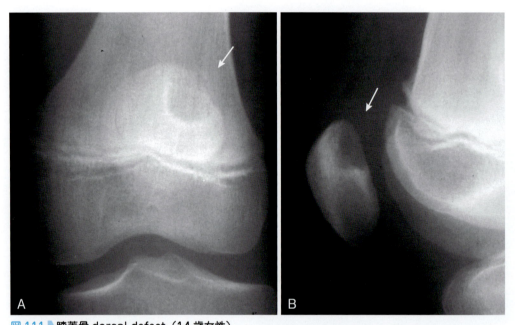

図111 膝蓋骨 dorsal defect（14歳女性）
A　膝正面像　B　側面像
膝蓋骨外上方の背側の軟骨下に透亮像（→）を認める．

8 転移性骨腫瘍

　転移性骨腫瘍は，原発性骨腫瘍の 10 倍以上の頻度があり，特に中年以上では最も頻度の高い骨病変である．骨転移の頻度の高い腫瘍は，乳腺，肺，前立腺，腎，消化管の順である．5歳以下の小児においては，神経芽細胞腫の転移の頻度が高い．血行性転移は，通常肺あるいは肝に捉えられそこで増殖するが，これらの臓器をバイパスする腫瘍細胞が脊椎の Batson 静脈叢に捉えられる．これらの脊椎静脈は弁を欠き流れが遅く，腫瘍細胞が容易に捉えられて増殖しやすい環境にあると信じられている．転移の好発部位は，脊椎など体幹部の骨であり，末梢の発生頻度はきわめて低い．脊椎の転移は，かつては椎弓根に初発すると信じられていたが，CT による検討では椎体後部に始まることが多く，これは椎体に分布する動脈が椎体後部から椎弓根にかけて密に分布することによると考えられている[91]．肘，膝より末梢の転移は肺癌が多く 50% 程度であるが，悪性腫瘍の予後の改善により他の腫瘍でもみられる傾向にある[92]．転移の所見は多彩であるが，特殊な例としては以下のようなものが含まれる．

1 硬化性転移

　前立腺，乳腺などにみられるが，骨化の程度，分布は多様である（**図 112**）．特に前立腺癌の転移では純粋な骨吸収を呈することはきわめてまれである．硬化性転移は通常骨芽細胞による骨形成であり，骨肉腫のように腫瘍の実質の骨化を呈することはまれである．これは時に前立腺癌の転移でみられる．

2 単発性転移

　腎癌，甲状腺癌の転移では局在性の大きな腫瘤を形成し，病変部で骨の膨隆をきたすことも知られている．そのため原発性骨腫瘍に類似した所見を呈する．

3 皮質転移

　通常血行性に起こり，半数以上は肺癌によるといわれる[93]．その所見はきわめて多様である．血行性転移に起因すると考えられ，出血や広範な反応性変化を伴うことがある（**図 113**）．

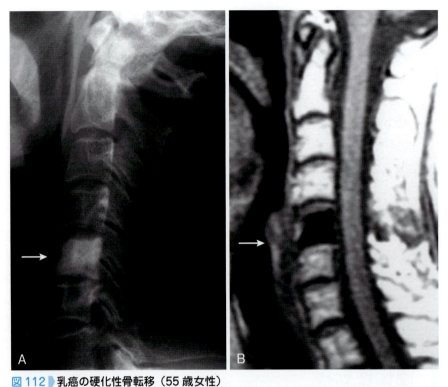

図112 乳癌の硬化性骨転移（55歳女性）
A　頸椎側面像：第5頸椎椎体に硬化像を認める（→）．B　MRI T1強調矢状断像：第5頸椎椎体に高信号をみる（→）．

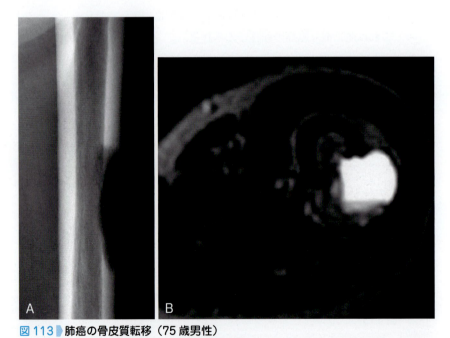

図113 肺癌の骨皮質転移（75歳男性）
A　大腿骨正面像：境界明瞭な骨皮質の欠損をみる．B　MRI T2強調横断像：骨皮質に液面形成を伴う出血巣がみられる．腫瘍塞栓による皮質転移である．

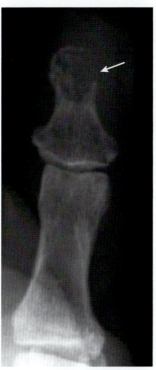

図114 肺癌の手指末節骨への転移（56歳女性）

末節骨末端 phalangeal tuft に骨吸収をみる（→）.

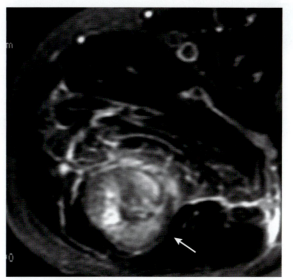

図115 肺癌の筋肉転移（74歳男性）MRI T2強調横断像

ハムストリングスに腫瘤形成をみる（→）.

4　指尖部転移

　肘や膝より末梢に転移を生じる頻度は進行期を除くと20％以下である．手足の指先の転移 acrometastasis は血流の豊富な指尖部に特にみられるが（図114），手足のどこにでもみられる．従来は大部分が肺癌の転移と考えられてきたが，今日では半数程度である．

5　骨格筋転移

　骨格筋は血流が多い割には転移の頻度は低い．しかし時に，大きな軟部腫瘤を形成することがある（図115）．大腿四頭筋など特に血流の多い骨格筋に好発する．

6 骨梁間転移

骨吸収も，骨硬化も起こさないで骨梁の間に浸潤性に広がる転移の所見で，転移の初期所見であるが，肺小細胞癌などでは広範に広がりながら，骨に所見を伴わないことがある[94]．骨シンチグラムでも捉えにくく，MRI だけでみられるのが典型的である．

コラム

Ewing 肉腫ファミリー腫瘍 Ewing sarcoma family of tumor

Ewing 肉腫は比較的頻度の高い腫瘍であるが，最近の免疫組織化学，細胞遺伝子学の進歩に伴って分類・名称を含めた変遷が起こりつつある概念である．1979 年に Ewing 肉腫類似の胸部の肉腫から primitive neuroectodermal tumor (PNET) が報告され (Askin 1979, Cancer 43：2438)，さらにそれまでの組織形態の若干異なる非定型的 Ewing 肉腫 (atypical Ewing sarcoma) に対して，EWSR1 遺伝子転位を伴う典型的な Ewing 肉腫 (classical Ewing sarcoma) と区別されるに至った．さらには BCOR-CCNB3 など融合遺伝子の異なる Ewing-like sarcoma が相次いで報告され，治療効果や予後の若干異なる特徴が次第に明らかになりつつある．ただし画像所見はこれらは類似しており，臨床像の類似とともに Ewing 肉腫ファミリーとしてまとまった概念として記述されている．将来的にはこのように古典的 Ewing，非定型的 Ewing，Ewing 類似腫瘍を，別な病変として区別する必要が出てくるのではないかと思われる．

9 二次性腫瘍

慢性骨病変に腫瘍が続発することが知られている．一般に高悪性度腫瘍である．

1 放射線照射後

　放射線照射に続発する悪性腫瘍は，5年生存例で0.1%，10年生存例で0.2%程度といわれる．Cahanの診断基準では，①原疾患が良性であること，②照射野に発生すること，③照射後4年以上の期間を経過していること，④組織学的に証明されること，以上の4点を挙げているが[95]，Arlenらは，Cahanの第1項を改変し，一次病変は悪性疾患でもよいが続発する腫瘍との組織型が異なることとした[96]．組織学的には，未分化多形肉腫が最も多く，骨肉腫の発生も知られているが，軟骨肉腫も時折みられる．これらには自然発生腫瘍との間に組織学的相違はない．画像上は，いわゆる放射線照射による骨変化が前もってみられる．照射による変化は2, 3年で安定化するが，それ以降の骨吸収や骨硬化の進行は，局所再発，ないしは二次性悪性腫瘍の発生である（図116）．

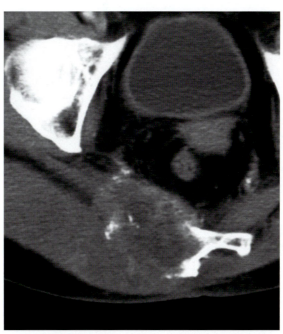

図116 ▶ 放射線治療後に発生した仙骨部の骨肉腫（63歳女性）CT
子宮頸癌の放射線治療後に発生した仙骨から臀筋に及ぶ骨肉腫．
（江原　茂編：放射線医学：骨格系画像診断．p125，金芳堂，2013より転載）

2 骨 Paget 病

骨 Paget 病の悪性化の頻度は 1% 以下ときわめて低く，本邦における本症の頻度が低いことを考え合わせるとさらにまれである．骨盤や大腿骨での発生が多いが，上腕骨は骨 Paget 病の好発部位でないにもかかわらず悪性化の頻度が高い．組織学的には骨肉腫や線維肉腫ないし未分化多形肉腫が多い[97)98)]．なお，骨巨細胞腫や巨細胞修復性肉芽種の発生頻度も高いことが知られている．骨 Paget 病による変化が硬化性に転じた後，骨吸収がさらに進行した場合は二次性腫瘍の発生を疑う．

3 骨壊死

骨壊死における悪性腫瘍の合併については 100 例近い報告がある．多くは悪性腫瘍の発生時に骨壊死の診断が同時になされたものであるが，一部には長期にわたる骨壊死の経過後に悪性腫瘍の発生をみた例がある．組織型は未分化多形肉腫が多いが，一般には未分化で悪性度の高いものが多い．所見は照射後の悪性腫瘍の発生に類似し，骨壊死に加えて浸潤性に広がる破壊性変化の合併が腫瘍発生の所見とされている．

4 線維性骨異形成

線維性骨異形成と悪性腫瘍との合併は知られているが，実際にはきわめてまれであり，1% 以下の頻度と考えられている．骨肉腫や線維肉腫の頻度が高い．放射線照射歴のあるものが 50% 程度に及ぶ．頭蓋，大腿骨近位部に好発する．

5 骨軟骨腫症および多発性骨軟骨腫症

骨軟骨腫症あるいは遺伝性多発性骨軟骨腫症では，軟骨性腫瘍の増殖傾向が活発であり，増殖性変化の進行が持続して軟骨肉腫になることがある．その発生頻度は，いずれも骨腫瘍専門の施設からのものであり，症例が選択されていることは否めないが，骨軟骨腫症で 5〜25%，遺伝性多発性骨軟骨腫症で 2〜25% 程度とされる．

6 その他

　染色体の損傷をきたしやすい一部の疾患においては，骨腫瘍の発生も報告されている．例えば，Bloom症候群（成長障害，皮疹，免疫グロブリン異常）では骨肉腫の多発が報告されている．Rothmund-Thomson症候群やその他の症候群（**図117**）でも同様に報告がある．

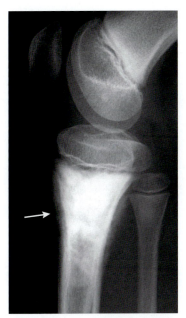

図117 retinoblastoma syndromeに発生した脛骨の骨肉腫（11歳男児）膝側面像
脛骨近位骨幹端に硬化性病変を認める（→）．

10 軟部腫瘍

　軟部腫瘍は，軟部組織に発生する腫瘍のうち骨・軟骨を含めた結合織である間葉系に由来する腫瘍と末梢神経に発生する腫瘍を含める．皮膚に発生し皮下に進展する皮膚腫瘍は異なる分類体系をもつ腫瘍群であるが，臨床像・画像診断ともに類似しており，同様の問題として議論されることが多い．軟部腫瘍に限っていえば，大部分が良性腫瘍であり，悪性腫瘍は少ない．

1 良性軟部腫瘍

　良性軟部腫瘍は，非常に頻度の高い病変である．治療されない例も多いため，報告されたシリーズでは過小評価される傾向にあるが，悪性軟部腫瘍の100倍ともいわれている．それに対して，悪性軟部腫瘍は悪性腫瘍全体の1%以下のまれな病態である．良性軟部腫瘍の多くは，表層に存在し，悪性腫瘍は深部に存在する傾向がある．悪性腫瘍では，浅層の筋膜より深部に存在するものが73%，表在性で可動性のものは12%にすぎない．その大きさは，良性腫瘍では小さい傾向があり，径5 cm以上のものは5%程度にすぎず，1〜5 cmのものが90%を占める．悪性腫瘍では50%以上が5 cm以上である．ただし，良性でも腹壁デスモイドは大きくなる傾向がある．一般に良性腫瘍の悪性化は，神経線維腫症I型の神経線維腫の悪性末梢神経腫瘍への転化を除きまれである．最も頻度の高い腫瘍は，脂肪腫であり，線維組織球性，血管性，線維性腫瘍がそれに次ぐ．

　良性の多くを占める皮下の可動性のある腫瘤では画像診断の適応は少ない．単純X線撮影はあまり役に立たないが，脂肪腫の脂肪，血管腫の静脈石，骨化性筋炎，脂肪腫や良性間葉腫の骨化などを捉えるのには役立つ．CT，MRIともに軟部腫瘍の良・悪性の鑑別には限界がある．良性腫瘍では境界明瞭，悪性腫瘍では境界不明瞭，良性腫瘍では均一，悪性腫瘍では不均一な傾向があるといわれてきたが，よく被包化された均一な腫瘍では良性が60%程度，辺縁不整で不均一な腫瘍では悪性のものが90%を占めたとする報告がある．

1 脂肪腫とその亜型

　脂肪腫は，軟部腫瘍のうちで最も頻度の高いものであり，臨床的にあまり問題とならないため報告例は実際の発生よりはるかに少ないと考えられるが，それでも他の軟部腫瘍に比べてはるかに多い．典型的な表在性脂肪腫 superficial lipoma は，皮下に存在しよく境界され，画像上均一な脂肪の密度をもつ．それに対して深部の脂肪腫 deep-seated lipoma は，まれで境界がやや明らかではなくなる傾向がある．骨周囲の脂肪腫では

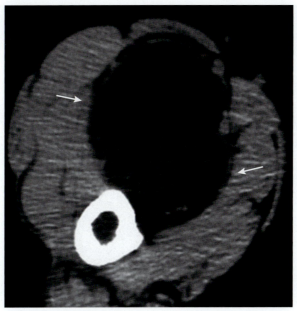

図 118 ▶ 褐色脂肪腫 hibernoma（31 歳女性）CT
大腿前方深部に脂肪性腫瘍を認める（→）．脂質に富む腫瘤であるが，血流が多く，褐色脂肪腫の所見である．

骨化することがある[99]．

　脂肪腫の亜型はまれで，それぞれに異なる性質をもつ．血管脂肪腫 angiolipoma は若年者の皮下に発生することが多く，痛みなどの症状を伴う．よく被包化され，小血栓をもつ血管が多数みられる．脂肪芽細胞腫 lipoblastoma は，3 歳以下の幼児にみられ，四肢の表層に存在する限局型と，多発性に深部に発生し境界不明瞭なびまん型（脂肪芽細胞腫症 lipoblastomatosis）に分けられる．紡錘形細胞型脂肪腫 spindle cell lipoma は頸部ないし肩周辺の無痛性の固い腫瘤であり，45〜60 歳の男性に好発する．脂質の含有が多様であり，非特異的所見の場合も多い．

　異所性脂肪腫は，それ自体よりも随伴する組織にそれぞれ特徴があり，筋肉内に発生する筋肉内脂肪腫や腱鞘脂肪腫，神経内線維脂肪腫 intraneurial fibrolipoma，脂肪腫性巨大症 macrodystrophia lipomatosa，仙尾部脂肪腫などがある．

　浸潤性脂肪腫は，高分化型脂肪肉腫と混同されやすいが，diffuse lipomatosis，symmetric (cervical) lipomatosis，pelvic lipomatosis がある．

　褐色脂肪腫 hibernoma はまれな褐色脂肪由来の脂肪腫である．不均一の脂肪の密度をもち，時に血流に富み脂肪肉腫と混同されることがある（**図 118**）．F-18 FDG の PET 検査での高集積が知られている．

2　血管腫

　血管腫は，脂肪腫と並んで頻度の高い腫瘍であり，小児など若年者に好発する．

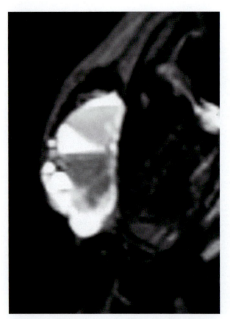
図119 頬部皮下の血管腫（5歳女児）
液面形成を伴う多房性囊胞性病変であり，海綿状血管腫の所見である．

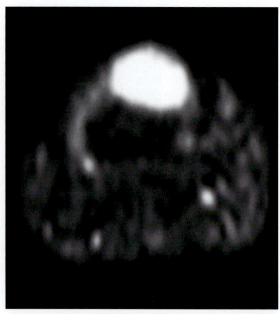
図120 glomus腫瘍（38歳男性）MRI T2強調横断像
爪下部に高信号腫瘍を認める．

1 毛細血管性血管腫 capillary hemangioma

最も頻度の高い血管腫で皮下に好発し小児期に明らかとなる．自然退縮する傾向がある．

2 海綿状血管腫 cavernous hemangioma

臨床的には毛細血管性血管腫と類似するが，自然退縮する傾向はない．大きく拡張した血管腔が結節状あるいはびまん性に増殖する（図119）．毛細血管性血管腫と混在することもある．Kasabach-Merritt症候群，blue rubber bleb nevus症候群，Maffucci症候群などの1症状としてもみられる．CTやMRIで液面形成をみることがある[100]．

MRIは，血管腫内の脂肪を捉えやすいことと血流を捉えやすいことより，小さな筋肉内血管腫を描出するのに適している[101]．

3 動静脈血管腫

深部に存在し大きく蛇行する動・静脈と早期導出静脈からなり小児に多いものと，浅層にみられ症状に乏しく小さな成人に多くみられるものの2つがある．診断には血管撮影が不可欠である．

4 glomus腫瘍

本腫瘍は，neuromyoarterial glomusに由来すると考えられ，ほとんどの例が指尖部の有痛性腫瘍として起こる．典型的には，遠位指節骨の境界明瞭な透亮像としてみられる（図120）．

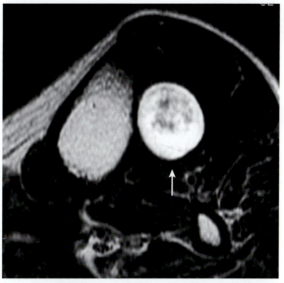

図121 ▶ 前脛骨筋内に発生した神経鞘腫（52歳男性）
MRI T2強調横断像
T2高信号で内部に低信号部分を含む軟部腫瘤を認める
（target sign）（→）．

3 神経原性腫瘍

　神経原性腫瘍は多様な腫瘍群を含んでいるが，その多くはSchwann細胞に由来すると考えられる神経線維腫 neurofibroma と神経鞘腫 neurilemoma である．神経鞘腫は，schwannoma, neurinoma, perineural fibroblastoma などともよばれ，組織学的に2つの要素（Antoni A：規則的に並ぶ細胞成分に富む部分，Antoni B：疎な粘液様成分）からなるよく被包された腫瘍である（図121）．Antoni B型に相当する粘液様成分は，MRI上のT1，T2の著しい延長から指摘できるといわれる．悪性化は非常にまれである．嚢胞化を伴う場合も多い．神経線維腫は，von Recklinghausen 病に伴って多発性に起こるものに加えて，単発性に起こるものも少なくない．神経鞘腫と異なり，被包されない限局性，びまん性，あるいは網状の腫瘍である．これは，神経鞘腫と異なり層状のパターンが明瞭で時に標的状にみえることがある[102]．蔓状神経線維腫 plexiform neurofibroma は，境界不明瞭な多数の小腫瘍の集合体で，時に肢全体に及ぶことがあり，多発性病変とともに神経線維腫症I型の所見である．

4 線維腫症

　線維腫症 fibromatosis は，多様な線維性組織の増殖性疾患であり，表在性（Dupuytren's contracture, Peyronie's disease）と深在性（筋・筋膜由来）fibromatosis（extraabdominal desmoid, abdominal desmoid, intraabdominal desmoid）とを含む．悪性腫瘍のように転移は起こさないが，再発，あるいは多発性発生が起こり得る．骨周囲に

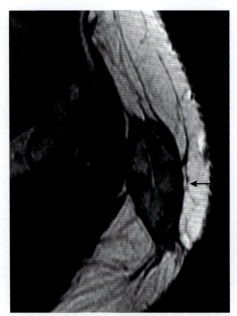

図122 側胸部皮下のデスモイド（26歳女性）MRI T2強調横断像
皮下の紡錘形の低信号腫瘤である（→）．

発生するものは骨表面を侵食しながら発育する[103]（**図122**）．また，Gardner症候群では術後に腹壁デスモイドの好発が知られている．MRIは特にこの腫瘍の進展範囲の評価に適している．信号特性は，腫瘍の状態によって異なり，線維化が著しい場合はT1，T2強調ともに低信号となる[104]．

2 悪性軟部腫瘍

　悪性軟部組織腫瘍は，骨原発悪性腫瘍の2.5倍の頻度であり，その多くが中胚葉由来，一部が神経外胚葉由来である．その組織学的診断は，成熟した細胞との類似性に基づいたものであり，それぞれの細胞に由来することを意味するものではない．ただし10〜20％ではこのような組織学的分類にあてはまらず淡明細胞肉腫 clear cell sarcoma とか胞巣状軟部肉腫 alveolar soft part sarcoma のような記述的名称が用いられる．軟部腫瘍には，複数の要素を腫瘍内に含む傾向があり，生検部位によって異なる診断がなされる可能性がある．また再発巣，転移巣では異なる組織型をもつこともある．これは軟部腫瘍が未分化な間葉細胞に由来することに起因するかもしれない．

　悪性軟部腫瘍は，多くが中年あるいは老年に発生するが，一部は若年者に好発することが知られている．例えば，幼児型線維肉腫は幼児期に，横紋筋肉腫，線維肉腫，淡明細胞肉腫，胞巣状軟部肉腫は小児期に発生することが知られている．

　画像診断は，MRIが主体となる．いずれも存在診断・ステージ分類の評価には優れ

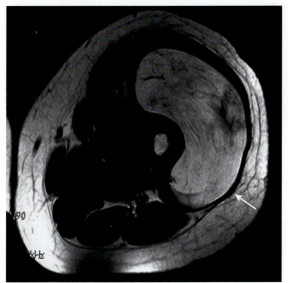

図123 ▶ 高分化型脂肪肉腫（69歳女性）
大腿前方の筋内に境界明瞭な脂肪の信号の腫瘤を認める（→）．

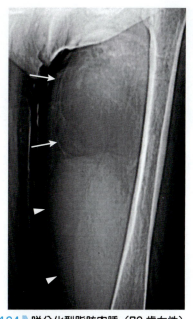

図124 ▶ 脱分化型脂肪肉腫（79歳女性）
大腿内側に大きな軟部腫瘍を認める．上半は脂質に富む高分化型脂肪肉腫であり（→），下半は軟部濃度の腫瘍で線維肉腫であった（▶）．

ているが，組織診断との相関には役立たないことが多い．単純X線撮影の有用性は低く，脂肪肉腫で脂肪がみられるものは15〜40％，明らかな石灰化を伴うものは滑膜肉腫で30％，脂肪肉腫で15％，未分化多形肉腫で10％程度である．骨形成は，骨肉腫，軟骨肉腫などでみられる．

1 脂肪肉腫

　脂肪肉腫は，頻度の高い軟部腫瘍であるが，中高年者に多く小児にはきわめてまれである．下肢近位側，後腹膜に好発する．良性脂肪腫からの発生はほとんどないと考えられている．その予後は組織亜型と関連し，その組織亜型は画像所見に反映する．高分化型脂肪肉腫 well differentiated liposarcoma は，脂質に富み，良性の脂肪腫に類似した所見を呈し，CT，MRI上脂肪の密度ないし信号をもつ（図123）．予後は良好で，転移をきたすことはほとんどない．ただし高分化型脂肪肉腫は脱分化してより悪性度の高い腫瘍が併存することがある（図124）．粘液型脂肪肉腫 myxoid liposarcoma はゼラチン状の粘液様成分を含み，CT上脂肪よりやや密度が高いものの筋などの軟部組織より明らかに低い密度をもつ（図125）．この予後は混在する円形細胞成分の混在に影響される．多形性脂肪肉腫 pleomorphic liposarcoma は他の軟部組織と同様の所見をもち，転移をきたしやすいグレードの高い腫瘍である[105]．

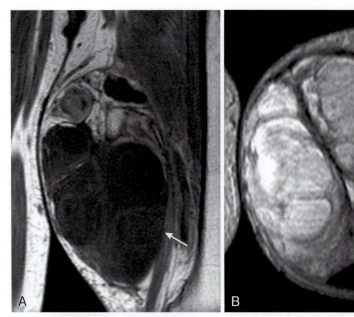

図125 粘液型脂肪肉腫（70歳男性）
A MRI T1強調冠状断像　B T2強調横断像
T1強調で低信号，T2強調で高信号の粘液成分を多く含む腫瘍である（→）．

2 未分化多形肉腫

未分化多形肉腫 undifferentiated pleomorphic sarcoma は，かつて malignant fibrous histiocytoma とよばれた比較的頻度の高い高悪性度腫瘍であり，40～60歳に好発し，若年者にはきわめてまれである．画像上は大きく，浸潤性で，比較的非特異的である．

3 線維肉腫

40～70代に好発するが，小児にもみられる．幼児型線維肉腫は，未分化な細胞よりなるが，予後は比較的良好である．この画像所見も比較的非特異的である．

4 悪性末梢神経鞘腫

組織学的には線維肉腫に類似し，通常神経線維腫症において神経線維腫の悪性化としてみられる．腫瘍自体の所見は非特異的であるが，神経線維腫症の所見の合併がみられる．

5 滑膜肉腫

必ずしも関節や関節滑膜に由来するものではなく，軟部組織の未分化細胞由来の高悪性度腫瘍である．40歳以下の比較的若年者に発生する．骨化の著しい型の所見は，比

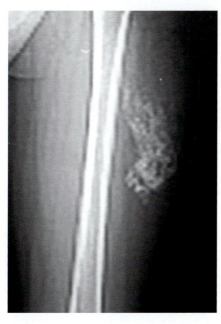

図126 ▶ 骨化滑膜肉腫（40代女性）
軟骨基質に類似した骨化を伴う軟骨肉腫である．

較的特異的である（図126）．発育形態は，他の軟部腫瘍とあまり変わらず，関節に近いことはあっても関節内進展は通常みられない[106]．関節内発生はまれで，10例に満たない報告があるのみである．周囲の骨に浸潤する傾向がある．

6 横紋筋肉腫

胎児性横紋筋肉腫 embryonal rhabdomyosarcoma は，5歳以下の幼児に最も頻度が高い．頭頸部，消化管，後腹膜に発生し，リンパ節，肺，骨などに転移する．骨にも進展し小円形腫瘍と同様の進展様式をとる．

胞巣型横紋筋肉腫 alveolar rhabdomyosarcoma は，幼児や若年者に好発し，非常に侵襲性が高く，転移の頻度も高い．

多形型横紋筋肉腫 pleomorphic rhabdomyosarcoma は，成人型であり，多形性に富む．

7 類上皮肉腫

類上皮肉腫 epithelioid sarcoma は青年期に好発し，皮下の結節としてみられ，リンパ節への転移が多い（10〜30%）．上肢，特に手，しかも背側に多い．皮下の限局性の小さな腫瘤としてみられ，画像上は良性腫瘍に酷似する．

8 淡明細胞肉腫

淡明細胞肉腫 clear cell sarcoma は，常磁性のメラニンを含み軟部組織の黒色腫とよ

ばれる．腱鞘に沿って存在する結節が特徴的所見である．

9 血管原性腫瘍

血管内皮腫 hemangioendothelioma は中間群の血管腫瘍で，WHO 2013 分類では除外されているが，中間群の病変は存在する．概して新生児期には良性が多い．

血管肉腫 angiosarcoma は，高分化型から低分化型まで多様であるが，成長が遅く放射線治療に容易に反応する．

リンパ管肉腫 lymphangiosarcoma は，慢性リンパ浮腫に続発し，乳癌治療後などに起こることが知られている．

画像診断所見は限局性腫瘤を呈するものから浸潤性のものまで多様である．

10 骨肉腫

下肢に好発し，骨原発の骨肉腫より高年齢者に発生する．骨化を伴う場合，その所見は特異的である（図 127）．

11 軟骨肉腫

比較的若年に発生し，より侵襲性の高い間葉性軟骨肉腫 mesenchymal chondrosarcoma と，侵襲度が低く脊索腫に組織学的に類似する骨外粘液型軟骨肉腫 extraskeletal myxoid chondrosarcoma の 2 種類がある．前者では，骨化や脂肪を伴い多彩な画像所見を呈することがあり，後者は，典型的には CT 上比較的均一で密度の低い腫瘍としてみられる．後者は現在，由来不明の腫瘍に分類されている．分化型軟骨肉腫はまれである．

3 軟部腫瘍の鑑別診断

1 皮膚腫瘍との鑑別

軟部腫瘍の診断において，表在性病変で特に問題となるのは皮膚腫瘍である．皮下に存在し，皮膚と密接に接している場合，軟部組織由来か皮膚由来か，判断に迷うことがあるが，皮膚腫瘍の可能性を検討することが第一である．一般的に皮下腫瘍で皮膚に大きく接している場合，皮膚腫瘍の可能性を含めて考えることが必要である．また良性軟部腫瘍には部位による特異性があるので，それで診断できる場合も少なくない．

非上皮性腫瘍で皮下進展の著しいもの（deep type）には以下のようなものがある．

・dermatofibrosarcoma protuberans
・undifferentiated pleomorphic sarcoma（superficial type）

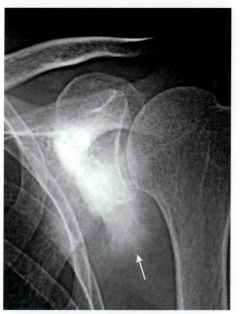

図127 軟部組織の骨肉腫（63歳女性）
胸壁の軟部組織由来の骨肉腫（→）．乳癌の放射線照射後の発症である．
（日本整形外科学会骨・軟部腫瘍委員会編：整形外科・病理悪性軟部腫瘍取扱い規約第3版．p21, 金原出版, 2002より転載）

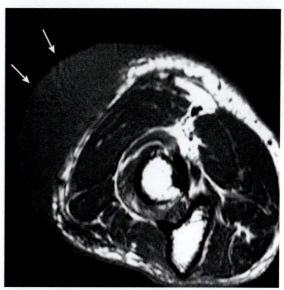

図128 皮膚に発生したT細胞リンパ腫（77歳男性）前腕のMRI T2強調横断像
皮膚に大きな中間信号の病変を認める（→）．

- angiosarcoma
- malignant lymphoma（特にT-cell lymphoma：T細胞リンパ腫）（図128）

2 部位特異性

部位特異性の高い軟部腫瘍には以下のようなものがある．
- 頸部：リンパ管腫
- 指趾腱鞘：腱鞘巨細胞腫
- 指尖：glomus腫瘍（図120）
- 肩甲下部：弾性線維腫（図129）
- 腹直筋：デスモイド

さらに骨と軟部にまたがる病変では，骨腫瘍か軟部腫瘍か判断に迷うことがある．第一の原則は腫瘍のepicenterの位置から判断すること，さらに骨・骨膜反応の様式からどちらなのか判断する方法である（図130, 図131）．

3 画像特異性

画像による鑑別診断は以下のようにまとめられる．

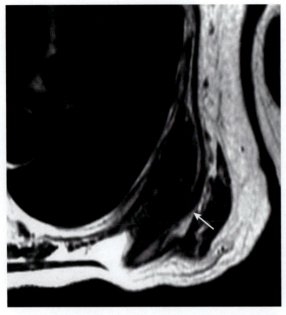

図129 ▶ 弾性線維腫（75歳男性）
MRI T1強調横断像
肩甲骨下角の深部に不整な信号をもつ腫瘤（→）を認める．

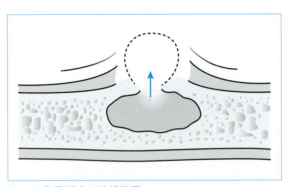

図130 ▶ 骨腫瘍の軟部進展
（江原　茂：WHO 2013分類に基づく骨・軟部腫瘍の画像診断．臨床画像 2014；30：1273-1277 より引用改変）

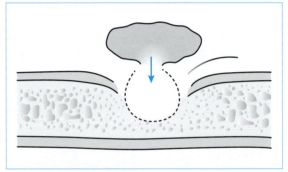

図131 ▶ 軟部腫瘍の骨進展
（江原　茂：WHO 2013分類に基づく骨・軟部腫瘍の画像診断．臨床画像 2014；30：1273-1277 より引用改変）

①脂肪：脂肪腫，脂肪腫の亜型（図118），高分化型脂肪肉腫（図123），脱分化型脂肪肉腫（図124），血管腫

②骨化・石灰化：骨肉腫（図127），軟骨腫（図132），軟骨肉腫，滑膜肉腫（図126），石灰化上皮腫（図133）

③粘液腫：粘液型脂肪肉腫 myxoid liposarcoma（図125），extraskeletal myxoid chondrosarcoma，myxofibrosarcoma，myxoma，神経鞘腫（図121）

④液面形成：血管腫（図119），angiomatoid fibrous histiocytoma，出血を伴う肉腫

⑤出血（MRIでの信号特性による）：血管腫，肉腫（図134）

⑥膠原線維：デスモイド desmoid（図122）

⑦メラニン：黒色腫（メラノーマ）（図135），clear cell sarcoma

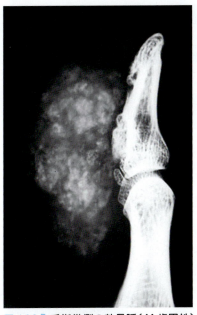

図132 ▶ 手指掌側の軟骨腫（41歳男性）
軟骨基質の著しい骨化を伴っている．
（日本整形外科学会骨・軟部腫瘍委員会編：整形外科・病理悪性軟部腫瘍取扱い規約第3版．p22，金原出版，2002より転載）

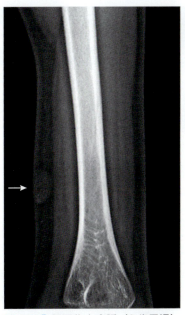

図133 ▶ 石灰化上皮腫（6歳男児）
皮下に石灰化を伴う境界明瞭な石灰化結節を認める（→）．

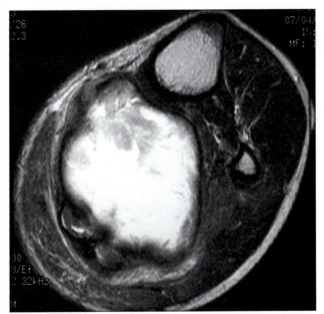

図134 ▶ 出血を伴うEwing肉腫（21歳男性）MRI T2強調横断像
下腿背側に辺縁に低信号域を含む高信号腫瘍である．
（江原　茂：軟部腫瘍診断のstrategy．臨床画像 16：380-384，2000より転載）

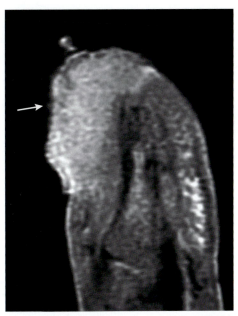

図135 ▶ 指尖部のメラノーマ（77歳男性）MRI T1強調矢状断像
指尖部に不整な皮膚腫瘤を認める（→）．T1強調高信号はメラニンの常磁性ないし豊富な血流の反映と考えられる．

11 骨・関節周囲の骨化性腫瘍

1 限局性骨化性筋炎

　限局性骨化性筋炎 myositis ossificans circumscripta は，骨周囲の筋肉や軟部組織の非腫瘍性の骨・軟骨増殖と定義され，10〜20 代に好発し，四肢・骨盤付近に起こりやすい．少なくとも 60% 程度が外傷の既往と関連づけられ，外傷性骨化性筋炎とよばれる．少数例では，外傷との関連がつけられず，骨肉腫と混同されやすいことから pseudomalignant osseous tumor of soft tissue と名づけられることがある．

　組織学的には，筋や軟部組織の損傷に続発して急速に増殖し成熟する間葉組織として特徴づけられる．末梢に強い成熟のパターン（zone phenomenon）および経時的な成熟の進行（evolution）が特徴的である．軟部組織の損傷，損傷を受けた組織の修復，間葉組織の過形成，石灰化・骨化を伴う器質化，そしてその成熟と，一連の退縮過程（involution）には 5，6 か月がかかる．骨化は，画像上外傷の既往から 11 日〜6 週間のうちに明らかとなる．

　画像上も，末梢に強い骨化は，骨化性筋炎に特異的所見である（図 136）．骨皮質との間に線状の透亮像があり傍骨性骨肉腫と類似するが，この場合末梢の強い骨化はみられないのが普通である．これらは，CT でより捉えやすい[107) 108)]．骨膜反応もみられる（図 136）．血管造影所見は非特異的であり，未熟な時期には血流に富むが成熟とともに血流が減少する．手足など末梢に起こった場合には非定型的で，炎症所見が主にみられたり（florid reactive periostitis），骨膜反応が強い時に骨軟骨腫に類似した所見となる（turret exostosis）[109)]．MRI は，病変の範囲を同定するのに有用であり筋に沿った信号の異常がみられるが，骨・軟部組織の悪性腫瘍でも筋に沿って炎症性変化がみられることがあり，必ずしも特異的所見ではない．CT, MRI は，それに接した骨・骨髄の異常を否定することで骨・軟部組織の悪性腫瘍を否定することに役立つ．

　その他関節周囲の骨化をきたす病態で，これに類似するものとして熱傷（第 7 章）および神経疾患などがあり，骨化性筋炎と混同されやすい．麻痺に伴う関節周囲の骨化は，筋の張力のアンバランスによる筋肉の傷害に起因するものと考えられる（図 137）．

2 進行性骨化性線維異形成

　進行性骨化性線維異形成 fibrodysplasia ossificans progressiva（myositis ossificans progressiva）は，外傷との関連のない原因不明のまれな全身性疾患であり，常染色体優性遺伝が知られている．大多数が 3 歳までの幼児期に明らかになる．初期の変化は，頸

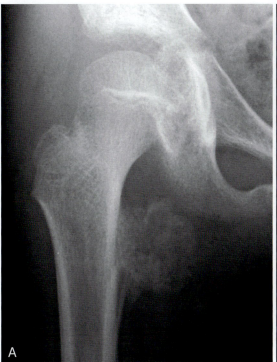
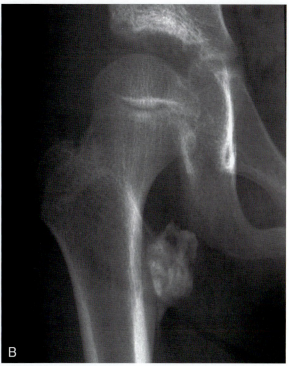
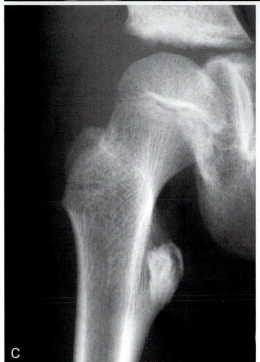

図136 骨化性筋炎（6歳男児）
A 股関節正面像：小転子の骨化腫瘤が明らかである．B 3週間後：骨化は成熟し，やや縮小している．C さらに2か月後：骨化の成熟と退縮がみられる．
（Ehara S：MRI of myositis ossificans circumscripta. Clinical Imaging 1991；15：130-134 より転載）

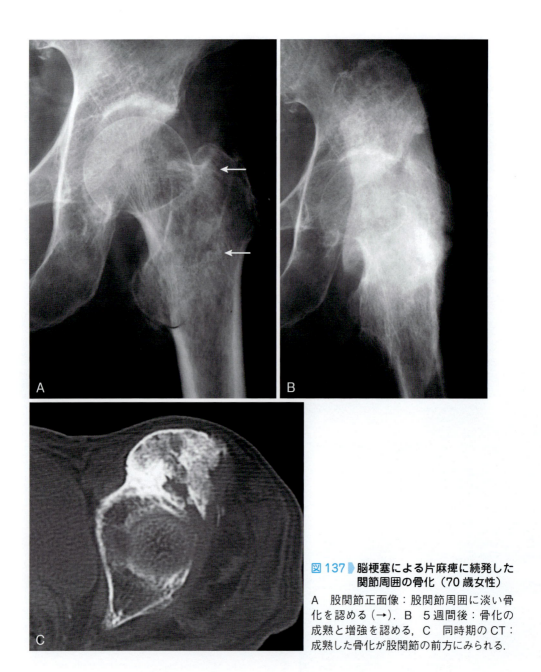

図137 ▶ 脳梗塞による片麻痺に続発した関節周囲の骨化（70歳女性）

A　股関節正面像：股関節周囲に淡い骨化を認める（→）．B　5週間後：骨化の成熟と増強を認める，C　同時期のCT：成熟した骨化が股関節の前方にみられる．

部，肩付近の皮下の有痛性結節であり，それが骨化に発展する．四肢と体幹を橋渡しするような骨化の形成に特徴づけられる（図138）．病変の進行とともに，頸部，肩関節の運動制限が起こり，やがて下肢近位部・骨盤にも及んでくる．拘縮に由来する手足の母指の低形成を伴う．

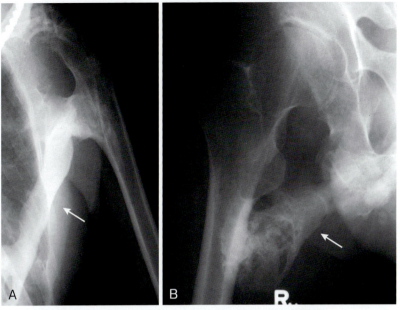

図 138 fibrodysplasia ossificans progressiva（43 歳男性）
A　肩関節正面像：上腕骨と胸郭を橋渡しする骨化がみられる（→）．B　大腿骨と坐骨結節を橋渡しする骨化を認める（→）．

文献

1) Jaffe H：Tumors and Tumorous Conditions of Bones and Joints, Lee & Febiger, 1958
2) Abdelwahab IF et al：Transarticular invasion of joints by bone tumors：hypothesis. Skeletal Radiol 1991；20：279-283
3) Lodwick GS et al：Determining growth rates of focal lesions of bone from radiographs. Radiology 1980；134：577-583
4) Madewell JE et al：Radiologic and pathologic analysis of solitary bone lesions. Part I：internal margins. Radiol Clin North Am 1981；19：715-748
5) Brown KT et al：Computed tomography analysis of bone tumors：patterns of cortical destruction and soft tissue extension. Skeletal Radiol 1986；15：448-451
6) Crim JR et al：Widespread inflammatory response to osteoblastoma：the flare phenomenon. Radiology 1990；177：835-836
7) Sweet DE et al：Radiologic and pathologic analysis of solitary bone lesions. Part III：matrix patterns. Radiol Clin North Am 1981；19：785-814
8) Ragsdale BD et al：Radiologic and pathologic analysis of solitary bone lesions. Part II：periosteal reactions. Radiol Clin North Am 1981；19：749-783
9) Murray RO et al：Melorheostosis and sclerotome：a radiological correlation. Skeletal Radiol 1979；4：57-71
10) Savaakis N et al：Dual-energy CT as a potential new diagnostic toolin the management of gout in acute setting. AJR 2010；194：1072-1078
11) Ramierz H Jr et al：Intraosseous pneumatocyst of the ilium. Radiology 1984；150：503-505
12) 江原 茂：脂肪を含む骨破壊性変化の鑑別診断．臨放 1991；36：677-681
13) Sundaram M et al：High signal intensity soft tissue mass on T1 weighted pulsing sequence. Skeletal Radiol 1987；16：30-36
14) Tsai JC et al：Fluid-fluid level：a nonspecific finding of bone and soft tissue. Radiology 1990；175：779-782
15) Musculoskeletal Tumor Society（Enneking WF）：Staging of musculoskeletal neoplasms. Skeletal Radiol 1985；13：183-194
16) Caceres E et al：Lymph node metastasis in osteogenic sarcoma. Surgery 1969；65：421-422
17) Hattori H et al：Lymph node metastasis of osteosarcoma. JCO 2012；30：e345-e349
18) Ehara S, Khurana JS：Systematic approach to tumors and focal lesions of bone. In：Bonakdarpour A et al（eds）. Diagnostic imaging of musculoskeletal diseases. Springer 2010；241-311
19) Cohen EV et al：Hyaline-cartilage origin bone and soft tissue neoplasms：MR appearance and histological correlations. Radiology 1988；167：477-481

20) Hudson TM et al : Benign exostosis and exostotic chondrosarcomas : evaluation of cartilage thickness by CT. Radiology 1984 ; 152 : 595-599

21) El-Khoury GY et al : Symptomatic bursa formation with osteochondromas. AJR 1979 ; 133 : 895-898

22) Norman A et al : Radiographic hallmarks of peripheral chondrosarcoma. Radiology 1984 ; 151 : 589-596

23) Azouz EM et al : The variable manifestations of dysplasia epiphysealis hemimelica. Pediatr Radiol 1985 ; 15 : 44-49

24) Liu J et al : Bone sarcomas associated with Ollier's disease. Cancer 1987 ; 59 : 1376-1385

25) Schwartz HS et al : The malignant potential of enchondromatosis. J Bone Joint Surg 1987 ; 69A : 269-274

26) Boriani S et al : Periosteal chondroma. J Bone Joint Surg 1983 ; 65A : 205-212

27) McLeod RA et al : The roentgenographic features of chondroblastoma. AJR 1973 ; 118 : 464-471

28) Hudson TM et al : Radiological evaluation of chondroblastoma. Radiology 1981 ; 139 : 1-10

29) Brower AC et al : The frequency and diagnostic significance of periosteitis in chondroblastoma. AJR 1990 ; 154 : 309-314

30) Feldman F et al : Chondromyxoid fibroma of bone. Radiology 1970 ; 94 : 249-260

31) Wilson AJ et al : Chondromyxoid fibroma : radiographic appearance in 38 cases and in a review of the literature. Radiology 1991 ; 179 : 513-518

32) Rosenthal DI et al : Chondrosarcoma : correlation of radiological and histological grade. Radiology 1984 ; 150 : 21-26

33) Schajowicz F : Jaxtacortical chondrosarcoma. J Bone Joint Surg 1977 ; 59B : 473-480

34) Bertoni F et al : Periosteal chondrosarcoma with periosteal osteosarcoma. J Bone Joint Surg 1982 ; 64B : 370-376

35) Frassica FJ et al : Dedifferentiated chondrosarcoma. J Bone Joint Surg 1986 ; 68A : 1197-1205

36) Nakashima Y et al : Mesenchymal chondrosarcoma of bone and soft tissue : a review of 111 cases. Cancer 1986 ; 57 : 2444-2453

37) Unni KK et al : Chondrosarcoma : clear cell variant. J Bone Joint Surg A 1976 ; 58 : 676-683

38) Kumar R et al : Clear cell chondrosarcoma. Radiology 1985 ; 154 : 45-48

39) Kattapuram SV et al : Osteoid osteoma : an unusual cause of articular pain. Radiology 1983 ; 147 : 383-387

40) Norman A et al : Osteoid osteoma of the hip simulating an early onset of osteoarthritis. Radiology 1986 ; 158 : 417-420

41) Woods ER et al : Reactive soft tissue mass associated with osteoid osteoma : correlation of MR imaging features with pathologic findings. Radiology 1993 ; 186 : 221-225

42) Rosenthal DI et al : Osteoid osteoma : percutaneous treatment with radiofrequency energy. Radiology 2003 ; 229 : 171-175

43) Miyazaki M et al : Phase I/II multi-institutional study of percutaneous radiofrequency ablation for painful osteoid osteoma. Cardiovasc Intervent Radiol 2016 ; 39 : 1464-1470

44) Marsh BW et al : Benign osteoblastoma : Range of manifestations. J Bone Joint Surg 1975 ; 57A : 1-9

45) Kroon HM et al : Osteoblastoma : clinical and radiologic findings in 98 cases. Radiology 1990 ; 175 : 783-790

46) Onitsuka H : Roentgenologic aspects of bone islands. Radiology 1977 ; 123 : 607-612

47) Ehara S et al : Giant bone island. Clini Imaging 1989 ; 13 : 231-233

48) Enneking WF et al : "Skip" metastasis in osteosarcoma. Cancer 1975 ; 36 : 2192-2205

49) Matsuno T et al : Telangiectatic osteogenic sarcoma. Cancer 1976 ; 38 : 2538-2547

50) Bertoni F et al : Osteosarcoma : Low-grade interosseous type osteosarcoma, histologically resembling parosteal osteosarcoma, fibrous dysplasia, and desmoplastic fibroma. Cancer 1993 ; 71 : 338-345

51) Edeiken J et al : Small cell osteosarcoma. Skeletal Radiol 1987 ; 16 : 621-628

52) Unni KK et al : Parosteal osteogenic sarcoma. Cancer 1976 ; 37 : 2466-2475

53) Laitinen M et al : The prognostic and therapeutic factors which influence the oncological outcome of parosteal osteosarcoma. Bone Joint J 2015 ; 97B : 1698-1703

54) Bertoni F et al : The meaning of radiolucencies in parosteal osteosarcoma. J Bone Joint Surg A 1985 ; 67 : 901-910

55) Murphey MD et al : Imaging of periosteal osteosarcoma : radiologic-pathologic comparison. Radiology 2004 ; 233 : 129-138

56) Amstutz HC : Multiple osteogenic sarcoma : metastatic or multicentric? Cancer 1969 ; 24 : 923-931

57) Hopper KD et al : Osteosarcomatosis. Radiology 1990 ; 175 : 233-239

58) Resnick D et al : Distal femoral cortical defects, irregularities, and excavations. Radiology 1982 ; 143 : 345-354

59) Crim JR et al : Desmoplastic fibroma of bone : radiographic analysis. Radiology 1989 ; 172 : 827-832

60) Ishida T et al : Massive chondroid differentiation in fibrous dysplasia of bone (fibrocartilaginous dysplasia). Am J Surg Path 1993 ; 17 : 924-930

61) Campanacci M et al : Osteofibrous dysplasia of the tibia and fibula. J Bone Joint Surg 1981 ; 63A : 367-375

62) Ishida T et al : A clinicopathological and immunohistochemical study of osteofibrous dysplasia, differentiated adamantinoma, and adamantinoma of long bones. Skeletal Radiol 1992 ; 21 : 493-501

63) Romeo S et al : Malignant fibrous histiocytoma and fibrosarcoma of bone : a re-assessment in the light of currently employed morphological, imminohistochemical and molecular approaches. Virchow Arch 2012 ; 461 : 561-570

64) Baker ND et al : Symptomatic vertebral hemangiomas : a report of four cases. Skeletal Radiol 1986 ; 15 : 458-463

65) Unni KK et al : Hemangioma, hemangiopericytoma, and hemangioendothelioma (angiosarcoma) of bone. Cancer 1971 ; 27 : 1403-1414

66) Kricum ME : Red-yellow marrow conversion : Its effect on the location of some solitary bone lesions. Skeletal Radiol 1985 ; 14 : 10-19

67) Meszaros WT : The many facets of multiple myeloma. Semin Roentgenol 1974 ; 9 : 219-228

68) Resnick D et al : Plasma-cell dyscrasia with polyneuropathy, organomegaly, endocrinopathy, M-protein, and skin changes : the poems syndrome. Radiology 1981 ; 140 : 17-22

69) Wilson TW et al : Primary reticulum-cell sarcoma of bone, with emphasis on roentgen aspects. Radiology 1955 ; 65 : 343-351

70) Edeiken-Monroe B et al : Radiologic concepts of lymphoma of bone. Radiol Clin North Am 1990 ; 28 : 841-864

71) Fisher AMH et al : Hodgkin's disease : a radiological survey.　Clin Radiol 1962 ; 13 : 115-127

72) Rogalsky RJ et al : Orthopaedic manifestations of leukemia in children. J Bone Joint Surg 1986 ; 68A : 494-501

73) Ehara S et al : Hand osteolysis in patients with adult T-cell leukemia-lymphoma : roentgenographic characteristic. Tohoku J Exp Med 2015 ; 236 : 63-69

74) Reinus WR et al : Radiology of Ewing's sarcoma : Intergroup Ewing's sarcoma study (IESS). RadioGraphics 1984 ; 4 : 929-944

75) Norman A et al : Simple bone cysts : factors of age dependency. Radiology 1977 ; 124 : 779-782

76) Bonakdarpour A et al : Primary and secondary aneurysmal bone cyst : a radiolpogical study of 75 cases. Radiology 1978 ; 126 : 75-83

77) Bertran J et al : Aneurysmal bone cyst : MR imaging at 1.5T.　Radiology 1986 ; 158 : 689-690

78) Ramos A et al : Osseous lipoma : CT appearance. Radiology 1985 ; 157 : 615-619

79) Milgram JW : Intraosseous lipomas : radiologic and pathologic manifestations. Radiology 1988 ; 167 : 155-160

80) Dahlin DC : Giant cell tumor of bone : Highlights of 407 cases. AJR 1985 ; 144 : 955-960

81) Cooper KL : Giant-cell tumor : Ossification in soft tissue implants. Radiology 1984 ; 153 : 597-602

82) Kransdorf MJ et al : Giant cell tumor in skeletally immature patients. Radiology 1992 ; 184 : 233-237

83) Urakawa H et. al : Clinical outcome of primary giant cell tumor of bone after curettage with otr without perioperative denosumab in Japan from a questionnaire for JCOG 1610 study. World J Surg Oncol 2018 ; 16 : 160

84) Oguro S et al : Giant cell tumor of bone : change in image features after denosumab administration. Magn Reson Med Sci 2018 ; 17 : 1-6

85) Smith Jet al : Sacrococcygeal chordoma : a clinicopathological study of 60 patients. Skeletal Radiol 1987 ; 16 : 37-44

86) Sze G et al : Chordoma : MR imaging. Radiology 1988 ; 166 : 187-191

87) Yamaguchi T et al : Distinguishing benign notochordal cell tumors from vertebral chordoma. Skeletal Radiol 2008 ; 37 : 291-299

88) Sartorius DJ et al : Histiocytosis X : Rate and pattern of resolution of osseous lesions. Radiology 1984 ; 152 : 679-684

89) Glass TA et al : Giant-cell reparative granuloma of the hands and feet. Radiology 1983 ; 149 : 65-68

90) Pitt MJ et al : Herniation pit of the femoral neck. AJR 1982 ; 138 : 1115-1121

91) Algra PR et al : Do metastases in vertebrae begin in the body or pedicles? AJR 1992 ; 158 : 1275-1279

92) Healey JH et al : Acrometastases. J Bone Joint Surg 1986 ; 68A : 743-746

93) Coerkamp EG et al : Cortical bone metastases. Radiology 1990 ; 169 : 525-528

94) Yamaguchi T et al : Intertrabecular pattern of tumors metastatic to bone. Cancer 1996 ; 78 : 1388-1394

95) Cahan WG et al : Sarcoma arising in irradiated bone : Report of eleven cases. Cancer 1948 ; 1 : 3-29

96) Arlen M et al : Radiation-induced sarcoma of bone. Cancer 1971 ; 28 : 1087-1099

97) Greditzler HG III et al : Bone sarcomas in Paget disease. Radiology 1983 ; 146 : 327-333

98) Smith J et al : Bone sarcomas in Paget disease : a study of 85 patients. Radiology 1984 ; 152 : 583-590

99) Fleming RJ et al : Parosteal lipoma. AJR 1962 ; 87 : 1075-1084

100) Ehara S et al : Fluid-fluid levels in cavernous hemangioma of soft tissue. Skeletal Radiol 1994 ; 23 : 107-109

101) Yuh WTC et al : Hemangiomas of skeletal muscle : MR findings in five patients. AJR 1987 ; 149 : 765-768

102) Suh JS et al : Peripheral (extracranial) nerve tumors : correlation of MR imaging and histologic findings. Radiology 1992 ; 183 : 341-346

103) Abramowitz D et al : Soft tissue desmoid tumors : radiographic bone changes. Radiology 1983 ; 146 : 11-13

104) Quinn SF et al : MR imaging in fubromatosis. AJR 1991 ; 156 : 539-542

105) Waligore MP et al : Lipomatous tumors of the abdominal cavity : CT appearance and pathologic correlation. AJR 1981 ; 137 : 539-545

106) Morton MJ et al : MR imaging of synovial sarcoma. AJR 1991 ; 156 : 337-340

107) Norman A et al : Juxtacortical circumscribed myositis ossificans : evolution and radiologic features. Radiology 1970 ; 96 : 301-306

108) Goldman AB : Myositis ossificans circumscripta : a benign lesion with a malignant differential diagnosis. AJR 1976 ; 126 : 32-40

109) Schutte HE et al : Pseudomalignant, nonneoplastic osseous soft-tissue tumors of the hands and foot. Radiology 1990 ; 176 : 149-153

3

関 節 炎

❶ 関節疾患診断へのアプローチ
❷ 四肢の滑膜関節の変化
❸ 関節異常の分布
❹ 関節リウマチおよび血清反応陰性関節炎の
　滑膜関節の変化
❺ 脊椎関節炎
❻ 変形性関節症
❼ その他の関節炎
❽ その他の関節周囲病変

1 関節疾患診断へのアプローチ

1 画像診断の前に

　関節の炎症による疼痛・運動障害の原因の検索において，画像診断は大きな手がかりを与えるが，炎症に対する反応の種類が限定されているため臨床データに大きく依存している[1]．そのため，診断にあたっての画像診断の役割はさまざまである．例えば，関節リウマチ rheumatoid arthritis（RA）では病変の分布や経過によるスコアがあるし，痛風では通常画像診断によらず生化学検査が決め手になる．それに対して，いわゆる血清反応陰性関節炎 seronegative arthritis では画像所見が重要な手がかりとなる．

2 単関節炎か多関節炎か

　関節炎診断で大きな鑑別の手順の第一は，単関節炎か多関節炎（5つ以上の関節）かという点である．少関節炎というカテゴリーがあるが，2〜4の関節の関節炎であり，単関節炎のバリエーションである．多関節炎では，系統的な炎症性関節炎が考えやすく，関節リウマチと頻度の低い血清反応陰性関節炎に対して変性による変形性関節症との鑑別が大きな問題点となる．単関節炎では，外傷などに二次的に発症する変形性関節症の頻度が高いものの，特異的治療法が必要な化膿性関節炎が鑑別に含まれてくるので，まずこの可能性を検討し，疑わしい場合には早期に関節穿刺により確認しなければならない．特に小児では診断の遅れは関節軟骨の破壊を著しく進行させるため，感染症の早期診断は重要である．

3 罹患関節の分布

　多関節炎の分布のパターンは鑑別診断に不可欠の情報である．炎症性関節炎には，四肢末梢の関節を主体に侵すものと，脊椎のような体幹部を主体に侵すものがあり，その両者ともに侵すものも含めて，一定の傾向がある．

　関節リウマチは四肢の末梢の関節炎を主体として左右対称であるが，血清反応陰性関節炎である乾癬性関節炎 psoriatic arthritis や反応性関節炎（ライター症候群 Reiter syndrome）では，四肢末梢の関節炎がみられるものの左右対称性に欠け，また手においては遠位指節関節を侵すことがあり，関節リウマチとは異なる所見となる．

　乾癬性関節炎と反応性関節炎の関節病変はそれ自体大きな相違がないが，後者では下

肢の関節を主に侵す点で異なっている．強直性脊椎炎 ankylosing spondylitis でも末梢関節を侵し，その所見は他の血清反応陰性関節炎に類似するが，頻度は低い．

それに対し，脊柱を主体とする関節炎の代表は強直性脊椎炎である．これは仙腸関節に始まり，腰椎から脊椎を連続性に上行する．関節リウマチの脊椎の異常は頭蓋底・頸椎移行部に多く，環軸椎亜脱臼としてみられるが，他の部位には少ない．

4　ターゲット・エリア・アプローチ

　関節の炎症による変化は一般に関節内全般に及ぶが，時に特定の部位に強い傾向があり，そのパターンが関節炎の鑑別診断に役立つ．そのアプローチは，Resnick により target area approach としてまとめられている[2]．コンパートメントとして分けて考えられる典型的な関節は手関節，股関節，膝関節などであり，それらは個々の関節の項で述べる．一般に，関節リウマチなど炎症性関節炎では関節のすべてのコンパートメントに及ぶのが典型的であり，また関節面の不適合と関連する変形性関節症 osteoarthritis, osteoarthrosis（OA）では関節内で不均等な異常を呈する．

Erosion / 侵食

　関節リウマチを含めた関節炎でみられる骨の吸収を erosion とよぶが，これをエロジョンとするか，侵食とするか，びらんとするか，好みが分かれるところである．もともと erosion とは粘膜面の欠損を表現した語である印象があり，どちらかといえば，"しんしょく"が好まれると思われる．侵食（しんしょく）にはさらに浸食や浸蝕も用いられる．このようにさんずいとにんべんのしんしょくがあり，それに旧字体の飠が加わると多様である．幸いにして今日の各学会の用語集では"びらん，侵蝕（食）"（整形外科学第 8 版 2016，リウマチ学会第 3 版 2004 年，医学放射線学会第 3 版 2002 年）とほぼ統一されている．本書では侵食で統一することにした．

2 四肢の滑膜関節の変化

関節疾患で滑膜関節にみられる変化は次のようなものである.

1 軟部組織腫脹

X線検査でみられる関節周囲の軟部組織の腫脹 soft tissue swelling は，滑膜の炎症性腫脹あるいは関節液貯留の所見である．それ自体は非特異的であるが，炎症の急性期で骨変化をきたす以前の早期の変化を捉えることができる．

1 関節周囲

最も高頻度の変化であり，関節リウマチ，変形性関節症で等しくみられる．関節リウマチは一般に左右対称すなわち紡錘状であり（図1），変形性関節症は関節面の不適合を反映して不対称である．

2 びまん性腫脹

関節滑膜のみならず腱鞘をも含めた炎症の結果であり，血清反応陰性関節炎（反応性関節炎，乾癬性関節炎）で典型的にみられるいわゆるソーセージ指 sausage digit がそれである（図2）．

3 結節状突出

関節周囲の結節状の (lumpy-bumpy) 腫脹を伴う関節疾患としては，痛風（図3），多中心性網状組織球症 multicentric reticulohistiocytosis あるいはアミロイドーシスなどのように異常物質の沈着を伴う病態にみられる．

2 骨の密度

骨の密度 (mineralization) の客観的評価は，単純X線撮影では困難である．それでも，関節周囲の血流増加による骨吸収の診断はできるが，それが全般性の骨粗鬆症となると困難となる．このような変化はそれ自体，非特異的であり，炎症の著しい関節炎で強く，通常の変形性関節症で比較的保たれる．ただし，中年男性に多く骨の密度が比較

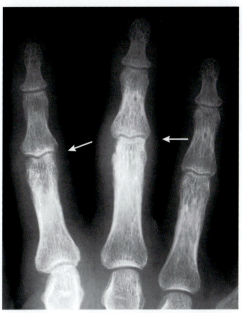

図1 関節周囲の軟部組織腫脹（64歳女性，関節リウマチ）
第2〜3指のPIPおよび第2指のDIP関節に紡錘状の腫脹を認める（→）．関節周囲の滑膜の炎症である．

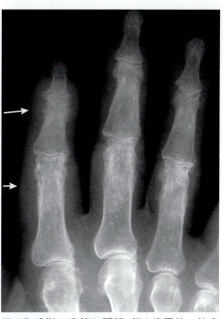

図2 手指の広範な腫脹（74歳男性，乾癬性関節炎）手指正面像
第2指に広範な軟部組織腫脹を認める（sausage digit）（→）．関節周囲のみならず腱鞘も含めた滑膜の広範な炎症である．

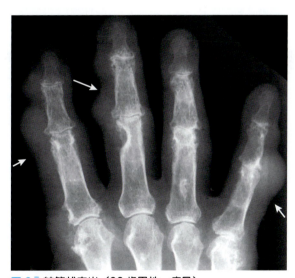

図3 結節状突出（80歳男性，痛風）
関節近傍に外方へ突出した軟部腫瘤を認める（lumpy-bumpy arthritis）（→）．結節自体には石灰化はみられないが，その密度はやや高い．骨侵食には overhanging margin を伴うものがある．

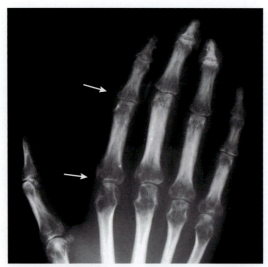

図4 関節周囲の骨吸収（47歳女性，神経損傷による麻痺後）手指正面像
関節周囲に著しい骨吸収を認める（→）．

的保たれる robust type の関節リウマチや，中年女性に多く骨粗鬆症を伴う炎症性変形性関節症のような例外が存在する．

手の骨密度は，中手骨の皮質の厚みで評価されるが，骨幹部が最も厚く，骨端付近で最も薄い．内外2層の皮質の厚みの合計が骨の径の1/2程度であるのが正常である．

1 正　常

関節炎としては血清反応陰性関節炎（乾癬性，反応性，強直性脊椎炎）で比較的骨の密度が保たれている．

2 関節周囲の骨吸収

関節周囲の骨吸収 juxtaarticular osteoporosis は炎症所見の強い関節炎の初期にみられるが，非特異的所見である（図4）．関節周囲は元来密度が低く，客観的に診断するのは困難である．慢性化するとびまん性になる．

3 びまん性骨吸収

びまん性骨吸収 diffuse osteoporosis は関節リウマチに特徴的であるが，他の原因による骨粗鬆症（外傷後の固定，閉経後のホルモンのアンバランスなど）に合併することがまれでなく，特異性は必ずしも高くない．炎症性関節炎も慢性化とともにびまん性になる．

3 関節裂隙の狭小化

1 狭小化の欠如

　一次的に関節軟骨には異常をきたさない骨壊死，そして滑膜骨軟骨腫症や色素性絨毛結節性滑膜炎のような滑膜の増殖性疾患や痛風などの沈着症では，関節裂隙が比較的保たれる．カルシウム・ハイドロキシアパタイト結晶沈着症（石灰化関節周囲炎）でも関節裂隙の狭小化をきたさない．末端肥大症では関節軟骨の厚みが増大するため関節裂隙がかえって開大することがある．

2 均一な狭小化

　炎症性変化の強い関節炎（変形性関節症以外の関節炎）では均一な狭小化が起こる（図5）．

3 不均一な狭小化

　変形性関節症あるいは炎症性変形性関節症に特徴的な所見である（図6）．

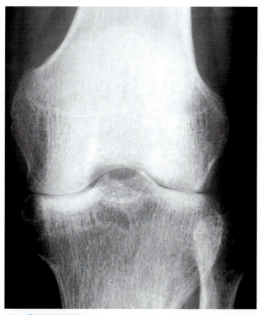

図5 ▶ 関節裂隙の均一な狭小化（58歳女性，関節リウマチ）
膝関節裂隙に均等な狭小化を認める．

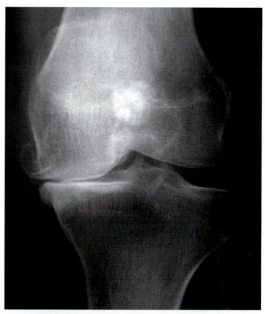

図6 ▶ 関節裂隙の不均一な狭小化（57歳女性，変形性関節症）
内側関節裂隙の狭小化と軟骨下の硬化を認める．大腿骨遠位部に重なる硬化像は遊離体である．

4 骨侵食（エロジォン）

　骨侵食 erosion は，骨皮質に接して存在する病変による骨吸収であり，炎症性関節炎においては炎症を起こした滑膜による骨表面の破壊の所見である．骨吸収には炎症の波及による血流増加が大きく関与している[3]．関節軟骨直下の骨が消失していく現象はその例と考えられる（図7）．それに対して，関節辺縁の関節軟骨に覆われないいわゆる"bare area"は，関節滑膜の炎症により骨の異常を早期に起こす部位である（図8）．ともに，関節リウマチのような炎症性関節炎で典型的にみられる．炎症性変形性関節症における軟骨下骨侵食 subarticular erosion（gull wing type）（図9）と乾癬性関節炎における bare area の骨侵食（mouse ear type）（図10）は鑑別に役立つともいわれるが[4]，例外も少なくない．病変の活動性に基づいて次のように2つに分類する．

1 活動期骨病変

　硬化縁や骨修復の所見のない活動性病変（aggressive erosion）の所見である．関節軟骨に覆われない関節辺縁のいわゆる bare area に始まり，骨皮質辺縁の不明瞭化が最も初期の所見である（図11）．さらに関節を構成する部分の著しい骨吸収により，アライメントの異常を引き起こす（mutilans type）（図12）．

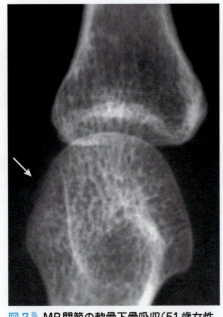

図7 MP関節の軟骨下骨吸収（51歳女性，関節リウマチ）手指正面像
中手骨軟骨下に骨吸収を認める（→）．

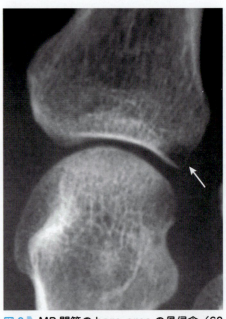

図8 MP関節の bare area の骨侵食（68歳男性，関節リウマチ）手指正面像
基節骨の近位関節面の直下に骨侵食がみられる（→）．

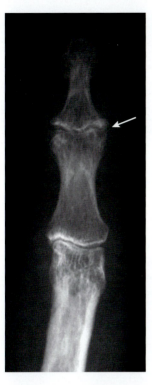

図9 gull wing erosion（56歳女性，炎症性変形性関節症）

DIP関節に軟骨下骨侵食を認める（→）．

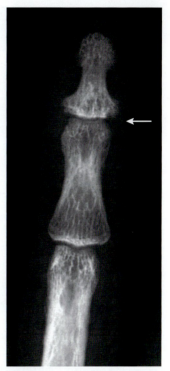

図10 mouse ear erosion（47歳男性，乾癬性関節炎）

示指DIPにmouse ear型の骨侵食を認める（→）．

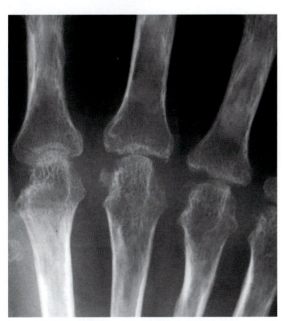

図11 活動期骨病変（47歳女性，関節リウマチ）手指正面像

骨硬化や骨膜反応のような増殖性変化はみられない．

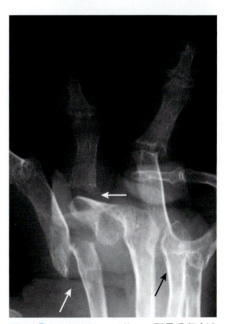

図12 arthritis mutilans型骨吸収（49歳女性，関節リウマチ）

示指，中指，環指のMP関節・PIP関節に著しい骨吸収がみられ，屈曲変形を生じている（→）．

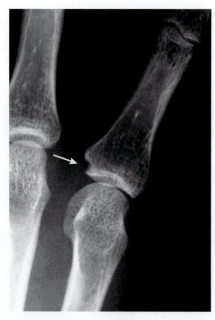

図13 非活動期病変 non-aggressive erosion
（23歳男性，外傷の検査時に偶然みられた Nørgaard's erosion）
第5MP関節の橈側に小さな硬化像を伴った骨侵食をみる（→）．

2 非活動期病変

　非活動期病変 non-aggressive erosion における硬化性の辺縁は骨修復の所見であり，炎症が静止・寛解期にあることを示唆する．いわゆる Nørgaard's erosion（指骨の角の囊胞状の非活動性の骨侵食）のように正常人にもみられ，病的意義の不明なものがある（図13）．なお，Nørgaard's erosion に関しては関節リウマチの初期所見であるとの異論もある[5]．

5 アライメント

　炎症性関節炎では，関節自体の破壊とともに関節周囲の腱・靱帯などの支持組織の異常により関節のアライメント alignment が変化する．これは，進行した関節リウマチなどで典型的にみられる（図14, 15）．このようなアライメントの異常は初期には不可逆的であるが，全身性エリテマトーデスのように初期の変化に限って可逆的なアライメントの異常のみを呈することがある．これらは炎症による二次的変化であるが，変形性関節症では関節面の不適合と強く関連し，病変の発症に関係するとともに，進行により高度になる．

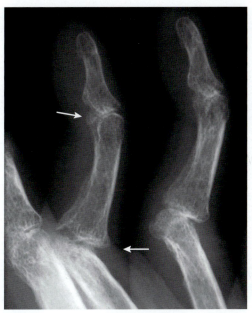

図14▶ swan neck 変形（64歳女性，関節リウマチ）
PIP 関節の過伸展と DIP 関節の屈曲が特徴的である（→）．

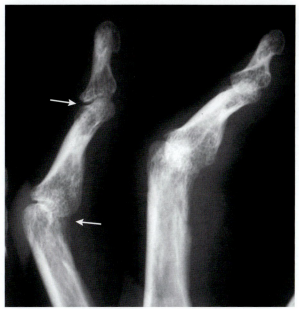

図15▶ boutonniere 変形（40歳女性，関節リウマチ）
PIP 関節の屈曲と DIP 関節の過伸展がみられる（→）．

6 骨の増殖性変化

1 骨膜炎

　骨膜炎 periostitis は非特異的現象であるが，炎症性関節炎では普通腱鞘滑膜の炎症が骨膜へ波及した所見である．関節リウマチにおいてはまれな現象とされており（図16），この所見は典型的には腱鞘滑膜炎から骨膜に炎症が波及しやすい血清反応陰性関節炎にみられる[2]（図17）．骨侵食に対する反応として，初めは毛羽だったような不整な骨膜反応が起こり，それはやがて器質化されてより線状の骨膜反応に置き換わっていく．典型的には，乾癬性関節炎などの血清反応陰性関節炎や若年性関節リウマチでみられる．これらはいずれも関節リウマチと異なり，炎症反応が広範で骨膜に容易に波及するためである．

2 関節強直

　炎症を伴う高度の骨破壊の結果として関節の骨性強直が起こる．その分布にも傾向があり，関節リウマチでは手根中央，橈骨手根関節で起こり，指節間関節では起こらないのに対し（図18），血清反応陰性関節炎では指節間関節でも起こる．また，炎症性変形

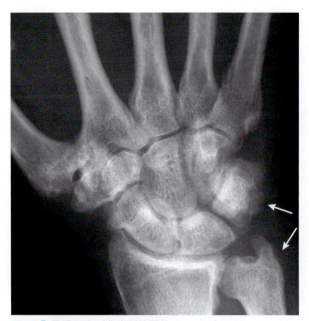

図16 ▶ 骨膜反応（非定型的関節リウマチ）
三角骨と豆状骨の尺側および尺骨遠位部に骨膜反応がみられる（→）.

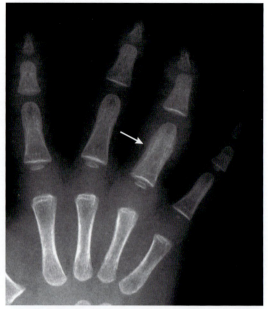

図17 ▶ 骨膜反応（10か月女児，小児関節リウマチ）
環指に全般的な軟部腫脹がみられ，基節骨に骨膜反応がみられる（→）.

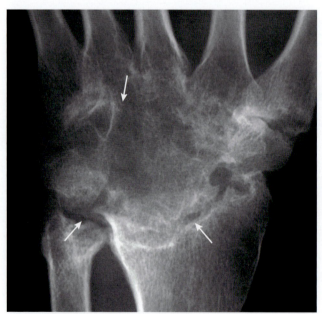

図18 ▶ 関節強直（25歳女性，関節リウマチ）手根中央，中手手根関節
各関節に強直がみられる（→）. 橈骨手根関節は狭小で不整である.

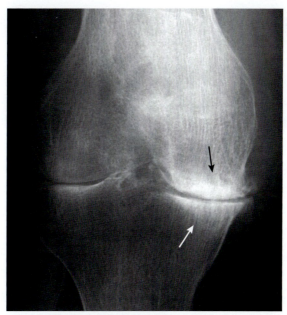

図19 ▶ 軟骨下硬化像（62歳男性，関節リウマチに続発した変形性関節症）
関節裂隙は全般的に狭小である．大腿骨・脛骨内側顆の関節面直下に硬化像をみる（→）．

性関節症でみられる関節強直は通常の変形性関節症との鑑別点となる．

3 overhanging margin

骨侵食病変を覆うように伸び出した骨化は，慢性に経過する骨侵食の所見であり，痛風結節による骨破壊の辺縁で典型的にみられる（図3）．

4 軟骨下骨形成

関節軟骨変性の結果起こる皮質下での骨修復の所見であり，変形性関節症および結晶性滑膜炎でみられる（図19）．炎症反応が強い時期には起こらないが，関節リウマチでも炎症の鎮静化と慢性化とともにみられることがある．

5 骨　棘

骨棘 osteophyte は関節の辺縁での軟骨過形成とその骨化の進行であり，変形性関節症で典型的にみられる．

7 関節周囲の囊胞形成

　関節周囲の囊胞形成 juxtaarticular cyst formation は，関節の炎症による内圧の上昇に対する減圧の結果であり，関節軟骨直下，骨外軟部組織ともに起こり得る．

　軟骨下囊胞形成 subchondral cyst formation（geode，骨小洞）は，炎症性関節炎にも変形性関節症にも起こる非特異的変化であり，時に非常に大きくなる[6]（図20）．このような囊胞は関節腔と交通することもしないこともある．交通のある場合滑膜組織の骨内への伸び出しと説明され，交通のない場合は外傷による関節軟骨直下の骨壊死に起因すると説明される．関節の異常所見がなくとも同様の変化を生じ，骨内ガングリオンとよばれる．組織学的にはいずれも類似する．

　関節周囲の軟部組織にも囊胞形成がみられる．どの関節でもみられるが，股，膝，肩関節など大きな関節での頻度が高い．また，関節腔と交通し大きくなる．膝の gastrocnemius-semimembranosus bursa の Baker 囊胞や肩の腱板疎部 rotator interval に伸び出した囊胞（いわゆる "rotator interval lesion"）などがある．Baker 囊胞（Baker cyst）では，軟部組織に破れ出し血栓性静脈炎類似の症状をきたすことがあり，関節リウマチで特に好発し，また概して大きい（図21）．

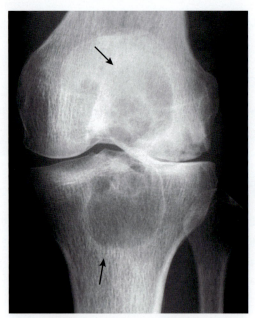

図20 囊胞形成（57歳女性，関節リウマチ）
大腿骨遠位部および脛骨近位部の関節直下に境界明瞭で硬化性辺縁をもつ大きな囊胞を認める（→）．

❷四肢の滑膜関節の変化

3 関節炎

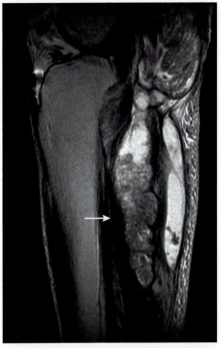

図21 下腿に進展した膝窩嚢胞（関節リウマチ）MRI T2強調矢状断像
膝窩から下腿内部に不整な増殖性変化を伴う嚢胞の進展をみる（→）．関節リウマチによる増殖性変化を伴う膝窩嚢胞の下腿筋間への進展である．

8 関節内・関節周囲石灰化

　関節内あるいは関節周囲の石灰沈着は，疼痛をきたし，関節炎症状を起こす．これは，結晶性滑膜炎 crystal-induced arthropathy として知られる．その一つは痛風であり，尿酸ナトリウムの関節内外への沈着による関節炎で，またピロリン酸カルシウム結晶沈着症 CPPD disease はその名の通り，ピロリン酸カルシウムの関節内，時に関節周囲への沈着による関節炎である．カルシウム・ハイドロキシアパタイトの結晶は電子顕微鏡レベルの大きさで，腱・関節包など関節周囲の軟部組織に沈着して関節炎症状をきたしカルシウム・ハイドロキシアパタイト（塩基性リン酸カルシウム）結晶沈着症とよばれるが，関節内沈着はまれである．石灰化関節周囲炎（腱炎，滑液包炎）などともよばれる．いずれも CPPD 結晶沈着症もカルシウム・ハイドロキシアパタイト結晶沈着症も頻度の高い病態である．

1 軟部組織腫瘤の石灰化

痛風結節 tophus では，尿酸ナトリウム結晶に二次的にカルシウムが沈着することにより石灰化としてみられる．尿酸ナトリウム自体もやや密度が高く，CTでも描出できる．

2 軟骨石灰化症

関節の硝子軟骨，線維軟骨の石灰化 chondrocalcinosis はピロリン酸カルシウムの沈着であり，ピロリン酸カルシウム結晶沈着症の所見である．

3 関節周囲の石灰化

腱や関節包に沈着するのはカルシウム・ハイドロキシアパタイト（塩基性リン酸カルシウム）であり，石灰沈着性腱炎の原因となる．強皮症や腎性骨ジストロフィで軟部組織に沈着するのもこれである．

9 腱靭帯付着部症

腱靭帯付着部症 enthesopathy は，腱，靭帯の骨への付着部（enthesis，エンセシス）の炎症であり，付着部炎 enthesitis ともよぶが，前者が一般的である．踵骨の足底腱膜やアキレス腱付着部の spur（enthesophyte）が最も代表的である（図22）．変形性関節症による密で境界明瞭な過形成から炎症性関節炎，特に血清反応陰性関節炎による骨侵食や境界不明瞭な骨化まで多様である[7]．

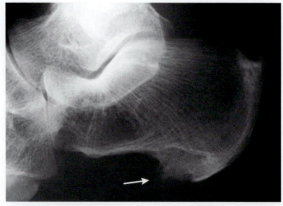

図22 ▶ 腱靭帯付着部症（44歳女性，関節リウマチ）
踵骨の足底腱膜付着部に骨増生と骨吸収の混在（→）を認める．

3 関節異常の分布

1 手および手関節

異常関節の分布は手・手関節においては重要な鑑別点となる.

1 手

中手指節 metacarpophalangeal (MP), 近位指節関節 proximal interphalangeal (PIP), 遠位指節関節 distal interphalangeal (DIP).

1 関節リウマチ

MP, PIP 主体で, DIP は保たれる. 両側性対称性. 滑膜組織に富む尺骨茎状突起に, 早期に高度な変化がみられる (図23).

2 血清反応陰性関節炎

どの関節にも及ぶ. 関節リウマチのような対称性は通常みられない.

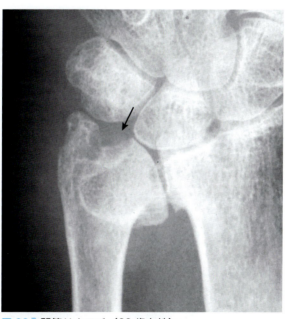

図23 関節リウマチ（60歳女性）
尺骨茎状突起に軟部腫脹と骨侵食を認める（→）. 三角骨側にも骨侵食を認める. 尺側手根伸筋腱鞘の炎症によるものであり, 関節リウマチでは比較的早期の変化である.

③ 変形性関節症

どの関節にも起こるが，分布は多様である．

④ 炎症性変形性関節症

PIP，DIP が主体となり，両側性であるが，対称性のことも非対称性のこともある．

⑤ SLE

MP を主体とし，両側性対称性．骨侵食など骨破壊の傾向は少ない．

⑥ 痛　風

どの関節にも起こるが，分布は多様．

⑦ ピロリン酸カルシウム結晶沈着症

MP 主体で両側性対称性．

2 手関節

遠位橈尺 distal radioulnar（DRU），橈骨手根 radiocarpal（RC），手根中央 midcarpal（MC），総手根中手 common carpometacarpal（CCM），第一手根中手 1st carpometacarpal（1CMC）．

① 関節リウマチ

全コンパートメントに及び，両側性対称性．

② 血清反応陰性関節炎

関節リウマチに類似するが，対称性の傾向は少ない．

③ 変形性関節症

1CMC および橈側の MC（scaphotrapezial）関節に好発．炎症性変形性関節症にも同様の傾向がある．

④ 強皮症

1CMC（図 24）．

⑤ ピロリン酸カルシウム結晶沈着症

RC．

2 肩関節

肩関節は滑膜関節だけではなく，関節周囲の関節被膜もかねた筋群である腱板をも含めた複合した関節群である．これらは，大きく肩甲上腕関節 glenohumeral joint，肩峰下腔 subacromial space，肩鎖関節 acromioclavicular joint の 3 つに分けられる．胸壁と肩甲骨の接続部も関節として機能するが，画像による評価は概して困難である．なお，肩の動きには鎖骨を含めた連結（胸鎖関節）も関連する．

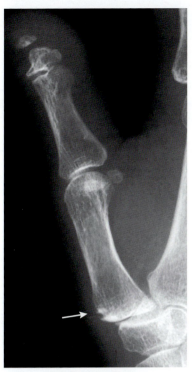

図24▶強皮症（74歳女性）
1CMC関節の骨侵食をみる（→）．指尖部にも帯状の骨吸収がみられる．

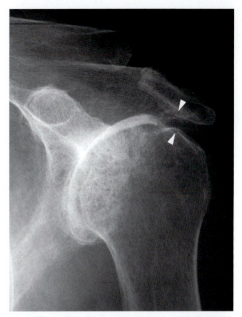

図25▶cuff tear arthropathy（65歳男性）
肩甲上腕関節・上腕骨頭と肩峰の間隙の狭小化がみられ（▶），上腕骨頭は大結節が萎縮し，球形にみえる．

1 三関節病変

　他の関節と同じく，関節リウマチなど炎症性関節炎では全般性の異常が起こり得る（図25）．

2 肩甲上腕関節

　これは荷重関節ではないため，一次的な変形性関節症を起こす部位ではないが，繰り返す外傷による関節軟骨の傷害の結果，変形性関節症を起こす．ピロリン酸カルシウム結晶沈着症のような結晶性滑膜炎やアルカプトン尿症では異物沈着により関節軟骨の変性，傷害により関節裂隙の狭小化が起こる．

3 肩峰下腔

　肩峰と上腕骨頭の間隙の幅は7 mmが正常下限と考えられており，腱板の異常に起因して狭小化が起こる．すなわち，腱板の断裂・変性，インピンジメント症候群がその原因である．

4 肩鎖関節

外傷にさらされやすく，肩鎖関節の開大，骨吸収が起こる．変形性関節症が最も頻度の高い異常である．

3 股関節

股関節の異常は，関節全体に均一に起こる異常か関節の一部に強く起こる異常かによって扱う疾患が異なる．

1 上外側転位

関節の荷重面に強く起こる不均一な関節の異常で，変形性関節症の所見である．大腿骨頭の外方転位により大腿骨の荷重部は内側に移行するため，内側の皮質の肥厚が起こる（butressing）．関節上面に強い軟骨下硬化，囊腫形成，臼蓋の骨棘もその所見である（図26）．骨棘は大腿骨頭内下方で著しい．

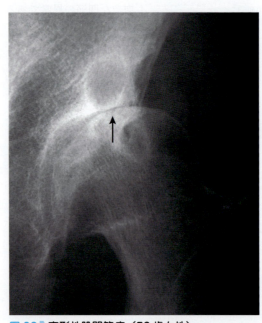

図26 ▶ 変形性股関節症（56歳女性）
臼蓋が軽度に低形成であり，上関節裂隙が狭小で，軟骨下に囊腫を認める（→）．

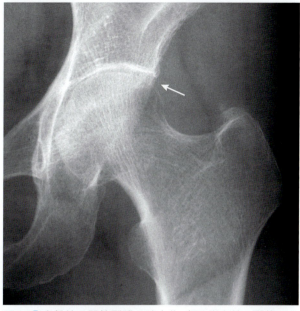

図27 全般性の関節裂隙の狭小化（55歳女性，関節リウマチ）
内側，上方ともに関節裂隙が狭小である（→）．進行すると臼蓋突出が起こる．

2 内側転位

変形性関節症でまれに起こる，不均一な関節の異常である．特に臼蓋の骨折後の変形性関節症でみられることがある．

3 軸方向への転位

均一な関節の狭小化であり，炎症性関節炎の所見である（図27）．この進行により臼蓋突出 protrusio acetabuli を引き起こす．

4 膝関節

膝関節は一つの腔であるが，大きく3つのコンパートメントに分けられる．すなわち，内側大腿脛骨関節 medial femorotibial compartment，外側大腿脛骨関節 lateral femorotibial compartment そして膝蓋大腿関節 patellofemoral compartment である．これら3つのコンパートメントを均一に侵す病態と個々のコンパートメントを特に侵す病態とで，ある程度鑑別診断が可能である．

1 3コンパートメント疾患

3つのコンパートメントすべてを侵す過程は，関節軟骨の均一な破壊・変性を意味し，関節リウマチや血清反応陰性関節炎のような炎症所見の著しい関節炎，化膿性関節炎や血友病性関節症でみられる．

2 1〜2コンパートメント疾患

変形性関節症とピロリン酸カルシウム結晶沈着症（図28）とが大きな原因である．前者では，関節面の不適合がみられ，およそ80%程度で内側大腿脛骨関節，残りが外側大腿脛骨関節の狭小化と骨棘形成，軟骨下硬化，軟骨下嚢腫としてみられる．膝蓋大腿関節にも同様の異常を伴っている．後者では，変形性関節症と同様に内側ないし外側大腿脛骨関節の異常をみるが，それ以上に膝蓋大腿関節に著しい関節裂隙の狭小化をみる場合は特徴的である．

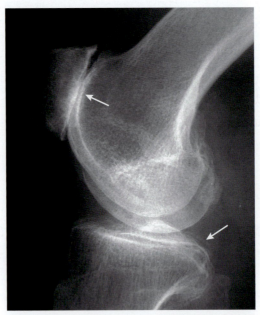

図28 ▶ ピロリン酸カルシウム結晶沈着症（89歳男性）
膝関節背側に半月板の石灰化がみられ，PF関節が著しく狭小である（→）．ピロリン酸カルシウム結晶沈着症に特有な所見である．

4 関節リウマチおよび血清反応陰性関節炎の滑膜関節の変化

今日，DMARD（disease-modifying antirheumatic drugs）の導入により関節炎の早期治療が始められ，予後の改善に寄与している．早期関節炎 early arthritis とは，1つ以上の関節の非外傷性腫脹およびC反応性タンパク CRP ないし赤血球沈降速度 ESR あるいは抗体検査（CRP ないし環状シトルリン化ペプチド CCP）の異常と定義されるが，このような段階での診断が求められている．この段階での関節炎は undifferentiated arthritis とよばれるべきものであるが，このうち 20〜60％は自然治癒，6〜55％は RA の診断基準にあてはまるとされている．その診断基準は以下の通りである．

① 1987 年 ACR（アメリカリウマチ学会）基準（以下 7 項目中 4 項目以上）

- ・朝のこわばり　　　1 時間以上
- ・腫脹関節　　　　　3 つ以上
- ・手・手関節腫脹
- ・対称性関節腫脹　　1 領域以上
- ・リウマトイド結節
- ・リウマチ因子
- ・X 線撮影での骨侵食

② 2010 年 ACR/EULAR（アメリカリウマチ学会，ヨーロッパリウマチ学会）（6 ポイント以上）[8]

- ・罹患関節数　　　　　　　0〜5
- ・RF/抗 CCP 価　　　　　　0〜3
- ・CRP and/or ESR 上昇　　0〜1
- ・症状の持続　　　　　　　0〜1

undifferentiated arthritis の早期診断には画像診断が有用であり，単純 X 線撮影で骨侵食が明らかになる前に超音波検査や MRI で関節炎の所見を明らかにしておくことは，DMARD の早期適用により予後の改善に寄与する結果となる．

関節リウマチと血清反応陰性関節炎は，炎症性関節炎として代表的なものであり，多くの点で共通点がある．ここでは，これらの炎症性関節炎の変化を四肢の滑膜関節を中心に述べる．脊椎の変化は次節に譲る．

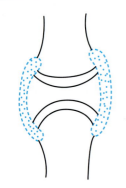 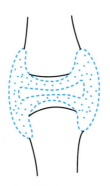 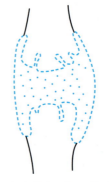 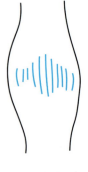

a. marginal erosion joint effusion　　b. joint space narrowing　　c. total destruction　　d. ankylosis

図 29 関節リウマチの関節変化（Resnick のテキストの概念を単純化）

1　共通する変化

　急性の滑膜炎に始まり，炎症性肉芽（パンヌス pannus）が周囲の骨・軟骨組織を破壊していく一連の過程であり，次のような変化がみられる（図 29）．
　①膜の炎症と関節液の増加により関節周囲の軟部組織腫脹と関節裂隙の増大がみられる（図 30）．
　②炎症による血流増加に伴って骨からカルシウムの脱出が起こり，骨の密度低下としてみられる．
　③パンヌスは，周囲の骨，軟骨を破壊する．関節辺縁の軟骨に覆われない部分（bare area）の破壊により辺縁の骨侵食 marginal erosion，関節軟骨の破壊により関節裂隙の狭小化，破壊がさらに進行して軟骨下骨を破壊すると骨侵食あるいは軟骨下囊胞の形成がみられる（図 31）．
　④関節包，靱帯の弛緩により，変形，脱臼，亜脱臼が出現する．
　⑤炎症と関節液の増加による関節内圧の増大に対する除圧の過程として，軟骨下囊胞や滑膜囊腫がみられる．

2　関節リウマチ

　関節リウマチの新たな臨床基準は前述のように ACR/EULAR のグループによって再定義された．X 線所見の位置づけが変わり，X 線所見における骨侵食は診断基準の主要項目ではなくなっている．その代わり慢性化した病変や診断されていない例，あるいは病歴の明らかでない例では，典型的画像所見が診断に大きな意義を有することになる．

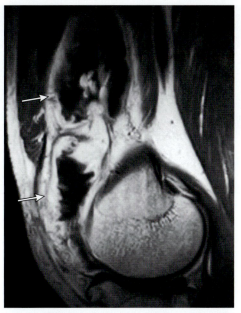

図30 ▶ 関節リウマチ（40歳男性）MRI造影 T1強調矢状断像
膝蓋上嚢の著しい滑膜増殖と関節液増加がみられる（→）．

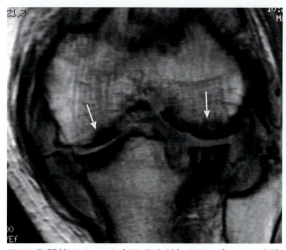

図31 ▶ 関節リウマチ（47歳女性）MRIプロトン密度強調冠状断像
関節裂隙の全般性の狭小化と軟骨下骨の硬化，脛骨辺縁の骨侵食を認める（→）．

　一般にX線所見は慢性滑膜炎の存在を証明する傍証ではあるが，これが定型像を呈すると診断はほぼ確定できるとしてよい．そのような画像所見には上記に加えて，次のようなものがある．
　①軟部組織腫脹は，関節周囲の紡錘状の腫脹である．
　②関節の異常の分布は，両側性対称性である．
　③骨膜反応など骨侵食に対する反応性変化をみない．
　④関節裂隙の狭小化は関節全体に均一に及ぶ．
　また随伴することのある非特異的所見としては次のようなものがある．
　①アライメントの異常：手指に boutonniere 変形や swan neck 変形など，特徴的な変形がみられる．
　②嚢胞形成：関節周囲の骨内や軟部組織にみられる．
　③関節強直：炎症の終末像である．
　④関節内遊離体：フィブリンからなる rice body（fibrin 体）が特徴的である（図32）．
　⑤骨密度低下は，初期には関節周囲に強く，やがてびまん性になる．
　非定型的所見として次のようなものがある．
　①骨膜反応：血清反応陰性関節炎の所見である．
　②関節軟骨下の硬化：炎症の鎮静化により出現するが，活動期にはみられない．

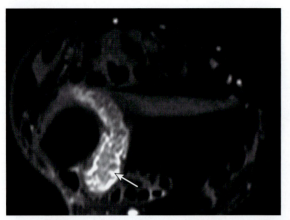

図32 関節リウマチ（48歳女性）脂肪抑制T2強調横断像

遠位橈尺関節に関節液がみられ，点状の低信号は関節内のfibrin体である（→）．

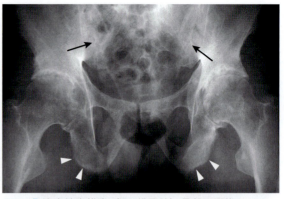

図33 強直性脊椎炎（50代男性）骨盤正面像

両側仙腸関節に強直が認められ（→），関節裂隙も上・内側とも狭小で，股関節炎の所見である．坐骨結節の不整（▶）は腱靱帯付着部症の所見である．

3 リウマチ因子陰性関節リウマチ

　リウマチ因子は，関節リウマチの診断に重要な因子ではあるが，診断基準にみられるように診断の必須条件ではない．血清反応陰性の関節リウマチは血清反応陽性の関節リウマチと相違があるとの議論があり，典型的な関節リウマチの所見とは若干の相違が指摘されている．血清反応陰性関節リウマチにおいては，骨硬化の出現，手根骨主体の病変carpal dominance，骨強直，骨膜反応の頻度が高いことが指摘されている[9]．

4 その他の関節炎（血清反応陰性関節炎）

1 強直性脊椎炎

　強直性脊椎炎ankylosing spondylitisでは，体幹部骨格の変化が著明であり，末梢関節の病変はきわめて軽度である．股関節（48%）（図33），肩関節（32%）を除くと，それより末梢の変化は比較的まれであり，しかも軽度である[10]．骨吸収，骨侵食の程度も軽度であり，軟骨下囊腫の形成傾向も少ない．亜脱臼をきたすことはまれで，その代わり関節強直をきたす傾向が強い．分布は左右対称である．腱靱帯付着部症もよくみられる所見である（図33）．

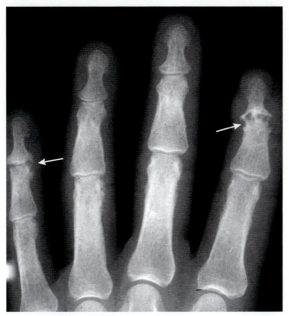

図34 ▶ 乾癬性関節炎（43歳男性）
手指の腫脹が全体に目立っており，第2，第5 DIP 関節の狭小化と骨侵食を認める（→）．

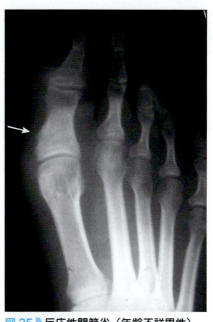

図35 ▶ 反応性関節炎（年齢不詳男性）
母趾に著しい軟部組織腫脹と基節骨の骨侵食と骨膜反応をみる（→）．

2 乾癬性関節炎

　皮膚の乾癬の患者の数％に起こるといわれている．時に関節炎が皮膚病変に先行する．関節リウマチのように末梢関節に好発するが，時に脊椎，仙腸関節も侵す．分布は両側性であるが非対称性である（図34）．関節の滑膜のみならず腱鞘の炎症も加わるため，手指の腫脹は sausage digit といわれるように全般性である．骨粗鬆症を起こす傾向は，関節リウマチに比べて少ない．腱鞘滑膜の炎症が骨に波及して骨膜反応を起こす傾向がある．

3 反応性関節炎

　反応性関節炎（Reiter 症候群）では，典型的には結膜炎，尿道炎，関節炎を3主徴とする（complete syndrome）．しかし，これら3徴を伴うものは1/3以下と少なく，1か月以上持続する末梢の関節炎と尿道炎ないし子宮頸部の炎症を伴うものをこれに含める（incomplete syndrome）．個々の関節変化は，関節強直の傾向が少ないことと骨粗鬆症の傾向がやや強いことを除くと，乾癬性関節炎と同じである．しかしそれよりも，関節炎が下肢に分布する傾向が強いことが大きな相違点である[11]（図35）．なお，AIDS において本症の発生頻度が高いとの報告がある．

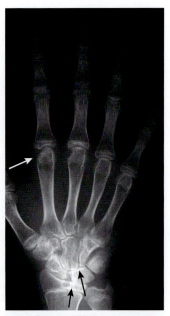

図36▶若年性関節リウマチ（11歳女児）
橈骨手根関節，手根中央関節やMP関節に強い関節軟骨の破壊があり（→），関節リウマチの分布に類似する．

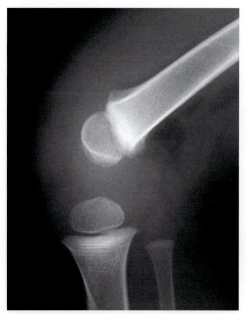

図37▶若年性関節リウマチ（1歳男児）
膝の著しい軟部腫脹，骨端の過成長がみられる．

4 若年性関節リウマチ

　若年性関節リウマチは，異なる臨床型の関節炎からなり，Still 病，若年発症成人型関節リウマチ，若年型強直性脊椎炎などを含む．Still 病以外は，成人に起こる関節炎の小児発症例といえるものである．

　Still 病には，①5歳以下に発症し，X線上関節変化を伴わない全身症状を主体とする古典的 Still 病，②全身症状の軽い多関節型，③時に全身症状を伴う単関節型あるいは少関節型の3つの型がある．多関節型の分布は関節リウマチに類似し（図36），単（少）関節型の分布は膝・足関節・肘・手関節に多い（図37）．一般に骨侵食，関節裂隙狭小化の傾向は少なく，骨膜反応を起こすことがある（前出）．骨の成熟は促進され，骨端の過成長をきたす．

　成人発症型 Still 病は，発熱，発疹，胸膜炎，心外膜炎，リンパ節腫脹，肝脾腫をもって起こり，多発関節異常を伴っている．発熱，発疹，関節炎の3徴は88％にみられる．手関節では，有頭骨周囲の関節が著しく狭小化することと橈骨手根関節が保たれていることが，関節リウマチとの鑑別点となる[12]（図38）．

❹関節リウマチおよび血清反応陰性関節炎の滑膜関節の変化

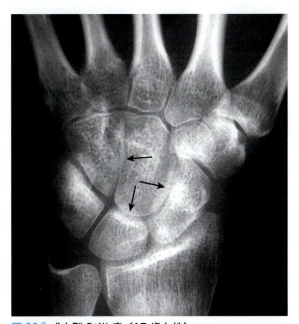

図38 ▶ 成人型Still病（17歳女性）
手根骨に全般性の骨吸収がみられ，関節裂隙が有頭骨周辺で狭小化している（→）．成人型Still病に特徴的な変化とされる．

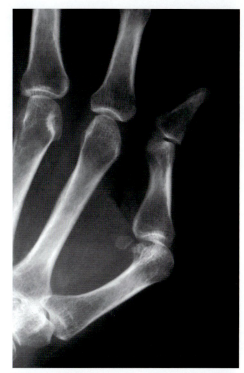

図39 ▶ 全身性エリテマトーデス（18歳女性）
母指MPで屈曲，IP関節で過伸展を認める．アライメントの異常はみられるが，骨侵食は明らかでない．

5 結合織病

1 全身性エリテマトーデス

　全身性エリテマトーデス systemic lupus erythematosus（SLE）は，最も頻度の高い膠原病であるが，関節痛はその90％に起こるといわれる．その多くは軽度の変化であり，X線上異常をきたすものの頻度は低い．好発部位は手，手関節，肩，股，膝などの関節であり，両側性，対称性に起こりやすい．軟部組織腫脹，関節周囲骨吸収のような変化は非特異的である．先端硬化症 acroosteosclerosis は，関節リウマチなどと並んで全身性エリテマトーデスにも多いとされるが，正常者にもみられる変化である．骨侵食のない変形だけからなる関節炎が特徴的であり，初期においてはその変形は可逆的である．関節裂隙も比較的保たれている（図39）．最も多くみられる変形は，指節間関節の swan neck 変形，MP関節の尺側転位，そして母指の指節間関節の過伸展と尺側転位である．骨壊死は全身性エリテマトーデスの6〜40％に起こると報告されているが，これはこの疾患の血管炎による場合に加えて，ステロイド治療の影響によるものと考えられ

263

ている．これには両側性対称性の発症が多く，大腿骨近位部，遠位部，距骨，上腕骨近位部に好発する．強皮症などと同様に，軟部組織の石灰化もみられる．

2 強皮症

　強皮症 scleroderma の関節症状は 50% 近くの患者に起こるとされているが，関節痛，関節腫脹，発赤をきたす本来の関節炎は 10% 程度といわれている．手指では，初期の軟部組織腫脹とともにやがて指尖部の萎縮が進行する．手指の先端骨融解症 acroosteolysis，および軟部組織の石灰化は特徴的である．関節変化は時に著しく，1CMC および DIP 関節に骨侵食をみることがあるが[13]，これが本症に特徴的であるかどうかには議論の余地がある．関節リウマチと同様に MP 関節や IP 関節の骨侵食を伴うとする報告もある．

3 皮膚筋炎および多発筋炎

　これらの関節の異常は軽度であり，筋肉の線維化と拘縮による屈曲変形が多い．軟部組織の石灰化は成人に比べて小児で強度である（図 40）．

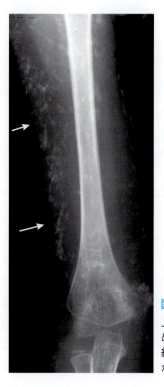

図 40 ▶ 皮膚筋炎（16 歳男性）
上腕の筋層に広範な石灰化を認める（→）．筋肉の著しい炎症の結果である．なお骨の成長の遅延がみられる．

264

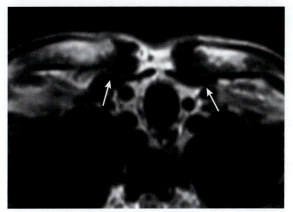

図41 再発性多発軟骨炎（65歳男性）MRI T1強調横断像

鎖骨内側に信号低下を認める（→）．軟骨病変を疑う所見である．

4 混合型膠原病

　強皮症，全身性エリテマトーデス，多発筋炎，関節リウマチの症状の混合と extractable nuclear antigen (ENA) のうちの ribonucleoprotein に対する抗体を有するものをいう．少なくとも強皮症の所見と全身性エリテマトーデスの所見がみられ，手では関節リウマチと異なり，DIP 関節にも骨侵食がみられる．

5 再発性多発軟骨炎

　再発性多発軟骨炎 relapsing polychondritis は場所を変えて繰り返す軟骨の炎症と，それに続く軟骨破壊をきたすまれな疾患（図41）で，耳介・鼻の軟骨の炎症とともに，関節リウマチ類似の関節炎を起こす．40代を頂点にあらゆる年齢でみられる．関節炎は比較的軽度であるが，気管軟骨の炎症と破壊の進行，および大動脈弁閉鎖不全が重篤な結果をもたらす．耳介や鼻軟骨も侵す．全身性エリテマトーデスなど結合織病と合併することがある．

5 **脊椎関節炎**

従来から知られている血清反応陰性脊椎関節炎 seronegative spondyloarthritis（強直性脊椎炎，乾癬性関節炎，反応性関節炎）と組織適合抗原の一つである HLA-B27 との関係はよく知られており，HLA-B27 陽性脊椎関節炎 HLA-B27 associated spondyloarthropathy といわれていた[14]．2009 年の ASAS（Assessment of SpondyloArthritis international Society）基準では関節炎を大きく脊椎関節炎と末梢関節炎としたが，長い経過で緩徐に進行する脊椎関節炎を軸性脊椎関節炎，乾癬性関節炎，腸疾患合併脊椎関節炎，反応性関節炎，ぶどう膜炎関連脊椎関節炎，若年性脊椎関節炎，分類不能脊椎関節炎などに分類している．本邦では SAPHO 症候群に伴う脊椎炎の頻度が高く，これについては第 7 章を参照されたい．

1 HLA-B27

組織適合抗原 histocompatibility antigen は，白血球がその検出に用いられるため，human leukocyte antigen（HLA）とよばれるが，臓器移植において重要な因子である．これは，第 6 染色体上の 4 つの位置にあり，A, B, C, D 各群それぞれ 18, 24, 5, 6 の合計 53 の抗原がある．HLA の頻度には人種差があり，B27 の頻度はコーカサス人種では 4〜8%，モンゴル人種では 2〜4%，黒人系では 2% あるいはそれ以下である．

HLA-B27 と強直性脊椎炎との関係は 1973 年に米英 2 つのグループにより独自に発表されて以来，他の関節炎との関連も次々に知られるようになった．HLA-B27 との関連は，強直性脊椎炎に加えて，乾癬性関節炎，反応性関節炎，腸疾患合併脊椎関節炎で知られている（HLA-B27 陽性脊椎関節炎）．このような関節炎では，脊椎の変化が著しく，末梢の関節変化の強い関節リウマチとは対照的である．

HLA-B27 の陽性率は，一般に仙腸関節炎や脊椎炎を伴う場合高率である．強直性脊椎炎では 100% 近く，反応性関節炎では 76〜96%，乾癬性関節炎では 55〜68% といわれる．

2 一般的特徴

滑膜関節の変化は末梢関節に主にみられ，関節リウマチとも共通する特徴である．炎症性肉芽による骨侵食，嚢胞形成は関節リウマチとも共通する特徴であるが，①炎症性の血流増加に起因する骨粗鬆症が軽度であること，②関節および関節包の骨化傾向が強く，関節強直を起こしやすいこと，③炎症に対する骨修復の結果である増殖性変化

(phytosis) が存在することは，関節リウマチとの相違点である．

軟骨性関節の変化は，脊椎，仙腸関節の骨侵食，骨硬化，関節強直としてみられる．脊椎の過形成および腱靱帯付着部症は，関節リウマチとの相違点である．

1 脊椎の過形成

靱帯骨棘 syndesmophyte は，炎症性変化の結果として，椎体の辺縁を次々に縦方向に伸びる線維輪の骨化である．骨棘 osteophyte が骨自体の損傷に対する反応性過形成であるのに対し，靱帯骨棘は椎体周辺の軟部組織の炎症の結果生じた骨化である．ただし，両者は非常に酷似した形をとることがある．靱帯骨棘は，marginal と non-marginal (parasyndesmophyte) の2つに分類できる．marginal type は，強直性脊椎炎にみられるように線維輪と椎体辺縁に限局するもの (図42)，non-marginal type は外方へ突出し椎体辺縁との連続性が十分でない乾癬性関節炎や反応性関節炎にみられる型 (図43) である[15]．鑑別を要する変化として，次のようなものがある．

1 骨　棘

前縦靱帯あるいは線維輪外層の線維の付着部の過形成で，変形性脊椎症の結果の過形成性変化である (図44)．

2 flowing anterior ossification

Resnick は，DISH (後述) における椎間板および前縦靱帯とその周辺の結合織の骨化

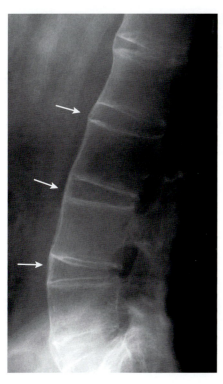

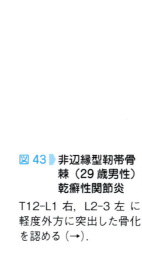

図42 ▶ 辺縁型靱帯骨棘（40歳男性）強直性脊椎炎
腰椎椎体前方に線状の流れるような骨化を認める (→)．椎間関節にも骨癒合を認める (→)．

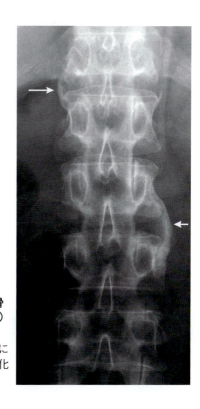

図43 ▶ 非辺縁型靱帯骨棘（29歳男性）乾癬性関節炎
T12-L1 右，L2-3 左に軽度外方に突出した骨化を認める (→)．

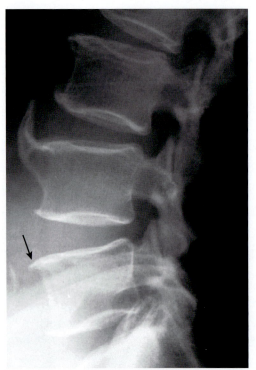

図44 骨棘（33歳男性）変形性脊椎症
第4，5腰椎椎体には大きなclaw spurがあり，また第3腰椎にはtraction spurがみられる（→）．

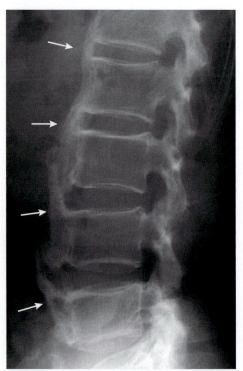

図45 びまん性特発性骨増殖症（70歳男性）
胸椎椎体前縁に流れるような連続した骨化を認める（→）．椎間板の高さは比較的保たれている．

をこうよんで骨棘と区別した[16]．椎体前縁の波打つような骨過形成であり，個々の変化は骨棘に類似するが，DISHにみられるように椎間板が比較的保たれ外方に突出していることが異なる（図45）．

2 腱靱帯付着部症

　腱靱帯付着部症については先に述べたが，これが著しいことが脊椎関節炎に共通する特徴である．腱靱帯付着部の骨侵食に始まり，その修復とともに不整な硬化が生じる（shiny corner）（図46）．強直性脊椎炎のmarginal syndesmophyteは，炎症が腱靱帯付着部に限局した結果である．脊椎関節炎では椎体辺縁の線維性結合部に硬化をみるが，MRIで炎症の慢性期の所見である脂肪沈着をみることがある（fatty shiny corner）（図47）．

3 強直性脊椎炎

　ASAS基準では，強直性脊椎炎を仙腸関節に明らかな所見のある強直性脊椎炎，MRI

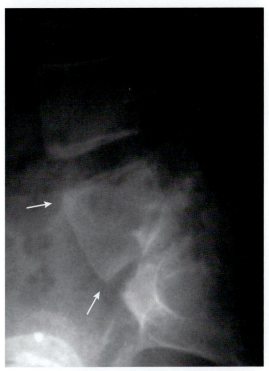

図46 反応性関節炎（20歳男性）腰椎側面像
下位腰椎椎体辺縁に squaring と硬化像（shiny corner）をみる（→）．

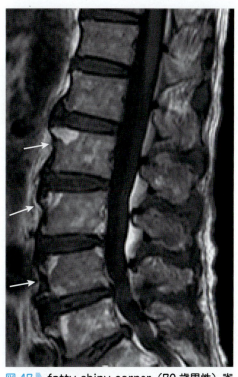

図47 fatty shiny corner（70歳男性）脊椎関節症疑い　MRI T2強調矢状断像
下位腰椎椎体辺縁に脂肪髄がみられる（→）．

のみで仙腸関節炎がみられる脊椎関節炎，画像所見の明らかでない脊椎関節炎に分類している．

　強直性脊椎炎の脊椎変化は，ほとんどの場合両側性の仙腸関節炎に始まり，腰椎から頸椎に向かって連続的に上行する（図48）．病変の程度により，このような上行性の進展はどの段階でも静止する[17]．靭帯骨棘は marginal type で，直線的で連続的である．強直性脊椎炎の病変の慣用的表現は多く，それには以下のようなものがある[18]（図49）．

1 squaring

　椎体の角が骨侵食により直角に近くなることをいう（図46）．腱靭帯付着部症による椎体の辺縁の骨侵食の結果である．

2 shiny corner

　腱靭帯付着部に相当する椎体辺縁の反応性硬化像（図46）．

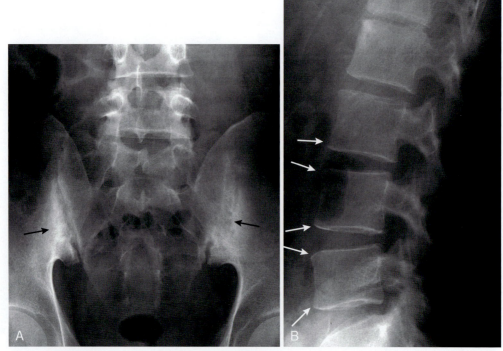

図48 ▶ 強直性脊椎炎における仙腸関節炎と椎体変化
A 両側仙腸関節に硬化と不整を認める（→）．変化はわずかに不対称である．
B 腰椎椎体の squaring を認める（→）．

3 Romanus lesion

椎体辺縁前方の破壊性変化．Romanus はこれを靭帯骨棘の初期像と考えたが，線維輪外層の血流に富む層の付着部の腱靭帯付着部症である[19]．

4 vertebral rim sign

椎体辺縁のカップ状の欠損．外傷性が疑われる．

5 Andersson lesion

広範な椎体辺縁全体あるいは椎体全体に及ぶ破壊性変化．Dihlmann は炎症性病変と外傷性病変の2つに分類したが，前者は初期にみられ，下部腰椎に好発，後者は晩期に起こり胸腰椎移行部に好発する偽関節による外傷性変化といわれる（図50）[20]．両者のX線像は類似する．脊椎の骨折を起こしやすい．

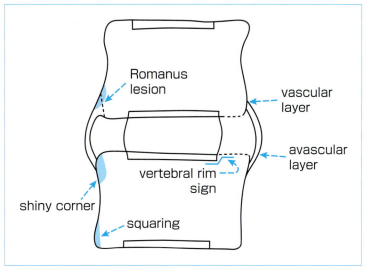

図49 ▶ 強直性脊椎炎の脊椎変化

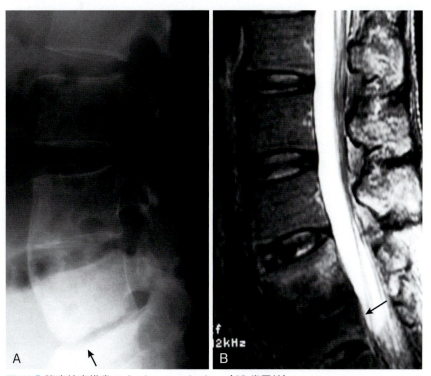

図50 ▶ 強直性脊椎炎のAndersson lesion（43歳男性）
A 腰椎側面像：腰椎は強直し，腰仙移行部に椎間板変性と硬化を認める（→）．B MRI T2強調矢状断像：L5-S1終板に低信号が目立つ（→）．偽関節による外傷性変化を疑う所見である．

4 乾癬性関節炎と反応性関節炎

　両者いずれでも仙腸関節炎は両側性であるが，非対称的のことが多い[21]．脊椎炎は強直性脊椎炎と異なり連続して上行する傾向はなく，離れたいくつかの分節をとびとびに侵す．靭帯骨棘は non-marginal type（parasyndesmophyte）で，非対称性かつ非連続的で大きい（図43）．

5 腸疾患合併脊椎関節炎

　炎症性腸炎において関節症状がみられることは多く，それは時に画像上の変化をも伴う．発生頻度は Crohn 病で 15〜22％，潰瘍性大腸炎で 10〜12％ とされている[22]．Crohn 病では脊椎より四肢末梢の関節に多いが，潰瘍性大腸炎では脊椎に多いとされる．脊椎変化は，特に HLA-B27 陽性例で高頻度になることが知られている．強直性脊椎炎と鑑別できない仙腸関節炎や脊椎炎が潰瘍性大腸炎，Crohn 病や Whipple 病で起こり（図51），HLA-B27 は 75％ 以上で陽性率である．反応性関節炎に類似の関節変化も，*Salmonella*, *Shigella*, *Yersinia* などの感染性腸炎に随伴することが知られている．時に関節症状が腸疾患に先行する．

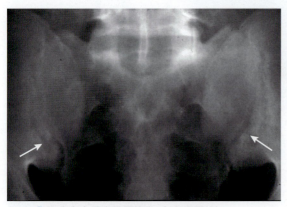

図51 腸疾患合併脊椎関節炎（45歳男性）
仙腸関節が両側性に硬化と不整を伴っている（→）．強直には至っていないが，仙腸関節炎の所見である．

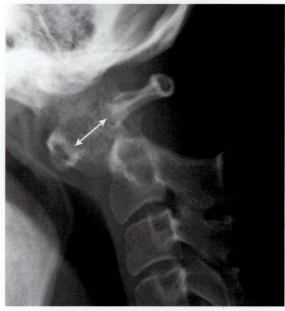

図52 関節リウマチにおける環軸椎亜脱臼（34歳女性）
atlas-dens interval が著しく開大している（↔）．

6 鑑別診断

1 関節リウマチ

　関節リウマチにおいては滑膜関節の変化が著しいが，それはある程度脊椎にもあてはまる．そのような変化は，特に後頭骨，環椎，軸椎に著しく，滑膜関節である椎間関節を侵して頸椎の病変を引き起こす．大きく3つの型があり，環軸椎亜脱臼（図52），垂直亜脱臼（cranial settling, vertical subluxation, pseudobasilar invasination）（図53），第3頸椎以下の椎間関節病変による亜脱臼（subaxial subluxation）（図54）を引き起こす[23)24)]．環軸椎亜脱臼の診断は，atlas-dens interval の測定による．頸椎側面像前屈位で3mmを超えると異常である．垂直亜脱臼は，頭蓋陥入症のように頭蓋骨の異常によるものではなく，後頭骨，環椎，軸椎の関節突起の骨侵食による歯突起の上方への転位であり，延髄の圧迫による重篤な合併症の可能性がある．Chamberlain line（硬口蓋後縁と大後頭孔後縁を結ぶ線）や McGregor line（硬口蓋後縁と後頭骨下縁を結ぶ線）が診断に用いられる．歯突起の先端がこれらの線より5mm以上上方にある場合は異常である．椎間関節の変化は下部頸椎でもみられる．しかし仙腸関節は滑膜関節であるにもかかわらず，この部の異常は比較的まれで程度も軽く，起こるとしても両側非対称性あるいは片側性である．

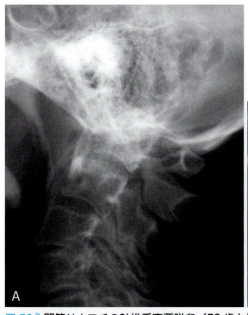
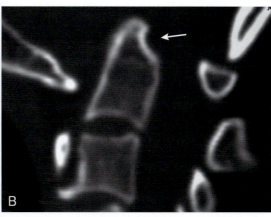

図53 関節リウマチの軸椎垂直亜脱臼（53歳女性）
A　頭蓋・頸椎移行部側面像：軸椎が大後頭孔のレベルまで挙上している．B　CT矢状断像再構成像：軸椎の椎体は大後頭孔のレベルにあり，歯突起は侵食されてはいるが，大後頭孔の上に存在する（→）．

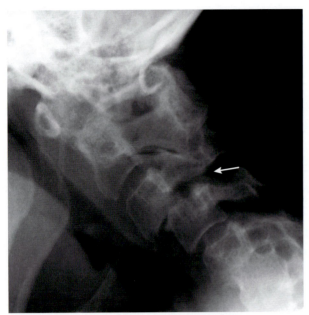

図54 関節リウマチの軸椎下亜脱臼（49歳女性）
C3-4レベルで椎間関節の侵食がみられ，C3が前方にすべっている（→）．

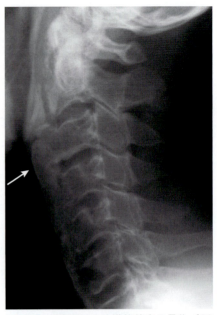

図55 DISHによる椎体前方の骨化（63歳男性）
頸椎椎体前方に連続する骨化を認める（→）．嚥下障害の原因になり得る．

2　びまん性特発性骨増殖症

　びまん性特発性骨増殖症 diffuse idiopathic skeletal hyperostosis（DISH）は ankylosing hyperostosis あるいは Forrestier 病などともよばれるが，前縦靱帯の骨化を主徴とする全身的骨化傾向を伴う病態である．HLA-B27 とは関連がないと考えられている．臨床症状に乏しく，中年以上に発症し，骨化は下位胸椎から上位腰椎，特に前方および右側方に著しい．DISH の診断基準は次の通りである．①4つ以上の連続したレベルの椎体前方の flowing ossification，②椎間腔 disc space が比較的保たれていること，③椎間関節の変化や仙腸関節炎のないこと．その骨化は Resnick が flowing anterior ossification とよんだように，椎体前縁および右縁（左は大動脈の拍動により軽度）の流れるような形態をとる（図55）[16]．頸椎では嚥下障害をきたすことがある．側面像で椎体と骨化の間に透亮像がみられ，椎体と分離してみえる場合，特徴的である．

　また，強直性脊椎骨増殖症の骨化傾向は全身に及んでいる．特に骨盤に目立ち，腱靱帯付着部 enthesis の骨化や大きな骨棘としてみられる．大きな骨棘は四肢末梢の関節にも認められる．後縦靱帯骨化症 ossification of posterior longitudinal ligament（OPLL）や黄色靱帯骨化症 ossification of ligamentum flavum（OLF）の合併頻度が高い．

3 硬化性腸骨炎

硬化性腸骨炎 osteitis condensans ilii は，分娩を経験した女性に多く，妊娠に伴う骨盤の変化と出産後まで持続する仙腸関節の不安定性に由来する外傷性変化と考えられている．恥骨結合にも同様の変化が起こる．仙腸関節の腸骨側の限局した硬化像と関節裂隙が正常に保たれていることが特徴である．変化は仙腸関節の両側に起こり得るが，軟骨の厚い仙骨側に変化をみることはまれである．

4 化膿性関節炎と結核性関節炎

単関節炎の原因のうちまず否定しなければならないのが感染症である．関節裂隙の開大，骨侵食などの変化は，他の関節炎の急性期の像と類似するため，診断には関節穿刺が必要である（第6章）．診断には化膿性菌感染とともに結核も念頭におく必要があり，特に大きな膿瘍を伴う場合は結核を疑う必要がある．片側性仙腸関節炎の原因の一つである．

5 変形性関節症

変形性関節症でも脊椎の不安定症を伴う場合，椎間板と椎体の接合部に著しい変化をみる．また，外傷，下肢切断，人工関節の合併症などによる下肢の荷重のアンバランスで片側性変形性仙腸関節炎を起こすことがある．仙腸関節の変形性関節症では硬化性変化としてみられ，転移性腫瘍と間違われることがある（図56）．

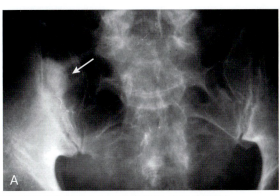 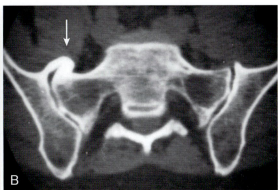

図56 ▶ 仙腸関節の変形性関節症（60代男性）
A　仙腸関節正面像：関節腔は保たれているが，右仙腸関節の頭側に硬化像をみる（→）．B　CT：右仙腸関節の骨棘が明らかである（→）．

6 変形性関節症

　加齢や使いすぎによる関節の"変性"は，最も頻度の高い骨・関節疾患である．変形性関節症に相当する英語の表記には osteoarthritis, osteoarthrosis, degenerative arthritis, degenerative joint disorder など多くがあるが，この病態の捉え方とも関連して多様である．いくぶんの炎症性変化を伴うが，それをどの程度重視するかは立場により異なる．一般的には本症は"炎症性関節炎"には含まれないが，画像上みられる滑膜の炎症性変化の程度は多様である．

　原因不明の一次性変形性関節症と，外傷，発育異常，感染症あるいは代謝性疾患などに続発する二次性変形性関節症とがあるが，純粋な一次性変形性関節症の頻度はあまり高くはないと考えられている．大部分の関節炎は最終的には二次性変形性関節症に終わる．

　その頻度は加齢によって著しく増加し，また組織所見も加齢変化と同様である．加齢変化自体は元来症状に乏しいが，実際には時に著しい症状をもつ点で単なる加齢変化とは臨床的に異なる．単に加齢あるいは使いすぎのみに付随する現象ではなく，遺伝的・環境的因子も含めて数多くの因子が関与していることが推定されており，解決されなければならない数多くの問題が依然として残存している．

1 変形性関節症の所見

1 骨　棘

　骨棘 osteophyte は変形性関節症に特異的な骨の増殖性変化であり，関節辺縁あるいは関節内で比較的ストレスの少ない部分にみられ，荷重関節では荷重に対して直交する方向に伸びていく．辺縁型にみるように可動域は減少させるかもしれないが，安定性を高める．関節直下の骨髄に機械的ストレスによる血流増加を起こし，それに接する関節軟骨の増殖をきたし，それが骨化を誘発した結果とも説明されている．その点で enthesophyte に分類できる脊椎の骨棘とは異なる．この型には次のようなものがある．

1 辺縁型骨棘 marginal osteophyte

　骨棘のうちで最も代表的であり，関節軟骨の辺縁で骨膜あるいは滑膜に接した部位に伸び出した関節軟骨の過剰な増殖と骨化である（図57）．関節裂隙が比較的保たれている部位に発生し，初期には他の所見を伴わないことが多い．

2 中心型骨棘 central osteophyte

　不整になった関節表面に残存する関節軟骨が過形成を起こし，さらに骨化した結果である．膝関節で典型的にみられ，関節内遊離体や軟骨石灰化症との鑑別が問題とな

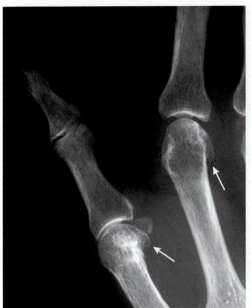

図57 ▶ 辺縁型骨棘（67歳女性）
第1，第2中手骨の辺縁に骨棘の突出をみる（→）．

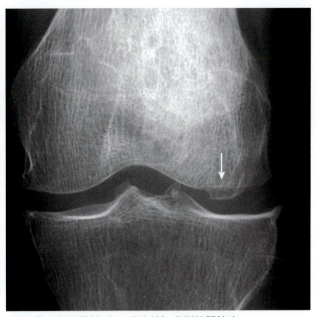

図58 ▶ 中心型骨棘（71歳女性）変形性関節症
脛骨外側顆の関節軟骨下に関節腔内に向かって突出した骨化をみる（→）．
（藤本　肇編：新骨軟部画像診断の勘ドコロ．p137，メジカルビュー，2015より転載）

る[25]．膝以外の関節では比較的まれである．関節造影や MRI では関節軟骨内の骨化として，骨と連続してみえる（図58）．

③ 骨膜型骨棘 periosteal osteophyte, synovial osteophyte

骨膜や滑膜への炎症性変化の結果の骨化である．代表的には大腿骨の buttressing（支え）にみられる大腿骨頸部内側皮質の肥厚である（図59）．

④ 関節包型骨棘 capsular osteophyte

関節包あるいは関節靱帯の付着部より外方へ突出するようにみられ，seagull type の指節間関節の変形が代表的である（図60）．

2 関節軟骨の菲薄化

関節軟骨変性の結果，菲薄化ないし部分欠損が生じることも変形性関節症の特徴の一つである．特にストレスにさらされやすい部位に好発し，下肢では荷重部位に起こりやすい．関節軟骨の変性は，線維性成分の断裂や線維間基質の変性によって脆弱化し，亀裂が入り粗造化 fibrillation することに始まる．それに続いて関節軟骨に欠損を生じ，欠損部直下の骨髄に軟骨化生を惹起する（象牙化 eburnation）．このような関節直下の軟骨化生の結果，骨化・石灰化あるいはムチン変性をきたす．一方露出した骨は肥厚，硬化し，表面は線維組織に覆われる（図61）．関節裂隙の狭小化，関節面の不整，関節軟骨下の骨髄の硬化などはこのような変化の結果である．

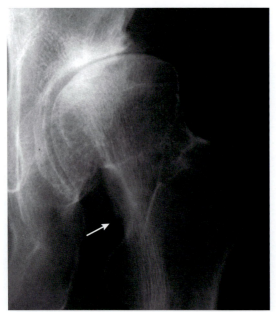

図59 ▶ 骨膜型骨棘（50歳女性）変形性関節症
臼蓋形成不全と上関節裂隙の狭小化と硬化があり、大腿骨頸部内側皮質の肥厚（buttressing）を伴っている（→）．

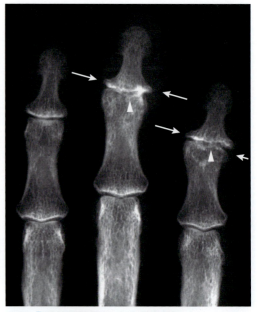

図60 ▶ 関節包型骨棘（60代女性）
DIP関節の関節腔が狭小で軟骨下骨侵食をみる（▶）．関節被膜付着部に向かって骨棘が伸びている（→）．

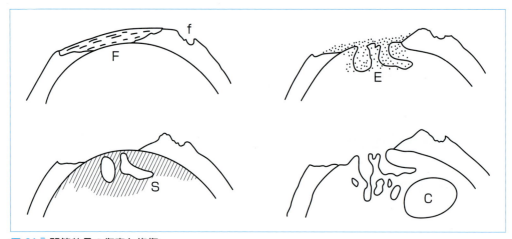

図61 ▶ 関節軟骨の傷害と修復
F：fibrocartilage, f：fibrillation, E：eburnation, S：sclerosis, C：cyst formation（Dihlmann：Joints and vertebral connections より改変）．

3 骨壊死

　変形性関節症でも，関節軟骨直下の機械的ストレスの結果骨壊死が起こる．骨壊死を伴う変形性関節症と二次的変形性関節症を生じた骨壊死症との鑑別が問題となるが，①関節裂隙の狭小化が著しいこと，②関節の両側に異常がみられること，の2点が骨壊死

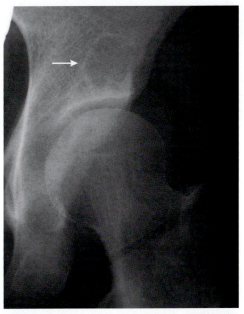

図62 ▶ Eggers cyst（26歳女性）股関節正面像

臼蓋の外側の軟骨下に硬化性辺縁をもつ囊腫性変化をみる（→）．関節裂隙は保たれているようにみえる．
（藤本 肇編：新骨軟部画像診断の勘ドコロ．p139，メジカルビュー，2015より転載）

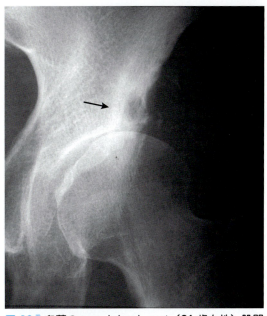

図63 ▶ 臼蓋の paralabral cyst（61歳女性）股関節正面像

臼蓋がいくぶん低形成で，上関節裂隙が狭小である．臼蓋外側から軟骨下に侵食像を認める（→）．臼蓋外側には骨化がみられる．
（藤本 肇編：新骨軟部画像診断の勘ドコロ．p139，メジカルビュー，2015より転載）

症との鑑別点となる．骨壊死でも二次性変形性関節症が進行してしまった場合では鑑別は困難なことがある．

4 囊胞形成

　囊胞形成 cyst formation（"geode"，骨小洞）の "cyst" は X線所見による表現であり，必ずしも液性成分を含む囊胞ではない．わずかな血流を伴う疎な線維組織を含む腔であり，時に粘液を含むのが普通である．これは他の炎症性関節疾患でもみられる非特異的変化であり，変形性関節症に特有のものではない．その発生機序には，関節表面の破壊に続発する滑液浸潤によるとする説と，関節軟骨直下の外傷性骨壊死によるとする説の2つがある．関節裂隙との交通があれば前者を，なければ後者を支持する所見ではあるが，両者ともに存在し得る．変形性関節症の進行とは必ずしも並行するわけではなく，関節面の再構築による囊胞の縮小や，内部の石灰化もみられる．股関節では時に他の変形性関節症の所見が現れる前にみえることがある（Eggers cyst，図62）．関節液増加による関節内圧上昇に対する除圧効果としても機能しており，関節リウマチなどの炎症性関節炎で時に大きなものがみられる．関節に接して骨外にできる病変と時に鑑別が必要となる（paralabral cyst，図63）．

骨内ガングリオンは，嚢胞形成との鑑別が問題となるが，関節裂隙が正常に保たれており，他に破壊性変化がなく，強いストレスにはさらされない部位に発生する場合が典型的である．小さな手根骨にも好発する．組織所見は，嚢胞形成と類似する．

2 合併症

1 関節内遊離体

関節内遊離体 intraarticular loose bodies の原因には次の3つがある．①外傷性：transchondral fracture，②変性性：関節軟骨表面の崩壊，あるいは骨棘の剥離，③滑膜の軟骨化生 metaplasia（synovial chondromatosis）．④ fibrin 体（rice body）：滑膜片などを核に fibrin が沈着したもので，関節リウマチや結核性関節炎でみられる．変形性関節症における遊離体の原因は，関節軟骨の変性による剥離と骨棘の関節内での骨折である．このような破片は，やがて縮小し消失する．しかし，これが時に核となって関節内で成長し，また滑膜に付着して血流を受け増大していく（図64）．滑膜内に埋まり，局在性の炎症反応を起こすことがある．層状の骨化は，関節内で骨化した遊離体に特徴的である．関節内に遊離しているかどうかは，透視下で木の葉が舞うようなあるいは跳ねるような動きをすることで診断のできることがある．骨化していない軟骨成分のみの遊離体の場合，関節造影ないしは MRI が診断に必要である．

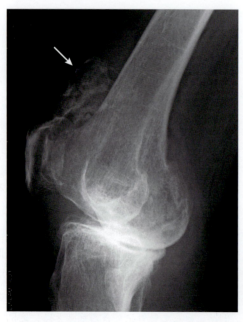

図64 ▶ 膝蓋上嚢の遊離体の多発（82歳男性）変形性関節症
膝蓋上嚢に骨化が多発している（→）．変形性関節症による遊離骨化の形成であり，一次性滑膜骨軟骨腫症とは異なる．

2 アライメントの異常

　変形性関節症は，関節面の不適合と大きく関連し，関節部位での不均等な異常が特徴的である．そのような局在性傷害が進行すると，関節のアライメントの異常 malalignment あるいは亜脱臼を増強させることになる．このような関節の局在性傷害とアライメントの異常が悪循環となって，変形性関節症を進行させていく．

3 関節強直

　関節炎の最終的変化として，関節の骨性あるいは線維性強直が起こるが，一般に，変形性関節症では癒合をきたすことはまれである．そのような関節強直を生じた場合には，炎症性変形性関節症など炎症症状の強い関節炎の可能性を考えなければならない．

3 特殊型

1 全身性骨関節症

　全身性骨関節症 generalized osteoarthritis は手の指節関節に好発して Heberden 結節（骨棘による DIP 関節腫大）が多発し，膝・椎間関節をも含む多くの関節を侵す広範な変形性関節症であり，中年女性に多い．個々の関節の変化は通常の変形性関節症と同じである．

2 炎症性変形性関節症

　炎症性変形性関節症 erosive (inflammatory) osteoarthritis においては単に骨侵食を伴う変形性関節症を erosive osteoarthritis とよぶ場合と，炎症のため骨癒合に終わる変形性関節症のみをこうよぶ場合と2つある．一般的には炎症性変化の強い変形性関節症の亜型であり，inflammatory osteoarthritis ともよばれる．中年女性の指節間関節に好発し，典型的には最終的に骨強直に至る（**図 65**）．骨侵食は関節中央から始まることが特徴的である（subchondral erosion）．まれには膝・股関節や椎間関節にもみられる．また，炎症性変化のため，関節周囲の骨粗鬆症を合併しやすい．関節リウマチとの関連が報告されているが，画像所見自体は異なる．

3 急速破壊性股関節症

　急速破壊性股関節症 rapidly destructive coxarthrosis は急速に破壊性変化の進行する変形性股関節症の亜型であり，骨棘などの増殖性変化がきわめて軽度にとどまり，大腿

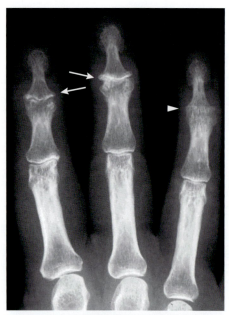

図65 炎症性変形性関節症（53歳女性）
第2，3 DIP関節の軟骨下骨侵食（→）と第4 DIP関節の骨性癒合を認める（▶）．

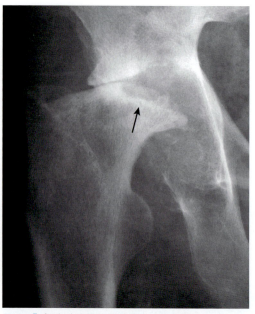

図66 急速破壊性股関節症（77歳男性）
大腿骨頭上部の著しい骨吸収と関節裂隙の狭小化をみる（→）．

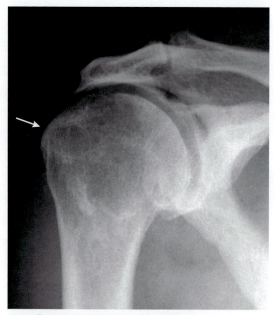

図67 腱板断裂性関節症（75歳男性）
肩甲上腕関節と肩峰・上腕骨頭間隙の狭小化があり，大結節は腱板の張力の喪失により萎縮し，球形化している（→）．

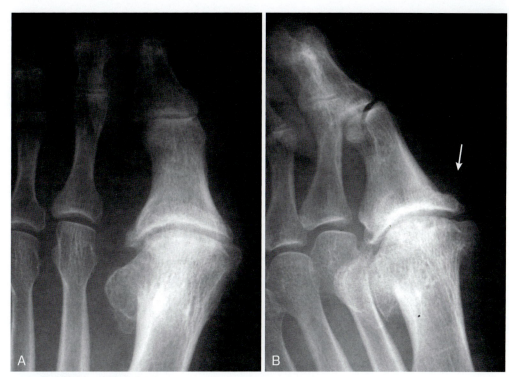

図68 強剛母趾（56歳女性）
A　母趾正面像　B　母趾斜位像
第1 MTP関節の狭小化と硬化があり，大きな骨棘（→）が母趾の背屈を妨げている．
（藤本　肇編：新骨軟部画像診断の勘ドコロ．p142，メジカルビュー，2015より転載）

骨頭上外側の荷重部分を中心とした著しい骨吸収をみる（図66）．中年以上の女性に多く，通常の変形性関節症と異ならないが，急速な骨破壊から神経障害性関節症などとの鑑別が問題となる[26]．また，ピロリン酸カルシウム結晶沈着症でも同様の変化をきたすことがある．

4　腱板断裂性関節症

腱板の広範な断裂に伴う腱板断裂性関節症 cuff tear arthropathy には特徴がある．棘上筋，棘下筋のような上方の腱板に大きな欠損が生じると，三角筋の張力により上腕骨頭は上方に転位し，大結節は筋肉の張力がないため萎縮して上腕骨頭は球形になり，肩峰と上腕骨頭が直接接して関節を形成するようになる（図67）．

5　強剛母趾

強剛母趾 hallux rigidus は疼痛と可動域制限に特徴づけられる母趾の病変で，外反母趾に次いで多い．10代〜60歳ころと発症年齢には幅があり，女性に多い．関節裂隙の狭小化が著しく，特に背側に大きな骨棘をみる（図68）．

4 変形性脊椎症

　脊椎の変性性疾患は頻度が高く，椎体の骨棘形成に注目すると spondylosis deformans，椎間板の変化に注目すると intervertebral osteochondrosis という名前がつけられる．また椎間関節 facet joint（zygapophyseal joint）の変化は，他の滑膜関節と同じ名前 osteoarthritis（spondylarthritis）でよばれる[27]．

　椎体の変化の主体は，過形成性変化である骨棘である．MacNab はこれを traction spur と claw spur とに分類した（図69）[28]．traction spur は水平方向の骨の突出であり，椎体辺縁より 2 mm あるいはそれ以上離れた部位にみられ，椎体の前後方向への不安定性による椎間板末梢の線維付着部での骨過形成と考えられた（図44）．claw spur は爪のように伸びた縦方向の骨過形成である．しかし，両者は独立した変化というよりも，同一の変化の異なる時期と考えたほうが妥当かもしれない．

　椎間板も変性により高さを減じ，前後左右に突出することに加えて，これに接する軟骨性終板から椎体自体に変化が及んでいく．その最も著しいものは椎体内に著しい硬化像を生じたりする（discovertebral trauma, discogenic sclerosis）が（図70），まれに感染症に類似した破壊性変化を伴ったりする（図71）[29]．

　椎間関節にも変性が起こるが（spondyloarthritis）（図72），概して椎間板の変性に続いて起こることが多いとされる．

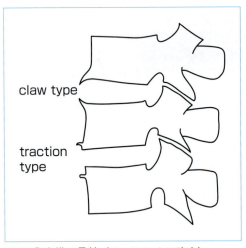

図69 ▶ 脊椎の骨棘（MacNab より改変）

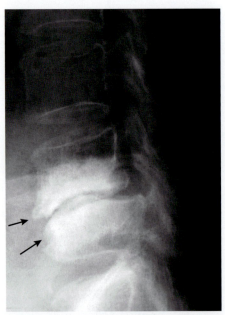

図70 ▶ diskovertebral trauma（diskogenic sclerosis）（70歳女性）
第4～5椎間板の狭小化とそれに接した椎体の硬化像を認める（→）．また，軽度の前方すべりを随伴している．

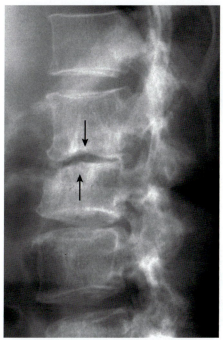

図71 discovertebral trauma（66歳男性）
硬化性変化を伴わない椎体終板の破壊性変化．
終板の骨吸収と硬化を伴っている（→）．

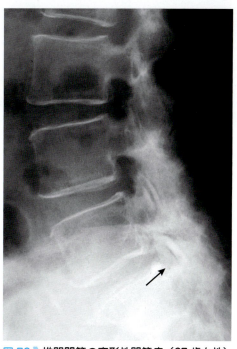

図72 椎間関節の変形性関節症（67歳女性）
L4-5, L5-S1 椎間関節に硬化を認める（→）．

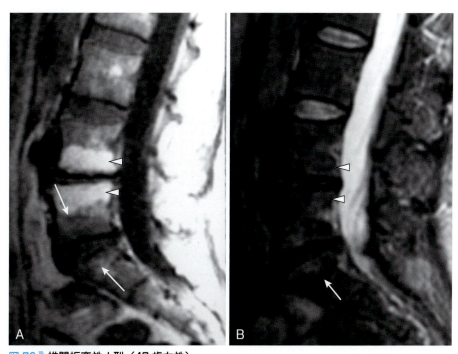

図73 椎間板変性 I 型（47歳女性）
A　T1強調矢状断像　B　T2強調矢状断像
L4-5 椎間板に接する脊椎終板に脂肪の信号（Modic II型，►），L5-S1 椎間板に接する終板に液体の信号（Modic I型）を認める（→）．

MRI 上では，硬化像以外にも椎間板の変性疾患による椎体の骨髄の異常が起こることが知られている．Modic らは，終板の破断・変性と血管の入り込んだ線維性組織がT1 強調像で低信号かつ T2 強調像で高信号（I 型）を示すが，骨髄が脂肪に置換されると T1 強調像で高信号かつ T2 強調像で中程度ないしやや高信号（II 型）になると報告している[30]（**図73**）．I 型は II 型に移行するといわれる．また，T1 強調像，T2 強調像ともに低信号になる場合，X 線検査でみられる硬化像に一致しており，これを III 型とする．

　椎間関節の変化は，他の滑膜関節に類似し，関節裂隙の狭小化，骨棘，軟骨下嚢胞などがみられる．滑膜嚢胞を随伴し，これが椎間孔へ突出して神経根症の原因となることがある．

7 その他の関節炎

1 結晶性滑膜炎

結晶性滑膜炎は，関節内あるいは関節周囲への結晶の沈着による滑膜炎の総称である．結晶沈着と炎症の2つの所見がみられ[31]，単関節ないし少関節疾患に分類される．

1 痛 風

痛風は，著しい痛みの発作を伴う尿酸ナトリウム沈着による結晶滑膜炎として知られている．高尿酸血症が容易に診断される今日，X線所見は診断においては副次的意味しかもたない．足に多いが，足関節，膝，手，肘などにも好発し，多発傾向はあるが不対称である．骨の密度は保たれており，関節裂隙も保たれる（図74）．硬化縁を伴った骨侵食が特徴的であり，時にその辺縁に overhanging edge がみられる（前出）．尿酸ナトリウム結晶からなる痛風結節 tophus は，それ自体やや密度が高いが（図75），最近の複合エネルギーの CT で証明できる．また二次的に石灰化を伴うこともまれではない．肘頭滑液包炎の随伴はよく知られており，特に両側性の場合にはそれだけで痛風を疑う必要がある（図75）．

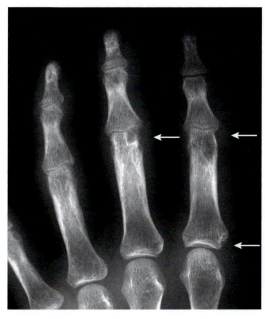

図74 痛風（80歳男性）手指正面像
示指，環指に軟部腫瘤を認める（→）．示指基節骨・中節骨，中指基節骨橈側に骨透亮像を認める（→）．痛風結節の所見である．

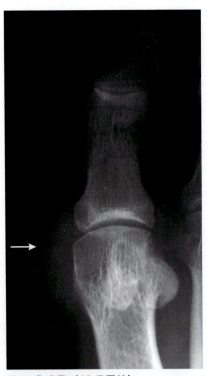

図75 痛風（48歳男性）
母趾MTP関節内側に軟部腫瘤を認める（→）．やや濃度が高く，痛風結節の所見である．

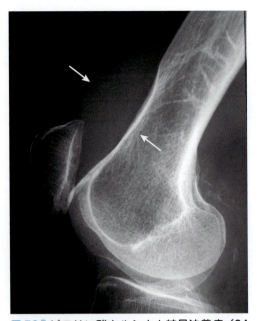

図76 ピロリン酸カルシウム結晶沈着症（64歳女性）
大腿骨遠位部の関節軟骨に石灰化を認める（→）．膝蓋大腿関節に軟部腫脹があり（→），大腿骨には骨侵食がみられる．

2 ピロリン酸カルシウム結晶沈着症

　ピロリン酸カルシウム結晶沈着症 CPPD disease は，①生検材料などのX線回折や電子顕微鏡によるCPPDの確実な証明，②-1 偏光顕微鏡による結晶の証明，②-2 X線像での軟骨石灰化，③-1 他の関節炎や高尿酸血症の否定，③-2 変形性関節症と異なる特徴の存在（手MP関節の変化や手の橈骨手根関節や膝蓋大腿関節の狭小化など）がある．このうち①あるいは②の2項を"definite"，②の2項目の1つを"probable"，③の2項目の1つを"possible"とする．通常本症の診断は②でなされる．臨床像は急性関節炎から亜急性，慢性まで多彩である．人口の数％にみられる頻度の高い疾患であるが，臨床的には無症状から偽痛風発作を伴うものまでさまざまである．しばしば他の関節疾患と併存することもある．軟骨石灰化に加えて，関節裂隙の狭小化，軟骨下硬化，軟骨下嚢腫など変形性関節症と共通する所見も認められる[32)33)]．膝関節は好発部位の一つであるが，関節軟骨，滑膜，半月板の石灰化とともに膝蓋大腿関節の著しい狭小化を認める（図76）．手関節は三角線維軟骨や橈骨手根関節の石灰化をみるが，舟状骨の近位側への転位と月状骨の遠位側への転位が起こり，梯子段変形 step-ladder appearance や舟状骨・月状骨解離 scapholunate dissociation がみられるのが典型的である（図

❼その他の関節炎

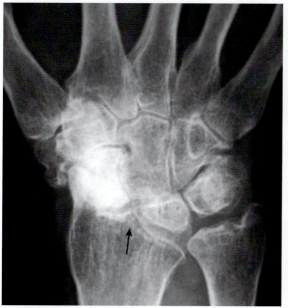

図77 ピロリン酸カルシウム結晶沈着症（70歳女性）
舟状骨近位部の圧潰と遠位部の硬化がみられ，月状骨との間に段差を生じている（step-ladder）（→）.

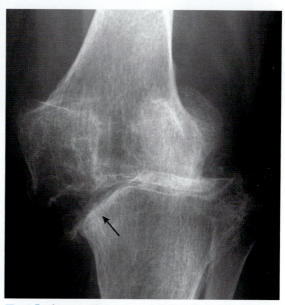

図78 ピロリン酸カルシウム結晶沈着症（69歳女性）膝関節正面像
脛骨内側顆に陥没がみられ，大きく内反している（→）.
大腿骨内側顆の関節面も不整である.

77）．時に神経障害性関節症に類似する破壊性変化もみられる（図78）．また軸椎歯突起先端の石灰化としてみられ，crowned dens とよばれる状態も本症と考えられている．

3 カルシウム・ハイドロキシアパタイト結晶沈着症

　カルシウム・ハイドロキシアパタイト（塩基性リン酸カルシウム）結晶沈着症 calcium hydroxyapatite crystal deposition disease は，石灰沈着性腱炎 calcific tendinitis あるいは calcific periarthritis ともよばれ，関節周囲，特に腱鞘，関節包，筋の石灰化を特徴とし肩周囲にしばしばみられる（図79, 80）．石灰化成分は接する骨に侵食像をきたすことがある[34]．さらに，石灰化は骨内に転位することがある[35]．石灰化は，痛みの発作から数週間で消失することがしばしばである．関節内の石灰沈着はまれであるが，肩関節で起こり腱板断裂を合併するものがあり，Milwaukee shoulder とよばれている．

2 神経障害性関節症

　神経障害性関節症 neuropathic arthropathy ないしは Charcot 関節は，関節の知覚神経がブロックされ運動機能が保たれている時に起こるきわめて特徴的な関節疾患である．その発症の機構については Charcot と Virchow 以来100年以上の論争があるが，

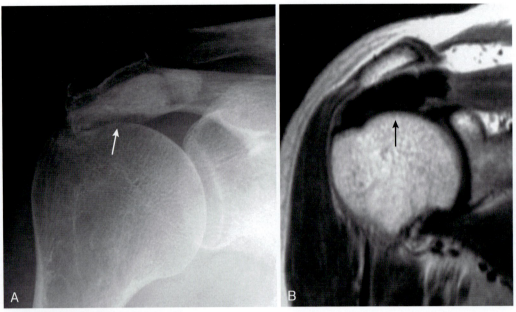

図79 石灰沈着性腱炎（48歳女性）
A　肩関節正面像：棘上筋腱に沿って石灰化をみる（→）．B　MRI T2強調冠状断像：棘上筋腱に沿って石灰化に相当する部位を認める（→）．

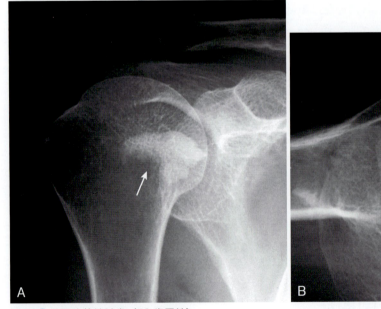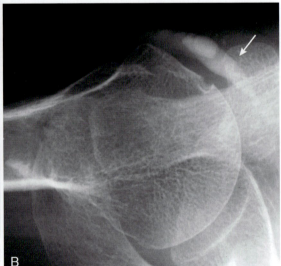

図80 石灰沈着性腱炎（50歳男性）
A　肩関節正面像　B　肩関節軸位像
肩甲下筋腱に石灰化をみる（→）．

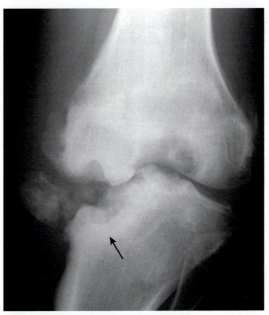

図81 神経障害性関節症（18歳男性）
脛骨・大腿骨内側顆の圧潰と破壊性変化が著しく，内反している（→）．

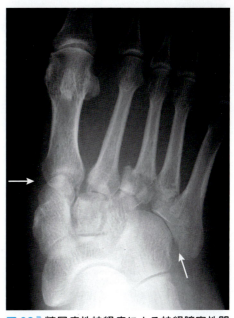

図82 糖尿病性神経症による神経障害性関節症（59歳女性）
Lisfranc脱臼の形をとる（→）．

依然一元的な説明はされていない．一般的には，知覚のない関節への繰り返される外傷による破壊性変化と信じられているが，それのみでは説明のできない急速な骨吸収をみることがある[36]．また知覚神経のブロックのみでこのような変化をきたすことはなく，それに軽微な外傷が加わって急速に関節破壊が起こることも報告されている．原因としては，現在糖尿病性神経症が最も多いが，上肢では脊髄空洞症によるものが多い．片側性，時に両側性であるが，不対称である．これには，大きく過形成型と萎縮型の2つがある．萎縮型を急性期の変化，過形成型を慢性期の変化として捉える考えもあるが，実際には両者の混在が多くみられる．

　過形成型は，荷重関節，特に下肢に多い．関節の正常構造は大きく失われ，脱臼，亜脱臼，関節周囲の骨の砕片化が特徴である[37]（**図81**）．病的骨折も起こしやすい．足・足関節の異常は，糖尿病性神経症によるものがほとんどで，特にLisfranc脱臼・骨折の形をとるものが多い（**図82**）．膝・股関節および脊椎の異常は，脊髄癆によるものが多いが，これは減少傾向にある．脊椎の病変は，症状を伴うことが多く，大きな骨棘様の増殖性変化を伴うのが典型的である[38]．

　萎縮型は，非荷重関節に起こり，主に脊髄空洞症に随伴して肩・肘関節に起こる（**図83**）が，股・膝関節でも荷重のない場合に起こり得る．境界明瞭な関節周囲の骨吸収が特徴であり，残存する骨の密度は保たれている．軟部組織腫脹と骨の砕片化がみられ，骨修復の所見はみられない．なお，関節内へのステロイド注入によりこれに似た像を呈することがある（ステロイド関節症）．

3 内分泌疾患に伴う関節症

1 先端肥大症

　成長ホルモンの過剰状態は，筋・腱の付着部における骨増殖，軟骨内骨化，コラーゲン形成の促進をきたす．そのため，関節軟骨の増殖により関節裂隙の開大を起こす．また，それに続発して関節軟骨の変性を起こし変形性関節症の像を呈することになる．

2 副甲状腺機能亢進症

　副甲状腺ホルモンの過剰状態は，末梢関節，脊椎ともに異常を起こし，関節周囲に骨吸収を呈するが，時に関節軟骨下の骨吸収を伴うことがある[39) 40)]．

4 代謝疾患に伴う関節症

1 ヘモクロマトーシス

　原発性ヘモクロマトーシス hemochromatosis はしばしば家族内発生し，鉄吸収の増加に起因すると考えられる．続発性ヘモクロマトーシスは通常頻回の輸血の結果として起こる．最も初期の変化は，第2，第3 MP 関節に起こり，関節裂隙の狭小化と軟骨下嚢腫がみられる．比較的大きな骨棘も特徴的である（**図84**）．同様の変化は，他の MP 関節や DIP 関節にも起こる．骨の密度は比較的保たれている．軟骨石灰化症も比較的高頻度（25～50%）に起こる．

2 Wilson 病

　Wilson 病は，セルロプラスミン欠乏による銅の代謝異常である．ヘモクロマトーシス同様，早期の変形性関節症が特徴である（**図85**）．軟骨下骨の砕片化や硬化が，特に橈骨手根関節，手根中手関節にみられる．手関節周囲の小骨化の多発も特徴である．軟骨石灰化症もみられる．

3 アルカプトン尿性関節症

　アルカプトン尿症 alkaptonuria は ochronosis ともよばれ，ホモゲンチジン酸酸化酵素欠損によるフェニルアラニン，チロシンの代謝異常である．その結果として，ホモゲンチジン酸の関節軟骨への沈着により，関節軟骨の変性が早期に進行する．また，脊椎

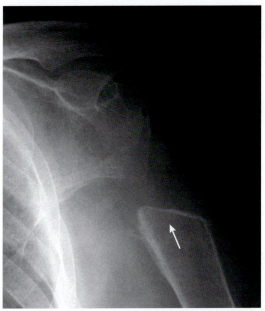

図83 ▶ 脊髄空洞症による神経障害性関節症（79歳女性）
上腕骨頭に境界明瞭な欠損を認める（→）．

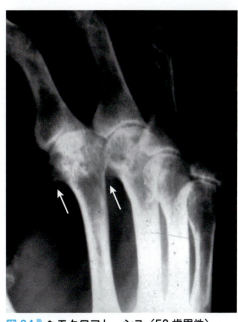

図84 ▶ ヘモクロマトーシス（58歳男性）
MP関節の変形性関節症類似の所見，また第3中手骨頭の大きな骨棘をみる（→）．

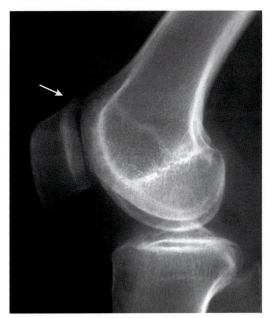

図85 ▶ Wilson病（28歳女性）
膝蓋骨に骨棘が目立っている（→）．

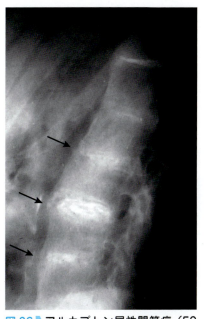

図86 ▶ アルカプトン尿性関節症（59歳女性）胸椎側面像
椎間板の変性と石灰化が著明である（→）．

においては骨棘のような過形成変化を伴わない椎間板の著しい変性が特徴的である（図86）．さらに，滑膜関節にも急速に進行する関節の破壊性変化がみられる．

4 多中心性網状組織球症

多中心性網状組織球症 multicentric reticulohistiocytosis は，比較的まれな非 Langerhans 組織球の増殖性疾患で，皮膚，皮下，関節滑膜で組織球増殖が起こる．皮膚には黄色腫がみられ，結節状となる．悪性腫瘍の合併が 15〜30％でみられる．60〜70％が関節症状から始まる．手指 MP，IP 関節や足趾 MTP 関節に好発し，膝や肩がそれに次ぐ．著しい骨侵食に対して，関節裂隙にそれほどの狭小化がみられないことが特徴的である（図87）．脊椎の椎間関節を選択的に侵すことも知られている．

5 血友病性関節症

血友病に伴う関節症は，繰り返す関節内・骨内血腫の結果による．血友病性関節症 hemophiliac arthropathy は，主に膝，肘などのような蝶番関節や靱帯・筋肉によって支えられた関節に好発し，安定性の高い ball-and-socket joint では軽度である．関節周囲の軟部組織腫脹，骨粗鬆症，関節軟骨破壊による関節裂隙狭小化がみられ，また小児では骨端の過成長がみられる（図88）．終末像は二次性変形性関節症の所見となる[41]．骨内にも出血を起こし，血腫が腫瘍様に骨破壊を起こすことがある（偽腫瘍）（図89）．MRI では，繰り返す出血と滑膜増生により，後述する色素性絨毛結節性滑膜炎と類似した像を呈することがある．

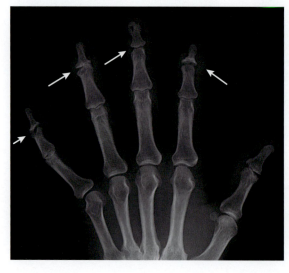

図87 ▶ 多中心性網状組織球症（60代男性）
DIP 関節を主体に軟骨下骨吸収を認める（→）．骨塩は比較的保たれており，軟部組織の腫脹をみる．

❼その他の関節炎

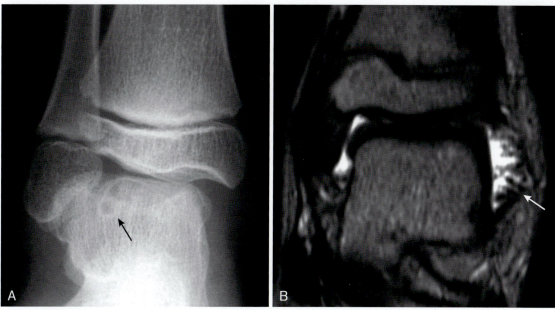

図88 血友病性関節症（6歳男児）
A　足関節正面像：距骨体は大きく，subchondral cyst がみられる（→）．B　MRI T2強調冠状断像：関節血症と滑膜増殖がみられる（→）．
（B　江原　茂：関節の画像診断の新たな展開：滑膜の画像診断．臨床画像 2010；26：1230-1239 より転載）

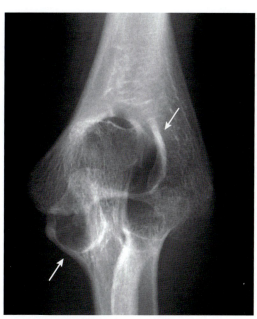

図89 血友病性偽腫瘍（14歳男性）
上腕骨遠位部中央，橈骨頭，尺骨鉤状突起に境界明瞭な骨破壊を認める（→）．

6 腫瘍ないし腫瘍類似疾患

1 色素性絨毛結節性滑膜炎

　色素性絨毛結節性滑膜炎 pigmented villonodular synovitis（PVS）は，腫瘍に類似した滑膜の結節性で絨毛状の増殖を特徴とする疾患である．10～40代に好発し，男女差はない．滑液は褐色ないし血性で，外傷の既往のない場合この病気を疑わせる所見である．びまん型と局在型がある．局在型（結節性滑膜炎 nodular synovitis）は腫瘤を示し（図90，91），びまん型では関節腔内に多発する結節状のびまん性滑膜増殖があり（図92），滑膜に結節性増殖がみられる．圧迫による骨侵食，軟骨下嚢腫のような骨変化も存在する．出血による滑膜へのヘモジデリン沈着のため，MRI上T1，T2強調像ともに低信号を呈するが，同様の所見は関節リウマチや血友病性関節症でもみられる（図91）．局在型では関節の動きに際して腫瘤がトラップされ運動制限をきたすことがある（図90）．なお，腱鞘巨細胞腫は，この局在型であるが，これは腱鞘滑膜から軟部組織に突出するが，広基性に発生したり，茎をもって付着したりする．

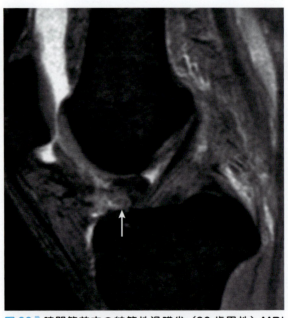

図90　膝関節前方の結節性滑膜炎（20歳男性）MRI T2強調矢状断像
膝関節前方に捉えられた結節性滑膜炎（→）．

❼その他の関節炎

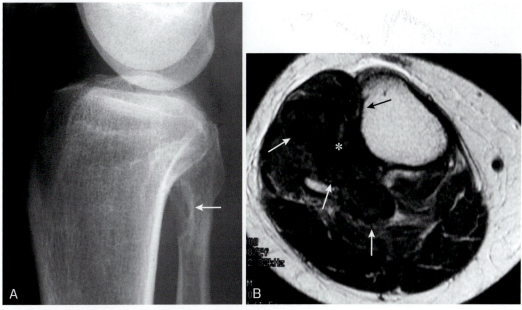

図91 局在型色素性絨毛結節性滑膜炎（46歳女性）
A 膝関節正面像：腓骨近位部に境界明瞭な骨吸収がみられる（→）．B MRI T2強調横断像：脛骨と腓骨の間に低信号の腫瘤をみる（＊，→）．近位脛腓関節のPVSである．

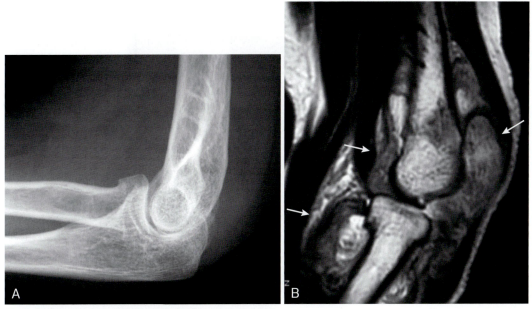

図92 びまん性色素性絨毛結節性滑膜炎（57歳女性）
A 肘関節側面像：関節前後に軟部腫脹を認める．骨侵食は明らかでない．B MRI T2強調矢状断像：関節の前後に無数の小さな滑膜増殖をみる（→）．

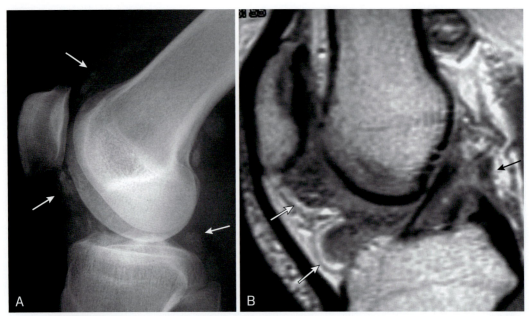

図93 滑膜骨軟骨腫症
A　膝関節側面像：関節周囲に微細な点状の石灰化を認める（→）．B　MRIプロトン密度強調矢状断像：点状の低信号は骨化した軟骨性結節に一致する（→）．

2 滑膜骨軟骨腫症

　滑膜骨軟骨腫症 synovial chondromatosis は滑膜の軟骨化生を特徴とするまれな疾患である．20〜40代に好発し，男性にやや多い[42]．通常骨化を伴い，その場合の診断は単純X線撮影でも可能である（図93）．骨化を伴わない場合，MRIや関節造影による充盈欠損を証明することが必要となるが，その場合色素性絨毛結節性滑膜炎との画像による鑑別が困難になる．関節周囲の圧迫による骨吸収がみられる[43]（図94）．関節内遊離体の鑑別は変形性関節症の項で述べたが，変形性関節症における遊離体の多発と混同してはならない．また，腱鞘の滑膜にも発症することがある．

3 滑膜血管腫

　滑膜血管腫 synovial hemangioma は滑膜に浸潤性に存在する血管腫であり，骨端部に血流の増大をもたらし，関節炎，特に若年性関節リウマチや血友病性関節症と同じ画像所見をもたらす（図95）[44]．血管腫による静脈石が診断の手がかりとなる．

4 関節原発の悪性腫瘍

　関節周囲（特に膝など）は，原発性軟部腫瘍の好発部位であるが，関節内に発生し，発育するものはきわめてまれである．滑膜肉腫，腱・腱膜由来の淡明細胞肉腫 clear

❼その他の関節炎

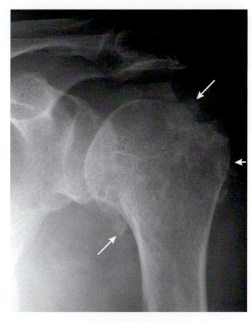

図94 ▶ 滑膜骨軟骨腫症（75歳男性）
上腕骨頭周囲に比較的大きな骨化がみられ，骨頭の変形と腱板の変性（肩峰下面の侵食）がみられる（→）．

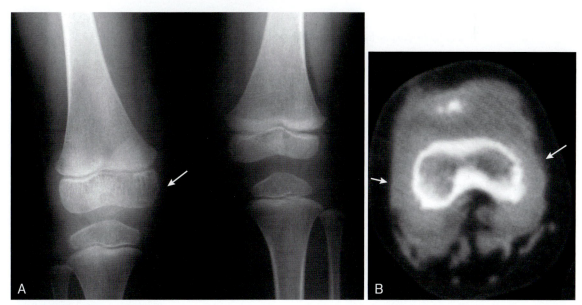

図95 ▶ 滑膜血管腫（1歳女児）
A　膝関節正面像：右膝の過成長と骨端部の増大をみる（→）．B　CT：大腿骨遠位部周囲に石灰化しない軟部組織の広がりを認める（→）．

cell sarcoma of tendons and aponeurosis，類上皮肉腫は，組織学的には関節との関連が示唆されているが関節内に発育することはほとんどない．また，関節内に発育した滑膜肉腫も10例程度の報告を数えるのみである．滑膜骨軟骨腫症においては活発な軟骨増生がみられるため，軟骨肉腫の組織診断がなされることがあるが，転移など悪性腫瘍の経過をたどるものはきわめてまれである．実際的には関節内発育の形態をとる腫瘍では悪性腫瘍を積極的に鑑別に含める必要はなさそうである．

8 その他の関節周囲病変

1 絞扼神経障害

　関節周囲で機械的ストレスによって起こる末梢神経の絞扼が絞扼神経障害 entrapment neuropathy であり，神経症状の原因となることは日常的にみられる現象である．その代表的なものは胸郭出口症候群であるが，末梢神経には肘部管症候群（尺骨神経），手根管症候群（正中神経），足根管症候群（後脛骨神経）などが含まれる．これらは多くは神経症状の検討や筋電図などで診断されるが，病変の状態を把握するためには画像診断も役立つことがある．ここではその1例として手根管症候群を取り上げる．

1 手根管症候群

　transverse carpal ligament と手根骨の間には手指の屈筋腱群が通過するが，それとともに正中神経もこの手根管内を走行する．この部分での各種の病変による内圧の上昇により生じた正中神経のさまざまな程度の麻痺症状を手根管症候群 carpal tunnel syndrome とよぶ．その原因には，滑膜炎，アミロイドなどの沈着症，外傷，腫瘍などが含まれる．なかでも腎不全患者においては，20年以上に及ぶ長期の慢性血液透析の結果 β_2-マイクログロブリンの沈着によるアミロイドーシスのため手根管症候群を高頻度に合併することが知られている．

　MRI 上，①正中神経の腫脹（特に豆状骨のレベル），②正中神経の扁平化（特に有鉤骨

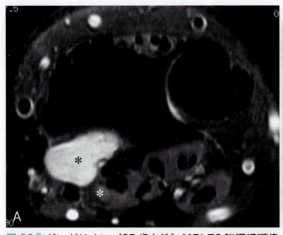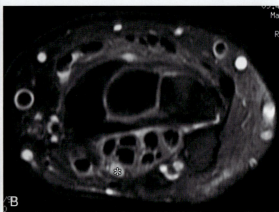

図96 ガングリオン（35歳女性）MRI T2強調横断像
手掌のガングリオンは黒（＊）で，正中神経は白（＊）で示した．

のレベル），③屈筋支帯の掌側への彎曲が所見として認められると報告されている[45] （図96）．しかしそれにもまして重要なのは手根管内の原因病変が評価できることである．

2 関節周囲の囊胞性病変

関節周囲の液体貯留により，関節周囲に囊胞性病変が生ずることがあるが，とりわけ手関節，膝関節周囲に生じやすい[46]．

1 滑膜囊胞

滑膜囊胞 synovial cyst とは滑膜に裏打ちされた囊腫が原義であるが，実際には滑液包の液体貯留を指す場合が多い．特に膝周囲に発生しやすく，以下のようなものがある．

1 膝窩囊胞 popliteal cyst (Baker cyst)

gastrocnemio-semimembranosus bursa の液体貯留であり，関節炎などに随伴して関節腔と交通すると大きくなり，時に軟部組織内に破れ出し上下に伸びる（図97）．

2 antefemoral cyst

膝蓋上囊はまれに膝の関節腔から独立し，ここに滑膜囊胞が生ずることがある．

3 anteromedial cyst

鵞足包（縫工筋・薄筋・半腱様筋腱鞘）の滑液胞炎．

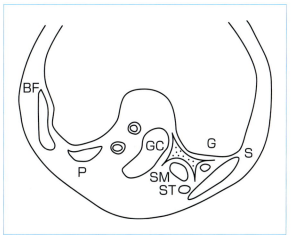

図97 ▶ Baker 囊胞（Baker cyst）の広がり（文献46より改変）

GC：腓腹筋内側頭，SM：半膜様筋，ST：半腱様筋，G：薄筋，S：縫工筋，P：足底筋，BF：大腿二頭筋．

4 tibiofibular cyst

近位脛腓関節は 10% 程度の例で膝関節と交通するが，ここに滑膜嚢胞を生ずることがある．

なお，脊椎の椎間関節から伸び出した嚢腫も滑膜嚢胞とよんでいる．

2 ガングリオン

腱鞘や関節周囲の軟部組織にみられ，ムチン産生性細胞の増殖と結合織の嚢胞様変性による滑膜をもたない多房性嚢胞とゼラチン状の粘稠な内容液とに特徴づけられる．し

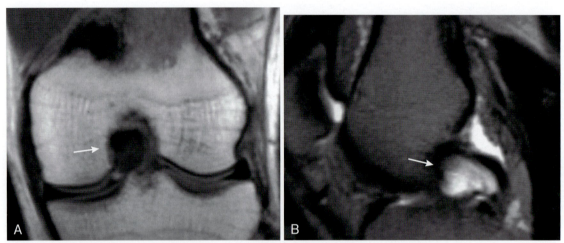

図 98 ▶ cruciate ganglion（37 歳女性）　右膝の過成長と骨端部の増大
A　T1 強調冠状断像　B　T2 強調冠状断像
PCL に接して嚢胞をみる（→）．

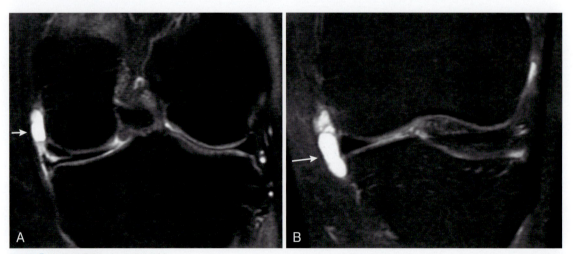

図 99 ▶ 半月板嚢腫（36 歳女性）
A, B　MRI 脂肪抑制 T2 強調冠状断像：内側半月板の横断裂に連続して内側側副靱帯の浅葉と深葉の間に嚢腫性病変をみる（→）．

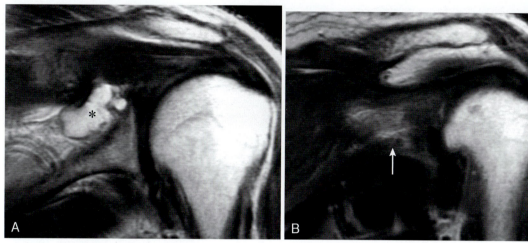

図100 ▶ paralabral cyst（52歳女性）
A，B　MRI T2強調冠状断像：spinoglenoid notch（＊）に囊腫性変化をみる．棘下筋に信号上昇を認める（→）．
肩甲上神経絞扼の結果である．

かし，ガングリオンのムチンを含む扁平な紡錘状の細胞と滑膜との異同が問題となり，臨床的に滑膜囊胞との使い分けが行われることが多い．概して関節近傍に生じるが，関節との直接的連続性がないものを指し，よび方はかなり慣習的である．膝十字靱帯近傍の cruciate ganglion（図98）がこれである．

3 半月板囊胞

半月板囊胞 meniscal cyst は膝関節の半月板の外傷に続発した囊胞様変性と考えられ，外側半月板は内側の3倍の頻度で発生する．半月板の水平断裂を伴い，関節腔と交通している（図99）．なお，肩関節の関節窩でも断裂に伴って同様の囊胞ができる（図100）．これは傍関節唇囊胞 paralabral cyst とよばれることが多い．肩甲上神経の絞扼をきたすことがある．

文　献

1) Sack KE et al：Radiologist's guide to the use of the laboratory in diagnosing rheumatic diseases. Radiology 1981；139：585-592
2) Resnick D：Target area approach to articular disorders：a synopsis. Diagnosis of Bone and Joint Disorders, 4th ed, Saunders 2002：1757-1779
3) Brower AC et al：Vascular influence on patterns of deossification. Arth Rheum 1982；25：333-338
4) Martel W et al：Radiologic features of Reiter disease. Radiology 1979；132：1-10
5) Nørgaard F：A follow-up study of the earliest radiological chasnges in rheumatoid polyarthritis. Br J Radiol 1980；53：63-73
6) Bullough PG et al：The diffrential diagnosis of geodes. Radiol Clin North Am 1988；26：1165-1184
7) Resnick D et al：Enthesis and enthesopathy：anatomical, pathological and radiological correlation. Radiology 1983；146：1-9
8) 杉本英治ほか（編）：関節リウマチの画像診断，MEDSI 2017
9) El-Khoury GY et al：Seronegative and seropositive rheumatoid arthritis：radiologic differences. Radiology 1988；168：517-520
10) Resnick D：Patterns of peripheral joint disease in ankylosing spondylitis. Radiology 1974；110：523-532

11) Martel W et al : Erosive osteoarthritis and psoriatic arthritis : a radiologic comparison in the hand, wrist and foot. AJR 1980 ; 134 : 125-135

12) Bjorkengren AG et al : Carpal alterations in adult-onset Still disease, juvenile chronic arthritis, and adult-onset rheumatoid arthritis : comparative study. Radiology 1987 ; 165 : 545-548

13) Brower AC et al : Unusual articular changes of the hand in scleroderma. Skeletal Radiol 1979 ; 4 : 119-123

14) Schumacher TM et al : HLA-B27 associated arthropathies. Radiology 1978 ; 126 : 289-297

15) Patton JT : Differential diagnosis of inflammatory spondylitis. Skeletal Radiol 1976 ; 1 : 77-85

16) Resnick D et al : Radiographic and pathologic features of spinal involvement in diffuse idiopathic skeletal hyperostosis (DISH). Radiology 1976 ; 119 : 559-568

17) Dihlmann W : Current concept of ankylosing spondylitis. Skeletal Radiol 1979 ; 4 : 179-188

18) Frank P et al : Destructive vertebral lesions in ankylosing spondylitis. Brit J Radiol 1975 ; 48 : 755-758

19) Romanus R et al : Pelvo-spondylosis ossificans, rheumatoid or ankylosing spondylitis ; A Roentgenological and Clinical Guide to Its Early Diagnosis, Munksgaard, 1955

20) Dihlmann W et al : Disco-vertebral destructive lesions (so called Andersson lesions) associated with ankylosing spondylitis. Skeletal Radiol 1978 ; 3 : 10-16

21) Resnik CS et al : Radiology of disorders of the sacroiliac joints. JAMA 1985 ; 253 : 2863-2866

22) Bjorkengren AG et al : Enteropathic arthropathies. Radiol Clin North Am 1987 ; 25 : 189-198

23) El-Khoury GY et al : Cranial settling in rheumatois arthritis. Radiology 1980 ; 137 : 637-642

24) Weissman BNW et al : Prognostic features of atlantoaxial subluxation in rheumatoid arthritis patients. Radiology 1982 ; 144 : 745-741

25) Kindynis P et al : Osteophytosis of the knee : Anatomic, radiologic, and pathologic investigation. Radiology 1990 ; 174 : 841-846

26) Rosenberg ZS et al : Rapidly destructive coxarthrosis : clinical, radiologic and pathologic features. Radiology 1992 ; 182 : 213-216

27) Resnick D : Degenerative disease of the vertebral column. Radiology 1985 ; 156 : 3-14

28) MacNab I : The traction spur : an indicator of segmental instability. J Bone Joint Surg 1971 ; 53A : 663-670

29) Martel W et al : Traumatic lesions of discovertebral junction in the lumbar spine. AJR 1976 ; 127 : 457-464

30) Modic MT et al : Degenerative disk disease : assessment of changes in vertebral bone marrow with MR imaging. Radiology 1988 ; 166 : 193-199

31) Rubenstein J et al : Crystal-associated arthropathies. AJR 1989 ; 152 : 685-695

32) Resnick D et al : Clinical, radiographic and pathologic abnormalities in calcium pyrophosphate dihydrate deposition disease (CPPD) : pseudogout. Radiology 1977 ; 122 : 1-15

33) Adamson TC III et al : Hand and wrist arthropathies of hemochromatosis and calcium pyrophosphate deposition disease : distinct radiographic features. Radiology 1983 ; 147 : 377-381

34) Hayes CW et al : Calcific tendinitis of unusual sites associated with cortical bone erosion. AJR 1987 ; 149 : 967-970

35) Malghem J et al : Intraosseous migration of tendinous calcification : cortical erosions, subcortical migration and extensive intramwdullary diffusion, a SIMS series. Skeletal Radiol 2015 ; 44 : 1403-1412

36) Brower AC et al : The neuropathic joint : A neurovascular bone disorder. Radiol Clin North Am 1981 ; 19 : 571-580

37) Norman A et al : The acute neuropathic arthropathy : a rapid, severely disorganizing form of arthritis. Radiology 1968 ; 90 : 1159-1164

38) Feldman F et al : Acute axial neuroarthropathy. Radiology 1974 ; 111 : 1-16

39) Sundaram M et al : Erosive azotemic osteodystrophy. AJR 1981 ; 136 : 363-367

40) Kaplan P et al : Destructive noninfectious spondyloarthropathy in hemodialysis patients : a report of four cases. Radiology 1987 ; 162 : 241-244

41) Arnold WD et al : Hemophiliac arthropathy. J Bone Joint Surg 1977 ; 59A : 287-305

42) Milgram JW : Synovial osteochondromatosis. J Bone Joint Surg 1977 ; 59A : 792-801

43) Norman A et al : Bone erosion in synovial chondromatosis. Radiology 1986 ; 161 : 749-752

44) Resnick D et al : Hemophilia-like arthropathy of the knee associated with cutaneous and synovial hemangiomas. Radiology 1975 ; 114 : 323-326

45) Mesgardadeh M et al : Carpal tunnel : MR imaging. Part II. Carpal tunnel syndrome. Radiology 1989 ; 171 : 749-754

46) Lee KR et al : Cystic masses of the knee : arthrographic and CT evaluation. AJR 1987 ; 148 : 329-334

4

人工関節の画像診断

❶ 人工関節材料
❷ 人工股関節のデザイン
❸ 股関節置換による物理的・生理的変化と関節のゆるみ
❹ 人工膝関節置換後の変化
❺ その他の合併症
❻ 特殊検査の役割

金属，プラスチック，骨セメント polymethylmethacrylate のような人工材料と骨との相互の関係を評価しなければならない人工関節の画像診断には，異なるアプローチが必要である．ここでは，人工関節の評価法が比較的確立されている股関節と膝関節を中心に述べる．

1 人工関節材料

人工関節には，現在デザイン・素材ともに異なる多種多様なものがあるが，素材の主体は金属が占めている．物理的特性の異なるものが数種類用いられており，そのうち代表的な素材がステンレス鋼，コバルト‐クロム‐モリブデン合金，チタンおよびチタン合金である．X線検査においては，これら金属のみえ方に大きな相違はない．ただし，MRI 上のアーチファクトの性質に若干の相違がみられ，前二者に比べてチタンは MRI アーチファクトが少ない．

骨セメントは，金属材料と骨との接合の材料であり，金属材料と骨との間を隙間なく埋めることにより機械的安定性の向上に寄与する．これは粉末状の methylmethacrylate を重合させて polymethylmethacrylate の状態で用いられる．これ自体は放射線透過性であるが，バリウムと混ぜて X 線不透過の状態で用いられることが多い．今日，股関節や膝関節などの人工関節では，異なる材質の境界を隙間なく埋めることによって安定性を得る press-fit 型と，金属表面を加工して金属表面への骨の生育を促進することにより安定性を得る型（porous-coated）の人工関節が，多く用いられるようになっている．

それ以外には，アクリルなど固形のプラスチックは摩擦が少なく，関節面に多く用いられる．ただし摩耗に対する強度は解決されていない問題である．また，手指の関節置換に用いられる Swanson 式関節形成術などでは，シリコンが用いられてきた．

セラミックも摩擦が少なく，関節面として，あるいは人工関節自体の骨格として用いられている．X線の透過性は金属に類似するが，MRI のアーチファクトは少ない．

2 人工股関節のデザイン

　人工関節による関節の置換には，関節の一部のみを置換する部分置換と全体を置換する全置換とがある．股関節においては，部分置換の代表的なものは大腿骨骨頭置換であり，大きな球形の骨頭と大腿骨骨幹部へ入り込む柄 stem からなる．距 calcar（元来の意味は大腿骨頸部内側の骨皮質であるが，厳密に頸部に限定せずに大腿骨内側皮質の意味で使われることが多い）に接して金属性の突起 flange が存在する型がある．大腿骨頭置換は，半関節形成術 hemiarthroplasty であり，臼蓋側も含めて関節の構造は保たれている必要がある．それに対して，臼蓋も含めた置換が全置換である．これには臼蓋側がプラスチックの metal-plastic type と金属の metal-metal type がある．大腿側，臼蓋側ともにセメントを用いる cemented type と用いない non-cemented type がある．

3 股関節置換による物理的・生理的変化と関節のゆるみ

　関節置換により関節の周囲の物理的・生理的環境が変化することは，避けがたいことである．それらの変化はある程度までは関節の機能を障害しないが，ある限度を越えると関節の機能障害を招来する．その代表的な現象が置換した人工物のゆるみ aseptic loosening であり，長期間の経過ではほとんど不可避の現象である．これらの原因の多くは，運動・荷重による機械的変化と異物反応である．以下，術後の生理的変化とともにゆるみを示唆する所見を列挙する．

1 応力遮蔽

　応力遮蔽 stress shielding は，物理的特性の異なる人工物の挿入の結果，骨に対する荷重のかかり方に変化を生じ，骨のリモデリングが起こる現象である．すなわち，荷重がかからなくなった部分に骨吸収が起こり，荷重が大きくなった部分に骨の過形成が起こる．股関節では，金属性の大腿側成分に接する大腿骨近位部内側の皮質（calcar）を構成する緻密骨が海綿状骨に変化する（**図101**）[1]．これは，荷重が臼蓋から人工物を介してその先端の大腿骨に直接及ぶため，人工物周囲の皮質骨に吸収が起こるためと説明さ

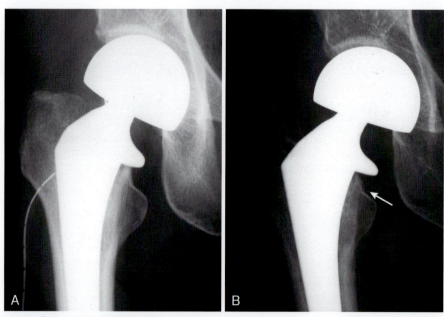

図101 応力遮蔽（68歳女性）
A　術直後．B　3か月後：calcar の骨吸収とリモデリングが術後急速に起こっている（→）．

れる．このような大腿骨近位部の骨吸収を防止し，この部分に荷重をかけるようにするため flange をもつ人工関節が用いられるが，必ずしも大腿骨内側皮質の骨吸収の防止には有効ではないようである．

2 沈み込み

　沈み込み subsidence は，荷重によって人工関節が骨髄内への沈み込んでいく現象である．置換後早期の一過性の沈み込みは，必ずしもゆるみを意味しない．しかし，3.5 mm 以上の大きな沈み込みあるいは進行性変化は，ゆるみの所見である（図 102）[2]．
　non-cemented type の人工関節では，金属表面にビーズが埋め込まれて不整となり，その空隙へ骨が成長していくことによって安定化するように設計されているものがある．その金属表面の金属製ビーズの脱臼は置換術時の操作や一過性の沈み込みで起こるが，金属製ビーズの脱臼が徐々に進行していくのであれば，人工関節が動いたことを意味し，ゆるみの所見である．

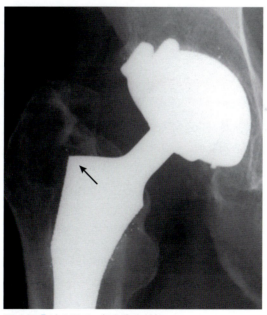

図 102 沈み込み（68 歳女性）
大腿側装具の沈み込み（→）と内側に金属ビーズの脱臼がみられる．

3　pivot 運動と内反変形

　股関節の大腿側成分の柄の先端は大腿骨の骨髄腔中央あるいは内側の皮質に接するのを正常とするのが一般的である．もし，人工挿入物の先端が外側の皮質に接している場合，すなわち内反位は，回転するようなモーメントをもたらし物理的に支持するのが困難になる．沈み込みのような縦軸方向の動きに伴い，大腿側人工物近位部が内下方へ回転するような内反変形が起こるが，Gruen らはこれを次のような型に分類した[3]．

1　medial midstem pivot

　大腿骨側挿入物の頸部と先端の支持の不良のため，大腿側挿入物の柄の中央を中心として回転運動を生じ，内反変形をきたす（**図 103**）．頻度の高い pivot 運動である．

2　calcar pivot

　大腿側挿入物先端の支持が不良なため，大腿骨近位部内側の皮質に接する部位が支点となって pivot 運動を起こす．まれな型である．

4　外転筋張力の変化

　大腿骨頭置換に際して，十分な術野を確保するために大転子の切除あるいは骨切術 osteotomy が行われることがある．これは股関節の主要な外転筋である中臀筋の緊張を維持する利点がある反面，骨切術の治癒の遅れや骨片の近位部への変位が起こると中臀筋の機能障害から不安定性を生ずることがある．明らかな障害をきたさないことが多いものの，大腿骨頭の近位側外方への脱臼の原因となる．

5　セメントの断裂

　セメントの充填が不十分な場合，人工物の機械的な安定性が得られない．特に横断面積で 50% 以下の充填しかみられない場合，人工物の支持は不十分で容易にゆるみをきたす（**図 104**）．また，金属部分の動きによってセメントの断裂が起こることは，それ自体ゆるみの所見である．

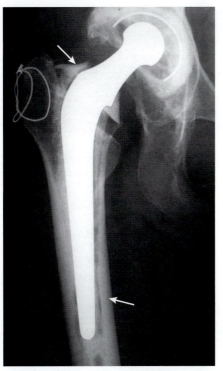

図103 pivot shift（55歳女性）
大腿側装具のゆるみと先端部分の骨吸収がみられる（→）．大腿骨柄stemのわずかな内反変形がみられる．

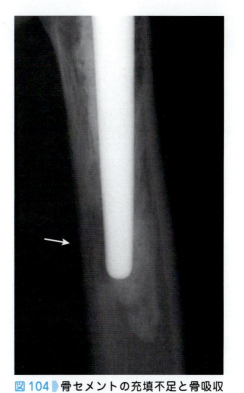

図104 骨セメントの充填不足と骨吸収（54歳男性）
骨セメントは装具の周囲に十分みられず，装具のゆるみのためその先端付近で骨吸収が起こっている（→）．

6 異所性骨化

　術後の関節周囲の骨化は，その程度を問わなければ高頻度（1/3以上）にみられ，その所見は筋肉の損傷の結果である骨化性筋炎や対麻痺の患者の関節周囲の骨化に類似する．股関節では，中臀筋の大転子への付着部付近に好発する．不整で境界不明瞭な骨化は，術後2週間程度で始まる．通常は軽度で機能的障害を起こさないが，大転子と臼蓋を橋渡しする骨化などのように高度の場合，可動域の制限をきたし治療の適応となる．

7 thin layer reaction

　骨のpolymethylmethacrylateに対する反応としては頻度の高いもので，術後数か月より明らかとなる骨と骨セメントの間の1mm以下の線状の透亮像である．挿入物周囲の骨粗鬆症と考えられている．2mm以上で連続している場合はゆるみの所見である．non-cemented typeの装具の場合，大腿側挿入物周囲に，しばしば線状の透亮像

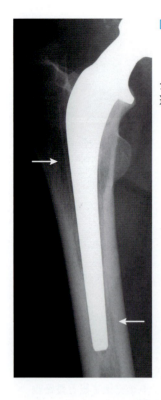
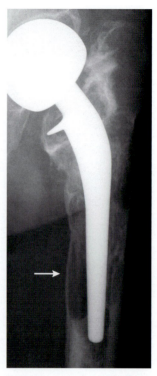

図105 non-cemented type の人工関節周囲の線状の透亮像 thin layer reaction（57歳女性）

金属装具の周囲に1 mm 程度の薄い透亮像をみる（→）．

図106 溶骨性肉芽腫（68歳女性）

大腿骨側 stem 周囲に著しい骨吸収をみる（→）．

がみられるが，これも必ずしもゆるみの所見ではなく，生理的な骨吸収によるものと考えられている（図105）．

8　溶骨性肉芽腫

　溶骨性肉芽腫 histiocytic reaction（granulomatous pseudotumor）は異物巨細胞を含む肉芽腫であり，組織球を含むためにこの名がある．骨セメント methylmethacrylate に対する異物反応と考えられており，人工挿入物のゆるみと密接に関連していると考えられている．臨床的には痛みを伴う．典型的には大腿側人工挿入物の先端付近より次第に増大する骨および骨セメントの長円形の吸収として始まり，人工物のゆるみと動きが増すとともに増大していく[4)5)]（図106）．

4 人工膝関節置換後の変化

　人工膝関節は股関節とともに多く用いられている装具である．基本的には非拘束式 non-constrained，半拘束式 semi-constrained，拘束式 constrained の3種の型があり，膝関節に残された支持組織の程度による．non-constrained prosthesis は屈曲変形や不安定性のない変形性関節症に適応になり最も多く用いられている．semi-constrained prosthesis はより安定性をもつが，可動域の小さな人工関節となる．constrained prosthesis はより大きな安定性をもち，2つの蝶番関節 hinge の型があるが，rotating hinge はより大きな回旋性をもち，ねじれを解消することができる．unicondylar prosthesis は単一のコンパートメント疾患に適応になるが，mobile bearing により関節面のより大きな適合性を与えた型が多く用いられている[6]．

　人工膝関節の評価は，以下の基準で行われる．①下肢全体の立位撮影において mechanical axis が膝の中央 1/3 を通過すること（図107），②femorotibial angle が理想的

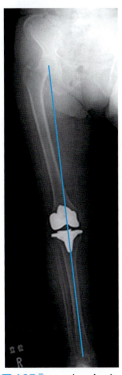

図107▶ mechanical axis の測定
大腿骨頭と脛骨遠位部（plafond）を結ぶ線（mechanical axis）が膝の中心から離れている距離を測定．

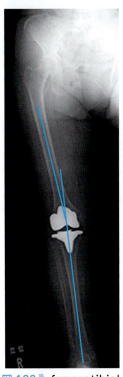

図108▶ femorotibial angle の測定
大腿骨の軸と脛骨の軸との外側角．

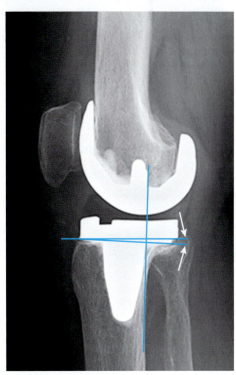

図109▶ posterior tibial slope（→）の測定

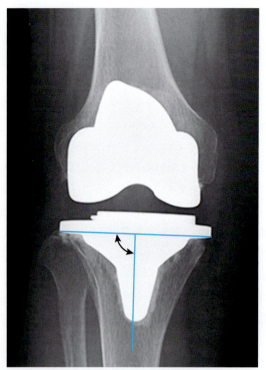

図110 tibial component angle（↔）の測定

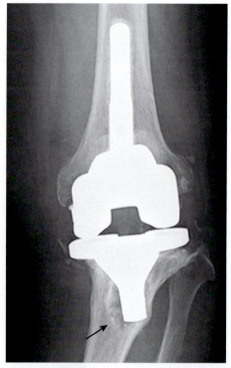

図111 tibial component のゆるみ（84歳女性）

tibial component が大きく内反している．先端に骨吸収と骨折を認める（→）．

には0～3度の外反（7度の外反まで）（図108），③ posterior tibial slope 0～7度（図109），④ tibial component angle 88～92度（図110）．

人工膝関節の問題で大きいのは股関節と同様なゆるみの問題である（図111）．

5　その他の合併症

1　感染症

　感染症は最も重要な術後合併症である．術直後の深部感染の発生頻度は0.5%程度と報告され，経過とともにその頻度は1〜2%まで上昇する．そのうち1/3は術後3か月以内に発症し，1/3は術後3か月〜1年で発症，残り1/3はそれ以降に発症する．画像所見はゆるみと同じで非特異的であり（図112），診断には関節穿刺が必要である．

2　脱　臼

　一般に脱臼は周術期に起こることが多く，関節周囲の軟部組織の弛緩に起因すると考えられており，筋など周囲の支持組織の強度が回復するとともに起こらなくなる．人工挿入物の位置異常や大腿骨大転子部の骨切術による外転筋張力の変化などが，術後3か月以降の脱臼の原因となる．

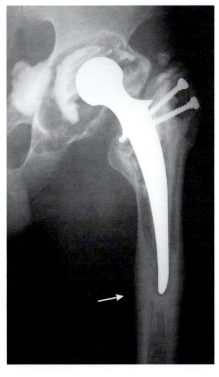

図112　感染症の合併（70歳男性）
大腿側の骨とセメントの間に大きな透亮像をみる（→）．またわずかな骨膜反応を伴っている．いずれも非特異的所見である．なお臼蓋側にもゆるみがみられる．

3　骨　折

　術中のみならず術後にも骨折が起こる．術後の骨折は，①疲労骨折，②術後の荷重の
かかり方の変化のため骨の脆弱な部分に起こるわずかな外傷による骨折，③通常の外傷
による骨折，以上の3種類に分けられる．荷重の変化による骨折は大腿側人工挿入物遠
位部付近に起こる．

4　金属製大腿骨柄部の断裂

　不十分な固定による疲労性の破断であることが多い．転位のない場合には，X線検査
所見のみからは診断が困難である．

5　血管合併症

　手術操作や術後の人工物の転位による動静脈や坐骨神経の損傷は時に報告されてい
る．術後の下肢の深部静脈血栓症およびそれに続発する肺血栓塞栓症の発生頻度が高い
ことは欧米ではよく知られている．本邦でもかつて信じられていたようには，まれな現
象ではない．また，高圧で注入される骨セメントの静脈内への注入も報告されてい
る[7]．

6　悪性腫瘍

　人工関節などの人工物挿入後の悪性腫瘍の発生は，まれであると考えられてきたが，
報告例は散発的にみられ，徐々に増大していく傾向にある．人工物挿入から発症までに
は数年以上を要し，十年以上の潜在期間をもつものが少なくない[8]．組織型としては未
分化多形肉腫が最も多く，悪性リンパ腫が次ぐが，組織グレードの高い未分化な腫瘍が
少なくない．

7　シリコン誘発滑膜炎

　シリコンは，指節関節や上肢の小関節の再建に用いられる．弾力性をもつ人工装具と
しては理想的と考えられていたが，異物反応の存在は大きな問題である．異物反応とし
ては多くの場合軽度の線維化を伴うのみであるが，滑膜組織に著しい炎症反応を起こす

ことがある．画像所見としては，骨の密度は一般に保たれているが，硬化性の辺縁をもつ境界明瞭な破壊性変化がみられる[9]（図113）．摩耗に弱いことも問題であり，インプラントの縮小がみられる．

8 金属誘発滑膜炎

金属性の人工物を覆うプラスチック部分の摩耗や破断により金属部分の摩擦によって生じた砕片が滑膜に沈着することにより，滑膜炎 metallosis を起こす．最近のチタン製の装具によってもこのような滑膜炎が起こることが報告されている（図114）．関節被膜に沿って金属の沈着による線状の陰影がみられることが特徴的である[10]．

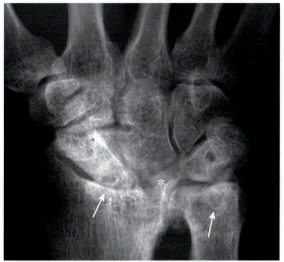

図113 シリコン誘発滑膜炎（60歳男性）
月状骨がシリコンインプラント（＊）に置換されている．囊胞形成（→）を伴う滑膜炎をみる．

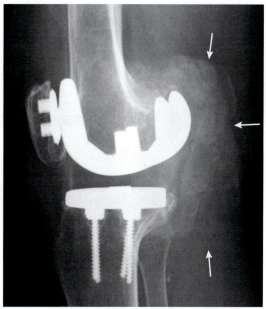

図114 金属誘発滑膜炎 metallosis（82歳女性）
人工関節置換後の膝に分葉状の金属片を含む滑膜増殖が著しい（→）．

6 特殊検査の役割

1 関節造影

　人工関節による全置換においても，滑膜組織の遺残のために，偽被膜と関節液が存在する．関節液の吸引採取は感染症を否定するために適応となるが，関節造影はその補助的検査として行われる．骨とセメントあるいはセメントと金属との境界に造影剤が入り込むことによってゆるみの診断が確定する．リンパ管の充盈が時にみられるが，病的意義はないと考えられる．

2 シンチグラフィ

　テクネシウムリン酸化合物による骨シンチグラフィにおける人工関節周囲の集積は，正常では術後3か月まで増加し，6か月以降は正常に復すると考えられている．それ以降の集積の増加は異常で，loosening あるいは感染症の所見といわれる（図115）．また，

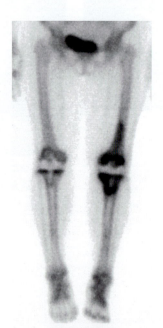

図115 ▶ 左側人工膝関節置換後の感染（61歳男性）骨シンチグラム
両膝の人工関節置換後．左の装具周囲の集積が著しい．

感染症では集積がびまん性であることより，より限局的な集積を示すゆるみと鑑別できるという．一部に非常に役立つという報告があるものの，人工関節周囲の集積は非特異的であると信じる立場から一般的に行われてはいない．

文　献

1) Kaplan PA et al : Bone-ingrowth hip prosthesis in asymptomatic patients : radiographic features. Radiology 1988 ; 169 : 221-227
2) Kattapuram SV et al : Porous-coated total hip prosthesis : radiographic analysis and clinical correlation. Radiology 1990 ; 174 : 861-864
3) Gruen TA et al : "Modes of failure" of cemented stem-type femoral components : a radiographic analysis of loosening. Clinical Orthop 1979 ; 141 : 17-27
4) Reinus WR et al : Histiocytic reaction to hip arthroplasty. Radiology 1985 ; 155 : 315-318
5) Griffiths HJ et al : Granulomatous pseudotumors in total joint replacement. Skeletal Radiol 1987 ; 16 : 146-152
6) Al-Hadithy N et al : How to read a postoperative knee replacement radiograph. Skeletal Radiol 2012 ; 41 : 493-591
7) Weissman BN et al : Intravenous methylmethacrylate after total hip replacement. J Bone Joint Surg 1984 ; 66A : 443-450
8) Hughes AW et a : Sarcoma at the site of a single hip screw. J Bone Joint Surg 1987 ; 69B : 470-472
9) Rosenthal DI et al : Destructive arthritis due to silicon : a foreign body reaction. Radiology 1983 ; 149 : 69-72
10) Quale JL et al : Titanium-induced arthropathy associated with polyethylene-metal separation after total joint replacement. Radiology 1992 ; 182 : 855-858

5

腰痛症へのアプローチ

❶ 腰痛症
❷ 椎間板変性疾患

神経系疾患の画像診断について，その詳細を論じることは本書の目的ではなく，神経放射線医学の成書に譲る．ただし，腰痛症の問題は，われわれの日常臨床の大きな部分を占めており，そのアプローチについての一つの考え方を紹介する．なお，腰痛症に対する特殊検査や放射線手技を用いた痛みのコントロールの試みがあるが，それらについては文献にあたっていただきたい[1][2]．

1 腰痛症

腰痛症とは下部肋骨と臀部の間の痛みで，しばしば大腿部に放散する症状群の包括的な呼称である．そのうち腰部神経根領域に分布して運動・知覚神経障害を伴うものを坐骨神経痛 sciatica とよぶ．これは腰痛症全体の 1% 程度を占めるにすぎない．その症状の一つである神経性跛行は，しびれや脱力感を伴うあまり局在性のない症状であり，歩行によって増悪し，脊椎の屈曲により軽減する．通常の腰痛症は一過性であり，坐骨神経痛の場合でも 50% が 1 か月以内に回復する[3]．

腰部の痛みの原因は一様ではないが，腰椎周囲の靱帯，椎間関節，椎間板の線維輪外層などへ分布する知覚神経への刺激によって誘発されると考えられている．傍脊柱筋群は痛みによってスパスムを起こすが，これが筋肉の一次的障害か否かは明らかでない．それに対し，坐骨神経痛の原因は，腰部神経根前枝への圧迫ないし炎症による刺激である．脊椎管狭窄症による症状の発現機序は不明であるが，馬尾神経根の虚血との関連が疑われている．

一生のうちに腰痛を経験する割合は人口の 60～90% と報告されている[3]．性差はないが，60 歳以上では女性に多い．坐骨神経痛についていえば一生のうちに経験する割合は 40% 程度あり，急性期腰痛症の原因の 1% 程度である．これは 30 代以降に多い．

腰痛は腰部の前後屈・側屈を繰り返す職業や，物を繰り返し持ち上げる職業に好発するが，脊椎すべり症，Scheuermann 病や脊柱管狭窄症をきたす疾患のある場合に特に頻度が高い．

1 急性期腰痛症

発症から 6 週間以内を急性期という．この時期の腰痛症は大部分が非特異的症状のみで，特異的治療なしに回復する．原因が特定できるのはわずか 20% 以下にすぎない．この時期の腰痛症の診断で重要なことは，まず腰椎以外に起因する疾患，すなわち腹部内臓疾患や動脈瘤などの大動脈疾患，また腰椎疾患でも骨髄炎，傍脊柱膿瘍などの可能性を否定しておくことである．しかし，これらの疾患が単なる腰痛症としてみられる頻度はきわめて低い[4]．通常の腰痛症においては，この時期には画像診断は必ずしも必要

ではない．特に腰椎の X 線検査による生殖線の被曝量が大きいことを考えたとき，若年者では腰椎の X 線検査は濫用されるべきではない．とりわけ被曝量の多い斜位の撮影をルーチンに行うことは避けなければならない．すなわち，腰痛症の red flag sign に注意することである．日本整形外科学会の「腰痛診療ガイドライン」によれば，20 歳未満，55 歳より上の発症，時間や活動性に関係のない腰痛，胸部痛，癌・ステロイド治療・HIV 感染の既往，栄養不良，体重減少，広範囲の神経症状，構築性脊椎変形，発熱がこれに含まれる[5]．これらの存在があってはじめて，X 線検査の適用となる．坐骨神経痛でも，急性期に問題となるのは，馬尾症候群 cauda equina syndrome，脊髄腫瘍，硬膜外膿瘍・出血を疑う場合などに限られ，それ以外はこの時期以降に対処することが可能である．このように急性期腰痛症の腰椎の X 線検査の適応を限定しても，緊急に治療を要する病態を見逃すことはないと信じられている．

2 亜急性期腰痛症

6〜12 週は腰痛の亜急性期である．腰痛が改善せずに 6 週間以上持続し，亜急性期まで至るのは 10% 程度である．このような亜急性期腰痛症では，炎症・腫瘍の可能性を否定する必要があり，X 線検査をはじめとする腰椎の画像検査の適応を検討する必要が生じる．坐骨神経痛の場合でも亜急性期に入ってからの対処となることが多い．この原因には，最も頻度の高い椎間板ヘルニアなど椎間板疾患をはじめとする各種の病態が含まれる．この場合，単純 X 線撮影のみならず MRI も適応となる．

3 慢性期腰痛症

12 週間以上の慢性期に及ぶ腰痛症の場合，その特異的原因の検索が最も重要である．画像診断はその評価に重要であり，単純 X 線撮影，CT，MRI が適応となる．特に中年以上では異常所見が高頻度にみられるが，症状との相関が問題となることが多い．

2 椎間板変性疾患

椎間板は加齢により，髄核 nucleus pulposus から水分が失われ線維化する．また線維輪 annulus fibrosus の弾力性が低下し，容易に裂け目を生じる．その結果，椎間板は外傷に対して脆弱になり，高さが減少し突出する傾向を示すようになる．

1 線維輪の膨隆

髄核が水分を喪失し線維輪が弾力性を失うと，線維輪の断裂がなくても椎間板が全周性に突出してくる．このような線維輪の膨隆 bulging annulus が後方に伸び出して神経根を圧迫すると坐骨神経痛の原因となる．しかし，全周性の突出が膨隆なのかヘルニアなのかの鑑別は MRI 上も不可能であり，また線維輪の断裂の有無の鑑別が治療にもたらす意義も必ずしも大きいとはいえない．これらの検査の評価にあたっては，むしろ病変の広がりと程度の評価が重要である．

2 椎間板ヘルニア

線維輪に欠損を生じると，髄核がそこを通って突出してくる．突出の部位によって，背側型 dorsal type（脊柱管内），椎間孔内型 intraforaminal type，外側型 lateral type（椎間孔外）の3つに分類される．MRI などの画像上は，突出部位の形態によって，椎間板膨隆も含めて局所的突出と広基性突出とに分けて記載する．解剖学的には，線維輪外層が保たれている突出 protrusion，線維輪外層の断裂を伴う脱出 extrusion，髄核の破片が脱出し椎間板とは離れた部位に転位する脱転 sequestration とに分けられる（図1)[6]が，転位の著しい脱転以外は画像上の鑑別は困難である．外科的には後縦靱帯との

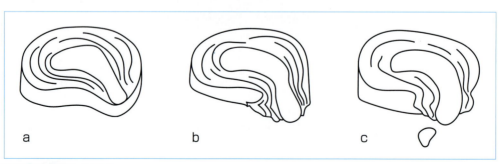

図1 椎間板ヘルニア
a：protrusion, b：extrusion, c：sequestration.

関連が重要であり，extrusion を脱出物が後縦靱帯直下にとどまっている subligamentous extrusion と後縦靱帯を破って脊柱管に入り込んでいる transligamentous extrusion とに分類することも行われている．MRI の導入以来，椎間板の軽度の後方への突出の評価が容易になったが，MRI でみられる突出の程度と臨床所見との相関は依然として困難な問題である．また MRI による観察では 63% で自然に縮小したという報告がある[7]．

3 脊柱管狭窄症

脊柱管狭窄症 spinal canal stenosis は，腰椎の全長ないし一部の分節の狭窄であり，変形性脊椎症による骨性過形成，黄靱帯の肥厚に加えて椎間板の後方への突出が加わっていることが多い．単純 X 線撮影ではしばしば評価が困難であるが（**図2**），MRI など横断像の評価によって診断が容易になる．さらにその形態により中心性狭窄，外側陥凹型狭窄，椎間孔型狭窄に分類される[8]．

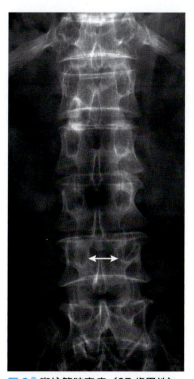

図2 脊柱管狭窄症（37歳男性）
椎弓根間距離が下位腰椎で上位腰椎に比べて大きくならないばかりか若干狭くなっている（↔）．achondroplasia の男性．

1 中心性狭窄

中心性狭窄 central stenosis では成長に伴うもの（developmental stenosis），あるいは変性によるもの（degenerative stenosis）が大部分を占める．先天性の例としては軟骨形成不全症 achondroplasia が代表的である．頸椎では CT で前後径が 12 mm 以下を相対的狭窄，10 mm 以下を絶対的狭窄とよぶが，腰椎では明確な基準はない．

2 外側陥凹型狭窄

関節突起の過形成による外側陥凹の狭窄（lateral recess stenosis）である．脊柱管は三つ葉（trefoil）型となる．CT，MRI で 3 mm 以下であれば明らかに狭窄である．

3 椎間孔型狭窄

椎間孔内の狭窄（neuroforaminal stenosis）で，椎体後外側縁の骨棘，椎間板の突出，あるいは椎間関節からの骨棘で起こる．

4 椎間関節疾患

椎間関節の変形性関節症は，しばしば変形性脊椎症や椎間板の変性疾患に伴ってみられる（図3）．一般的に椎間板の変化に先行して椎間関節に異常を生じることは多くない[9]．椎間関節に症状の原因を求めるか，椎間板に症状の原因を求めるかは困難なことが少なくないが，時に関節のブロックが手がかりとなることがあると報告されている[10]．椎間関節由来の滑膜囊胞は時に椎間板ヘルニアと同様に神経根を圧迫することがある（図4）．

5 脊椎の過形成病変

脊椎の過形成を伴う変化の代表は変形性脊椎症である．椎体を主体に椎間関節を含めたさまざまな部位での骨化・過形成を起こし症状を発現させると考えられているが，以下のような靭帯を主体にした過形成が症状と関連すると考えられている．また，上下の棘突起の衝突による骨硬化と棘間靭帯の変性である Baastrup 病もその一つであるが，独立した疾患というより，変性の一部と考えられる[11]（図5）．

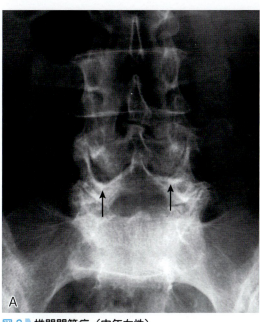
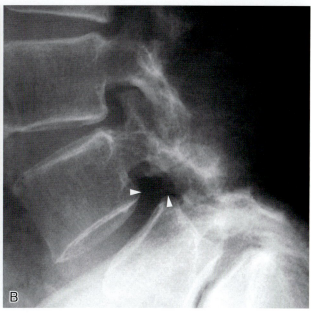

図3 椎間関節症（中年女性）
A 正面像　B 側面像
L4-5の椎間関節にerosionがみられる（→）．側面像で15%のすべりがみられる（▶）．

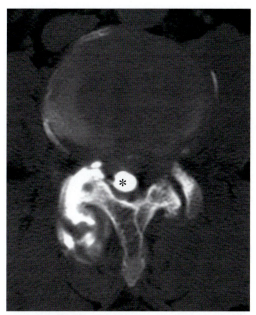

図4 椎間関節の滑膜嚢胞（54歳男性）椎間関節造影後
嚢胞性病変に造影剤貯留がみられる（＊）．滑膜嚢胞の所見である．

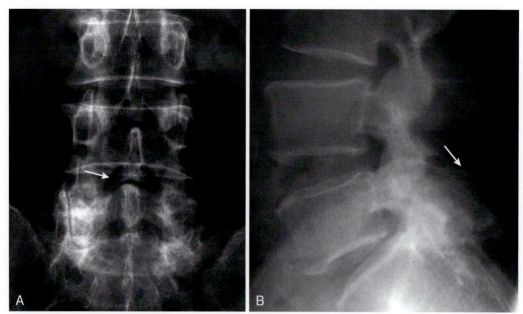

図5 Baastrup病（70歳男性）
A　腰椎正面像　B　腰椎側面像
L4-5の棘突起が接しており，硬化像を生じている（→）．

1 びまん性特発性骨増殖症

　びまん性特発性骨増殖症 diffuse idiopathic skeletal hyperostosis（DISH）は椎体前方の骨化による強直の原因になるが，OPLLやOLFと合併することが多い（図6）．

2 後縦靱帯骨化症

　後縦靱帯骨化症 ossification of posterior longitudinal ligament（OPLL）はDISHに合併することも多く，特に頸椎に好発し，脊髄や神経根の圧迫症状をきたす．腰痛の原因としてはまれである．

3 黄色靱帯骨化症

　黄色靱帯付着部の骨過形成はまれではないが，特に脊柱管狭窄を合併すると症状の原因となる．黄色靱帯骨化症 ossification of the ligamentum flavum（OLF）は特に下位胸椎に好発し，硬膜を後方から圧迫する．靱帯の肥厚が著しく結節状の骨化をきたしたものほど圧迫症状は著明である．

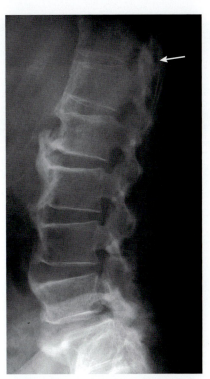

図6 DISH（66歳男性）腰椎側面像
腰椎椎体前方の連続する骨化がみられる．前縦靱帯に一致した骨化である．またT12-L1の椎弓間に骨化が認められる（→）．

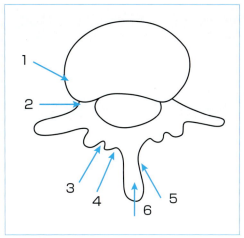

図7 非定型分離
1. neurocentral synchondrosis, 2. pedicular cleft, 3. pars interarticularis cleft（spondylolysis）, 4. retroisthmic cleft, 5. paraspinous cleft, 6. spinous cleft（spina bifida）

6 脊椎分離症と脊椎すべり症

脊椎の分離・すべりは次のように分類される[12]．分離の位置によって非定型例は図7のように分類される[13]．

1 脊椎分離すべり症

脊椎分離症 spondylolysis の発生頻度は5％程度と報告され，その3/4が両側性である．すべりを伴うこと（分離すべり症 spondylolytic spondylolisthesis）と伴わないことがある．L5に最も多く，67〜91％と報告されており，L4に10％程度みられる．家族内発生が起こるといわれるが，重量挙げやラグビーなどスポーツとの関連も指摘されている．男性に多く，年齢とともに増加する．10歳以下はまれで，それ以降年齢とともに増加し，20歳頃プラトーに達する．先天奇形を伴う脊椎の発生頻度は5〜10倍であり，特に二分脊椎を伴う場合13倍に及ぶことが知られている．また，治癒も起こり，不整・硬化像が残存することがある．以上より，先天奇形ではなく疲労骨折と考えられている．

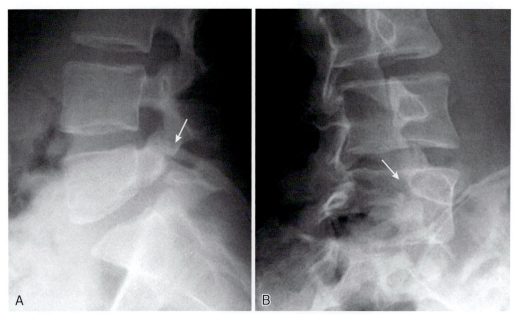

図8 脊椎分離症（14歳女性）
A　腰椎側面像：関節間部の欠損が明らかである（→）．B　斜位像：いわゆるスコッチテリアの首の欠損がみられる（→）．

　非特異的な腰痛症がみられるが，若年者では無症状のことも少なくない．側面像で，関節間部 pars interarticularis（峡部 isthmus）の欠損と前方へのすべりがみられることにより診断できる．骨欠損は斜位像で容易に評価できるが，L5 の場合 X 線束を尾側に傾けないとみえないことがある（図8）．正面像でも時に骨欠損がみられる．最下位の腰椎が前下方にすべると正面像で inverted Napoleon hat 像を呈する．MRI を用いると早期に分離が信号異常として確認できる（図9）[14]．

2　非分離脊椎すべり症

　非分離脊椎すべり症 non-spondylolytic spondylolisthesis は 50 歳以上の比較的高年齢者に多く，女性の発症が男性の 3〜4 倍である．L4-5 に最も多く，全体の 80% を占める．すべりは通常 25% を超えることはない（図10）．腰痛，運動制限などの症状を伴うことが多い．多くの場合，同時に椎間関節の著しい変性を伴う．変性脊椎すべり症 degenerative spondylolisthesis ともよばれる．立位の側面像は十分に鋭敏で，臥位の MRI よりも鋭敏であるとされる[15]．

3　先天性脊椎すべり症

　先天性脊椎すべり症 congenital spondylolisthesis は椎弓が前後方向に引き伸ばされたような形態異常と関節突起（通常 S1）の低形成に起因し（図11），一つないしそれ以上

●❷椎間板変性疾患

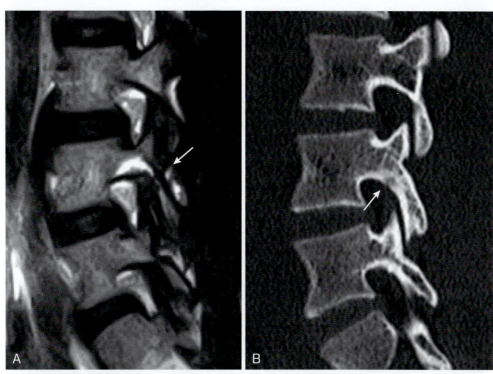

図9 ▶ 脊椎分離の潜在骨折（14歳男性）
A　MRI T2 強調矢状断像：L4-5 峡部で骨髄浮腫を認める（→）．B　CT 矢状断像再構成像：同部に硬化と皮質の不整を認める（→）．

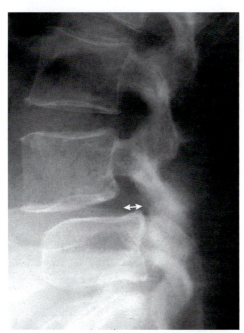

図10 ▶ 非分離脊椎すべり症（53歳女性）
第4腰椎が第5腰椎に対して前方へすべっている．椎間関節の狭小化と硬化そして椎間板の狭小化がみられる（↔）．

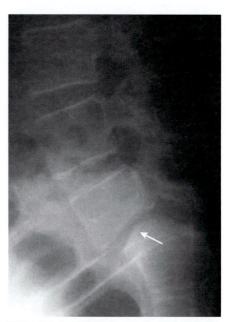

図11 ▶ 先天性脊椎すべり症（12歳女児）腰椎単純X線撮影側面像
第5腰椎が仙骨の上面を前方へすべっている．仙骨の関節突起は低形成である．仙骨上縁は上に凸の突出があり，球形に類似した変形を呈し，すべりを助長している（→）．

の椎弓の欠損を伴う．幼小児期に明らかになり，運動制限，ハムストリングスのスパスムなど著しい症状を伴い，症状は10〜20歳頃顕著となる．

4 後方すべり症

後方すべり症 retrolisthesis は椎間板の変性に合併する．動きの大きい頸椎・腰椎に好発する．脊椎の側面像で椎体の後方へのすべりは明らかであり，椎間孔の8の字状の狭窄を伴う．

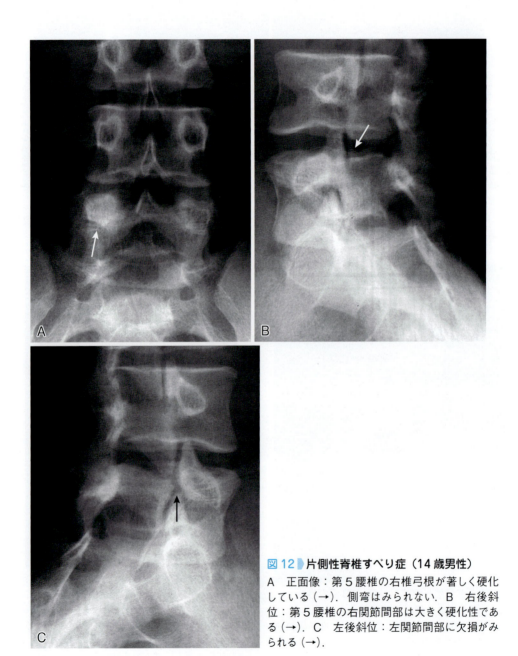

図12 片側性脊椎すべり症（14歳男性）
A　正面像：第5腰椎の右椎弓根が著しく硬化している（→）．側弯はみられない．B　右後斜位：第5腰椎の右関節間部は大きく硬化性である（→）．C　左後斜位：左関節間部に欠損がみられる（→）．

5 その他の脊椎すべり症

1 片側性脊椎分離症 unilateral spondylolysis

片側のみに起こったものか，両側性で一方のみ治癒したものかの鑑別は必ずしも可能ではない．しばしば対側の椎弓根の過形成あるいは硬化を伴い（**図12**），類骨骨腫などに類似の所見を呈することがあるが，側弯を伴うことは少ない．

2 外傷性脊椎すべり症 traumatic spondylolisthesis

脊椎の後方成分の骨折による椎体の前方転位であり，頸椎のいわゆる hangman's fracture もこれに含まれる．

3 術後脊椎すべり症 postoperative spondylolisthesis

脊椎固定術後にみられる．固定の上ないし下のレベルでの可動性の代償性増大による．

4 病的脊椎すべり症 pathological spondylolisthesis

骨形成不全症，軟骨形成不全症や骨 Paget 病でみられる．

文 献

1) El-Khoury GY et al：Percutaneous procedures for diagnosis and treatment of lower back pain：diskography, facet-joint injection, and epidural injection. AJR 1991；157：685-691
2) Onik G et al：Automated percutaneous lumbar diskectomy. AJR 1991；156：531-538
3) Frymoyer JW：Back pain and sciatica. New Engl J Med 1988；318：291-300
4) Kleiner JB et al：Extraspinal causes of lumbosacral radiculopathy. J Bone Joint Surg Am 1991；73：817-821
5) 日本整形外科学会・日本腰痛学会（監）：腰痛診療ガイドライン 2019，南江堂，2019
6) 日本脊椎脊髄病学会（編）：脊椎脊髄病用語事典，改訂第5版，南江堂，2015
7) Bozzao A et al：Lumbar disk herniation：MR imaging assessment of natural history in patients treated without surgery. Radiology 1992；185：135-141
8) Arnoldi CC et al：Lumbar spinal canal stenosis and nerve root entrapment syndromes：definition and classification. Clin Orthop Relat Res 1976；115：4-5
9) Taylor JR et al：Age changes in lumbar zygapophyseal joints：observations on structure and function. Spine 1986；11：739-745
10) Mooney V et al：The facet syndrome. Clin Orthop Relat Res 1976；115：149-156
11) Kwong Y et al：MDCT findings in Baastrup disease：disease or normal feature of aging spine. AJR 2011；196：1156-1159
12) Wiltse LL et al：Classification of spondylolisis and spondylolisthesis. Clin Orthop Relat Res 1976；117：23-29
13) Johansen JG et al：Retroisthmic cleft：computed tomographic appearance. Radiology 1983；148：447-448
14) Nakayama T et al：Spondylolyic spondylolisthesis：various imaging features and natural courses. Jpn J Radiol 2015；33：3-12
15) Finkelstaedt T et al：Correlation of listhesis on upright radiographs and central lumbar spinal canal stenosis on supine MRI：is it possible to predict lumbar spinal canal stenosis? Skeletal Radiol 2018；47：1269-1275

6

小児の骨・関節疾患

❶ 骨成長の評価
❷ 形成異常へのアプローチ
❸ 神経・筋疾患
❹ 脊　椎
❺ 上　肢
❻ 股関節・大腿
❼ 膝・下腿
❽ 足

先天性および成長と関連した小児・青年期の疾患を扱う．系統疾患を含めるとその疾患数はきわめて多いが，ここではその概要のみにとどめる．外傷，腫瘍，関節炎については，それぞれの章で述べた．

1 骨成長の評価

骨の成長の評価は，小児の発育の評価における大きな要素である．上腕骨近位骨端の骨化は手軽に用いられる指標であり，新生児期にはわずかに5%ほどしか骨化していない．そのため上腕骨近位骨端の骨化は骨化の遅れを否定する単純な指標となる．また一般的に女児のほうが骨化の成熟が早いため，性別により異なる標準が用いられる．

現在用いられている標準的骨年齢の評価はGreulich-Pyleの標準に基づくものが基本的であるが[1]，これは1930〜1940年代の米国中西部における白人小児のデータに基づいている．以後さまざまな標準が導入されてきており，それぞれの目的に応じて用いられている．Greulich-Pyleの図式は一般的には変異の少ない指節骨・中手骨の形状，大きさ，骨端の癒合を重視し，変異の大きい手根骨の変化は副次的である．すなわち，一般的には指先から比較していくのが原則である．2歳以下の小児では用いられない．また今日では，AIの適応が検討されはじめている[2]．

2 形成異常へのアプローチ

　小児の系統的骨疾患診断の大きな部分は，数多くの症候群のうちから該当する疾患をみつけだす作業である．今日では原因となる遺伝子が解明され従来と異なる分類が導入されつつある．その詳細は専門書[3][4]に譲ることにして，アプローチの方法の大要に触れるだけにとどめる．局在性病変は，四肢，脊椎，骨盤，頭蓋，胸部の5つに分類する．

1 四肢の長管骨

1 長さの分析

　短肢症は次のように分類する．
　① rhizomelic：上腕骨，大腿骨の短縮．
　② mesomelic：前腕，下腿の短縮．
　③ acromelic：手足の短縮．
　なお，四肢の長さの割合については一般的に次のようなことが知られている[5]．
　①前腕と上腕，下腿と大腿の長さの比は2歳までに変化し，それ以降は変化しない．
　②上肢と下肢の長さの比は，成長とともに低下する（つまり，下肢の成長が上肢の成長を常に上回る）．
　③10歳以降では長さの比に変化はない．
　④これらの変化に性差はない．

2 異常部位の分析

　どの分節の異常かが明らかになったら，骨幹，骨幹端，骨端のいずれの異常かを鑑別する．
　①骨幹の異常：overtubulation, undertubulation, 骨膜下骨形成による肥厚．
　②骨幹端の異常：splaying, cupping, 拡大, 不整[6]．
　③骨端の異常：大きさ, fragmentation, 骨化の異常．多発性骨端異形成症や脊椎・骨端異形成症では，骨端の変化が骨幹端に及ぶ．
　④手指の変化：各指節骨・中節骨の短縮，triphalangeal thumb, 円錐骨端核 cone epiphysis, 多指症 polydactyly, 合指症 syndactyly, 斜指症 clinodactyly などの所見がある．

2 脊 椎

脊椎の変化の要点は，椎弓の閉鎖不全，頭蓋脊椎移行部の異常，椎体の形状の異常である．椎体の形状の異常としては，platyspondyly, cuboid vertebra, round（bullet-shaped）vertebra, beaked（notched）vertebra がある[7]．軟骨形成不全症 achondroplasia などの軟骨形成異常 chondrodysplasia では，脊柱管狭窄など形成異常の所見がある．

3 骨 盤

small squared iliac wing, 腸骨翼基部の狭窄，acetabular angle の増大・低下，恥骨の骨化遅延などの所見がある．

4 頭 蓋

膜内骨化の情報を反映するが，縫合の癒合，wormian bone（Worm 骨），トルコ鞍の形状など表現形式は多彩である．wormin bone は多く正常例にみるが，甲状腺機能低下症（クレチン病）や骨形成不全症 osteogenesis imperfecta でみる場合があるので注意が必要である．

5 胸 部

胸郭の異常は，肋骨，鎖骨，肩甲骨と多くの要素が関連しており複雑であるが，膜内骨化（鎖骨）や上肢帯の異常あるいは胸郭の大きさにより生命予後が大きく影響されるため，重要な部位である．

6 小人症の診断

低身長が明らかとなる時期と，異常の分布によりある程度の鑑別が可能である．以下はその代表である．診断には臨床症状よりも原因遺伝子に基づく診断が主体となりつつある．

❷形成異常へのアプローチ

1 新生児期・乳児期

1 四肢短縮型

thanatophoric dysplasia（周産期に死亡），achondroplasia（rhizomelic），metatropic dysplasia（生下時は四肢短縮型，成長とともに体幹短縮型），asphyxiating thoracic dysplasia，Ellis van Creveld 症候群，diastrophic dysplasia.

2 体幹短縮型

spondyloepiphyseal dysplasia congenita，Kniest dysplasia（乳児期には四肢の短縮が目立つ）.

2 幼児期以降

1 四肢短縮型

pseudoachondroplasia，pseudo-（pseudo）hypoparathyroidism（acromelic）.

2 均衡型

hypochondroplasia（低身長の原因として最も高頻度），Stickler 症候群，Schmid 型 metaphyseal dysplasia，multiple epiphyseal dysplasia.

3 学齢期以降

1 四肢短縮型

dyschondrosteosis（mesomelic）.

2 体幹短縮型

spondyloepiphyseal dysplasia tarda，Kozlowski 型 spondylometaphyseal dysplasia.

7 硬化性骨異形成

硬化性変化を伴う形成異常 sclerosing bone dysplasia は画像上きわめて特徴的な一群である．これらのうち局在性病変で腫瘍と混同されやすいもの（melorheostosis，osteopoikilosis など）は先に第2章で述べたが，代表的なものを Greenspan の分類に基づいて述べる[8].

1 軟骨内骨化の異常

1 一次海綿骨（未熟な骨）の異常

①大理石病 osteopetrosis

常染色体劣性で，早期に骨髄機能不全をきたす幼児型と常染色体優性で予後の良い成

339

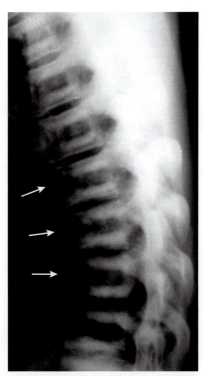

図1 大理石病（12歳女児）胸椎側面像
椎体のサンドイッチ状の硬化がみられる（→）．

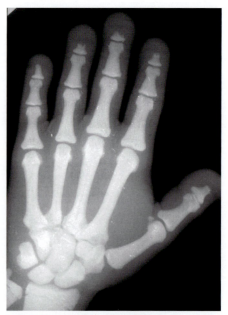

図2 濃化異骨症（成人男性）
全般性の骨硬化像と遠位指節骨先端での骨吸収がみられる．

人型がある．骨密度が全体的に上昇し，皮質と骨髄の境界が不明瞭になる．また，リモデリングの不良により骨の末端での undertubulation や "bone-within-bone" あるいは脊椎のサンドイッチ状の硬化像がみられる（図1）．骨の成長に周期性のある場合があり，多層の帯状の硬化像をみることがある．骨は一般に脆弱で骨折を起こしやすい．成人型では頭蓋の硬化が著しく脊椎が正常に保たれる型（1型）と，頭蓋底の硬化と脊椎終板付近の硬化と腸骨の硬化がみられる型（2型）がある[9]．また炭酸脱水酵素 carbonic anhydrase II 型欠損症は，本症の骨変化と腎尿細管性アシドーシスを合併したもので，常染色体劣性である．これには頭蓋石灰化の合併が知られている[10]．また，クル病の所見が合併することがある（osteopetrorickets）[11]．これは骨髄移植による治療の適応とも関連して重要である．

②濃化異骨症 pyknodysostosis

常染色体劣性で，小人症の一つであるが，大理石病とは異なり体型以外は無症状である．wormian bone や下顎骨の鈍角化など頭蓋の異常とともに，手指では遠位指節骨の低形成と acroosteolysis がみられる（図2）．

2 二次海綿骨（成熟した骨）の異常

bone island, osteopoikilosis, osteopathia striata.

2 膜内骨化の異常

1 進行性骨幹異形成症 progressive diaphyseal dysplasia（Engelmann病）

常染色体優性で，長管骨の骨幹部皮質，頭蓋冠，下顎や鎖骨中央部など膜内骨化を起こす部位での骨吸収・修復の異常である．両側性対称性に皮質が厚く，紡錘形に肥厚するのが特徴である（図3）．

3 混合型

1 melorheostosis, sclerosing bone dysplasia

第2章参照．

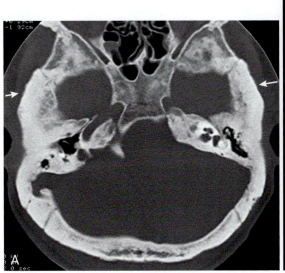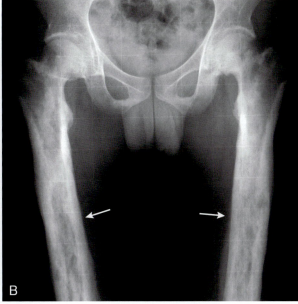

図3 進行性骨幹異形成症（30歳男性）
A 頭部CT像：頭蓋冠の硬化をみる（→）．顔面骨は正常である．B 股関節正面像：大腿骨の骨幹部での肥厚と硬化が著しい（→）．管状骨の短縮はみられない．

8 その他の多系統疾患

1 骨形成不全症

骨形成不全症 osteogenesis imperfecta (OI) は，骨格のみにとどまらず，皮膚，靱帯，眼，耳などを含めた多臓器疾患である．その発生頻度は出生 20,000～60,000 に 1 例と報告されている．類骨やコラーゲンの生成異常があり，骨芽細胞の機能異常によると推測されている．軟骨内骨化自体は正常であり，予備石灰化層から一次海綿骨に至るまでは異常なく経過するが，線維骨から層板骨への転換過程や骨膜からの骨形成に異常がみられる．

今日大きく 4 群に分類されている[12]．I 型は常染色体優性で歯牙の正常な A 群と dentinogenesis imperfecta を伴う B 群に分けられる．骨の脆弱性も中等度以下で，かつて OI tarda とよばれたものの一つである．II 型は OI congenita とよばれたものの一つで，骨の脆弱性が著しく周産期に死亡する重症型である．多くは優性の突然変異，一部は常染色体劣性である．III 型もかつて OI congenita とよばれたものである．常染色

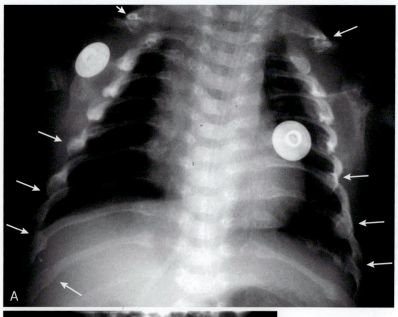

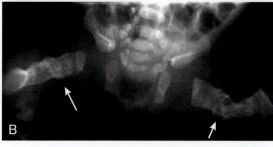

図 4 ▶ 骨形成不全症（新生児女児）
A 胸部正面像：鎖骨，肋骨に多数の骨折を認める（→）．B 骨盤・大腿正面像：大腿は外転しているが，多数の骨折により変形がみられる（→）．

体劣性のまれな型で，重症ではあるが非致死性である．IV 型は OI tarda に分類されたものの一つで，強膜が正常であり，歯牙の正常な A 群と dentinogenesis imperfecta を伴う B 群に分けられる．型分類は予後推定に重要である．

臨床所見は型によって異なるが，皮膚は薄く透明で傷害を受けやすく，頭は大きい．歯牙の異常が起こり，象牙質は脆弱であるが，エナメル質は正常である（dentinogenesis imperfecta）．青色強膜や角膜の異常も存在する．聴力障害は 20％ 以下にみられる．関節の運動性は過剰で，弛緩している．ホメオスターシスにも異常がみられ，麻酔時の hyperthermia など体温調節に異常がみられる．

II 型，III 型では出生前に多発性骨折が起こり，新生児期にはすでに治癒した骨折がみられる（図 4）．四肢は短く幅広く，骨膜反応や仮骨，治癒の程度のさまざまな多数の骨折が存在する．大腿骨や脛骨は弯曲し，成長とともに変形は増強する．頭蓋骨は薄く，多数の骨化が縫合部にみられる（wormian bone）．I, IV 型では，出生時に骨折がみられる場合もあるが，それらは新しい骨折で，OI congenita のように治癒した骨折はみられない．頭部と体部の大きさのアンバランスは，新生児期には目立たない．成長とともに扁平頭蓋底や頭蓋底陥入症がみられるようになる．歯牙の低形成もみられる．骨折は下肢に多く，治癒は良好で完全である．しかし，多発骨折の後には変形が進行してくる（図 5）．仮骨の過形成がみられる．皮質や骨梁も薄く，骨粗鬆症がみられる．膝蓋骨や橈骨頭の脱臼，外反膝，内反股や臼蓋突出など関節の異常も存在する．脊椎の骨粗鬆症により，椎体の中央が陥凹する．また側弯は 40％ 程度にみられる．

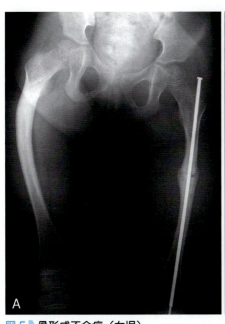
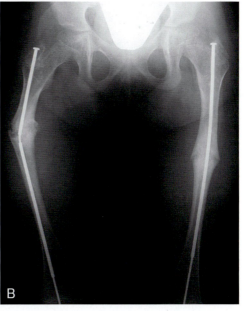

図5 骨形成不全症（女児）
A　5 歳時の両側大腿正面像　B　7 歳時の両側大腿正面像
骨折は硬化しつつ治癒するが，繰り返す骨折により変形が進行している．

2 神経線維腫症

　神経線維腫症 neurofibromatosis は，3 胚葉要素すべてと関連した先天性過誤腫性異形成である．第 17 染色体上の異常に基づく常染色体優性の古典型である I 型（von Recklinghausen 病）と，第 22 染色体の優性遺伝である両側の第 VIII 脳神経腫瘍とそれ以外の脳神経腫瘍に特徴づけられる II 型が主体である．このうち骨格を含めた全身症状を伴うのは I 型である．I 型は発生頻度が高く，出生 4,000 例に 1 例の割合でみられる．生下時に臨床症状の明らかなものは 43% 程度であり，1 歳時に理学的所見のみられるものは 2/3 程度である．皮膚には，腫瘍，局在性多毛症，皮膚の過形成がみられる．Café-au-lait 様の色素異常は有名であるが，その特異性は高くない．局在性の肥大症，大頭症がみられる．発育遅延，精神発達遅延が 1/4 に起こる．神経線維腫の悪性化は 5% と報告されている．内臓では腎血管の異常より高血圧をきたすことがあり，また褐色細胞腫の頻度が高い．

　脊椎の異常は多彩で，側弯は 10〜60% にみられる．側弯の程度は他の症状と必ずしも関連しない．教科書的には，短く角度の大きい弯曲と前弯が特徴的である（図 6）．後弯は時に著しい．椎体後方の侵食像 scalloping は，脊髄腔拡大と骨形成異常による．椎弓根の無形成，低形成など脊椎の先天異常も多くみられる．脊椎周囲の腫瘍は通常，神経線維腫よりも側方に突出した髄膜瘤 lateral meningocele による（図 7）．肋骨の異常も側弯の部位に一致して，リボンをねじったような形成異常としてみられる．頭部では，大頭蓋症および顔面骨の形成異常が認められる．特に蝶形骨翼の部分・完全欠損は特徴的であり，拍動性眼球突出の原因となる．聴神経鞘腫や視神経膠腫も好発する．四肢では，骨折後の偽関節がみられ，脛骨遠位部で好発する．骨折に接して硬化像がみられ，髄腔は狭小で砂時計状を示す．それ以外にも四肢には多彩な形成不全があり，四肢の変形・過形成，皮質の不整化，皮質の硬化・菲薄化がみられる．蔓状神経線維腫 plexiform neurofibroma は，小さな神経線維腫の集簇の形をとり，神経線維腫症に特徴的である．四肢では，骨折後の偽関節がみられ，脛骨遠位部で好発する．骨折に接して硬化像がみられ，骨髄腔は狭小で砂時計状を示す．それ以外にも四肢には多彩な形成不全があり，四肢の変形・過形成，皮質の不整化，皮質の硬化・菲薄化がみられる [13]（図 8）．血管病変によりさまざまな部位に血腫を形成する．

　II 型は，中枢神経の病変が主体である．四肢末梢では神経鞘腫の多発がみられることがあるものの，骨変化は通常伴わない．

3 先天性多発性関節拘縮症

　arthrogryposis は，関節の曲がりという意味である．先天性多発性関節拘縮症 arthrogryposis multiplex congenita は単一の疾患というよりも一つの病態の表現であり，単一の原因は知られていない．出生前の運動障害に関連すると考えられ，神経障害型 neuropathic form と筋障害型 myopathic form がある．運動障害が関節の変形・筋肉の

❷形成異常へのアプローチ

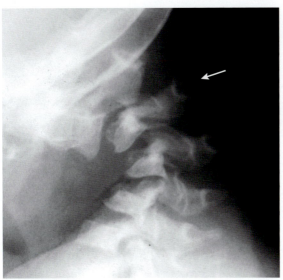

図6 神経鞘腫症Ⅰ型（3歳女児）
上位頸椎に著しい後弯を認める（→）.

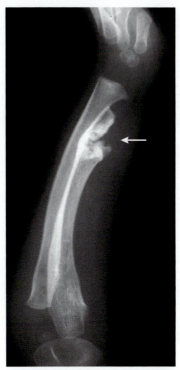

図8 神経線維腫症Ⅰ型（2歳男児）
橈骨，尺骨の弯曲と尺骨遠位部の骨形成の異常を認める（→）.

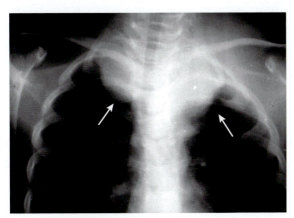

図7 神経線維腫症Ⅰ型（9歳女児）
胸郭入口部に lateral meningocele による腫瘤がある（→）．左鎖骨は細く，軟部組織腫瘤（neurofibroma）がそれに接してみられる．

萎縮をきたし，さらには筋・靭帯の拘縮から関節強直に至る．
　異常は出生時に明らかであり，生後新しい病変は生じないものの変形は進行性である．1/3程度は臀位分娩で出生する．肩の内旋，肘の伸展，前腕の回内，手関節の屈曲と尺側転位，股関節は通常屈曲，膝には伸展ないし屈曲がみられる．関節の異常は通常両側性・対称性である．四肢は細く，関節には紡錘状の腫脹がみられる．関節の変化は，普通近位部から遠位部に向かって著しくなる．四肢すべてが侵されるものが50～60％，四肢のうちの2つのみが侵されるものが40～50％である．停留睾丸，泌尿器系の奇形，先天性心疾患，先天性ヘルニアなどの頻度も高い．幼児期を過ぎると予後は良

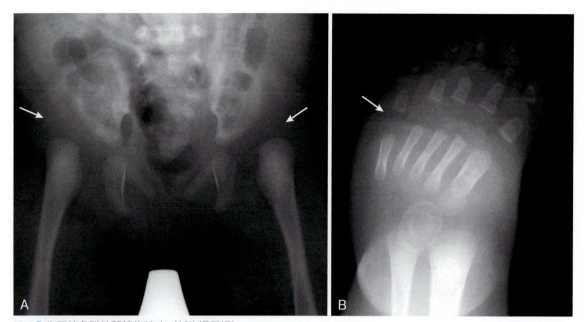

図9 先天性多発性関節拘縮症（新生児男児）
A　股関節正面：両側股関節が大きく脱臼している（→）．B　右足正面：後足の内反変形（→）と尖足がみられる．

いが，嚥下，呼吸，発声の障害あるいはそれ以外の喉頭の症状をもたらす頻度が高い．鑑別診断には，cranio-carpo-tarsal dysplasia，18トリソミー，Larsen症候群が含まれる．

　画像所見は関節の拘縮・変形で，特異的ではない．筋肉は萎縮し，皮下・筋内の脂肪が増加し，骨は細く脆弱である．骨折，長管骨の屈曲がみられる．上腕・前腕の異常は60％にみられる．上腕骨は内旋し，肘は伸展ないしは屈曲し，橈骨頭の脱臼も時に存在する．手根骨癒合の頻度も高く，程度の差はあるが40％程度にみられる．100％近くで下肢が侵され，股関節脱臼は1/3程度に起こる（図9A）．うち2/3は両側性である．膝は，屈曲拘縮することが多く，伸展拘縮には脛骨の前方亜脱臼が伴う．膝蓋骨は小さいか欠損する．足では3/4に内反尖足がみられ（図9B），垂直距骨の頻度が高い．その90％以上が両側性である．側弯は15〜40％にみられ，脊椎は典型的には長いC字状を呈する．これは1/2以上で硬直し，進行性である．

3 神経・筋疾患

1 脳性麻痺

これには筋肉の張力とそのバランスの異常に由来する各種の異常が含まれる.

1 脊 椎

椎体は高くなり，前後径は減少する．側弯は長い C 字状の胸腰椎のカーブが特徴的であり，その頻度はベッドから起き上がれない患者の 40% 近く，歩行可能な症例の10% 近くにみられる.

2 上 肢

まれに橈骨頭の脱臼がみられる.

3 下 肢

股関節では，内転筋やハムストリングスの緊張の増大によって内旋のまま固定されたり，腸腰筋の緊張亢進や拘縮がみられたりする．大腿骨頸部の外反，前捻の増大，小転子の肥大，大腿骨頭の外側脱臼・亜脱臼，二次性臼蓋形成不全，大腿骨頭内側の扁平化がみられる．膝では屈曲拘縮と膝蓋骨の異常，膝蓋高位が存在する．足では，外反足や外反母趾が認められる.

2 髄膜脊髄瘤

髄膜脊髄瘤 meningomyelocele では脊椎癒合不全とともに 50〜70% に側弯がみられる．後弯は 1/8 でみられる．1/3 の症例で大腿骨頸部は外反位にあり，次第に亜脱臼を起こし，臼蓋形成不全が二次的に出現してくる．足では内反尖足あるいは尖足がそれぞれ 1/4 程度にみられる.

骨端あるいは骨幹端の骨折は特徴的で，知覚異常と成長板に加わるストレスのために出血を起こしたり，神経障害性関節症類似の破壊的な変化を生じたりすることがある（図10）．また筋力のアンバランスのために成長板でズレの力が加わり，骨端の転位（変位），成長板の開大，骨幹端の不整がみられる[14]．骨折治癒には著しい骨膜反応を伴う

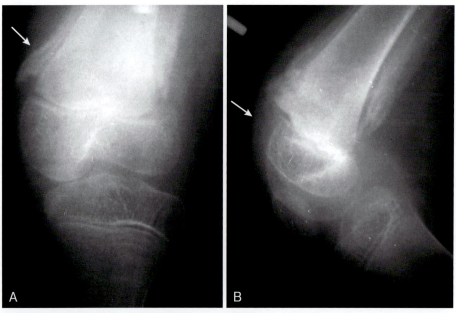

図10 二分脊椎に続発した骨端線離開（12歳男児）
A　膝関節正面像　B　側面像
骨化した骨膜下血腫がみられる（→）．骨端はやや後方にすべっている（→）．

ことがある．

3　後天性麻痺

　側弯，骨盤の不対称，股関節の脱臼がみられる．骨・軟部組織の低形成，骨密度低下，軟骨の萎縮が認められる．関節周囲の異所性骨化は1/3～1/2に発生する．また，骨折を起こした場合，概して仮骨の著しい過形成が起こる．

4 脊　椎

1 先天奇形

1 脊椎癒合不全

脊椎癒合不全 spinal dysraphism は，脊椎の正中部での癒合不全である．これには，髄膜脊髄瘤，脊髄正中離開症 diastematomyelia，脂肪腫，類皮腫，神経腸管嚢腫 neurenteric cyst など神経系の異常を合併するものが多くあるが，これらは神経放射線学の教科書に譲ることにする．骨の異常には次のようなものがある．

①楔状椎 wedge vertebra：椎体の一方の形成不全．

②半椎 hemivertebra：椎体，椎弓など後方成分も含む脊椎の一方の形成不全．

③蝶形椎 butterfly vertebra：半椎の左右一対になったもの．

④二分脊椎 spina bifida：椎弓の癒合不全であり，腰仙部に好発する．次に多いのが下位胸椎 T11, T12 である．2～3 mm 程度の椎弓の分離はほとんど正常範囲といってよいほど多い．これを潜在性二分脊椎 spina bifida occulta とよぶが，小児でのこのような軽度の欠損は，必ずしも骨性欠損ではなく，軟骨に覆われている．

⑤ congenital vertebral bars：椎弓あるいは椎弓根を上下に橋渡しする骨性の癒合で，脊椎の成長・動きを抑制する効果がある．

⑥塊状椎 block vertebra：脊椎の分節化の異常で，2 つ以上の脊椎が上下に癒合したもの．

⑦先天性椎弓根欠損：頸椎に多く，痛みや神経症状を伴うことが多い．胸椎や腰椎では無症状のことが多く，偶然発見され転移性腫瘍と間違われることがあるが，対側の椎弓根の肥大が鑑別の手がかりとなる（図 11）[15]．

2 Klippel-Feil 症候群

Klippel-Feil 症候群は，短い頸部，後頭部の毛髪の生え際の下降，可動域低下が 3 主徴といわれるが，本症の定義は曖昧で，さまざまな程度や型の頸椎癒合が含まれる．椎体，椎弓，椎弓根，棘突起が全体にあるいは部分的に癒合するもので，C2-3，C5-6 が好発部位である（図 12）．側弯は 60% 以上に，Sprengel 変形（後述）は 40% 程度に合併する．異常は脊椎のみではなく，脳底部，高位脊髄の異常を伴い，また腎の異常（2/3 程度），特に片側腎の無形成が 1/3 程度もみられる．

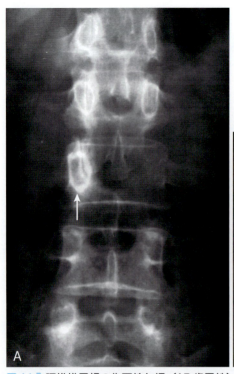
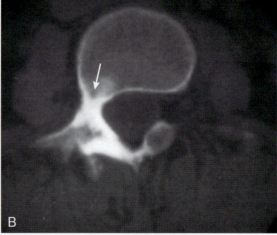

図11 腰椎椎弓根の先天性欠損（17歳男性）
A 腰椎正面像　B CT
第3腰椎の左の椎弓根が欠損しており，対側の椎弓根が大きく硬化している（→）．

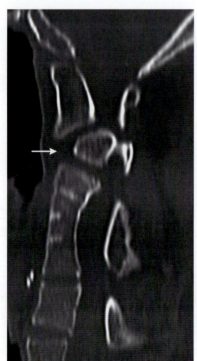

図12 Klippel-Feil症候群（20歳男性）
　　　 CTの矢状断像再構成像
第4～7頸椎，第1～2胸椎椎体の癒合，第3頸椎椎体の低形成と後方すべりがみられる（→）．第1頸椎の前弓が欠損．

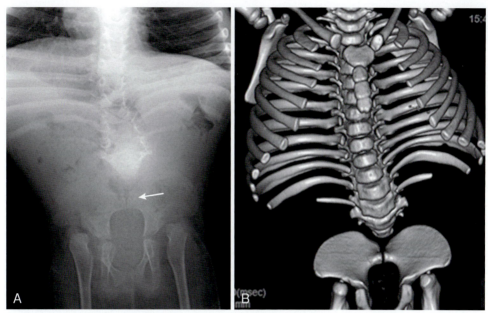

図13 caudal regression syndrome（3歳女児）
A　腹部正面　B　CT再構成像
腰椎の低形成（3分節），仙骨および骨盤正中部の欠損が明らかである（→）.

3　仙骨無形成

　20％近くは糖尿病の母親の児にみられ，caudal regression syndrome の範疇に入る．完全欠損が1/3，部分欠損が2/3の頻度で起こる．完全欠損では，左右の腸骨が正中で癒合する（図13）．部分欠損は仙骨遠位の欠損で，時に仙骨前奇形腫の合併がみられることがある．髄膜脊髄瘤や消化器系，泌尿器系の異常を合併し，股関節や膝関節の拘縮，股関節脱臼もみられる．

4　脊椎の分節化の異常

　脊椎の分節化の異常は頻度が高く，7頸椎，12胸椎，5腰椎に分かれているものは90％程度である[16]．脊椎の移行部にみられる上下の脊椎の性格をもった移行椎の存在や数の変異は，病変ではなく正常変異である．最も頻度が高いのは第5腰椎の仙骨への癒合（腰椎の仙骨化 sacralization ないし部分的仙骨化）である．このような移行椎は左右不対称であることがまれではなく，腰仙部移行椎の不対称性は腰痛の原因となるといわれる（Bartolotti 症候群）．

2 特発性側弯症

　側弯症 scoliosis は，若年者では比較的頻度の高い問題である．これには数多くの原因があるが，そのうち最も一般的なものは原因不明の特発性側弯症 idiopathic scoliosis であり，全体の 70～80% を占める．この原因としては，椎体・椎弓間の軟骨結合の損傷，筋肉張力のアンバランスなどが考えられているが，遺伝的因子の存在も疑われる．また先天性心疾患，上肢の奇形を伴う例では非常に頻度が高い．姿勢や脚長差でも脊椎の弯曲を生じるが（non-structural scoliosis），理学所見で鑑別可能である．

1 計測方法

　計測方法としては，Ferguson 法は今日一般的ではなく，Cobb 法が用いられる（図14）．最も側方に転位し回転した椎体を頂椎 apical vertebra とし，転位・回転傾向の終わりの椎体を終椎 end vertebra とする．椎体の回旋は，必ずしも側弯症の診断に不可欠なものではないが，特発性側弯症では合併することが多い．また，特発性側弯症は骨格の成熟まで進行するため，骨格の成熟度を評価することが必要となる．Risser sign は腸骨稜の骨化の程度を 6 段階（骨化前が 0，前方から 1/4 ずつ後方に伸びて 1～4，骨端線閉鎖で 5）に分類する．脊椎の ring apophysis の癒合と腸骨稜の骨端の癒合がほぼ同時期にあることが評価に役立つ．

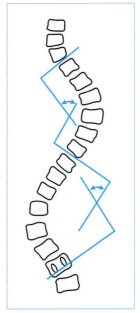

図14　側弯の測定
Cobb 法．椎体が評価に適さない場合，椎弓根を結ぶ線を用いる．

2 ⫶ 発症年齢別分類

❶ 幼児発症型 infantile scoliosis（4歳未満）

やや男児に多く，生後6か月の間に発症する．胸椎の左に凸の側弯が多く大多数を占める．生後1，2年の間に正常に戻るのがほとんどで（resolving type），幼児期以降も進行するのは，その一部である（progressive type）．progressive infantile scoliosisになるものとしては，①Cobb角35度以上，②3歳以降の発症，③肋椎関節の変化を伴うもの（rib-vertebral angle の左右差20度以上）が挙げられる．

❷ 小児期発症型 juvenile scoliosis（4〜9歳）

10%程度を占め，女児に多い．年齢とともに進行していく傾向がある．右に凸の弯曲 dextroscoliosis が多い．

❸ 青年期発症型 adolescent scoliosis（10歳以降）

13，14歳で診断されるものが最も多い．骨格系の成熟の早い女児に多く，男児の4〜8倍である．

3 ⫶ その他の分類

❶ 異常のレベル

頸胸椎，胸椎，胸腰椎，腰椎，double structural type（2つのカーブをもつもの）のように分けられる．そのうち，胸椎が最も多い．

❷ 柔軟性

柔軟で側方への屈曲で矯正されるものを nonstructural curve，十分に矯正されないものを structural curve とよぶ．かつて，primary curve，secondary curve とよばれたが，今日あまり用いられない．

❸ 側弯の程度

Cobb角によって分けられる．I度（20度以下），II度（21〜30度），III度（31〜50度），IV度（51〜75度），V度（76〜100度），VI度（101〜125度），VII度（126度以上）である．

4 ⫶ 鑑別診断

特発性側弯症の診断においては，他の側弯症を除外することが必要である．特発性側弯症は痛みなどの症状を伴わないため，いわゆる有痛性側弯症 painful scoliosis では，骨折，感染，脊椎すべり，類骨骨腫などの脊椎腫瘍，脊髄腫瘍などを否定しなければならない．神経線維腫症や放射線治療後でも側弯症は起こり得るし，神経・筋疾患では長い一方向の側弯症となる．また，下肢の長さの相違によって代償性の側弯が起こるので，下肢の長さの相違に基づく腸骨稜のレベルの相違には常に注意しなければならない．

3 若年性後弯

　先天性後弯 congenital kyphosis が脊椎の分節化の異常に起因し後方の半椎によるものが多いのに対し，若年性後弯 juvenile kyphosis（Scheuermann 病）は思春期以降に進行する胸椎の後弯である．35 度以上の後弯と 1 つ以上の椎体の 5 度以上の楔状変形が診断基準となる．10 歳以前に症状がみられることはまれであり，変形・背部痛を伴うのは 1/2 程度にすぎない．男女差はない．原因は不明であるが，外傷あるいは慢性的なストレスにより脊椎終板の軟骨に亀裂ができ，それを通って椎体内に椎間板ヘルニアが起こると説明される．椎間板の高さの減少は前方に著しい．髄核の内容が椎体前方あるいは中央部に入り込んで Schmorl 結節を形成する．椎体は前方に楔状になり，皮質の辺縁は不明瞭になる[17]（図 15, 16）．胸椎 T3〜T12 に好発し，時に腰椎にも異常がみられる．

　腰椎レベルにみられる椎体の楔状変形と Schmorl 結節，椎間板変性を伴う亜型があり，予後の良い腰痛症の原因として知られている（lumbar Scheuermann 病）[18]．椎体辺縁の骨端 ring apophysis の骨化も不整形になり，砕片化をみる（隅角解離 limbus vertebra）．側弯は，1/3 程度にみられる．鑑別診断上で問題となることは少ない．

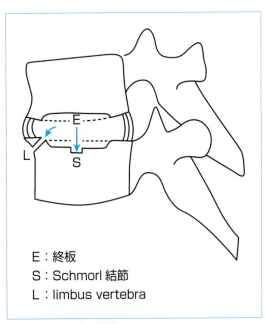

E：終板
S：Schmorl 結節
L：limbus vertebra

図 15 Schmorl 結節および limbus vertebra

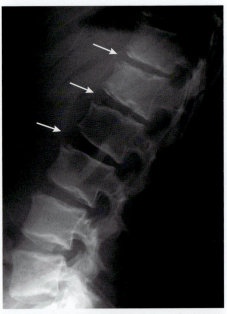

図 16 lumbar Scheuermann 病（16 歳男性）腰椎側面像
第 1〜3 腰椎椎体の楔状変形，第 12 胸椎〜第 3 腰椎の Schmorl 結節と隅角解離（→）がみられる．

5 上肢

1 鎖骨の先天性偽関節

　鎖骨の先天性偽関節 congenital pseudoarthrosis of the clavicle は無痛性の腫瘤としてみられることが多く，1/2 は生後 2 週以内に，残りは小児期に明らかになる．偽関節の内側は膨隆して円くなり，骨膜反応や仮骨形成はみられない．

2 Sprengel 変形

　胎生期の肢芽の下降不全による変形であり 14% が両側性であるといわれる．肩甲骨は上内方へ転位し，また脊椎との間に線維性ないしは軟骨性の結合を生じる（図 17）. 20% 程度の例で，この一部が骨化して肩甲椎体骨 omovertebral bone としてみられる．また，肩甲骨以外の異常の合併も多く，特に頸椎の異常（癒合，半椎）が 20% 程度に，

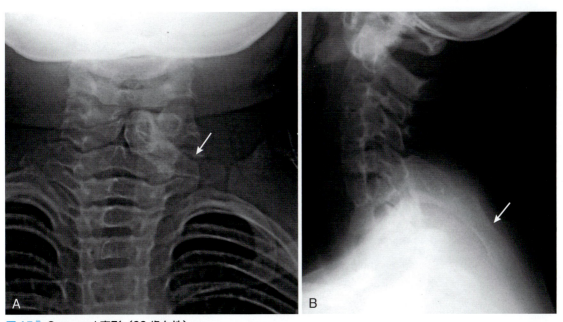

図 17 Sprengel 変形（33 歳女性）
A　頸胸椎移行部正面像　B　頸椎側面像
左肩甲骨は上方へ転位しており，第 6 頸椎左側に omovertebral bone がみられる（→）. 第 5〜6 頸椎に二分脊椎がみられ，椎体左半が骨癒合している．

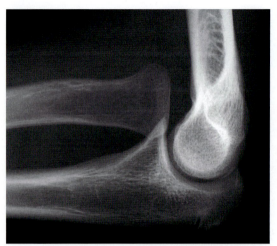

図18 橈骨頭脱臼（26歳男性）肘関節側面像
前方に脱臼した橈骨頭はやや低形成で，橈骨頭先端はドーム状に変形している．

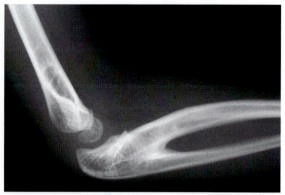

図19 橈尺骨癒合症（5歳女児）肘関節側面像
橈骨と尺骨が近位部で骨癒合している．橈骨には弯曲がみられる．

また髄膜瘤，脊髄正中離開症 diastematomyelia のような脊椎癒合不全の合併も 10% 以下にみられる．側弯も 39% 程度にみられる．

3　橈骨頭脱臼

先天性脱臼は，形成不全を伴う小さな上腕骨小頭と，ドーム状の小さな橈骨頭と細い頸部に特徴づけられ，一見して外傷性脱臼と区別できる．尺骨も通常低形成である．単独の異常として，あるいは nail-patella 症候群（osteo-onycho-dysostosis）や Nievergelt 症候群の 1 徴候としてみられる．単独例の 2/3 は前方脱臼であり（図 18），症候群の 1 徴候の場合，通常後方脱臼である．

4　橈尺骨癒合症

橈骨と尺骨が同じ間葉組織から骨化し，それが遠位部から分離してくるため，橈尺骨癒合 radioulnar synostosis は，ほとんど常に近位側に起こる．男児に多く，1/2 は両側性である．橈骨頭がみえないほど著しい場合（図 19）と，低形成の橈骨頭がみえる場合とある．時に，上腕骨と橈骨の癒合も合併する．また，母指低形成，指節癒合症 symphalangism，手根骨癒合 carpal coalition の合併もみられ，Nievergelt 症候群（橈尺骨癒合，足根ないし手根骨癒合，脛骨短縮・変形）の 1 症状としてもみられる．染色体異常も頻繁にみられる．

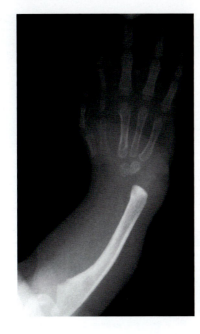

図20 ▶ 橈骨形成不全
（1歳女児，VATER association）
橈骨の無形成と母指，示指の低形成を認める．

5 橈骨形成不全

　橈骨形成不全 radial dysplasia には，完全欠損，部分欠損と低形成がある．そのうち最も多いのは，完全欠損であり，全体の60%を占める．半数近くが両側性であり，橈側の手根骨，母指の欠損を伴うことが多い．特に舟状骨は2/3で，母指は3/4近くで欠損している．尺骨もしばしば短く欠損している．この異常が特に重要であるのは，多系統奇形の1徴候としてみられる点である．VATER association（図20）は，verte-bral-anal-tracheoesophageal-radial（renal）（脊椎の奇形・鎖肛・気管食道瘻・橈骨ないし腎形成不全の合併）を略語化した多系統の奇形であり，またTAR症候群は，thrombocytopenia absent radius の略語であり，いずれも橈骨の欠損が一つの徴候をなす．

6 尺骨形成不全

　橈骨形成不全の1/3程度の頻度であり，完全欠損や両側性はまれである．部分欠損で遠位骨端が欠損するものの頻度が最も高い．尺側の手根骨の欠損，橈骨頭の脱臼，合指症などの合併がみられる．

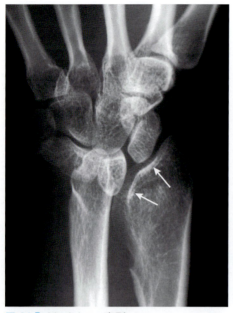

図21 ▶ Madelung 変形
（33 歳女性，dyschondrosteosis）
手関節正面．橈骨遠位部の関節面が大きく傾いており，手根骨が楔状に落ち込んでいる（→）．尺骨は脱臼している．

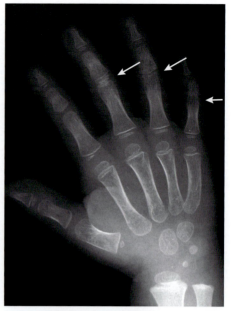

図22 ▶ 指節癒合症（2 歳男児）
第 5 PIP 関節の骨性強直がみられる．第 2～4 PIP 関節裂隙は狭小化している（→）．

7 Madelung 変形

　Madelung 変形は，橈骨の尺側の成長障害として特徴づけられる．そのため，同部は短縮し関節面の回転が生ずる．橈骨は大きく屈曲し，掌側に 60 度程度まで，尺側に 80 度程度まで屈曲が起こる．尺骨は短縮し後外側に弯曲し背側に脱臼する（図21）．2/3 が両側性であり，女児は男児の 4 倍みられる．手関節の伸展と回外が制限される．家族性にみられる mesomelic shortening を伴った dyschondrosteosis の主徴候としてみられるものと，単独でみられるものがある．また，外傷，多発性軟骨腫症，遺伝性多発性骨軟骨腫症でも同様の異常がみられる．

8 絞扼輪

　絞扼輪 constriction band（congenital band）は，羊膜の破裂による完全かつ全周性のものや分節性のもの，浮腫や虚血を起こすほど深いものから浅いものまでさまざまである．原因としては，胎児発生の欠損による部分的虚血や子宮収縮による出血などがある．皮膚，あるいは骨性の合指症の合併もみられる．

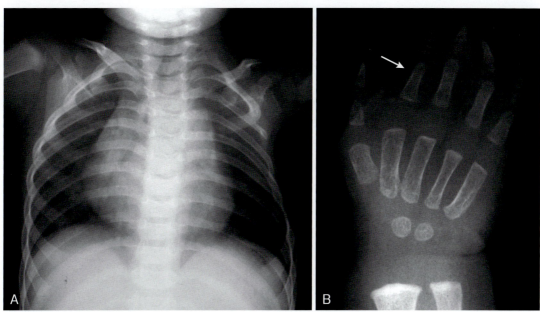

図 23 Poland 症候群（乳児男児）
A　胸部正面　B　右手正面
右大胸筋の低形成と右手第 2〜5 指の合指症をみる（→）．

9　指節癒合症

　指節癒合症 symphalangism は，常染色体優性の指の分節化の異常であり，指節骨の癒合がみられる．両側性・対称性で足指にも起こることが多い．手では PIP 関節に，足では DIP 関節に起こりやすい．手では尺側に好発する．手根骨・足根骨癒合，合指症の合併がみられる．骨化が成熟する前の小児期では，骨性強直は明らかではないが，関節裂隙の狭小化としてみられる（図 22）．

10　Poland 症候群

　Poland 症候群は，大胸筋の部分ないしは完全欠損と手の奇形の合併である．手の奇形は中節骨の欠損ないしは低形成と合指症であり，尺側に好発する（図 23）．通常男児で，右に発症する．

6 股関節・大腿

　小児の股関節は，疾患の頻度の高さも手伝って頻繁に行われる検査の一つである．基本的には，正面 AP 像の内旋位あるいは frog leg lateral view（外転位）の 2 つがある．frog leg lateral は大腿骨の側面・臼蓋の正面像である．生殖腺防護は男児の場合全例で行うべきであり，女児の場合には 2 方向以上撮影されたうち 1 方向，また経過観察の検査においては，行うべきである．乳幼児の股関節の評価は X 線被曝のない超音波検査が有用である．

1 脚長差

　脚長差 leg-length discrepancy の原因には，多くのものが知られている．そのうち片側の下肢の短縮をきたすものとしては，先天性の下肢の低形成・無形成のほかに，骨折や先天性股関節脱臼などによる長期の固定がある．また，成長板の早期癒合による成長の停止があり，それには外傷に加えて熱傷や感染も含まれる．また麻痺でも早期の骨端線癒合をきたし，特に脊髄灰白質炎では 97% に及ぶ．

　それに対して，片側の下肢の延長をきたすものとしては，長管骨の骨折があり，その 1/4 にみられる．特に骨片に重なりがなく整復された場合，その頻度は高い．また，Klippel-Trenaunay 症候群，Silver 症候群，Beckwith-Wiedemann 症候群，神経線維腫症などで起こる．また，先天性片側肥大症 congenital hemihypertrophy は，体の一方の骨・軟部組織・内臓全体の hypertrophy である total hemihypertrophy，体の一方のさらに一部の hypertrophy である segmental hemihypertrophy，それが両側にまたがる crossed hemihypertrophy の 3 種類がある．特発性片側肥大症には，性腺機能低下，尿道下裂，無虹彩症が合併するが，特に問題となるのは腫瘍の合併である．そのなかでも特に問題となるのは Wilms 腫瘍であり，この腫瘍の 3% は先天性片側肥大を合併しているといわれる．他に肝芽細胞腫や血管内皮腫のような肝腫瘍，神経芽細胞腫のような副腎腫瘍の合併がある．

　脚長差の測定は物差しを含めて撮影された両下肢立位正面像で行われるが，多くの場合大腿骨頭の皮質（あるいは臼蓋縁）から足関節で脛骨下縁までを測定する．股関節に病変がある場合や術後の場合は腸骨稜を上縁にして測定する．

2 発育性股関節形成不全

　発育性股関節形成不全 developmental dysplasia of hip は，先天性（生まれた時に存

在する）ではなく成長とともに明らかになる股関節の形成不全である．これは臼蓋や大腿骨頭の構造的欠陥よりも股関節周囲の軟部組織の弛緩による可動性の異常に起因すると考えられている．家族性発生の傾向は軽度であり，第 1 子に多く，兄弟発生の頻度は 6%，兄弟と親の一方に起こった場合の頻度は 36% と報告されている．左側の発生が多く，左：右：両側の比は 11：1：4 という報告がある．Dunn はこれを 3 つの型に分類した[19]．

グレード 1（dislocatable hip）：これはわずかな大腿骨前捻の増加と臼蓋の関節軟骨の軽度の異常を伴うのみであり，最も頻度が高い．新生児の 0.25〜0.85% にみられ，このうち 60% 以上は stable hip になるといわれる．臀位分娩では，頭位分娩の 6 倍の発生があるとされ，また第 1 子に発生が多いといわれる．左側の発生が多い．

グレード 2（partially dislocated hip）：球形の大腿骨頭の変形，大腿骨前捻の増大，関節唇の軽度の外反と肥厚の初期変化，大腿骨頭に比べて臼蓋が相対的に小さい状態がみられる．

グレード 3（変形を伴う脱臼）：大腿骨頭の変形と臼蓋の扁平化，関節唇の内方への成長・肥大による limbus formation がみられる．

単純 X 線の役割は大きくない．新生児期の単純な unstable hip の場合，通常，X 線検査は不要である．また大腿骨頭の骨化が進んでいないので，亜脱臼を起こすようなストレスをかけた状態で撮影する必要がある．二次的変化の評価には X 線検査が有用である．臼蓋の傾きは，新生児期には 18〜36 度であり，その後 6 か月に 5 度減少する（**図 24**）．今日最も有用なスクリーニング画像診断は超音波検査である．5〜7.5 MHz のト

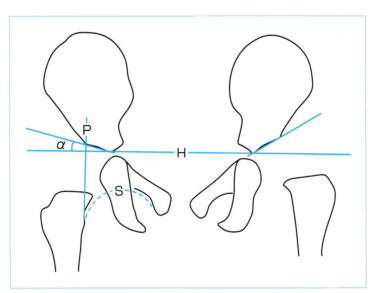

図 24　新生児期の骨盤
Hilgenreiner の水平線（H）は腸骨の下縁を結ぶ線で大腿骨の上方にあり，Perkin の鉛直線（P）は骨化した臼蓋からの鉛直線で大腿骨の一部を通る．Shenton 線（S）は大腿骨頸部から恥骨までの滑らかな線となる．臼蓋角（α）は骨化した臼蓋の H 線に対する角度である．

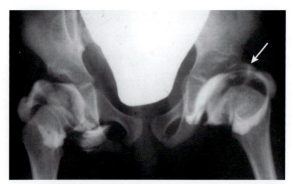

図25 発育性股関節形成不全（0歳女児）両側股関節造影後
右臼蓋関節唇の砂時計状変形（→）と円靱帯の肥厚がみられる．

ランスデューサーを用い，前屈位の冠状断と中間位の横断像を評価する．なお，新生児期のスクリーニングとして理学所見に加えて超音波検査を用いるべきかについては議論の余地がある[20)〜22)]．関節造影は，単純な unstable hip には適応がないが，二次的変化を伴うものや整復に困難を伴うものには有用である．特に完全脱臼においては，関節包が関節唇に付着し8の字状の形となり，大腿骨頭の整復を阻止する（図25）．大腿骨頭壊死は，治療前に起こることはなく，治療に続発し，関節にかかる張力の変化や運動制限に原因する可能性が考えられている．なお，臼蓋が大腿骨頭を不十分にしか覆っていない状態は，亜脱臼のみによるものではなく臼蓋と大腿骨頭の成長のアンバランスによっても起こり得る．

3 内反股

大腿骨幹部と頸部がつくる角度は，新生児期には150度程度であり，成人では120〜130度である．内反股 coxa vara は便宜的には，この角度が120度以下のものを指すが，小児では一般にこの角度は大きく120度以上でもなお内反である．また，大腿骨近位部の成長板の角度は30度以下が正常である．内反股は大腿骨外側の成長が過剰であることによるものであるが，以下のようにいくつかのものがある．

①先天性内反股：生下時に明らかなもので，胎生期の胎芽の異常に起因する．大腿骨の形成障害による脚長差を伴うことが多い．
②二次性内反股：クル病，線維性骨異形成，成長板軟骨の障害によるもの．
③発育性内反股：成長板の外側部の相対的過成長によるもので2歳頃より痛みを伴った跛行として始まる．

診断は定義より明らかであるが，成長板は拡大し，その傾きは30度以上になる．外傷，感染，骨壊死などによる成長板の障害とそれによる大腿骨頸部の短縮により，内反

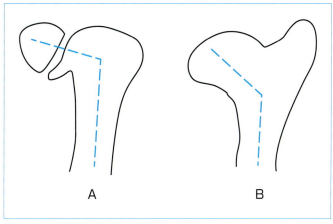

図26 ▶ 内反股
A developmental coxa vara：成長板は30度以上の傾きとなり，内側に三角形の骨片をみる．B apparent coxa vara：頸部が短縮しているが，骨幹部と頸部のつくる角度は正常である．

股に類似した所見を呈することがある（apparent coxa vara）（図26）．その場合，大腿骨幹部と頸部のつくる角度は概して正常である．

4 Perthes病

　これは，Legg，Calvé，Perthesらによって独立して記載された小児の大腿骨の病変（Legg-Calvé-Perthes病）であり，原因不明の大腿骨頭壊死とその修復による変化である．通常4〜8歳で発症し，男女比は4：1で男児に多い．女児では低年齢で発症する傾向がある．概して骨年齢の遅延した小さな小児に発症する傾向がある．両側性の発症は，13％と報告されている．家族歴の報告はまちまちであるが，遺伝性はない．
　壊死の最初の時期は，臨床的にも画像上も異常がみられず，その修復および二次的変化の発生に至って異常が明らかとなることがほとんどである．骨吸収は骨頭の前外側に始まり，骨頭の頂点に及んでいき，やがて骨頭全体に至る．最終的には，ほとんど正常にみえるものからcoxa planaを呈するものまで多様であるが，これらは壊死の範囲，期間，修復期のストレスの付加によって影響されると考えられる．外側に加わる荷重は大きい．外側に亜脱臼をきたし，それが成長板の全周性の成長を促し大腿骨頭，頸部が大きくなる．成長障害が目立つと頸部の成長が遅延して短くなり，転子部が相対的に大きくなる．一般に発症年齢が低いほど最終的な変形は軽度である．Catterallの予後に関連した病期分類は次の通りである[23]．
　　Ⅰ：前方のみ
　　Ⅱ：部分的な圧潰と腐骨を伴うより広範な異常
　　Ⅲ：大きな中央の腐骨と圧潰

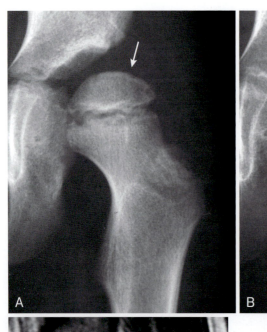
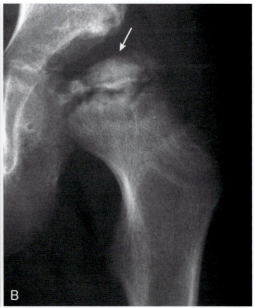
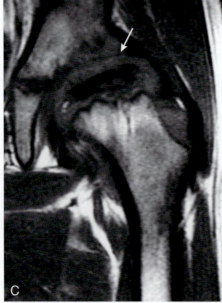

図27 ▶ Perthes病（6歳男児）
A 正面像：大腿骨頭の軽度の硬化を認める（→）．
B 6か月後の正面像：大腿骨頭の扁平化と細片化が明らかである（→）．C MRI T1強調冠状断像：大腿骨頭骨端部の扁平化と信号低下がみられる（→）．骨端部には依然骨化しない厚い軟骨がみられる．

　Ⅳ：完全な圧潰と骨端の消失

　それに加えて以下3つの指標がある．

　①外側亜脱臼

　②骨幹端の囊胞様変化 "metaphyseal cyst"

　③脱出した軟骨の骨化

　特に外側亜脱臼の持続とmetaphyseal cystが存在する場合，予後不良の確率が2, 3倍となる．発育性股関節形成不全の場合と異なり，変形の残存の程度によらず，数十年無症状に経過することが多い．

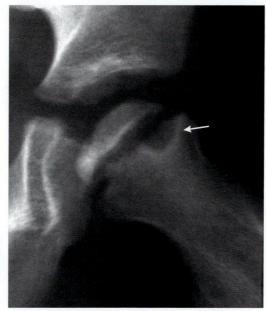

図 28 ▶ Perthes 病（4 歳男児）股関節斜位像
骨幹端に囊腫性変化を認める（→）．

　骨端は，一般に横径・高さともに小さい．初期には，骨端の不整と骨吸収があり，骨端は相対的に硬化しているようにみえる．滑膜の腫脹と関節液増加により内側の関節裂隙が拡大する．第2の骨端細片化期には骨端の細片化 fragmentation と硬化が起こる（図27）．圧潰の初期所見としては関節軟骨直下の亀裂がみられる．第3の修復期には骨幹端の骨密度が正常化し，骨頭の変化が明らかとなる．骨幹端の囊胞状変化は，その本態は不明であるが，やがて骨化し消失する（図28）．修復の進行とともに吸収された部分は再骨化してくる．第4の治癒期では変形を残しながら修復が進行する．骨頭の扁平化と関節軟骨の外側への脱出により，大腿骨頭部は幅広くなり，臼蓋も拡大する．両側性発症はあり得るが，両側同時に起こることはきわめてまれであり，両側対称性病変では何らかの原因による二次的壊死の可能性を考えなければならない．骨幹端に硬化像がみられる場合も同様である．

　Perthes 病と鑑別を要するものに Meyer dysplasia がある．これは大腿骨頭の骨化の不整で5歳以下の男児にみられ，成長とともに正常に復する．この場合両側性が42%にみられたと報告されている[24]．

5　大腿骨頭すべり症

　大腿骨頭すべり症 slipped capital femoral epiphysis は，外転，外旋の剪断力による骨端線離開とその結果起こる骨頭のすべりである．男児が女児の2～4倍であり，男児

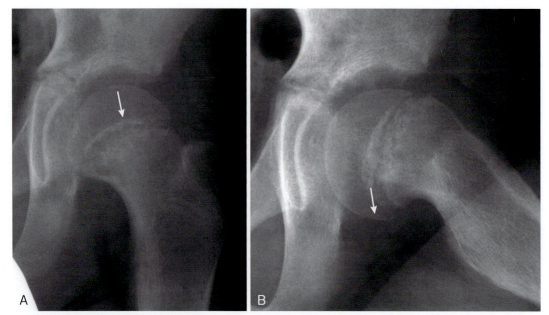

図29 ▶ 大腿骨頭すべり症（10歳男児）
A 正面像：大腿骨頸部の外側縁の延長が骨端部をわずかにかすめるのみである（→）．これは骨頭の内側への
すべりの所見である．B flog leg lateral position：骨頭の内下方へのすべりは明らかである（→）．

の場合12〜15歳に好発する．女児の発症は，それより2歳程度低い．二次性徴の遅延
した肥満気味の男児に多い．明らかな外傷の既往は1/2程度にみられる．両側性発症は
20〜32%であり，女児に多い．

急性期・亜急性期には，正面像で評価することは困難である．大腿骨頭部・頸部の脱
灰が起こり，骨頭は内側・下方へ転位する（図29）．慢性期には頸部に反応性骨化を生
じ，早期癒合を起こすと大腿骨の短縮をきたす．骨頭壊死の合併は6〜15%に起こり，
軟骨融解 chondrolysis の合併も少なくない．一般にすべりの程度の著しいものほど起
こりやすいといわれる．

軟骨融解は大腿骨頭すべり症の治療後に起こるとされるが，時に治療前にも発症す
る．通常，すべり症の診断がなされてから1年以内に痛みと運動障害の持続で発症す
る．著しい関節裂隙の狭小化がみられるが，すべり症の治療に用いたスクリューが皮質
を貫いて関節内に入り込んでいないか検討する必要がある．

6 近位大腿欠損症

近位大腿欠損症 proximal femoral focal deficiency は大腿骨近位部の形成不全であり，
軽度の大腿骨の短縮および内反変形から大腿骨の遠位部のみがわずかに存在する高度な
ものまでさまざまである．片側性のものが普通であり，caudal regression syndrome の

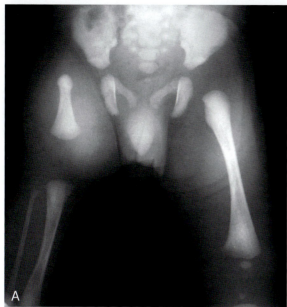
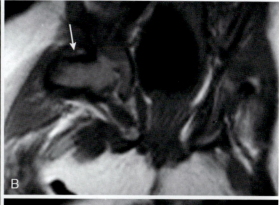
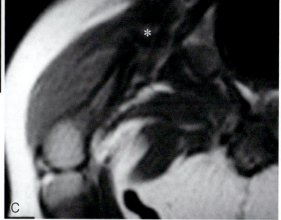

図30 ▶ 近位大腿欠損症(1か月男児)
A　股関節正面像:右大腿骨近位部の欠損が認められる．また右下腿の骨もやや低形成である．B, C　MRI T1強調冠状断像:大腿骨近位部には変形した骨化していない軟骨部分がみられる(→)．大腿骨遠位部の近位端は細く偽関節様である(*)．

1徴候でもある．同側の腓骨欠損の合併もみられる．欠損部の軟骨の評価にはMRIが有用である(図30)[25]．

7　単純性股関節炎

　transient synovitis, observation hipなどの名前でもよばれる．急激に発症する片側の股関節ないし膝の疼痛，スパスム，跛行からなる原因不明の症状群で，学齢期前の小児にみられる．数日〜数週で自然に軽快する．ウイルス感染による滑膜炎と考えられている．関節液増加のみで，単純X線撮影では異常は検出できない[26]．

7　膝・下腿

1　膝の円板状半月

　円板状半月 discoid meniscus は半月板の形成異常であり，関節面を完全に覆う完全型と，通常より大きいが関節面を完全には覆わない不完全型がある．不完全型の形態はリング状などさまざまであるが，関節面の50％以上を覆う場合である．女児に多く，手術例の検討では男児の4％，女児の12％にみられるという報告がある[27]．外側がほとんどで，375例の円板状半月のうち内側はわずかに5例であったとされる[28]．MRIで容易に診断できる（図31）．断裂を起こしやすいのが問題である．

2　脛骨・腓骨の先天性弯曲

　脛骨・腓骨の先天性弯曲 congenital tibial and fibular bowing には，単独で起こるものと他の全身系統疾患の1徴候として起こるものがある．

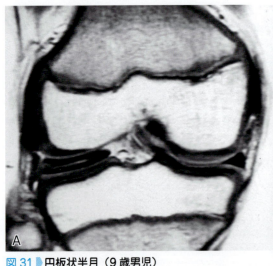 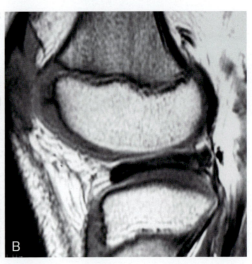

図31　円板状半月（9歳男児）
A　MRIプロトン密度強調冠状断像　B　同矢状断像
外側半月板は大きく関節面を覆っており，内部は変性のため高信号になっている．

1 単独奇形

単独で起こるものは，胎児期の子宮内での子宮壁や胎児の体の一部からの圧力による血流障害として説明される．時に下肢の低形成や軟部組織・骨の過形成，限局性肥大症 local gigantism や合指症を伴う．弯曲はいかなる方向にも起こり得る (図 32)．普通骨折を起こしても予後は良好であるが，骨髄腔の狭小化，広範な皮質の硬化，囊胞状変化，屈曲部の先端付近で細くなっているものの予後は必ずしも良くなく，骨折を起こしやすく，治癒も不完全なことが多い．

2 全身疾患の 1 徴候として起こるもの

単独でなく全身疾患の 1 徴候として起こるものには，神経線維腫症が多い (図 33)．これは骨折を起こし，偽関節となるものが多い．他の系統疾患としては，骨形成不全症，低リン血症，致死性骨異形成症，屈曲肢異形成症がある．

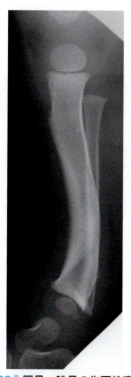

図 32 ▶ 脛骨・腓骨の先天性弯曲（1 歳男児）下腿側面像
脛骨の後方へ凸の弯曲がみられる．腓骨の低形成はみられない．

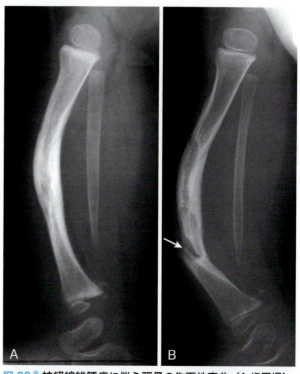

図 33 ▶ 神経線維腫症に伴う脛骨の先天性弯曲（1 歳男児）
A 下腿側面像：脛骨の外前方へ凸な弯曲がみられる．腓骨には偽関節がみられる．B 1 週間後：脛骨遠位部に骨折をきたした（→）．

3 先天性偽関節

新生児期に存在するものは少なく，生後最初の1年で1/2，次の1年で1/4が起こる．屈曲部での硬化像，骨の先細り，髄腔の狭小化，囊胞状変化がみられる．偽関節の80%近くは，神経線維腫症I型であるといわれる．

3 内反脛骨

脛骨の密度の上昇と弯曲は，新生児期にみられる通常の変化である．このような変化は18か月までみられる．18か月～2歳まで，この内反変形の傾向は通常は減少し，2歳～12歳までに成人と同じ5～7度の外反となる．これがいわゆる生理的弯曲である．

時にこのような変形が2歳以降も持続する（infantile tibia vara）．この場合両側性のことが多い．まれには，8～15歳にもみられる（adolescent tibia vara）．これらは部分的成長板障害によるものであり，外傷，感染に起因することもあるが，多くは明らかな原因はみられない．これらの場合，いずれも変形は脛骨の近位部のみであり，骨幹部には弯曲はみられない（図34）．生理的弯曲と持続するものの境界は明らかではないが，脛骨近位骨幹端の陥凹と突出，および骨端内側部の低形成が持続するものほど著しくなる（Blount病，図35）．

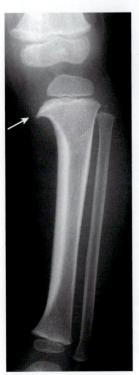

図34 ▶ 内反脛骨（2歳女児）下腿正面像
脛骨内側の皮質は厚く，近位骨端に嘴状の突出をみる（→）．生理的変化とは境界線上の所見である．

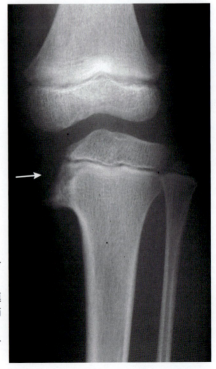

図35 ▶ Blount病（4歳女児）下腿正面像
脛骨近位骨端から骨幹端内側が低形成である（→）．
（江原 茂：5. 骨壊死と関連疾患．（福田国彦ほか編）関節のMRI，第2版．p296，メディカル・サイエンス・インターナショナル，2013より転載）

8 足

足の位置関係の評価は，習熟しない者にとっては扱いにくいものの一つである．後足 hindfoot の位置関係を考えるにあたっては常に距骨が基準になる．距骨と踵骨の重なりによって，内反，外反の位置関係がわかる（図 36）．

1 先天性内反足

先天性内反足 congenital club foot は，足の先天性奇形のうちでも頻度の高いものであり，新生児 1,000 人に対し 1～4 例にみられる．男児より女児に多く，片側性が両側性に対しやや多い．髄膜脊髄瘤，関節拘縮症，下腿形成不全との合併もみられる．距骨と踵骨はやや小さい．診断には，体重をかけた状態（あるいはそれに類似した状態）の正面・側面像が必要である．内反足 hindfoot varus は，正面・側面像で距骨と踵骨が平行であることで推定できる．尖足 pes equinus は，側面像で脛骨と踵骨のなす角度が最大背屈位において 90 度以下にならない状態と定義される（図 37）．

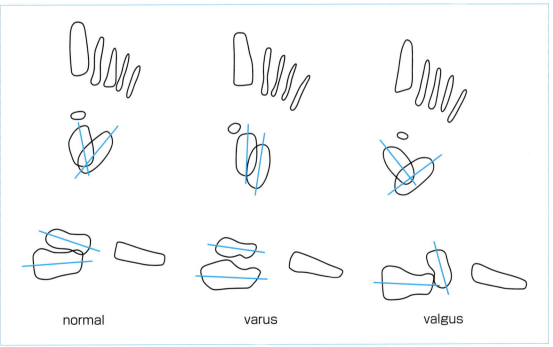

図 36 ▶ hindfoot の位置関係

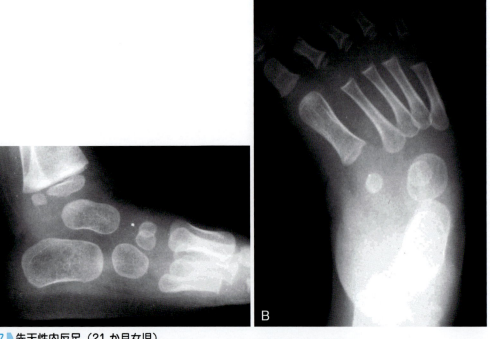

図37 先天性内反足（21か月女児）
A 足関節立位側面像：距骨と踵骨の軸が平行である．また最大背屈位でも脛骨の軸と踵骨の軸のなす角度が90度以下にならない． B 足立位正面像：距骨に対して踵骨が内反し両者が重なっている．

2 先天性垂直距骨

　先天性垂直距骨 congenital vertical talus には単独で起こるもの，cranio-carpo-tarsal dysplasia などのような症候群の1徴候として起こるもの，全身性関節拘縮症，神経線維腫症のような全身疾患の一部としてみられるものなどがある．後脛骨筋，長腓骨筋の腱は通常より前方に位置し，これらの筋が背屈に働く．距骨は底屈し，舟状骨は足背側に脱臼する．踵骨は尖足位にある．中足 mesopodium のアーチは，下に凸で舟底足をなす（図38）．

3 外反扁平足

　外反扁平足 pes planovalgus は独立した病変ではなく，靱帯など支持組織のゆるみのために回内し，扁平にみえる足の表現にすぎない（図39）．多くは無症状である．

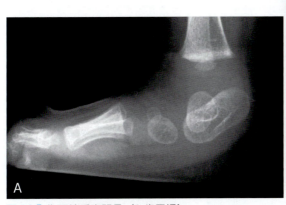
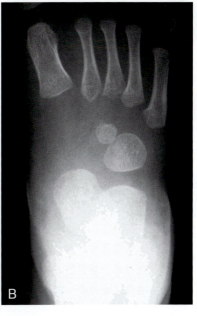

図38 ▶ 先天性垂直距骨（1歳男児）

A 足立位側面像：最大背屈位で距骨が縦方向にみえる．舟状骨は骨化していないが脱臼している．踵骨の背側部は挙上され一見舟底状の変形にみえる．B 足立位正面像：踵骨は距骨に対して外反している．

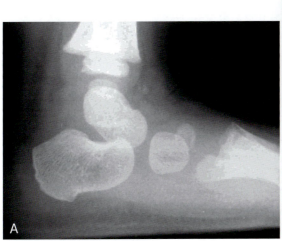
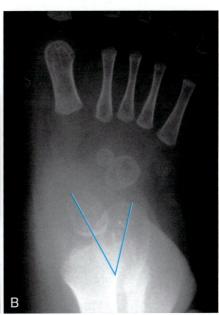

図39 ▶ 外反扁平足（3歳男児）

A 側面像：距骨は垂直に近く，踵骨と中足骨は水平である．B 正面像：talocalcaneal angle の増大をみる．

4 凹　足

凹足 pes cavus は一次性な異常としてみられることはまれで，通常は神経・筋疾患に合併してみられる．このような神経・筋疾患には，腓骨筋萎縮，Friedrich 失調，脊髄髄膜瘤，脊髄灰白炎などがある．前足 forefoot には底屈と内転がみられ，後足 hindfoot は外反の位置をとる．

5 足根骨癒合

足根骨癒合 tarsal coalition は，2つ以上の足根骨の癒合であり，分節化の異常と考えられる．腓骨筋のスパスムによる rigid flatfoot の最も頻度の高い原因である．癒合は，骨性・軟骨性・線維性のいずれもある[29]．距骨・踵骨癒合が最も多く 60% を占め，踵骨・舟状骨癒合がそれに次ぎ 30% を占める．それ以外はまれである．

1 ：距骨・踵骨癒合

距骨・踵骨癒合 talocalcaneal coalition はほとんどの場合，距骨と載距突起 sustentaculum tali の間の medial facet に起こる．posterior facet の癒合はまれである．男子は女子の 3～4 倍であり，20% 程度が両側性である．骨性癒合は，12～16 歳頃に起こり，それ以降症状が出現する．側面像で弧状の骨化がみられ，これが距骨下関節と重なることがあり，診断に役立つとする報告がある（C-sign）[30]．さらに二次的変化としては，①距骨前背側の突出 talar beak，②距骨の外側突起が幅広く円形であること，③後部距骨下関節が狭いこと，④距骨の頸部の下面の陥凹，⑤ ball and socket ankle joint などがある[31]．これらの二次的変化がみられる際には，踵骨の軸位像（Harris view），断層撮影，CT が必要となる（図 40）．

2 ：踵骨・舟状骨癒合

踵骨・舟状骨癒合 calcaneonavicular coalition は距骨・踵骨癒合に比べて関節の運動制限の程度は軽度で，多くは rigid flatfoot となるが，無症状のこともある．そのため，距骨・踵骨癒合と同様の二次的変化を起こすにしても，一般に軽度である．発生頻度に男女差はなく，遺伝性（常染色体優性）が知られている．骨性癒合は 8～12 歳で起こり，それ以降症状が出現する．通常 45 度の斜位像で骨癒合部がみられる（図 41）．連続性の骨性癒合のこともあるし，硬化性辺縁をもった線状の透亮像を伴う軟骨性あるいは線維性癒合のこともある．骨癒合部の切除が治療として行われた場合，再発が起こることがある．

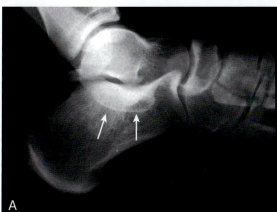
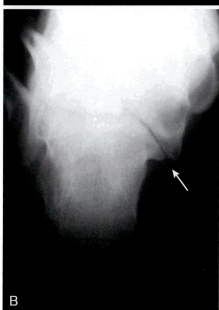
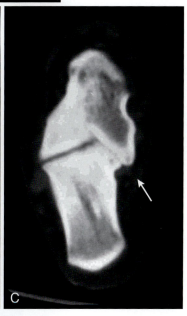

図40 ▶ 距骨・踵骨癒合（31歳男性）
A　足関節側面像：距骨下関節の前寄りの部分は明らかではないが，talar beakがみられる．C-signもみられる（→）．B　踵骨軸位（Harris view）：距骨下関節のmedial facetが狭く変形している（→）．C　CT：内側の関節が斜めで狭小である（→）．

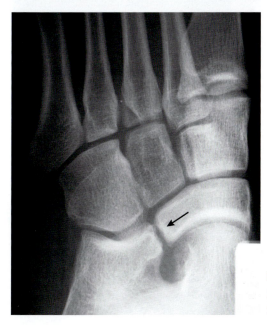

図41 ▶ 踵骨・舟状骨癒合（20代男性）
踵骨と舟状骨の軟骨性結合（→）が45度の斜位で認められる．

6 外反母趾

　外反母趾 hallux valgus が通常症状を起こすのは成人の時期に入ってからであるが，変形自体はしばしば 20 歳以前にみられる．女性に多く男性の 10 倍である．家族歴は 2/3 にみられる．第 1 中足骨と基節骨のなす角度 hallux valgus angle は，正常では 15 度以下であるが，それ以上は外反母趾である（図 42, 43）．特に 40 度以上は高度である．そのため，第 1 中足骨頭の内側部は内側に突出し，種子骨も外側に転位する．外反母趾と中足骨の内反 metatarsus primus varus は表裏一体である．metatarsus primus varus angle は第 1 中足骨と内側楔状骨のつくる角度で，正常では 10 度以下である．第 1 中足骨と第 2 中足骨のなす角度 intermetatarsal angle が正常では 6〜9 度であり，10 度以上では metatarsus primus varus である．

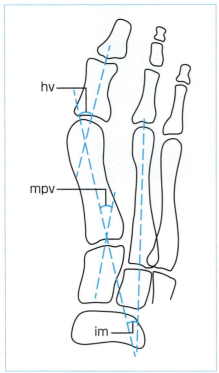

図 42 ▶ 外反母趾角（hv）と第 1 中足骨角（mpv）および第 1・第 2 中足骨角（im）の測定

hv：hallux valgus angle, mpv：metatarsus primus varus angle, im：intermetatarsal angle.

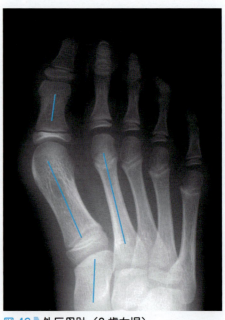

図 43 ▶ 外反母趾（8 歳女児）
母趾の第 1 中足骨と基節骨のなす角度が増大している（hallux valgus）．また第 1 中足骨と内側楔状骨のなす角度および第 1・第 2 中足骨のなす角度（im）も増大している（metatarsus primus varus）．

文 献

1) Greulich WW et al : Radiographic atlas of skeletal development of the hand and wrist, 2nd ed, Stanford University Press, 1959

2) Kim JR et al : Computerized bone age estimation using deep learning based program : evaluation of accuracy and efficiency. AJR 2017 ; 209 : 1374-1380

3) Spranger J et al : Bone dysplasia. An atlas of genetic disorders of skeletal development, 3rd ed, Oxford University Press, 2012

4) 西村　玄：骨系統疾患X線アトラス，医学書院，1993

5) Robinow M et al : Standards for limb bone length ratio in children. Radiology 1982 ; 143 : 433-436

6) Poznanski AK : Diagnostic clues in the growing ends of bone. J Can Assoc Radiol 1978 ; 29 : 7-21

7) Swischuck LE : The beaked, notched, or hooked vertebra : its significance in infants and young children. Radiology 1970 ; 95 : 661-664

8) Greenspan A : Sclerosing bone dysplasias : a target-site approach. Skeletal Radiol 1991 ; 20 : 561-583

9) Andersen PE Jr et al : Heterogeneity of autosomal dominant osteopetrosis. Radiology 1987 ; 164 : 223-225

10) Cumming WA et al : Intracranial calcification in children with osteopetrosis caused by carbonic anhydrase II deficiency. Radiology 1985 ; 157 : 325-327

11) Kaplan FS et al : Osteopetrorickets : the paradox of plenty pathophysiology and treatment. Clin Orthop Relat Res 1993 ; 294 : 64-78

12) Gorlin RJ et al (eds) ; Syndromes of Head and Neck, 3rd ed, Oxford University Press, 1990 : 155-166

13) Klatte EC et al : The radiographic spectrum in neurofibromatosis. Semin Roentgenol 1976 ; 11 : 17-33

14) Soutter FE : Spina bifida and epiphyseal displacement. J Bone Joint Surg 1962 ; 44B : 106-109

15) Worzman G et al : Congenitally absent lumbar pedicle : a reappraisal. Radiology 1984 ; 152 : 713-718

16) Williams A (lead ed) : The back. Gray's anatomy, 39th ed, Elsevier 2005 : 733-773

17) Alexander CJ : Scheuermann's disease : a traumatic spondylodystrophy. Skeletal Radiol 1977 ; 1 : 209-211

18) Blumenthal ST et al : Lumbar Scheuermann's : a clinical series and classification. Spine 1987 ; 12 : 929-932

19) Dunn PM : The anatomy and pathology of congenital dislocation of the hip. Clin Orthop Relat Res 1976 ; 119 : 23-27

20) Boeree NR et al : Ultrasound imaging and secondary screening for congenital dislocation of the hip. J Bone Joint Surg B 1994 ; 76 : 525-533

21) Marks DS et al : Routine ultrasound screening for neonatal hip instability : can it abolish late-presenting congenital dislocation of the hip? J Bone Joint Surg B 1994 ; 76 : 534-538

22) Hernandez RJ et al : Ultrasound diagnosis of neonatal congenital dislocation of the hip. J Bone Joint Surg B 1994 ; 76 : 539-543

23) Catterall A : The natural history of Perthes' disease. J Bone Joint Surg 1971 ; 53B : 37

24) Meyer J : Dysplasia epiphysealis capitis femoris. Acta Orthop Scand 1964 ; 34 : 183-197

25) Hillmann JS et al : Proximal femoral focal deficiency : radiologic analysis of 49 cases. Radiology 1987 ; 165 : 769-773

26) Miralles M et al : Sonography of the painful hip in children : 500 consecutive cases. AJR 1989 ; 152 : 579-582

27) Fall FM : Arthrography of the discoid lateral meniscus. AJR 1977 ; 128 : 993-1002

28) Smillie I S : Injuries of the knee joint, 4th ed, ES Livingstone, 1970 : 50, 130

29) Conway JJ et al : Tarsal coalition : clinical significance and roentgenologic demonstration. Radiology 1969 ; 92 : 799-811

30) Lateur LM et al : Subtalar coalition : diagnosis with the C sign on lateral radiographs of the ankle. Radiology 1994 ; 193 : 847-851

31) Sartoris D et al : Tarsal coalition. Arthr Rheum 1985 ; 28 : 331-338

7

骨・関節の感染症

❶ 骨髄炎
❷ 化膿性関節炎
❸ 脊椎・仙骨の感染症
❹ 特殊菌による感染症
❺ 非感染性も含めた特殊な炎症

骨の感染症を骨髄炎 osteomyelitis とよんでいるが，その病態は多様である．化膿性関節炎に代表される関節の感染においては，骨髄炎の合併も多く，個別に病変の広がりを検討しなければならない．ここではその病態に従って論じることにする．

1 骨髄炎

1 血行性感染

1 病 態

血行性感染は，菌血症によって引き起こされるが，急性血行性骨髄炎で血液培養が陽性となるのは50％程度にすぎない．起炎菌としては黄色ブドウ球菌が最も多く，新生児期では group B *Streptococcus* もみられる．Trueta が指摘したように，管状骨では年齢によって血行動態が異なるが，血行性骨髄炎は異なる特徴をもつので[1]，年齢別に論じることにする（図1）．

1 新生児・乳児期（1歳以下）

一般的に小児期に類似するが，胎生期の血流のパターンが残存しており，骨幹端の血流は骨端線を貫通して骨端に達する．そのため骨端の感染も起こしやすい．成長障害を

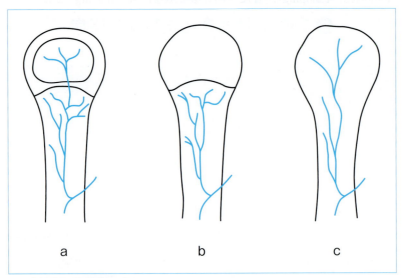

図1 骨端への血流のパターン
a：新生児・乳児期，b：小児期，c：小児期以降．

きたしたり，関節へ波及しやすい．骨膜の骨皮質への付着はゆるく，感染によってもち上げられ，また容易に周囲へ進展する．骨柩 involucrum（腐骨周囲の骨新生）をつくりやすく，骨幹端，骨幹の周囲に著しい骨形成をきたす．他の時期の骨髄炎は男子に好発するが，この時期では男女差はない．

2 小児期（1歳以上骨端線の閉鎖，すなわち10代後半まで）

小児期の管状骨の血流は，骨幹端と骨端の血流はまったく別系統であり，骨幹端の血流は骨端線のすぐ手前で急激なカーブを描いて類洞に入り込んでいく．この部位の血流は緩徐で血栓を起こしやすく，また周辺のマクロファージの活動は不活発である．そのためこの時期の骨髄炎は，このような管状骨の骨幹端，あるいは踵骨，鎖骨，骨盤などの骨幹端に相当する部位に好発する．臨床的には急激な発熱と局所的な炎症症状をもって始まる．骨端部の感染は別系統の血流によって起こるが，概してまれである[2]．

3 小児期以降

骨端線の閉鎖とともに，骨幹端に分布していた血流は関節下まで伸びる．長管骨の発症の頻度は低く，脊椎，骨盤などに好発する．骨膜は骨皮質に固く付着するため，乳児期や小児期のように容易に感染によってはがれ，周囲に感染が広がる傾向は少ない．慢性化や瘻孔形成を起こしやすい．小児と異なり，発症はゆるやかである．

2 急性骨髄炎

通常X線検査でみられる変化は発症から数日〜数週間遅れて現れる．深部の軟部組織腫脹は，成人よりも小児で明らかで発症後3日程度からみられる．骨破壊や骨膜反応は1，2週間からみられるようになる．成人での変化は比較的軽度であり，軟部組織変化は捉えにくく，骨膜反応も一般に軽度である．皮質の吸収は，骨髄側からの骨吸収（endosteal scalloping），骨皮質内の吸収（cortical tunneling）として認められる．MRIでは骨髄内あるいは骨周囲の軟部組織の異常を早期に捉えることができる（図2）．また，超音波検査では骨周囲に液体貯留がみられる．

3 亜急性・慢性骨髄炎

急性期を過ぎると骨の破壊は著しくなり，またその変化は多彩である．明らかな急性期を経てから移行していくものと，臨床的に明らかな急性炎症の時期を経ないで亜急性期，慢性期の病変として診断されるものがある．

1 腐骨形成 sequestration

骨髄炎に伴う骨壊死は骨髄側で多くみられ，扁平骨よりも長管骨でみられる傾向が強い．硬化した骨としてみられることが多いが，これは周囲の骨吸収のためである．腐骨の存在は活動性感染の所見であり，これを証明することは重要である．断層撮影・CTが検出に役立つ．

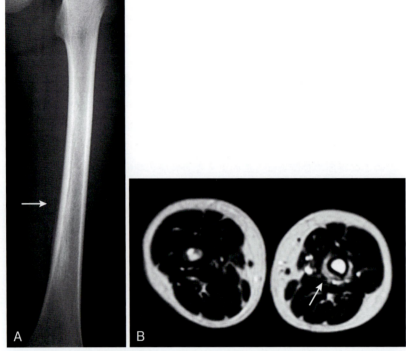

図2 ▶ 急性骨髄炎（6歳女児）
A 単純X線正面像：大腿骨骨幹部内側にわずかな骨膜反応を認める（→）．B MRI T2強調横断像：大腿骨の骨髄と骨周囲に高信号を認める（→）．炎症性浸潤の所見である．

❷ Brodie 膿瘍

　これは化膿性感染による亜急性骨髄炎である．通常長管骨の端に起こり，起炎菌はしばしば黄色ブドウ球菌である．特に小児，そして脛骨近位端・遠位端に多い．管状骨の骨幹，脊椎の頻度は低い．幼児では骨端部や手根骨など小さな骨に好発する．生検材料の培養で起炎菌を同定できる可能性は必ずしも高くなく，組織学的に炎症所見を証明することで診断される場合が少なくない．硬化像を伴う骨破壊で（図3），特に成長板との間に細い虫がはったような交通がある場合，特徴的である（図4）．このような交通は結核性感染ではみられない．

❸ 硬化性骨髄炎 sclerosing osteomyelitis

　亜急性あるいは慢性骨髄炎であり，修復機転の進行が加わって，著しい骨膜下骨新生とともに骨髄内の海綿状骨梁の肥厚・増加が起こる（図5）．硬化像の内部に囊胞様の透亮部がみられることがある．類似した所見を呈する病態として intramedullary osteosclerosis が報告されている[3]．これは骨膜反応や骨髄浮腫を伴わない髄腔の硬化であり，報告例は女性で脛骨骨幹部が大部分である．慢性炎症との鑑別が問題となる（図6）．

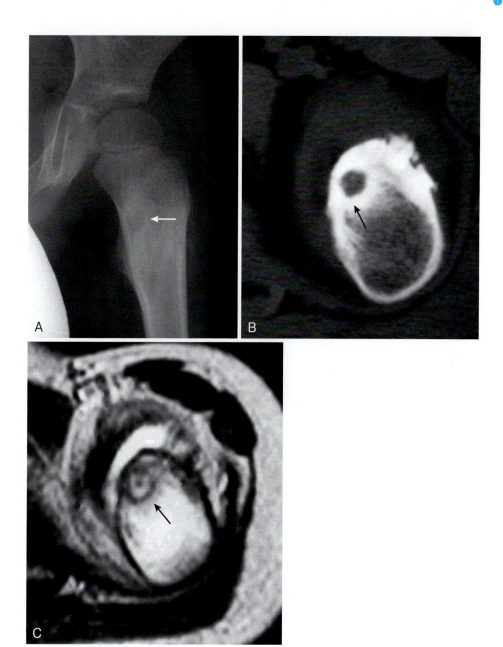

図3 ▶ Brodie 膿瘍（6 歳男児）
A 股関節正面像：大腿骨の転子間部に円形の辺縁に硬化像を伴う骨破壊がみられ骨膜反応を伴っている（→）. B CT：皮質直下の骨破壊とその周囲の硬化像および骨周囲の軟部組織浸潤がみられる（→）. C MRI T2 強調横断像：限局性の骨内病変と骨周囲の液体貯留および周囲筋層での炎症性浸潤がみられる（→）. 単純 X 線像上は類骨骨腫に類似するが，周囲の液体貯留と炎症性浸潤はより感染症を疑わせる手がかりとなる.

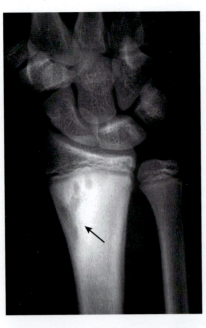

図4 ▶ Brodie膿瘍（11歳女児）手関節正面像
橈骨遠位骨幹端の硬化性変化とその内部の虫がはったような不整形の透亮像は特徴的である（→）．

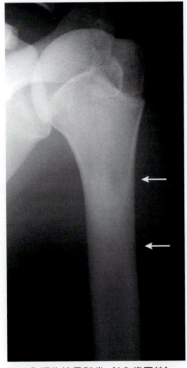

図5 ▶ 硬化性骨髄炎（16歳男性）
上腕骨近位骨幹端に硬化像を認める（→）．明らかな骨破壊を伴わない．硬化性骨髄炎（Garré骨髄炎）の所見である．

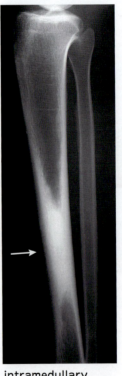

図6 ▶ intramedullary osteosclerosis（36歳女性）
脛骨骨幹部に明らかな破壊像を伴わない硬化性変化がみられる（→）．

2 非血行性感染

1 骨周囲の感染の波及

これは，骨周囲の軟部組織の感染による骨への直接的進展の結果である．手，足，下顎，頭蓋に好発し，口腔内感染，副鼻腔炎，あるいは黄色ブドウ球菌や連鎖球菌による肺炎に続発することが知られている．骨膜反応は初めにみられる所見であるが，これは外傷のみでも起こり得るので必ずしも特異的所見ではない．

2 直接的進展（穿通性外傷）

手足の刺創，足部の釘・とげ（図7）・ガラスなどによる骨の直接的外傷の結果であり，骨周囲の感染の波及の場合と同様の変化をきたす．感染と異物に対する反応のいずれもみられる．

動物や人間による咬傷も骨髄炎の原因となる．特にヒトの咬傷による骨髄炎は治療が遅れるため予後が比較的良くないといわれる（図8）．口を殴打した時に歯牙によって受

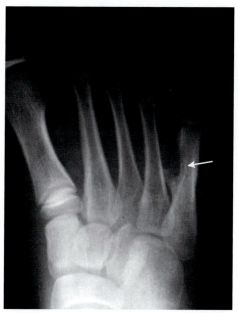

図7 thorn granuloma（8歳女児）足正面像
第5中足骨内側に不整な骨膜反応がみられる（→）．植物性異物に対する反応性変化である．

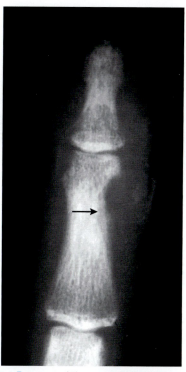

図8 ヒトの咬傷による骨髄炎（25歳男性）示指正面像
中節骨遠位橈側の骨欠損とその周囲の骨吸収および軟部組織腫脹を認める（→）．

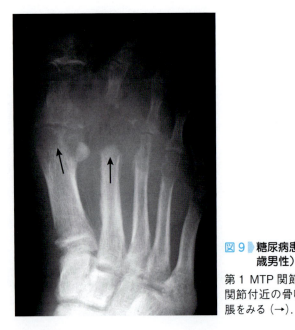

図9 糖尿病患者の足の壊疽（35歳男性）足正面像
第1 MTP関節周囲，第2 MTP関節付近の骨吸収と軟部組織腫脹をみる（→）．

傷することが多く，このような場合MP関節の化膿性関節炎を合併する．黄色ブドウ球菌や連鎖球菌の場合が多いが，*Bacillus fusiformis* やスピロヘータのような嫌気性菌のこともある．

3 diabetic foot

糖尿病による足の障害は，血行障害と感染症の合併があり，それに神経障害性関節症などの要素が加わって複雑な病像を呈する．単純X線像では軟部組織の腫脹と骨吸収がしばしばみられる所見であり，骨硬化や骨膜反応も合併する（図9）．骨髄炎の診断には困難を伴うが，MRIが有効との報告がある[4]．

（注）diabetic footという言葉は文法的には明らかな誤用である．患者は"diabetic"であるにしても足は"diabetic"ではないからである．これは慣例に従った使用である．

3 特殊検査

1 骨シンチグラム

X線検査と異なり，テクネシウム・リン酸化合物による骨シンチグラムは発症後数時間〜数日で陽性となる．最も早期の変化は，cold spotである．これは感染初期における血栓形成あるいは骨内圧上昇による血管の圧迫である．この変化は数日にしてhot spotに転ずる．3相あるいは4相のスキャンにより軟部組織の感染と骨髄炎を鑑別する

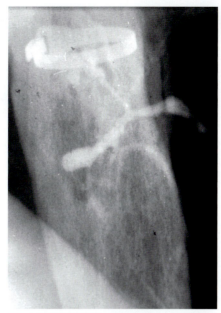

図10 慢性骨髄炎の瘻孔造影(40代男性)
注入した造影剤により瘻孔が骨髄内に続いていることがわかる.

方法がある. 通常3相スキャンは血液プール像を含めた血管撮影, 静注後2〜3時間, および5〜7時間, 4相スキャンはそれに24時間後を加えたものである. Ga-67以外にもIn-111標識白血球などが有効であることも知られているが[5], 概してMRIなどに移行している.

2 MRI

感染の急性期, 慢性期を通じて診断に重要な情報を提供する. 特に軟部組織と骨髄の変化に対して感受性が高いため, 急性期の診断, 亜急性期・慢性期において病変の広がりを容易に捉えることができる(図2B, 3C)[6].

3 超音波検査

骨髄炎の急性期において骨膜周囲の炎症性液体貯留を捉え, 吸引針生検で早期に診断をつけることが可能である[7].

4 瘻孔造影

慢性骨髄炎において皮膚の瘻孔内に造影剤を注入することで感染巣の広がりを評価できるが(図10), 骨内への広がりを評価するのには困難なことが少なくない.

4　診断上の問題点

　骨髄炎の診断の確定には困難なことが多い．これは多くの例でスペクトラムの広い抗菌薬が早期に投与されており，臨床所見のみならず画像所見も修飾されることが少なくないためである．

　感染症の活動性の有無を決定することも困難なことが多いが，①所見の経時的変化，②辺縁不明瞭な骨破壊，③微細な線状の骨膜反応，④腐骨形成のいずれかがみられる場合，活動性感染の診断が可能である．

5　合併症

1　成長障害

　破壊された成長板の骨端側の軟骨細胞は通常回復せず，骨の成長に障害をきたす．しかし，一般に成長障害の程度を予測することは難しい．特に髄膜炎菌による敗血症の後，数か月～数年で成長板の障害が明らかになってくることが知られている．これは成長板中央部の成長障害に始まり，骨端の形成異常，弯曲や屈曲変形がみられる（図11）．

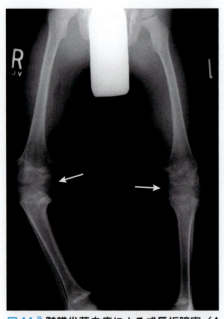

図11　髄膜炎菌血症による成長板障害（4歳男児）両下肢正面像

2歳時に髄膜炎菌に感染．膝および足関節周囲の骨端線の狭小化と不整および骨端の変形を認める（→）．右膝は内反している．

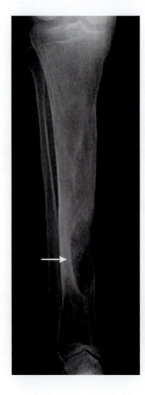

図12　脛骨慢性骨髄炎に続発した扁平上皮癌（86歳男性）下腿正面像

脛骨骨幹部は太く，不整な硬化像と骨欠損を認める（→）．慢性骨髄炎の所見である．脛骨前方の骨皮質に硬化を伴う．扁平上皮癌の浸潤に一致する像である．

2 腫　瘍

　瘻孔を形成した慢性骨髄炎に扁平上皮癌が続発することはまれではないとされ，長期間続いた骨髄炎の0.5%以上に発生するといわれる（**図12**）．腫瘍発生までの期間は20〜30年が典型的である．骨髄炎の病巣に沿って進展すると，急速に進行する骨破壊としてみられる．線維肉腫など他の腫瘍も発生するという報告もあるがまれである．また，小児の骨髄炎の術後に骨軟骨腫が発生したという報告もある．

3 アミロイドーシス

　慢性骨髄炎に続発することが知られているが今日まれである．

2 化膿性関節炎

　化膿性関節炎 septic arthritis は，破壊性変化を伴う単関節炎の鑑別診断として第1に考えなければならない疾患である．感染経路としては関節滑膜への血行性感染，周辺の軟部組織の感染あるいは骨髄炎からの波及，穿通性外傷がある．特に小児では関節の破壊性変化は急速であり，特異的治療が必要であるため診断を遅らせてはならない．関節液から原因菌を証明することで診断が確定できるが，この培養の陽性率は必ずしも高くなく，臨床的に化膿性関節炎と診断されたうちの25%程度にすぎない．血行性感染では，滑膜への感染が関節液の感染に先行する．幼小児に多く，起炎菌としては黄色ブドウ球菌によるものが多い（図13）．初期の変化は関節液の増加であるが，進行とともに関節軟骨の破壊，骨侵食を起こす（図14）．炎症の鎮静化とともに関節強直をきたすことがある．関節に接した骨に進展し，骨髄炎を引き起こすこともある．大腸菌などによる感染では，まれに関節腔にガスを生じる．骨髄炎では，感染が直接進展していなくても反応性の関節炎を起こし得るので，鑑別が必要である．典型的にはこのような反応性変化は感染の発症より2～3週間遅れ，関節の破壊性変化に乏しく，一過性である点が感染自体の波及と異なる．結核性関節炎も初期の所見は同様であるが，概して骨変化が明らかになってから診断されることが多い．結核は特に骨外病変の大きいことと膿瘍

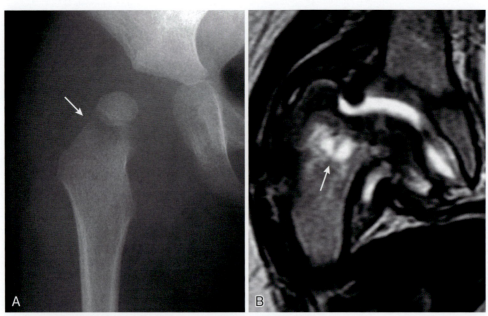

図13 化膿性股関節炎（1歳女児）
A　右股関節正面像：右大腿骨頭は関節内滲出物により外側に転位している．大腿骨骨幹端に骨吸収を認める（→）．B　10か月後の股関節 MRI T2強調像：大腿骨頭は著しく低形成で，大腿骨骨幹端に炎症性変化が残存している（→）．

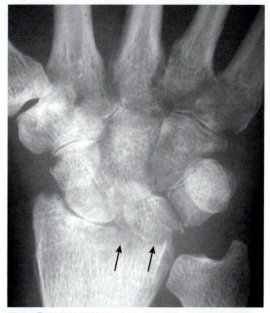

図14 淋菌性関節炎（40代女性）手関節正面像
橈骨手根関節の狭小化と橈骨と月状骨の侵食像がみられる（→）．

形成の傾向が強いことに特徴づけられる[8]．
　真菌による関節炎は，アルコール中毒，糖尿病，肝硬変，ステロイド治療など免疫機能が低下している状態に合併しやすい．カンジダ（*Candida albicans, C. tropicalis*）は日和見感染の代表であり，皮膚から進展した単関節炎を呈するものと，血行性感染で起こる1〜数か所の関節炎がある．多関節炎は37％に，骨髄炎は70〜85％にみられる．*Coccidioides immitis* や *Blastomyces dermatidis* も膝など下肢の関節炎の原因となる．これら真菌感染は概して軽い症状で経過するため，診断はしばしば遅延する[9]．

3 脊椎・仙骨の感染症

1 化膿性脊椎炎

　骨・関節の感染症としては頻度の高いものである．男女比は1.5〜3：1であり，40〜50代の比較的高年齢の発症が多く，腰椎，胸椎，頸椎の順で多い．多く泌尿器，呼吸器，皮膚などの感染巣を伴い，起炎菌としては黄色ブドウ球菌が最も多い．脊椎への感染の波及経路は，他の部位と同じく血行性感染と直接的進展がある．血行性感染の経路としては，脊椎の栄養動脈を介するものとBatson静脈叢を介するものがある．18〜20歳以下では脊椎終板を貫通して椎間板に直接伸びるものがあり，早期に椎間板に感染が及ぶが，通常椎体前縁の終板直下に感染巣をつくる（**図15**）．これが終板を通って椎間板に至るか，椎体前縁を通って前縦靭帯直下に至りそこを上下に広がっていく．椎間板からは連続的に他の椎体に広がっていく．10〜12週間後に硬化ないし象牙化 eburna-

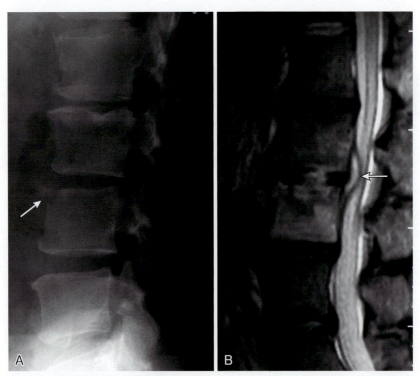

図15 化膿性脊椎炎（52歳男性）
A　腰椎側面像：第4腰椎上半に骨吸収がみられ，椎体の前上縁に骨吸収をみる（→）．B　MRI T2強調矢状断像：第4腰椎の椎体，第3〜4腰椎椎間板，その後方の硬膜外に貯留物の突出をみる（→）．第3腰椎椎体の下終板まで病変の広がりがみられる．化膿性脊椎炎の所見である．

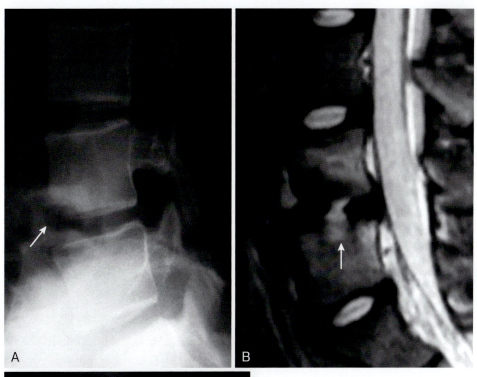
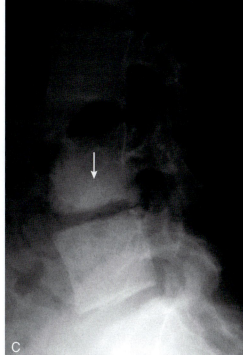

図16 ▶ 椎間板炎（13歳女性）

A 初診時腰椎側面像：第4腰椎前下縁に骨吸収とその辺縁に硬化像を認める（→）．B 初診時MRI T2強調矢状断像：第4〜5椎間板と第3椎体前方の骨に接して浸潤をみる（→）．第4椎体下半は低信号であるが，全体に高信号で，炎症の波及を考える，椎体から椎間板に広がる病変である．C 4か月後の腰椎側面像：第4腰椎の下縁の硬化があり，骨吸収から回復している（→）．椎間板の高さは減少している．単純X線の所見は椎間板炎であるが，MRI所見を考えると，病変はより広範で化膿性脊椎炎と共通する所見である．

tionなどの修復性変化が生じる．修復により象牙様脊椎の所見を呈することがある．これは結核性よりも化膿性菌による場合著しい．結核では，①進行が遅いこと，②椎体の高さが比較的保たれること，③大きな膿瘍を伴うことが特徴である．

　いわゆる椎間板炎は，椎間板の一次的感染症とされ，椎体から二次的に椎間板に進展する通常の脊椎の骨髄炎とは異なるといわれている（図16）．これは椎間板への血流が多い小児期に限られる．発症年齢は1〜16歳と幅がある．しかしMRIを用いた評価では，多くの場合椎体終板側に異常がみられるため，脊椎終板から広がった通常の化膿性脊椎炎との相違点は必ずしも明らかでない．50〜70％の例では原因菌が分離できないが，できた場合には黄色ブドウ球菌が最も多い．初期の変化はシンチグラムの取り込みのみであり，単純X線像では異常がみられない．椎間板の狭小化がみられるのは後期の変化である．治療により完全あるいは不完全な回復が起こる．

2　化膿性仙腸関節炎

　血行性あるいは周辺よりの感染の波及によって起こる．しばしば先行する感染症が存在する．仙腸関節の腸骨側は血流が緩徐であり，管状骨の骨幹端に類似する．腸骨は扁平骨のなかで最も感染を起こしやすい骨である．ほとんどすべての例が片側性で，X線検査で異常がみられるようになるまで2〜3週間かかるので，CTやMRIでの診断が必要である（図17）．単純X線像では関節軟骨直下の骨が不明瞭となり，関節裂隙は狭小化あるいは拡大する．骨変化は普通前下1/3の滑膜関節部分で明らかになる．後上方の靱帯結合部は比較的保たれる．

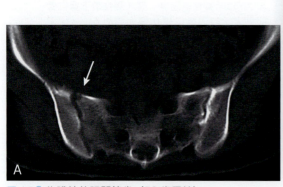
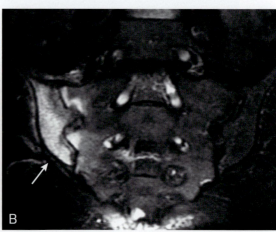

図17　化膿性仙腸関節炎（70歳男性）
A　CT：CTで右仙腸関節の開大と辺縁の硬化縁の消失，仙骨側前縁の骨吸収をみる（→）．B　MRI T2強調斜冠状断像：右仙腸関節に接する骨に広範な浮腫を認める（→）．化膿性関節炎である．

4 特殊菌による感染症

1 結　核

　骨・関節結核は新たな患者発生は減少しているものの，依然変わらない公衆衛生上の問題である．今日みられる結核は高齢者に多く，かつてみられていた青少年の疾患とは臨床的にも画像上も若干の相違がみられる[10]．脊椎，股関節・膝関節周囲が好発部位である．感染経路は，そのほとんどが血行性である．結核菌はタンパク質分解酵素を欠くため，一般に周囲組織への浸潤は緩徐である．肺・泌尿器などの内臓感染の合併ないし既往が指摘されているが，実際にこれらに活動性感染を伴う例は少ない．

1 結核性脊椎炎

　脊椎の結核は，骨の結核の25〜60％である．第1腰椎の発症が最も多く，上下に離れるに従って頻度が低下する．頸椎，仙骨の発症は少ない．頸椎では複数の脊椎にまたがるが，血行性感染と考えられている．終板に接する椎体前縁が最初の感染巣であり，病巣が増大し画像上みられるようになるまで2〜5か月を要する．前方に伸びると前縦靱帯直下を上下に進展する．一般的にタンパク質分解酵素を欠く結核菌は浸潤傾向が低く，大きな膿瘍を形成しながら緩徐に増大する傾向がある．ただし発見される時は大きな腫瘍を形成していることが多い．MRIでは造影される骨炎部分と造影されない膿瘍に分かれる．さらに椎体周囲の靱帯，軟部組織に伸びると，大きな傍脊柱膿瘍を形成する（図18）．腸腰筋膿瘍は5％にみられるが，石灰化の所見は結核に特徴的であり，化膿性感染では通常みられない．後方要素の感染は10％以下で起こり，神経症状を合併することが少なくない（図19）．画像情報のみからは，化膿性感染か結核性菌感染かの鑑別が困難なことが多い．一般に結核では，①脊椎の多くの分節を侵す頻度が高いこと，②椎間板の破壊まで時間がかかること，③石灰化を伴う大きな傍脊柱膿瘍の存在，④骨硬化の欠如などが特徴である．椎体の単発性の圧迫骨折と椎間板が保たれていることを初発所見とする例が少なくないと報告されている[11]．その場合には骨粗鬆症や腫瘍との鑑別が問題となる．もともと温帯地方の結核は浸潤性が低いと考えられてきたが，熱帯・亜熱帯地方の結核では，骨髄に浸潤するものがみられる（図20）．

2 結核性骨髄炎

　どの骨にも生じるが，一般には長管骨末端に多いとされ，純粋な管状骨の結核性骨髄炎はまれである．小児では骨幹端から成長板を越えて骨端に及ぶことがある．特に幼児

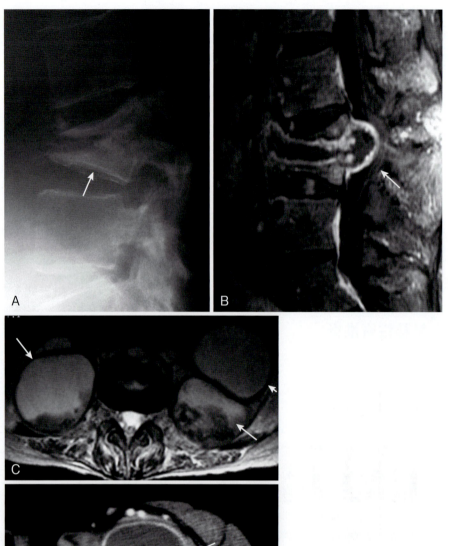
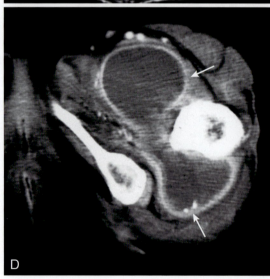

図18 ▶ 結核性脊椎炎（55歳女性）

A 腰椎側面像：第3，4腰椎椎体に著しい圧潰を認める（→）．B MRI造影T1強調矢状断像：圧潰した椎体は辺縁のみ造影されている（→）．膿瘍の所見である．C MRI T2強調横断像：両側大腰筋内にも膿瘍がみられる（→）．D 左股関節部CT横断像：股関節にも液体貯留をみる（→）．膿瘍の進展である．石灰化もみられる．

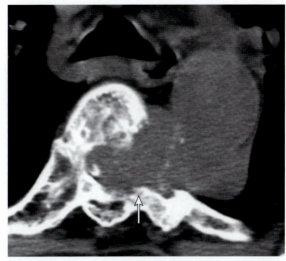

図19 胸椎の椎弓根を侵す結核性脊椎炎（75歳男性）CT
左椎弓根から縦隔に伸びる膿瘍が確認できる（→）．
（江原　茂ほか：骨・関節結核の画像診断：結核性脊椎炎の多彩な所見を中心に．臨放 1997；42：565-572 より転載）

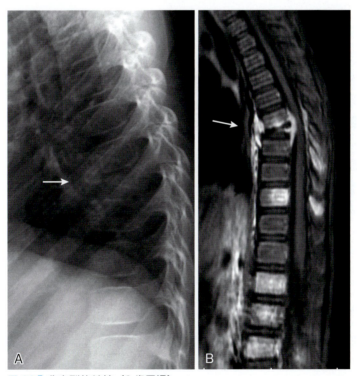

図20 非定型的結核（6歳男児）
A　胸椎側面像：第8胸椎に扁平椎を認める（→）．B　MRI造影T1強調矢状断像：扁平椎（→）から上下に造影される浸潤性変化が前後の硬膜外にみられ，それ以外のレベルにも造影される椎体および棘突起がある．広範な結核の所見である．わが国にみられる典型例ではなく，東南アジア・南アジアの結核の像である．マニラ株の結核菌であった．

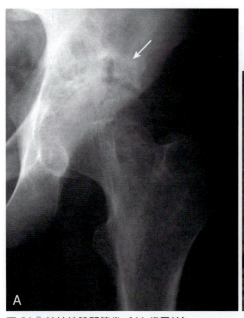
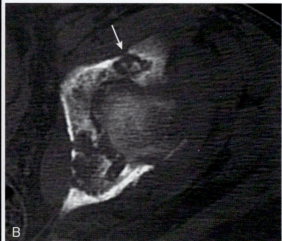

図21 結核性股関節炎（41歳男性）
A　股関節正面像：関節腔の狭小化と臼蓋および大腿骨頭の破壊像をみる（→）．B　CT：臼蓋の破壊と多数の腐骨を認める（→）．

ではBCGによる骨髄炎の発症が報告されている．肺の病巣から連続的に肋骨に及ぶことも概してまれである．所見のみからは，化膿性感染との鑑別が困難なことが多い．以下のような特殊型がある．

1 囊胞様結核性骨髄炎 cystic tuberculosis

小児の四肢末梢に多く，対称性の傾向がある．血行性感染の結果とされる．硬化性辺縁は伴わない．予後は良い．今日きわめてまれである．

2 結核性指炎 tuberculous dactylitis

成人でも起こり得るが，小児に多い．特に小児では多発性に発生し，25～35%が複数の骨を侵すとされるが，過去にはサルコイドーシスと混同されていた可能性が考えられる．

3 結核性関節炎

単関節の関節炎であり，多くは骨髄炎が二次的に関節へ進展したものであるが，滑膜への血行性感染でも起こり得る．膝，股関節など大きな関節に好発する（図21）．所見としては，Phemister 3徴が有名であり，これは①関節周囲の骨吸収，②末梢の骨侵食，③関節裂隙の緩徐な狭小化である（図22）．大きな荷重関節では，関節辺縁の侵食が特徴的である．手関節では関節リウマチに類似した滑膜炎を呈する（図23）．初期には関節裂隙が比較的保たれている．関節裂隙の狭小化は進行した変化である．骨硬化，

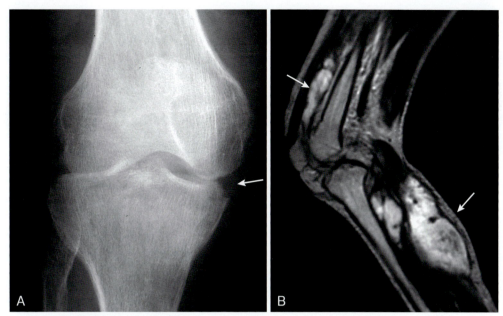

図22▶結核性膝関節炎（43歳男性）

A　膝関節正面像：関節腔の狭小化と骨粗鬆症が著明である．辺縁にerosionを認める（→）．B　MRI T2強調矢状断像：膝関節内および下腿後方の筋内から筋間に膿瘍の広がりを認める（→）．結核性膝関節炎の所見である．

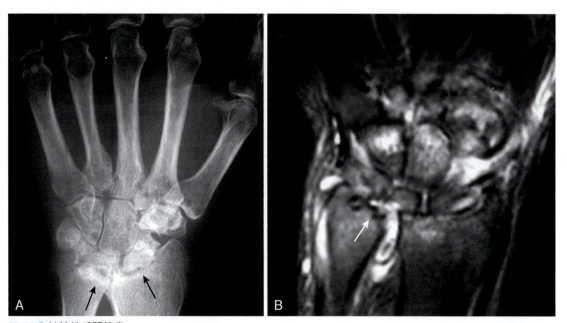

図23▶結核性手関節炎

A　手関節正面像：橈骨手根関節に不整な骨吸収がみられ，他の手根骨にも囊腫性変化をみる（→）．骨塩は比較的保たれている．B　MRI T2強調冠状断像：手根中央関節，橈骨手根関節，遠位橈尺関節に液体貯留と周囲の骨の浸潤性変化を認める（→）．広範囲の関節炎の所見である．

骨膜反応は，化膿性感染に比べて頻度は低い．腐骨は，硬化した三角形の骨片としてみられる．股関節は好発部位であるが，臼蓋あるいは関節包内に発症した場合には，病変は比較的早期に現れる．大腿骨頭側よりも臼蓋側に破壊の程度が著しいことは股関節結核の特徴である（図21）．

2 梅 毒

1 先天梅毒

　先天梅毒・後天性梅毒ともにまれであるが，治療の可能な本症を確実に診断することは重要である．先天梅毒は，胎盤を介した胎児のトレポネーマ感染症である．骨の各部を侵すが，特に骨新生を阻害することが特徴である．骨軟骨炎は早期の変化として比較的頻度の高いもので，軟骨内骨化をきたす部位，特に骨端・骨幹端移行部，肋骨・肋軟骨移行部を通常対称的に侵す．これは，白血病や神経芽細胞腫の転移のように骨幹端の透亮帯としてみられるが，肉芽の増大とともに骨幹端に不整像を生じてくる（図24）．特に脛骨近位部内側の骨侵食は，Wimberger徴候とよばれる．また骨幹端の破壊によって，骨端の分離を生ずる．治療に対する反応が速く，2週間以内に治癒変化は明らかになり，2か月程度で完全となる．不十分あるいは不完全な治療によって，肉芽腫が

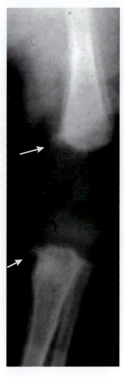

図24 先天梅毒（2か月男児）膝関節正面像
膝関節周囲の骨幹端辺縁の骨破壊（→）と両側大腿骨・脛骨骨幹部の骨膜反応を認める．

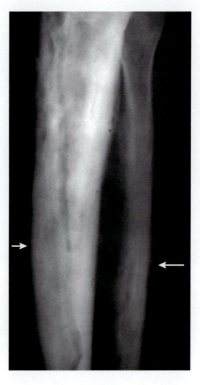

図25 後天性梅毒（41歳男性）
脛骨および腓骨の皮質の肥厚・硬化がみられる（→）．

❹特殊菌による感染症

骨幹に進行すると骨髄炎を生ずる．骨膜反応は，頻度の低い変化であるが，梅毒性肉芽腫の浸潤によるもので骨髄炎に合併することもある．また，骨軟骨炎あるいは骨端のすべりに対する治癒過程としての骨膜反応もみられる．後期の変化は後天性梅毒と同様である．

2 後天性梅毒

初期の変化としては，骨膜増殖 proliferative periostitis の頻度が高い．特に，脛骨，頭蓋骨，肋骨，胸骨に好発する．骨膜下骨新生の進行により，皮質の全般性肥厚が起こる（図25）．骨髄炎は頻度が低く特に頭蓋の変化が特徴的であるが，管状骨にも起こり得る．蚕食状あるいは浸潤性骨破壊としてみられる．晩期の変化の一つとしては，ゴム腫 gumma による骨皮質の侵食（caries sicca），肉芽腫の増大と腐骨形成（caries necrotica）がある．ゴム腫以外の骨変化としては，骨膜反応，骨膜骨新生，骨髄炎がみられる．

5 非感染性も含めた特殊な炎症

感染との関連が疑われる疾患は多様であるが，ここでは鑑別上問題となる類似疾患を挙げる．

1 サルコイドーシス

　サルコイドーシスは感染症との関連が示唆されてはいるものの原因不明の肉芽腫性炎症に分類される，肺・皮膚などを含む多臓器疾患である．骨病変の発生頻度は，5％程度である．皮膚病変なしに骨病変がみられることはきわめてまれであり，また骨病変をみた場合には80％以上で肺病変が存在するといわれる．骨病変自体はしばしば無症状であるが，圧痛，運動障害などがみられる．全般性の骨塩低下，骨梁の粗造化，網状・レース状変化，あるいは囊腫様透亮像，punched-out-lesion のような限局性変化が特徴的である（図26）．骨破壊は時に急激である．骨膜反応はまれである．限局性あるいは全般性骨硬化も頻度は低いがみられる（図27）．特に手指の片側あるいは両側性変化は特徴的である．風棘 spina ventosa は元来結核性指炎の表現として用いられたが，サルコイドーシスの変化の表現としても用いられる．今日みるものはサルコイドーシスである．指尖部骨硬化との合併も知られている．四肢の管状骨，頭蓋，脊椎の病変は知られているが，比較的まれである．手指の変化を除き，概して非特異的である．

　関節病変は，10～35％で起こるといわれる．急性関節炎型は，足関節，膝，肘，手

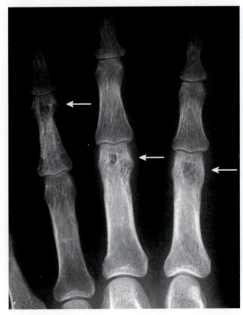

図26 ▶ サルコイドーシス（44歳男性）
示指，中指基節骨および環指の中節骨の骨梁の粗造化に類似した境界不明瞭な骨破壊を認める（いわゆる風棘 spina ventosa）（→）．指節骨の血管溝の拡大も認められる．

⑤非感染性も含めた特殊な炎症

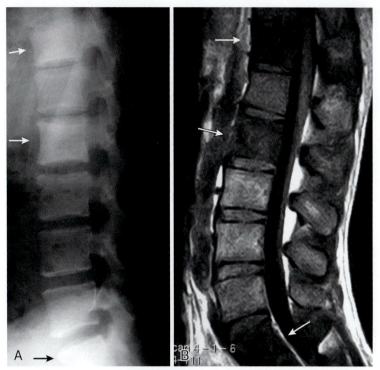

図27 ▶ サルコイドーシス（24歳男性）
A 腰椎側面像：第11胸椎，第1・第5腰椎に硬化像がみられる（→）．B MRI T1強調矢状断像：骨髄に浸潤性変化を認める（→）．

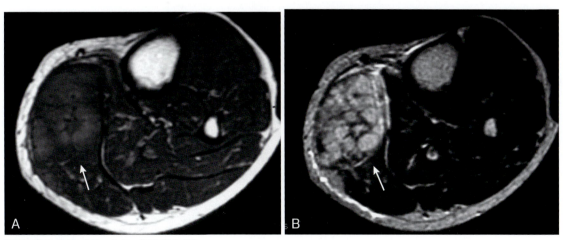

図28 ▶ サルコイドーシス（57歳女性）
A T1強調像　B T2強調像
腓腹筋の筋肉内にT1, T2ともに高信号で内部に星形の低信号を伴った病変を認める．ヒラメ筋内にも小病変をみる．
（Matsuo M, Ehara S, Tamakawa Y, Chida E. Nishida J, Sugai T：Muscular sarcoidosis. Skeletal Radiol 1995；24：535-537 より転載）

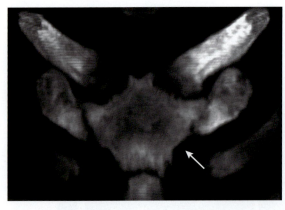

図 29 ▶ 胸肋鎖骨肥厚症（39 歳男性）CT 再構成像画像
鎖骨内側，第 1，2 肋骨，胸骨柄の硬化と腫大を認める（→）．
(Ehara S：Manubriosternal joint：imaging features of normal anatomy and arthritis. Jpn J Radiol 2010；28：329-334 より転載)

関節，手などの末梢性対称性関節痛で，X 線像上軟部組織腫脹と骨粗鬆症がみられるのみである．慢性関節炎型は，同様に末梢の関節炎であるが，骨病変の進展が起こると関節面の破壊性変化を伴い，また関節周囲の骨吸収もみられる．筋肉内に非乾酪性壊死のみられる頻度は 50% 以上といわれるが，臨床的にミオパチーとして痛みや結節状腫脹をみる頻度は低い．MRI でみられる中央部が星形の低信号域は肉芽腫内の瘢痕に一致するといわれ，特徴的と報告されている（図 28）[12]．

2　SAPHO 症候群

SAPHO 症候群は synovitis, acne, pustulosis, hyperostosis, osteitis の主徴候の略であり，皮膚疾患と骨関節疾患の合併する疾患の総称である．sternocostoclavicular hyperostosis, pustulotic arthro-osteitis, chronic recurrent multifocal osteomyelitis など多くの名前の疾患が包括されている．わが国では，鎖骨内側，胸骨，上部肋骨，肋軟骨を含めた前胸壁の進行性骨化をきたす例が多い[13]（図 29）．この場合男性に多く，30〜50 歳に好発する．脊椎関節症の原因としても知られ，強直性脊椎炎，DISH に類似した脊椎周囲の骨化がみられ，仙腸関節炎が 20% 以上にみられたとする報告もある（図 30）．末梢の炎症性関節炎も頻度は低いが知られている（図 31）[14]．

chronic recurrent multifocal osteomyelitis も SAPHO 症候群と関連する原因不明の亜急性ないしは慢性骨髄炎である[15]．5〜10 歳の小児に好発し，多発性，しばしば両側性・対称性に起こる．長管骨の骨幹端あるいは鎖骨内側に好発する．硬化を伴った破壊性変化がみられる．生化学検査では特異的異常はみられない．予後は比較的良好である．

3　硬化性鎖骨炎

硬化性鎖骨炎 condensing osteitis of clavicle は，原因不明の鎖骨の硬化を伴う非特異

❺非感染性も含めた特殊な炎症

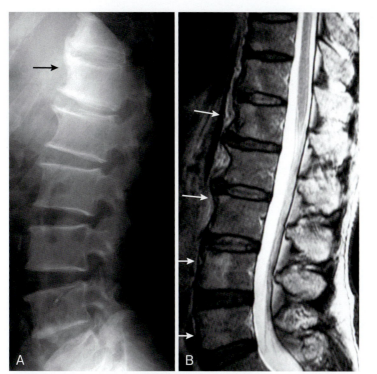

図30 ▶ SAPHO症候群（54歳男性）
A 腰椎側面像：若干の硬化を伴う変形性脊椎症の変化がみられる（→）．B MRI T2強調矢状断像：椎体前方の辺縁に高信号を認める．shiny cornerをみる（→）．

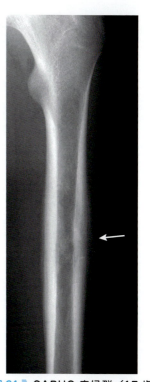

図31 ▶ SAPHO症候群（17歳男性）大腿骨正面像
大腿骨骨幹部に骨膜反応をみる（→）．非特異的な骨炎である．

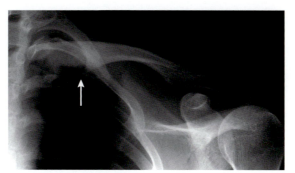

図32 ▶ 鎖骨の硬化性骨炎（29歳女性）
鎖骨内側に硬化像を認める（→）．内側下方が不整である．

的な痛みをきたす病態であり，20〜50歳までの特に女性に多い．上記2疾患と類似の画像所見がみられるが，重い物を持ち上げる仕事や活発なスポーツ活動との関連が示唆されており，組織学的にも外傷との関連が指摘されている[16]．鎖骨の硬化は，内側下面に強く，胸鎖関節の関節裂隙は正常である（図32）．骨シンチグラムで集積がみられる．

4 細菌性血管腫症

細菌性血管腫症 bacillary angiomatosis は AIDS 患者に典型的にみられる全身性の血管増殖を主体とする疾患で，猫ひっかき病などの病原と考えられているリケッチア (*Rochalimaea henselae, Rochalimaea quintana*) による感染と考えられている．軟部腫瘍を伴う骨吸収や骨膜反応をみる．AIDS 患者においては Kaposi 肉腫との鑑別が問題となる[17]．

5 IgG4 関連疾患

IgG4 関連疾患は膵炎，唾液腺炎や血管炎など典型的な前進疾患に合併して傍脊椎部の炎症や腫瘍を示唆する浸潤性病変として，CT などでみられることがある[18]．主に胸椎の右側方のリンパ球や形質細胞の浸潤として特徴付けられ，ステロイド治療に反応する．

文　献

1) Waldvogel FA et al : Osteomyelitis : a review of clinical features, therapeutic considerations and unusual aspects. New Engl J Med 1970；282：198-206 (Part I), 260-266 (Part II), 316-322 (Part III)
2) Rosenbaum DM et al : Acute epiphyseal osteomyelitis in children. Radiology 1985；156：89-92
3) Chanchairujira K et al : Intramedullary osteosclerosis : imaging features in nine patients. Radiology 2001；220：225-230
4) Yuh WTC et al : Osteomyelitis of the foot in diabetic patients : evaluation with plain film, Tc-99m MDP bone scintigraphy and MR imaging. AJR 1989；152：795-800
5) Schauwecker DS : The scintigraphic diagnosis of osteomyelitis. AJR 1992；158：9-18
6) Erdman WA et al : Osteomyelitis : characteristics and pitfalls of diagnosis with MR imaging. Radiology 1991；180：533-539
7) Abiri MM et al : Osteomyelitis : detection with US. Radiology 1989；172：509-511
8) Hong SH et al : Tuberculous versus pyogenic arthritis : MR imaging evaluation. Radiology 2001；218：848-853
9) Cueller ML et al : Fungal arthritis. Ann Rheum Dis 1992；51：690-697
10) Chapman M et al : Tuberculosis of bones and joints. Semin Roentgenol 1979；14：80-96
11) Bell D et al : Tuberculosis of the vertebral pedicles. Radiology 1971；99：43-48
12) Otake S et al : Muscular sarcoidosis : findings at MR imaging. Radiology 1990；176：145-148
13) Chigira M et al : Sternoclavicular hyperostosis. J Bone Joint Surg 1986；68A：103-112
14) Kasperczyk et al : Pustulotic athroosteitis : spectrum of bone lesions with palmoplantar pustulosis. Radiology 1994；191：207
15) Brown T et al : Chronic recurrent multifocal osteomyelitis. Radiology 1988；166：493-496
16) Franquet T et al : Condensing osteitis of clavicle. Skeletal Radiol 1985；14：184-187
17) Baron AL et al : Osteolytic lesions and bacilliary angiomatosis in HIV infection : radiologic differentiation from AIDS-related Kaposi sarcoma. Radiology 1990；177：77-81
18) Inoue D et al : CT findings of thoracic paravertebral lesions in IgG4-related disease. AJR 2019；213：W99-104

8

骨壊死および外傷以外の
物理的骨傷害

❶ 骨壊死
❷ 骨端症
❸ 放射線による骨傷害
❹ 成長過程の骨の放射線による傷害

骨壊死は骨のどこにでも起こり得る現象であるが，一般的には血流の少ない脂肪髄に起こる傾向が強い．ここでは頻度の高い大腿骨頭壊死を中心に述べるが，原因，病態や合併症は大腿骨頭以外でも同様である．

1 骨壊死

1 原　因

骨壊死は，①血管閉塞（血栓塞栓症など），②血管圧排（外方よりの機械的圧迫，血管炎，血管のスパスムなど），③血管断裂（外傷など）による血流遮断に起因する．静脈閉塞も阻血の原因となる（Chandler 病）．

1 外　傷

1 大腿骨頸部骨折

骨折により著しい血流の遮断が起こるため，血流の再疎通がどの程度で起こるかが，発症にかかわる．骨頭切除例では，60〜70% にみられたと報告されている．骨折の転位が著しいほど発生頻度が高い（Garden 分類により 8〜30% まで）．大多数は荷重のかかる大腿骨頭前外側に起こる．受傷後 1 年ほどで硬化や圧潰をみることが多い．

2 股関節脱臼

円靭帯の断裂によりここを通る血流が遮断され，また superior retinacular artery の血流も減少する．壊死は荷重のかかる大腿骨頭の上前外側に起こりやすい．

2 ステロイドホルモン過剰状態

ステロイド投与，Cushing 症候群における骨壊死の原因は，骨の終末血管での脂肪塞栓が原因と考えられてきた．ステロイド大量投与後骨髄の脂肪細胞が著しく大きさを増すために骨髄内圧の上昇をきたし，阻血を起こすと考えられている．骨壊死をきたす corticosteroid の最小量と期間は 4,000 mg，3 か月とされている．

3 その他の代謝障害

1 アルコール使用障害

骨壊死の頻度の上昇が知られており，その原因としてはステロイドと同様の機構が推定されている．

2 妊　娠

妊娠後期に骨壊死の頻度が上昇することが知られている．

3 慢性膵炎

脂肪分解酵素の血中への遊離による骨髄脂肪の炎症と推定されている．

4 塞栓症

1 減圧症

潜水事故などで起こるが，事故でなくとも骨壊死の頻度の上昇は起こる．空気（窒素）の塞栓によるものと考えられてきたが，骨髄の脂肪は空気中の窒素を 5 倍も溶解するため，減圧に際して骨髄内に窒素が滞留して骨髄内圧を上昇させることに起因すると考えられている．

2 鎌状赤血球症

異常赤血球の血栓形成により広範な壊死を起こす．

5 血管炎

1 膠原病

ステロイド投与の有無にかかわらず骨壊死の頻度が増すことが知られている．その原因は血管炎によるものと考えられている．

2 放射線照射

血管の傷害が原因と考えられている．

---

2 病　理

壊死巣は大きく，中央より末梢に向かって壊死部，虚血傷害部，反応性血流増加部，その周囲の正常層に区別される．虚血性壊死により炎症反応を惹起し，血管拡張，液性成分の滲出，フィブリン沈着，炎症細胞の局所浸潤が起こる．関節軟骨は関節液によって栄養されるため壊死は起こさないが，tidemark より深層の軟骨層には壊死が起こり得る．壊死の修復は，血流が保たれ生存している部位と壊死巣の境界から起こる．骨壊死はほとんどの場合，血流の少ない脂肪髄の部位に起こる．造血髄の壊死が起こった場合，鎌状赤血球症に代表されるようなヘモグロビノパチィや外傷の可能性を考える．壊死の進行と修復はその原因により異なるとは思われるが，おおよそ次のような過程を経ることになる[1)2)]．

1 壊死（細胞の死とそれに対する初期反応）

造血細胞は血流遮断後6時間で，骨細胞，骨芽細胞，破骨細胞は6〜48時間で，脂肪細胞は2〜5日で死亡する．これは組織レベルで起こり，臨床上や画像診断上は観察できない．

2 疎な海綿骨による修復

1 血流回復

病巣周囲の反応性の血流増加によって壊死巣周囲に骨吸収が生じ，壊死巣自体は変化がないものの相対的に楔状の硬化像としてみえる．

2 reactive interphase 形成

壊死巣周囲の血流の保たれている部位に血流増加と炎症細胞浸潤をきたし，それが疎な線維骨を形成して密度が増加する．

3 海綿骨形成

reactive interphase に沿って骨修復と再構築が進行していき，中央部の壊死巣は変化のないまま残される．壊死した脂肪組織に dystrophic calcification が出現する．reactive interphase から線維芽細胞が広がり，壊死を起こした骨梁に沿って線維組織と層板骨の沈着が存在する．この過程を creeping substitution と称するが，厳密な意味でのこの現象は緻密骨でしか起こらないとの報告もある[2]．

3 軟骨下骨の修復期

軟骨下の緻密骨の修復も骨吸収に引き続いて起こる．骨修復が骨吸収に追いつかないと，骨の圧潰の原因となる．いわゆる crescent sign（三日月型の透亮像）は軟骨下骨の圧潰の初期像である．それに続いて関節面の扁平化が進行していく．

大腿骨頭の骨壊死は両側性・対称性であることが多い．

3 大腿骨頭壊死の病期分類

1 Ficat & Arlet 分類

最も古典的で一般的なものに Ficat-Arlet の分類がある．これは次のようなものである[3]．

Ⅰ期：股関節部の疼痛・硬直感のみで，単純 X 線検査では正常なもの．ただし，骨シンチグラム（あるいは MRI）で異常が捉えられる．

Ⅱ期：単純 X 線像で骨吸収，嚢胞形成，硬化のみえるもの．

Ⅲ期：大腿骨頭の圧潰はないが，crescent sign あるいは軟骨下骨圧潰のあるもの.

Ⅳ期：大腿骨頭は扁平化しており，関節裂隙の狭小化ないし臼蓋側の異常を伴い，すでに変形性関節症であるもの.

2 ● ARCO 分類

Ficat & Arlet 分類を発展させた病期分類[4]である.

0期：画像所見陰性. 生検で陽性.

1期：単純 X 線像陰性. 骨シンチグラム，MRI で陽性.

2期：単純 X 線像で異常であるが，大腿骨頭の形状は保たれている.

3期：crescent sign 陽性.

4期：大腿骨頭の平坦化. 変形性関節症.

3 ● 厚生労働省研究班分類[5]

1期：単純 X 線像陰性. 骨シンチグラム，MRI，生検で陽性.

2期：単純 X 線像で帯状硬化があるが，骨頭の圧潰はない.

3期：骨頭の圧潰が存在するが，関節裂隙は保たれる（3A 期：3 mm 未満の圧潰，3B 3 mm 以上の圧潰）.

4期：明らかな変形性関節症の出現.

本法では壊死領域の荷重面の割合を予後推定に用いている.

骨壊死の予後は荷重面の範囲に依存し，大きいほど圧潰しやすいとされている[6,7].

4 　診　断

　単純 X 線撮影で，特異的変化を捉えることは可能ではあるが，少なくとも数か月以上の経過をもつものでなければ診断することは困難である. このような変化には，①関節面下の crescent sign（**図1**），②斑状の硬化像・透亮像，③関節裂隙が保たれること，④骨の圧潰・透亮像，⑤辺縁の硬化を伴う透亮像（**図2**）などがある. 壊死巣の硬化像は，通常壊死巣周囲の骨吸収に続発する骨化に起因するが，時に壊死した脂肪巣の石灰化によっても起こる. 大腿骨頭の異常は荷重のかかる上前外側部に好発する. 断層撮影，CT は，早期に病変を発見するための有効性には疑問があるが，骨圧潰の程度を知り治療の適応を決定するためには役立つ. 骨シンチグラムでは，早期には集積の欠如，骨修復の進行に伴い集積の増加がみられる. 感受性が高く従来初期診断に用いられてきた. MRI はシンチグラムに代わる初期診断法となっている[8]. 現状では MRI が最も感度の高い診断法であるが，血管撮影・骨シンチグラム，生検で診断される例が存在する[9]. MRI 上みられる病変の範囲が予後の推定に役立つと信じられている（**図2**）.

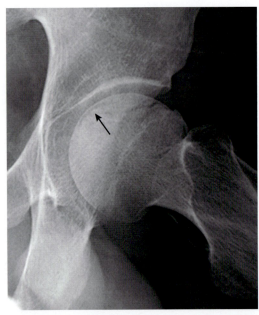

図1 大腿骨頭壊死による crescent sign
（40代男性）単純X線 frog lateral 像
大腿骨頭の皮質の内側に弧状の透亮像を認める（→）．皮質下の骨折の所見である．

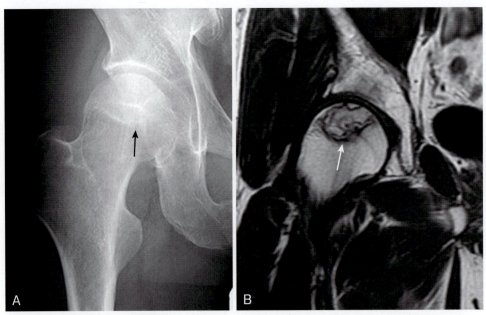

図2 大腿骨頭壊死（41歳男性）
A 単純X線正面像：大腿骨頭に，辺縁に硬化を伴う病変を認める（→）．大腿骨頭の圧潰はみられない．B MRI T1強調冠状断像：大腿骨頭の上部の軟骨下に不整形の地図状低信号をみる（→）．内部には脂肪の信号がみられるが，骨皮質の圧潰はみられない．

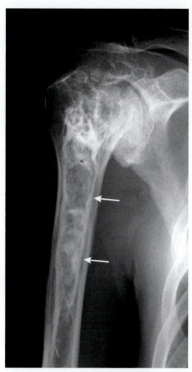

図3 ▶ 上腕骨近位骨幹部梗塞（62歳男性，もと潜水士）

上腕骨近位骨端から骨幹部に硬化を伴う広範な地図状の硬化縁を認める（→）．上腕骨頭の圧潰を伴っている．（江原　茂：5. 骨壊死と関連疾患．（福田国彦ほか編）関節のMRI，第2版．p288，メディカル・サイエンス・インターナショナル，2013 より転載）

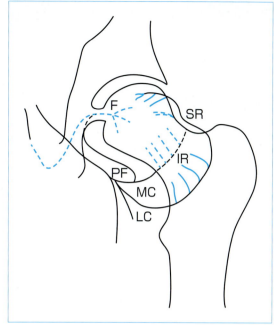

図4 ▶ 大腿骨近位部への血流分布

F：foveal art., SR：superior retinacular art., IR：inferior retinacular art., PF：profunda femoris art., MC：medial circumflex art., LC：lateral circumflex art.

　骨壊死はまた骨幹部など他の部位にも起こることがある．上記の所見は股関節に限らず，他の関節付近でも原則的に同様である（図3）．

　大腿骨頭への血流は，頸部から入る circumflex femoris femoral artery の分枝である superior retinacular artery（lateral circumflex artery の枝），inferior retinacular artery（medial circumflex artery の枝）が主体であり，ligamentum teres を通じて入る foveal artery は骨頭のごく一部を栄養するにすぎない（図4）．血管撮影は今日，大腿骨頭壊死の評価に用いられることは少ない．

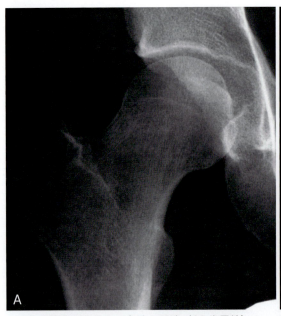
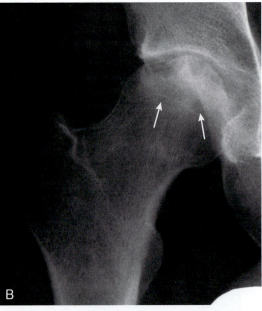

図5 大腿骨頭軟骨下の急速な圧潰（28歳男性）
A 股関節正面像：初回検査では異常を認めない．B 4か月後：大腿骨頭の圧潰と関節裂隙の不整な狭小化を認める（→）．

5 合併症

①関節軟骨の異常：初期には関節軟骨に異常がみられないのが特徴的であるが，やがて軟骨下骨の侵食が起こり二次性変形性関節症を惹起する（図5）．
②関節内遊離体：関節内に遊離した骨軟骨片は滑膜から血流を受けると成長する．
③囊胞形成：管状骨（特に脛骨，上腕骨）の骨幹部にまれに起こり，硝子化を伴う線維性の壁と内部の壊死巣の石灰化がみられるのが特徴的である[10]．
④悪性腫瘍発生：第2章「9 二次性腫瘍」参照．

6 骨幹部梗塞

骨壊死は骨幹部にも好発するものの，比較的無症状で経過することが多い．画像所見ではMRIを除き検出できない場合が多いが，壊死した骨髄脂肪の周囲にできる骨化は特徴的所見といえる（図3）．

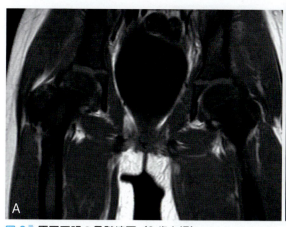
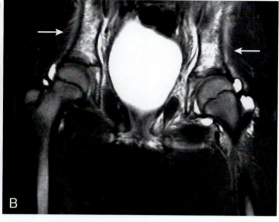

図6 原因不明の骨髄壊死（9歳女児）
A 骨盤部 MRI T1 強調冠状断像：骨髄は全般的に低信号である．B MRI T2 強調冠状断像：骨髄は全般的に高信号であるが，特に腸骨で著しい．両股関節に関節液増加をみる．広範な骨髄変化である（→）．生検により大腿骨近位部骨髄の壊死が証明された．（名嘉山哲雄先生のご厚意による）

7 骨髄壊死

　骨髄壊死 bone marrow infarction（necrosis）は，組織学的に骨髄組織の壊死がみられるが骨皮質は保たれている状態である[11]．白血病などの骨髄増殖性疾患に随伴して起こることが多く，白血病患者では0.5〜33％に随伴するとされており，その場合治療への抵抗性が強く，予後は不良とされている．また感染症との合併例では病変は小さいが，時に重篤化することが知られている．MRIは病変の確認に有用とされるが，検出は壊死組織と骨髄脂肪とのコントラストに依存する（図6）．

8 膝の特発性骨壊死（軟骨下脆弱性骨折）

　膝の特発性骨壊死 spontaneous osteonecrosis of the knee とよばれた病態は一つの特徴的な疾患であり，60歳以上の女性に好発する大腿骨遠位関節面の圧潰に特徴づけられる疾患である．痛みの発症は急激であり，病態の進行も急激で数週間〜数か月のうちに大腿骨の特に内側顆に急激な扁平化を引き起こし，さらには骨軟骨欠損に至る[12]（図7）．今日では軟骨下骨の急速な圧潰に特徴づけられる外傷性変化と考えられている．内側顆に好発するが，外側顆に起こることもある．内側半月板断裂の合併が多く，発症において荷重との関係が示唆されてきた[13]．

　MRIが臨床的に多く用いられるようになって以来，関節軟骨直下での外傷性変化が注目され，その経過が本症と重複することが指摘されてきている．このような軟骨下脆弱性骨折は若年者から高齢者まで起こっていると考えられているが，多くは一過性の軟

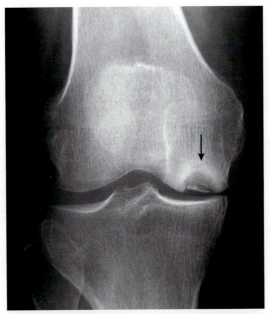

図7 ▶ 膝の特発性骨壊死，あるいは軟骨下脆弱性骨折（73歳男性）
大腿骨内顆軟骨下に辺縁硬化を伴う骨軟骨欠損を認める（→）．骨欠損部に骨片がみられる．

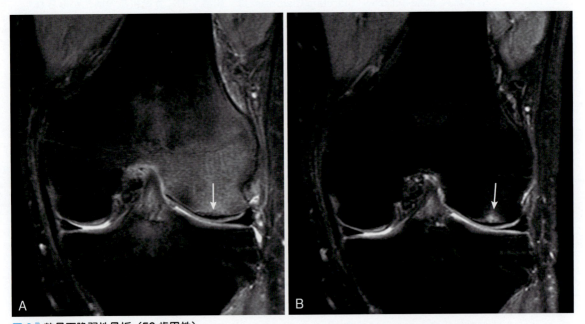

図8 ▶ 軟骨下脆弱性骨折（53歳男性）
A　MRI脂肪抑制プロトン密度冠状断像：大腿骨外顆軟骨下に辺縁硬化を伴う骨軟骨欠損を認める（→）．B　3か月後：病変周囲の浮腫は大部分消失している（→）．

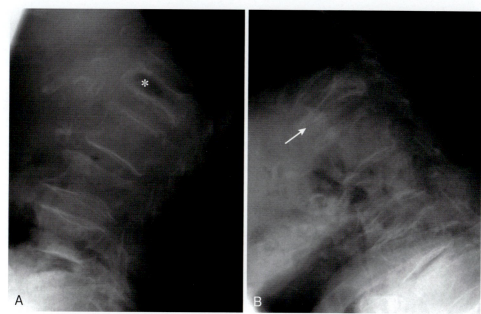

図9 Kümmell病(86歳女性)
A　腰椎側面像前屈　B　同後屈
腰椎椎体の骨折は偽関節の状態にあり，後屈により骨折部に陰圧がかかるとガス（窒素）を発生する（＊）．前屈によりガスを含む腔は消失する（→）．

骨直下の浮腫で終息する（図8）．そのうち比較的高齢で治癒に問題の起こる例で軟骨下骨の圧潰から骨軟骨欠損に至ると考えられている[14]．

9 Kümmell病

　骨粗鬆症による脊椎椎体の楔状変形は，圧迫骨折のかたちをとり変形を残して自然治癒するのが通常の経過である．これが時に進行性の圧潰をきたしたり，著しい楔状変形で椎体の後縁が後方に突出したりするが，特に引き伸ばしの力が加わった場合に椎体内にガスを含む亀裂が明らかになることがある．これは従来，椎体の骨虚血が原因であるとして脊椎の骨壊死，Kümmell病とよばれてきたが，圧迫骨折の偽関節状態と考えられている[15) 16)]（図9）．しばしば治癒が遅延し，著しい圧潰となる．

2 骨端症

　骨端症 osteochondrosis は，小児，青年期の数多くの異常を含めた X 線検査上骨端の異常を伴う疾患群であるが，実際には多種多様な病態が含まれ，疾患単位としては歴史的な意味しかない．その一部は外傷に続発する骨壊死である（①〜⑥）が，純粋な外傷性変化（⑦〜⑩）や成長期の正常変異（⑪，⑫）も含まれている．

　① Legg-Calvé-Perthes 病：骨壊死で外傷との関連が推定される．4〜8 歳の小児の大腿骨頭の病変である．（第 6 章参照）

　② Freiberg（2nd Köhler）病：外傷による骨壊死．13〜18 歳に好発．第 2，時に第 3 中足骨頭．

　③ Kienböck 病：外傷による骨壊死．20〜40 歳に好発．月状骨．（第 1 章参照）

　④ Köhler 病：骨壊死あるいは成長期の骨化のバリエーション．3〜7 歳．足舟状骨．（第 1 章参照）

　⑤ Panner 病：外傷による骨壊死．5〜10 歳．上腕骨小頭．（第 1 章参照）

　⑥ Thiemann 病：おそらく外傷由来の骨壊死．11〜19 歳．手指節骨．

　⑦ Osgood-Schlatter 病：外傷．11〜15 歳．脛骨粗面．（第 1 章参照）

　⑧ Blount 病：外傷．幼児期と思春期にみられる．脛骨近位部骨端．（第 6 章参照）

　⑨ Scheuermann 病：外傷．13〜17 歳．胸腰椎の椎体辺縁．（第 6 章参照）

　⑩ Sinding-Larsen-Johansson 病：外傷．10〜14 歳．膝蓋骨下縁．

　⑪ Sever 病：骨化の正常変異．9〜11 歳．踵骨．

　⑫ van Neck 病：骨化の正常変異．4〜11 歳．恥坐骨軟骨結合．

3 放射線による骨傷害

1 成人の骨の放射線による変化

1 病　態

　放射線照射後には骨髄細胞の急性炎症性変化が起こるが，これは一過性変化でやがて消退する．骨細胞，骨芽細胞，破骨細胞の放射線感受性は高く，これらは早期に死亡するが，最も大きな傷害は骨芽細胞の喪失によって引き起こされる．また，血管の変化として，血管内膜炎が起こるが，これが阻血性変化を引き起こす．放射線照射に続発する骨変化は実際には単なる壊死ではなく，外傷や時には感染症も加わった複雑な変化である．再生は骨壊死の場合と同様 creeping substitution の形をとる．放射線骨炎 radiation osteitis という言葉は，Ewing によってつくりだされた言葉で，骨の放射線による傷害といった程度の包括的な内容であり，最近では使わない傾向にある．

2 傷害の決定因子

1 照射線量

　一般に骨変化あるいは骨折は，45〜50 Gy 以上で起こり，大腿骨頸部あるいは骨盤の変化は 50 Gy 以上でみられる．閾値は通常の分割照射で 30 Gy 程度とみられている[17] [18]．

2 照射野

　一般に広いほど傷害の程度は大きい．

3 経時変化

　通常 1 年以内の変化は軽度である．照射後 2 年程度で変化は明らかとなり安定化に向かう．

3 画像所見

　画像所見は，6 か月〜1 年の無症状期の後に，さまざまな変化が明らかとなる．2〜3年の経過で骨梁の粗大化，皮質の肥厚がみられ，病的骨折もまれではない．

1 骨　盤

　大腿骨頭の変化は，今日の高エネルギーの放射線治療では頻度は低い．骨折は通常，骨頭下骨折である．仙腸関節の変化は両側性で普通左右対称の硬化像としてみられる．恥骨では上枝・下枝の骨折が起こり得る（図 10）．また仙骨の脆弱性骨折や臼蓋底突出

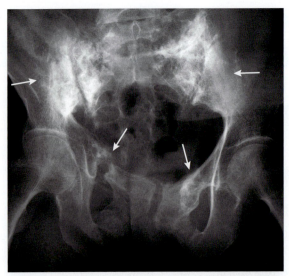

図10 ▶ 放射線骨炎（60歳女性）単純X線骨盤部正面像
子宮頸癌への放射線治療後8年．仙腸関節に不整な硬化像がみられ，両側恥骨結合部にも変形と硬化を認める（→）．右恥骨上枝に脆弱性骨折を認める（→）．

が起こる．

2 肩関節

　肩関節の変化は1〜3％に起こるといわれる．鎖骨骨折は1〜6％にみられ，あまり症状を伴わないことが多い．上腕骨の骨壊死の頻度は低いが，6〜7年程度の無症状期を過ぎてから進行性の上腕骨頭の圧潰としてみられる．

3 下顎骨

　放射線による骨壊死と感染症の合併により複雑な変化を呈する．再発腫瘍との鑑別が問題となる．

　鑑別診断としては，再発・転移が最も問題となるが，これらは比較的早期に起こり，いわゆる放射線骨炎の起こる治療後数年経った段階では頻度は低い．大きな局在性骨破壊や軟部腫瘤も鑑別点となるが，一つの画像からは鑑別困難な場合も少なくない．経時的変化が比較的ゆるやかであることが放射線による骨変化の決め手となる．

4 成長過程の骨の放射線による傷害

1 病　態

　成人の骨の場合と同じく，急性期の変化と成長とともに数年後に現れる変化がある．初期には骨端線の開大がみられるが，浮腫，軟骨芽細胞，骨細胞の異常が現れる．これらの変化は2か月程度で緩徐に消退していく．

2 傷害の決定因子

1 線　量

　脊椎の変化は側弯に代表されるが，傷害は通常10 Gy以下では起こらず30 Gyを超えると頻度が著しく上昇する．成長板の変化は，組織学的には3 Gy程度からみられるが，一過性の異常は6～12 Gyで起こる．骨端線の閉鎖は40 Gy以上で起こることが知られている．

2 照射野

　側弯では，骨の成長障害のみならず筋の異常も大きな要素であるため，広い照射野をとるほど変化は著しくなる．特に両側の腸骨翼を含むほど頻度は上昇する．四肢では骨端線が含まれる場合に著しい．

3 経時変化

　変化の出現には少なくとも1年程度，普通は2～3年かかる．側弯の出現には5年程度が経過することが多い．

4 照射時の年齢

　一般に年齢が低いほど影響は大きい．特に2歳以下では変化は著しい．

3 画像所見

1 脊椎

growth arrest line は最も早くみられる変化であり，6か月程度で明らかになることもある．脊椎の変化自体の程度との相関はない．終板の不整と骨梁の変化は最も多く80％程度にみられる．時に蜂巣様となり，血管腫に類似した変化を呈する．anterior beaking は，成長の完全停止の変化であり20％程度に存在する．椎体の成長の不対称は高さの相違となって現れる．側弯は，治療側が凹になるようにみられ，成長とともに進行することがある．多くは25度以下で軽度である．後弯の合併は側弯と関連していると考えられている[17)18)]．

2 骨盤

腸骨の低形成としてみられる（図11）．Ewing 肉腫の治療後では70％程度にみられ，臼蓋は浅くなり，股関節の亜脱臼を惹起する．

3 四肢

程度の差はあれ骨粗鬆症が30％程度に出現する．照射後2か月で成長板の拡大が起こるが，6〜8か月で正常に復するのが普通である．骨幹端の不整はこの時期に出現し，12か月で最も著しくなる．疎で不整な骨梁のパターンは長く持続する[17)18)]．骨端線の完全癒合はまれであるが，40 Gy 以上で起こり得る．大腿骨頭の骨端のすべりや骨壊死

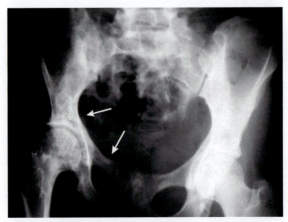

図11 放射線による変化（21歳女性）骨盤正面像
幼児期の Wilms 腫瘍への照射後．骨盤右半の成長障害（→）．

も起こり得る．変形性関節症は比較的まれであるが，これは硝子軟骨の放射線感受性が低いためと考えられる．

4 照射後に発生する腫瘍

1 悪性腫瘍

詳細については第2章を参照されたい．最も多いのは，骨肉腫（図12）と未分化多形肉腫であり，それに次いで軟骨肉腫があるが，その頻度ははるかに低い．照射線量との関連はよくは知られていない．照射より10年以上を経過してからの発症が多い．照射時の年齢との関連は，あまりないようである．画像上，照射野の一部の局在性の骨破壊の進行としてみられることが多く，再発腫瘍との鑑別が困難なことが少なくない．

2 良性腫瘍

良性腫瘍としては骨軟骨腫が唯一のものであり，また小児にのみ起こる[19]．特に2歳以下の時期に照射が行われた場合起こりやすい．照射線量との関連は知られていない．広基性で，所見上は通常の骨軟骨腫と区別できない．

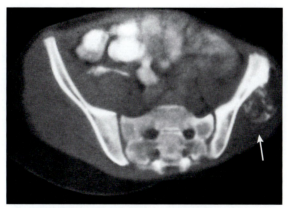

図12 ▶ 幼児期のWilms腫瘍への放射線治療後の骨盤低形成と骨肉腫の発症（20歳女性）
骨盤左半が低形成で，腸骨翼の背側に骨化腫瘤（骨肉腫）を認める（→）．

5 熱傷・凍傷による骨傷害

1 熱傷

　熱傷は，組織の凝固壊死であり，一般的に小児で頻度が高く，程度が重い．その所見は次の通りである．

1 軟部組織の異常（図13）
　①軟部組織の欠損
　② automutilation

2 骨の異常
　①骨粗鬆症：最も頻度の高い所見であり，局所血流の増加による．
　②骨膜反応
　③成長障害

3 関節の異常
　①骨棘形成：肘周囲，特に肘頭，鉤状突起に好発し，成人に多い．
　②関節周囲の石灰化ないし骨化：1か月程度のうちに明らかになることが少なくない．肘，股，肩関節に好発する（図14）．熱傷のすぐ近位部の関節に多いが，時に熱傷のない対側の関節にも起こり得る[20]．
　③関節の異常：進行性の関節の破壊性変化は，熱傷に近い関節に起こりやすいが，離

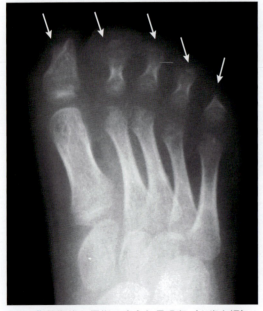

図13 ▶ 熱傷後の足指の癒合と骨吸収（4歳女児）
末節骨の骨吸収と軟部組織の癒合をみる（→）．

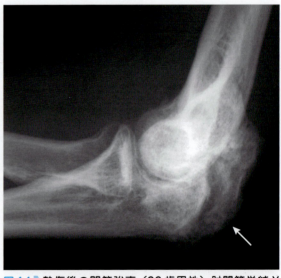

図14 ▶ 熱傷後の関節強直（26歳男性）肘関節単純X線側面像
受傷より7か月後，肘背側に関節をまたぐ異所性骨化を認める（→）．

れた関節にも起こり得る．関節裂隙の狭小化や関節強直も起こる．関節拘縮は手・肘に起こりやすく，脱臼・亜脱臼も合併することがある[21]．

2 凍 傷

凍傷は，凍結によるもので，摂氏13度を下回ると増加する．血流障害が大きな要素であり，血管のスパスム，血管周囲の浮腫が起こる．早期には画像診断上の異常はみられないが，時間とともにさまざまな変化を生じる．手指・足指に好発し，手では親指は握った手掌の中に入るため比較的保たれる．骨端癒合が起こると短指症をきたす．指節関節の変化は一般に変形性関節症に類似する．phalangeal tuft の吸収も起こる．また耳朶の骨化も特徴的である．

1 小児手指の microgeodic syndrome

冬季，小児に起こる手指の腫脹，発赤を主訴とする疾患で，凍傷に起因すると考えられている[22]．単純X線検査では手指（特に中節骨・基節骨）に1mm程度の透亮像をみる．時に硬化像がみられる．6か月程度で回復する．

3 電撃傷

交流電源は直流電源に比べて4〜5倍危険であり，家庭用電源でも致死的になり得る．電撃により熱を生じ，血管のスパスム，壊死を生じる．著しい皮膚熱傷は電撃の入り口と出口に起こる．神経・血管損傷，感染，固定などが骨変化を起こす．骨壊死が数か月〜1年以上経過してから遅延して発症することがある[23]．小児では成長促進や癒合が起こり得る．

文 献

1) Resnick D et al：Osteonecrosis：pathogenesis, diagnostic technique, specific situations, and complications. Resnick D (ed)；Diagnosis of bone and joint disorders, 4th ed, WB Saunders, 2002；3599-3685
2) Glimsher MJ et al：The biology of osteonecrosis of human femoral head and its complications：1. tissue biology. Clin Orthop Relat Res 1979；138：284-309
3) Ficat P et al：Ischemia and necrosis of bone. Williams & Wilkins, 1977：53-74
4) Stuhlberg BN：Editorial comment. Clin Orthop Relat Res 1997；334：2-5
5) Sugano N et al：The 2001 revised criteria for diagnosis, classification, and staging of idiopathic osteonecrosis of femoral head. J Orthop Sci 2002；7：601-605
6) Sugano N et al：Prognostication nontraumatic avascular necrosis of the femoral head：significance of location and size of the necrotic lesion. Clin Orthop Relat Res 1994；303：155-164
7) Shimizu K et al：Prediction of collapse with magnetic resonance imaging of avascular necrosis of femoral head. J Bone Joint Surg Am 1994；76：215-222
8) Brody AS et al：Avascular necrosis：early MR imaging and histologic findings in a canine model. AJR 1991；157：341-345
9) Koo KH et al：Angiography, scintigraphy, intraosseous pressure, and histologic findings in high-risk osteonecrotic femoral heads with negative magnetic resonance images. Clin Orthop Relat Res 1994；308：127-138
10) Norman A et al：Radiographic and morphological features of cyst formation in idiopathic bone infarction. Radiology 1983；146：335-338
11) Badar T et al：Bone marrow necrosis in acute leukemia：clinical characteristics and outcome. Am J Hematol 2015；90：769-773
12) Ahlback S et al：Spontaneous osteonecrosis of the knee. Arthritis Rheum 1968；11：705-733

13) Norman A et al : Spontaneous osteonecrosis of the knee and medial meniscal tears. Radiology 1978 ; 129 : 653
14) Yamamoto T et al : Spontaneous osteonecrosis of the knee : the result of subchondral insufficiency fracture. J Bone Joint Surg Am 2000 ; 82 : 858-866
15) Maldague BE et al : Intravertebral vacuum cleft : a sign of ischemic vertebral collapse. Radiology 1978 ; 129 : 23-29
16) Malghem J et al : Intravertebral vacuum cleft : changes in content after supine positioning. Radiology 1993 ; 187 : 483-487
17) Libshitz HI (ed) ; Diagnostic roentgenology of radiotherapy change, Williams & Wilkins, 1979
18) Dalinka MK et al : Radiation changes. Resnick D (ed) ; Diagnosis of bone and joint disorders, 4th ed, WB Saunders, 2002 : 3393-3421
19) Libshitz HI et al : Radiation-induced osteochondromas. Radiology 1982 ; 142 : 643-647
20) Schiele HP et al : Radiographic changes in burns of the upper extremity. Radiology 1972 ; 104 : 13-17
21) Balen P et al : Bony ankyloses following thermal and electric injury. Skel Radiol 2001 ; 30 : 393
22) Kaibara N et al : Phalangeal microgeodic syndrome in childhood : report of seven cases and review of the literature. Eur J Pediatr 1981 ; 136 : 41-46
23) Barber JW : Delayed bone and joint changes following electric injury. Radiology 1971 ; 99 : 49-53

9

代謝性骨疾患

❶ 骨粗鬆症
❷ 骨軟化症・クル病
❸ 副甲状腺機能亢進症
❹ その他の内分泌疾患
❺ 血液疾患
❻ 中毒疾患
❼ その他の代謝性あるいは類似疾患

1 骨粗鬆症

骨粗鬆症 osteoporosis とは，骨の質的変化を伴わない量的減少であり，それに伴って骨折リスクが増大する疾患である．X線所見としては osteopenia という言葉を用いることが多いが，これは骨の減少といった意味で，X線検査上の吸収値の低下といった意味にすぎない．WHO 分類の骨粗鬆症の定義では骨粗鬆症に至らない骨減少の意味（骨塩量として平均の−1.0 SD〜−2.5 SD）もある．びまん性の osteopenia の原因としては，骨粗鬆症以外に，骨軟化症，副甲状腺機能亢進症，さらに浸潤性腫瘍が含まれる[1]．大腿骨近位部骨折の死亡率は高く，米国では 1 年後に 20〜24％とされている．

1 全般性の骨粗鬆症

一般的には脊柱および四肢近位側の骨で著しい．特に脊椎の変化は著しく，骨の高さの減少として fish vertebra がみられる．骨の密度の減少は通常均等である．

1 原　因

1 退行期骨粗鬆症

退行期骨粗鬆症 involutional osteoporosis は閉経後骨粗鬆症 postmenopausal osteoporosis と老人性骨粗鬆症 senile osteoporosis の総称であり，骨粗鬆症の原因としては最も頻度が高い．平均的な骨塩量と望ましい骨塩量との間には差異があり，しかも対象のとり方も問題となるが，60 歳以上の女性の 50％以上がいわゆる正常以下の骨量であるといわれる．また，歩行可能な 45 歳以上 80 歳未満の女性では，29％でX線検査上骨粗鬆症がみられたと報告されている．男性では骨量の減少は 50 歳以降に目立ち始め，1年で 0.4％の骨塩量の減少がみられる．それに対して女性では，35 歳以降 1 年で 0.75〜1.0％の骨塩量の減少が起こるが，閉経期以後は 1 年あたり 2〜3％の減少が起こる．80歳未満では，女性の骨粗鬆症の発生は男性の 4 倍であるが，それ以降は性差がなくなる．Riggs と Melton は，これを 2 つの型に分類した[2]．Ⅰ型（閉経後骨粗鬆症）は，50〜60 歳頃に起こる海綿骨の減少を主体とした代謝亢進による骨塩喪失であり，Ⅱ型（老人性骨粗鬆症）は 70 歳以降に起こる皮質骨も含めた骨全体の萎縮であり，骨代謝の低下に起因する．

臨床的には無症状であるが，脊椎の高さの減少とともに腰背部痛が出現する（**図 1**）．また大腿骨近位部の骨折の頻度が上昇する．生化学的検査上，異常はみられない．骨粗鬆症の発症の機構は不明である．閉経期直後の骨塩の急激な減少においては，エストロゲンの減少が大きな要素であるが，副甲状腺ホルモンやビタミン D など複数の因子が

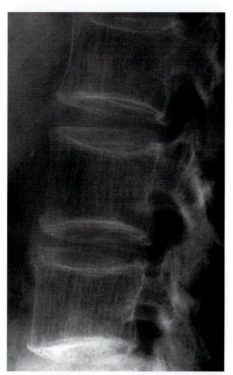

図1 ▶ 腰椎の骨粗鬆症（60代女性）腰椎側面像
椎体の輪郭を形成する骨化はいまだ保たれているが，骨髄の骨梁は減少し，縦方向の骨梁が目立っている．

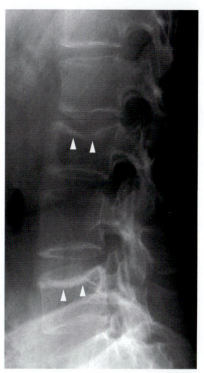

図2 ▶ ステロイドによる骨粗鬆症（60代女性）腰椎側面像
終板に硬化がみられる（▶）．

関与していると考えられている．骨粗鬆症の危険因子としては，ステロイド投与，固定，卵巣摘出後があり，また逆に肥満，激しい運動は予防因子として知られている．

2 ステロイドによる骨粗鬆症

これはCushing症候群におけるホルモンの過剰状態と外因性ステロイドによる医原性のものが含まれる．ステロイドは，骨新生を阻害し，骨吸収を促進する．圧迫骨折に対する脊椎の終板直下の硬化性変化は特徴的であるが，これはステロイド薬による骨代謝亢進の結果と考えられている（**図2**）．ただしその変化は一時的で，1年以上の経過で一様な骨塩の減少に終わる．

3 ヘパリンによる骨粗鬆症

1日15,000単位以上の大量のヘパリン投与により骨粗鬆症がみられる．骨新生の阻害あるいは骨吸収の促進がその原因と考えられる．肥満細胞の活性との関連が推定されている．

4 特発性若年性骨粗鬆症

特発性若年性骨粗鬆症 idiopathic juvenile osteoporosis はまれな病態で，通常思春期の2年程度前に脊椎あるいは四肢の症状で診断される．脊椎の骨粗鬆症は胸椎・腰椎で著しく，圧迫骨折が好発する．四肢の骨折もみられるが，特に膝，足関節周囲に多い．

自然治癒がみられる.

5 その他

　副甲状腺機能亢進症も骨粗鬆症の原因となる. 甲状腺機能亢進症でも, 副甲状腺機能亢進症と同様, 骨の吸収・新生ともに亢進し, 吸収が新生を上回るため骨粗鬆症としてみられる. 治療により急速に改善する. 先端巨大症, 妊娠, アルコール中毒症でもみられる.

2 画像所見

1 脊　椎

　脊椎は, 骨粗鬆症が比較的みやすい骨であるが, X線上骨密度の低下がみられるためには少なくとも30%程度の骨塩の減少が必要である. 骨梁は, 水平方向のものが容易に失われ, 荷重にかかわる縦方向の骨梁が目立ってくる. 骨軟化症では逆に骨梁が不明瞭になるので鑑別に役立つ. 椎体の形状の変化もみられ, 楔状, 椎体中央の骨の陥凹(biconcavity), 高さの減少が認められる(**図1**). いわゆるfish vertebraは誤解を招きやすい用語であるが, 骨の脆弱性による椎体中央部の陥凹を伴う魚類の脊椎に類似した形態の表現で, 骨軟化症や副甲状腺機能亢進症でもみられる. "cupid-bow vertebra"は正常の下位腰椎正面像の特有の所見である.

　Schmorl結節は椎間板の椎体内へのヘルニアであり, 骨粗鬆症でも合併するが, 一般に小さい. 通常, 骨粗鬆症において原因に特異的な所見を呈することはないが, ステロイド過剰状態のみは, 圧迫された椎体に反応性の硬化像がみえる(**図2**).

2 大腿骨近位部

　大腿骨近位部の骨梁の変化(**図3**)に基づく骨塩の変化の評価法はSingh indexとして知られるが, 煩雑であまり実用には用いられていない. これは, compressive group (principle, secondary), tensile group (principle, secondary), greater trochanter groupなどの骨梁の形態および, 骨塩の喪失とともにこれらの骨梁が明瞭になり, やがて消失していく事実に基づいている. なお, principle compressive group, secondary compressive group, principle tensile groupの間の透亮部はWard triangleとよばれ, 骨折の発症に関連した脆弱な部位として知られる.

3 長管骨

　中手骨の中央部の皮質は, 骨塩の評価に用いられ, combined cortical thicknessとして知られる. reinforcement line (bone bar)は, 骨髄を横断するような骨梁であるが, 慢性的なストレスに対する骨新生であり, しばしば枝分かれし, 大腿骨遠位部や脛骨近位部で目立つ(**図4**). これは慢性に経過した骨粗鬆症に特徴的な所見であり, 若年期に存在した荷重とは直接関係しない骨梁が骨塩の減少によっても残存した結果である. 上腕骨遠位部でも横方向の骨梁がみられるが(chevron sign), これは正常所見である(**図5**).

　皮質からの骨吸収は, 骨髄側からの吸収(endosteal scalloping), 皮質内からの骨吸

●骨粗鬆症

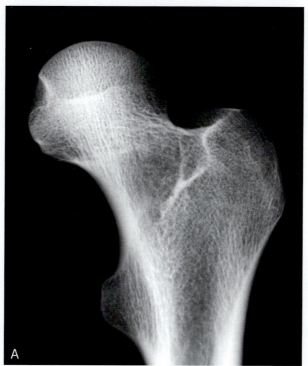

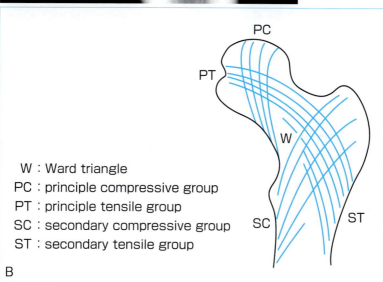

図3 ▶ 大腿骨近位部の骨梁
A　大腿骨近位部の骨格標本　B　大腿骨の骨梁の構成
大腿骨近位部には上下方向の圧迫に対応する骨梁（compressive group）と大腿骨頸部の内反に拮抗する骨梁（tensile group）がある．

収（cortical tunneling），骨膜下吸収（subperiosteal resorption）があり，そのうち骨膜下吸収は急激な骨吸収の所見であり，広範にみられる場合は副甲状腺機能亢進症の所見である．局所所見としては反射性交感性ジストロフィ（次項参照）にみられる．皮質内での吸収も活発な骨吸収の所見である．海綿骨の吸収は，びまん性，斑状・点状，帯状

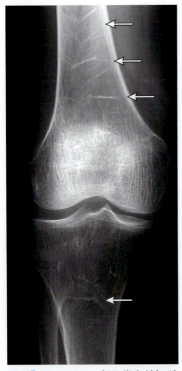 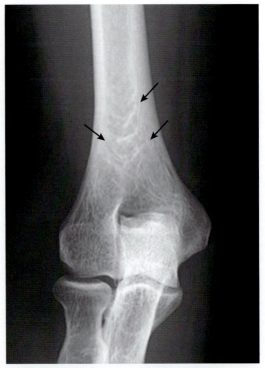

図4 ▶ bone bar（75歳女性）膝正面像
大腿骨遠位部, 脛骨近位部に横方向に走る骨梁がみられる（→）. 慢性の骨減少の結果生じた骨梁の形成と考えられている.

図5 ▶ chevron sign（50歳女性）肘正面像
上腕骨遠位部に bone bar と類似した骨梁がみられるが（→）, これは正常所見である.

の3つがあるが, 後2者は急速な骨吸収の所見であり, やがてびまん性骨減少に移行する.

3 骨塩の定量的検査法

単純X線による定性的検査法は多分に主観的であり, 治療後の評価や経過観察には適していない. そのような目的には定量的評価法が必要となる[3]．

❶ radiogrammtery
中手骨の骨皮質の厚さの和（combined cortical thickness）と骨の径との比をとる. 末梢骨の皮質骨量を測る再現性のある方法ではあるが, cortical tunneling や periosteal resorption などの評価はできない欠点がある.

❷ single photon absorptiometry
前腕の骨を放射性同位体の線源（通常 ^{125}I）を用いて測定する方法で, 橈骨と尺骨の骨幹部の測定により100%皮質骨の骨塩量を, 橈骨遠位骨幹端の測定により75% cortical bone, 25% trabecular bone の骨塩量を測定できる.

3 dual photon absorptiometry

2つのエネルギーの線源により，軟部組織のγ線吸収を差し引くことにより，脊椎など深部の骨の測定が可能になる．

4 dual energy radiogrammetry

上記の線源をX線に置き換えたもので，検査効率が向上する．

5 CT absorptiometry

CT値とK_2HPO_4やcalcium hydroxyapatiteの含有量を相関させたもので，骨塩量をこれらの物質に置き換えた値として得られる．single energyとdual energyがあり，前者が一般的であるが，後者はCT値を低下させる骨髄脂肪の影響を除外できる．

6 broadband ultrasound attenuation

0.2〜0.6 MHzの超音波の踵骨での減衰から踵骨の骨塩定量を行う方法であり，他の方法で測定した脊椎や大腿骨の骨塩減少とよく相関すると報告されている[4]．

4 鑑別診断

1 クル病・骨軟化症

小児のクル病は骨端線の特徴的変化により診断は容易であるが，成人の骨軟化症の診断は概して困難である．骨梁および皮質・髄質の境界の不明瞭化は骨軟化症の所見である．また，臼蓋底突出や骨盤の脆弱性骨折は骨軟化症に多い所見である．

2 原発性・二次性副甲状腺機能亢進症

骨膜下，皮質内，皮質内側，靭帯付着部直下，関節軟骨直下などに著しい骨吸収がみられるのが特徴的である．

3 fibrogenesis imperfecta osseum

まれな疾患で，類骨内のコラーゲンの異常形成である．40歳以降に発症し，進行性である．骨髄腔内に不整な硬化性変化と骨梁の不明瞭化が合併する．

2 局在性骨粗鬆症

関節軟骨直下あるいは骨幹端で著明な帯状の骨粗鬆症あるいは骨端で著明な斑状の骨粗鬆症は急速な骨消失の変化である．骨質の減少の原因には骨に加わる荷重の減少と血流の増加という2つの要素がある．長管骨を例にとると，屈曲に対して加わる力は凹側の圧迫する力も凸側の引き伸ばす力も骨皮質外層に強いため，内側から骨が消失すると説明できる．それに対して血流は骨膜側に多いため，外側からの骨吸収が起こりやすい．骨吸収の場についてはこのように相反する側面があるが，骨の急速な消失は概して全般的である．

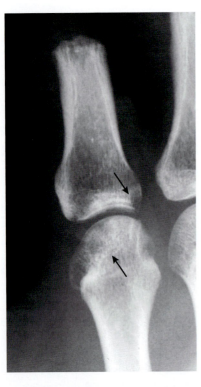

図6 ▶ 示指切断の結果生じた逆行性骨吸収（65歳男性）
MP 関節の軟骨下に骨吸収を認める（→）．

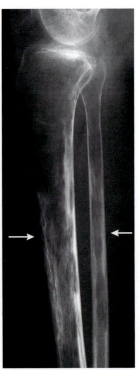

図7 ▶ 固定によって生じた浸潤性骨破壊に類似する osteoporosis（37歳女性）
広範な斑状の骨塩の脱出がみられる（→）．骨髄側からの吸収 endosteal scalloping が著しい．

1 原因

1 固定

　固定 immobilization あるいは廃用による骨粗鬆症は，カルシウムの排泄の増加によって起こる．骨吸収・新生ともに亢進するが，吸収がより活発なため骨粗鬆症をきたす．通常，代謝の活発な若年者ほど骨粗鬆症の出現は早い．麻痺を生ずると骨粗鬆症は2～3か月で明らかとなる．四肢の骨格の変化が先行し，脊椎の変化は遅れてみられる．固定後も同様で8週間で骨塩の脱出が明らかとなる．20歳以下，50歳以上ではより早期に変化が現れる．最も頻度の高い変化は均一な骨吸収である．それに対し，小さな円形の透亮像がみられ斑状の骨濃度を呈する型は関節周囲，手根部，足根部に多く（図6），時に悪性腫瘍と間違われる（図7）．これはむしろ急速な骨吸収の所見である．また関節軟骨直下あるいは骨幹端では，線状，板状の骨粗鬆症がみられる．骨折における骨吸収は，概して骨折の遠位部に強いが，切断あるいは再移植などでは，近位側にも著しい骨吸収が起こる．

2 反射性交感性ジストロフィ reflex sympathetic dystrophy（Sudek atrophy, complex regional pain syndrome type I）

　神経系と関連した各種の内臓・骨格系・血管系疾患と関連するが，多くの場合明らかな原因は認められない．関連する疾患としては，外傷後・手術後・感染後の状態のほか，心筋梗塞，脳血管障害，腫瘍などがある．外傷に続発するものが最も多く，1～5%

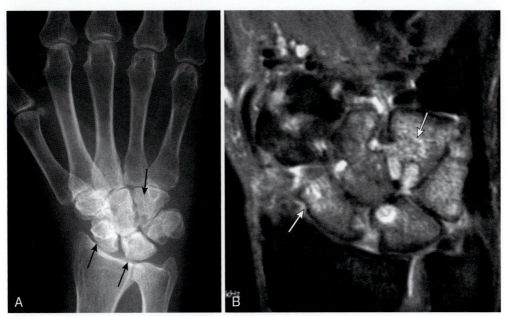

図8 reflex sympathetic dystrophy（71歳女性）
A　手関節正面：手関節部の腫脹と手根骨の嚢腫性変化を認める（→）．B　MRI冠状断像：手関節部の骨髄浮腫と手根骨に嚢腫性変化を認める（→）．

の外傷の患者に発生すると報告されている．また，心筋梗塞で1～20%，片麻痺の患者においては12～20%に発生するとされる[5]．腫瘍としては，肺，卵巣，乳腺，膵臓，膀胱の原発性腫瘍が知られている．小児ではまれであるが，外傷に続発し，一過性で後遺症が出ないものが多い．原因は不明であるが，交感神経の過敏状態と関係していると考えられている．肩・手の発症が多い．性差はない．急性期は3～6か月続き，自発痛，圧痛，腫脹，血管運動神経障害，知覚・運動障害がみられる．第2期（dystrophic phase）には，腫脹，血管攣縮，血管拡張は改善し，皮膚の萎縮，色素沈着，多毛症などの皮膚変化や拘縮が起こってくる．第3期（atrophic phase）には，これらの痛みや血管の異常は消失する．画像上の特徴は，局在性の骨粗鬆症と軟部組織腫脹である．急速な海綿骨の吸収により，線状・斑状の骨粗鬆症としてみられる[6]．骨シンチグラフィでは集積が上昇するが，MRIで骨髄浮腫がみられる（図8）．25～50%が両側性である．ほとんど常に，四肢の罹患部位から末梢まで一連の異常としてみられ，分節的な異常はまれである．

❸ 股関節部一過性骨粗鬆症 transient osteoporosis of the hip

元来妊娠第3期の女性に起こるといわれていたが，男性にも起こることが知られている．片側性で，女性の場合ほとんど常に左側であるが，男性ではどちらにも起こり得る．痛みに始まり，2～6か月で後遺症が出ることなく自然に治癒するのが普通である．X線検査上の変化は症状の出現後数週間～数か月で明らかとなる．軟骨下骨は薄くなるが，保たれている．MRI上骨髄の浮腫がみられる（図9）[7)8)]．骨壊死との関係が考えられており，transient marrow edema syndromeの名でもよばれる[9]が，今日では軟骨

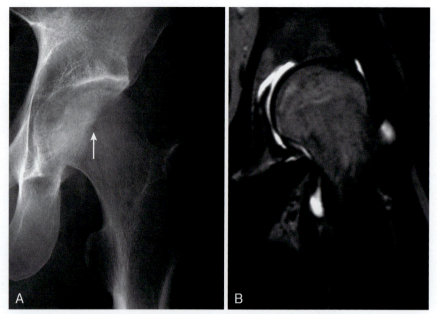

図9 transient bone marrow edema syndrome（28歳女性）
A　股関節正面像：わずかな osteoporosis を認める（→）．B　MRI T2 強調冠状断像：左大腿骨近位部に edema の所見をみる．

下脆弱性骨折との異同が問題となっている．

4 局在性移動性骨粗鬆症 regional migratory osteoporosis

　transient osteoporosis に類似する疾患と考えられており，一つの関節病変の治癒傾向が明らかになるとともに，他の関節に発症することが特徴である．膝，足関節，足に好発し，股関節部の頻度はやや低い．男性にやや多く，30～40代に好発する．局所の疼痛と腫脹がみられ，進行，改善は急速である．X 線検査上の変化は，発症後数周間で明らかとなり，9 か月程度持続する．異常のみられた関節に隣接した関節に病変が移行していくことが最も多い．2 年以内には再発することがある．手足の 1 つないしは 2 つの軸方向に発症していく型（radial type）や膝・股関節のコンパートメントに限局する特殊型（zonal type）がある．

2 骨軟化症・クル病

骨軟化症 osteomalacia とクル病 rickets は，成人型と幼小児型の相違のみで元来同じ病態であるがその表現は異なる．ここでは両者を分けて論じる．

1 クル病

クル病 rickets は，成長板の規則的骨化・成長の障害であり，成長板とそれに接する骨幹端に異常がみられる．germinal zone, proliferating zone は正常であるが，zone of maturation では細胞数の増加と円柱状の成長パターンの喪失が起こる．zone of primary spongiosa では骨化が阻害される．

画像上は，成長板（特に zone of hypertrophy）の肥厚が起こり，横方向にもやや厚みを増す．zone of provisional calcification の密度が減少する．成長板の厚みが増加していくとこの部は不整となる．海綿骨は不整となり，骨端側に向かって拡張する（図10）．

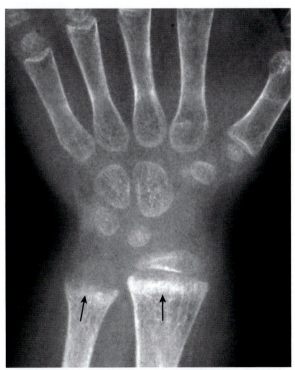

図10 クル病（2歳女児）手関節正面像
橈骨・尺骨の骨端線の拡大，予備石灰化層の不整な骨化とすべりを認める（→）．

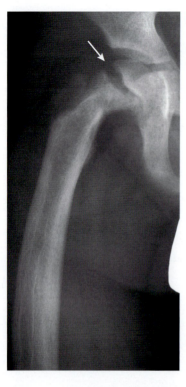

図11 ▶ renal osteodystrophy（8歳男児）股関節正面像
両側大腿骨近位部骨端線が厚く，骨頭すべりの合併がみられる（→）．

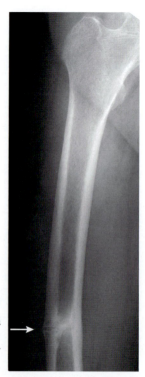

図12 ▶ Looser zone（67歳女性）
大腿骨は弯曲している．大腿骨遠位部に辺縁が硬化した骨透亮像を認める（→）．骨化しない仮骨を含む骨化である．

骨幹端の変化はflaring（後方への伸び出し），fraying（不整化）と表現されるが，これは成長板軟骨周囲環（La Croix 環）への骨塩沈着障害として説明される[10]．成長板軟骨の外方への突出は，La Croix 環の骨化障害の結果と考えられる．骨端の骨化部分の密度は低下し，辺縁は不明瞭となる．頭蓋は薄くなり，頭蓋癆 craniotabes を呈する．頭蓋底陥入症 basilar impression も所見の一つである．四肢の長管骨の弯曲（図11），骨盤の変形（triradiate configuration）も起こる．変化は代謝の活発な部位に著しく，肋骨・肋軟骨移行部，大腿骨遠位部，上腕骨近位部，脛骨の両端，尺骨と橈骨の遠位部に変化が目立つ．二次性副甲状腺機能亢進症も基本的に同様の所見である．

2　骨軟化症

　骨軟化症 osteomalacia はクル病と同じ病態であるが，これは成熟した皮質骨，海綿状骨の不完全・不十分な骨化である．すなわち骨化しない類骨が増加して骨梁や Haverse 管に沈着し，Haversian system が不規則で大きくなり，類骨形成の数・幅の増加が起こる．

　画像のみの診断は困難である．類骨の沈着は脊椎・骨盤に著しく，rugger-jersey spine を呈する（図13）．脆弱性骨折あるいは偽骨折は骨盤周囲に多くみられ，両側性・対称性のことが多い．Looser zone は脆弱性骨折の骨折部に骨化しない仮骨がみられる現象で，骨軟化症に特徴的な所見である（図12）．長管骨の屈曲，骨梁の粗造化，不明

瞭化も特徴的である．

3 骨軟化症・クル病をきたすビタミン D の代謝異常

ビタミン D 代謝についての基礎知識は，骨病変の理解に不可欠である．詳細については教科書にあたっていただきたい[11]．

1 ビタミン D 欠乏状態

ビタミン D の欠乏状態をきたす病態は食餌性，消化管での吸収不全，新生児期などにより起こるが，食事でも日照でも不足がちの幼小児にみられる．さらに高齢者にもみられるとされ，骨粗鬆症との鑑別が問題となることもある．

2 腎での代謝異常

腎での 25-OH-D_3〜$1,25\text{-}(OH)_2\text{-D}_3$ への転換異常は，腎性骨ジストロフィ，ビタミン D 依存性クル病，腫瘍随伴症候群，副甲状腺疾患（hypoparathyroidism, pseudohypoparathyroidism, hyperparathyroidism）でみられる．

1 腎性骨ジストロフィ

腎性骨ジストロフィは，二次性副甲状腺機能亢進症とビタミン D 代謝異常の合併が主体となり，それに骨硬化や骨粗鬆症あるいは osteitis fibrosa cystica が加わって織りなす複雑な病態である．ただし，腎疾患の管理が発達した今日みられるものの多くは，二次性副甲状腺機能亢進症と骨硬化の合併である（図 13）．関節軟骨下の骨吸収の発生により，骨侵食を伴う関節炎や破壊性変化の強い脊椎関節症が起こることが知られている（図 14）．また高カルシウム血症と高リン血症があいまって代謝の活発な部位に転移性石灰化を生じる（図 15）．他の要素としてはアミロイド沈着とアルミニウム中毒による骨軟化症がある．

2 遺伝性ビタミン D 依存性クル病

これには 2 つの型がある．I 型は $1\alpha\text{-hydroxylase}$ の欠損により，腎で 25-OH-D_3〜$1,25\text{-}(OH)_2\text{-D}_3$ への転換が阻害されているものであり，II 型は $1,25\text{-}(OH)_2\text{-D}_3$ のレセプター異常である．いずれも 1 歳頃までに症状が明らかとなる．骨変化は著しく，また急速に進行する．

3 腎尿細管の機能不全

これは，リン酸塩の喪失に起因するもので，X 連鎖低リン酸性クル病，Fanconi 症候群，腫瘍性骨軟化症などが含まれる．

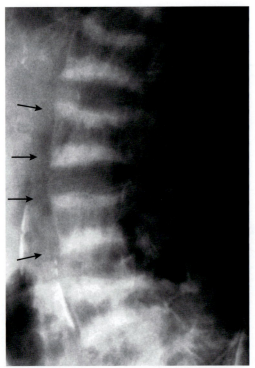

図13 ▶ renal osteodystrophy（55歳女性）
骨の密度は著しく低下し，さらに椎体上下辺縁の密度が相対的に上昇している（→）．

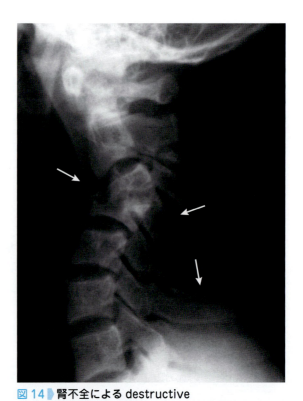

図14 ▶ 腎不全による destructive spondyloarthropathy（52歳男性）
C3, 4の椎間板に破壊性変化がみられ（→），このレベルで後弯をきたしている．またわずかな外傷でC2-5の椎弓とC6の棘突起の骨折を生じている（→）．

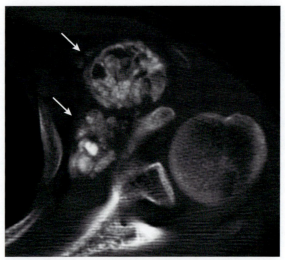

図15 ▶ 腎不全による肩関節周囲の転移性石灰化（53歳男性）
関節周囲の石灰化が著明である（→）．一部石灰化の液面形成があり，液状であることが知られる．

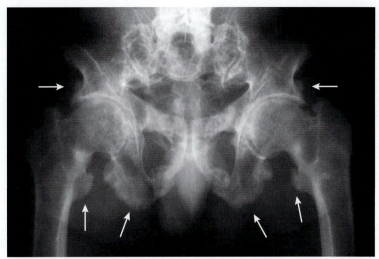

図16 hypophosphatemic osteomalacia（38歳男性）骨盤正面像
全体的な osteopenia，広範な enthesopathy（hamstring, rectus femoris, gluteus medius, iliopsoas の付着部），そして両側大腿骨頸部と恥骨部の不全骨折を認める（→）．

1　X連鎖低リン酸性クル病

　腎尿細管性クル病としては，最も頻度の高いものである．腎尿細管よりのリン酸塩喪失により生涯にわたる低リン酸血症が起こる．骨症状は成長板の閉鎖後軽快するが，症状の再燃がある．

　画像上の変化は軽度ないし中等度のクル病ないし骨軟化症である．長管骨の弯曲も軽度で，年齢とともに骨梁の粗造化がみられるようになる．成人では骨の密度の増加と腱靱帯付着部症による石灰化・骨化がみられる（図16）．後者はこの病態に特異的で，脊椎では強直性脊椎炎類似の変化や脊柱管狭窄症，末梢でも関節周囲の石灰化・骨化がみられる[12]．

2　腫瘍誘発性骨軟化症

　腫瘍誘発性骨軟化症 oncogenic osteomalacia は成人発症の骨軟化症で最も頻度が高いとされ，リン酸の尿中排泄を起こす fibroblast growth factor（FGF-23）を分泌する腫瘍（phosphaturic mesenchymal tumor）による（図17）．この腫瘍の検出には In-111 octreotide や FDG-PET，FGF-23 の静脈サンプリングが用いられる．腫瘍の切除により急速に改善する．

　ビタミンD代謝異常を伴わない疾患

1　非定型脊椎骨軟化症

　非定型脊椎骨軟化症 atypical axial osteomalacia はまれな骨軟化症の亜型で，脊椎の

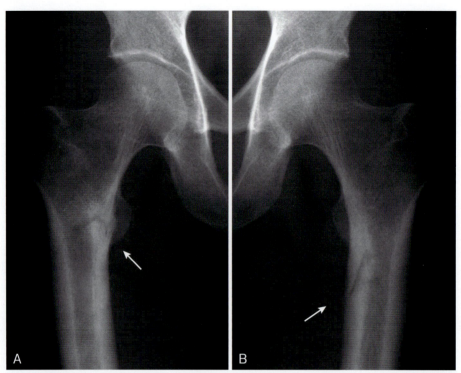

図17 腫瘍誘発性骨軟化症における両側転子下部の偽骨折（60代女性）両股関節正面像
小転子とその下に転位のわずかな骨折をみる（→）.

骨梁が硬化しかつ粗となり，また不規則となる．頸椎に好発し，腰椎，骨盤，肋骨にもみられるが，四肢の長管骨が正常に保たれるのが特徴である．全身の状態は良好で，組織学的には通常の骨軟化症と鑑別できない．ビタミンDによる治療には反応しない．

2 低ホスファターゼ血症

　低ホスファターゼ血症 hypophosphatasia は，第1染色体上の組織非特異的なアルカリホスファターゼアイソザイムの欠損であり，常染色体劣性遺伝を示す．新生児期に死亡するもの（半数は肺炎）から，成人になるまで診断されないものまである．全般性の骨化の異常があり，骨折とそれによる変形，四肢の短縮がみられる．成長板の変化はクル病に類似するが，成長板の透亮像が不整で骨幹端側まで伸びていくのは特徴的である．骨膜下の骨新生，頭蓋骨癒合症 craniosynostosis や wormian bone のような頭蓋の異常も伴う．成人型低ホスファターゼ血症は，歯科的な異常や骨折の反復などで緩徐に始まるものが多い．骨吸収の程度はさまざまであり，Looser zone をみることがある．関節周囲の軟部組織や関節軟骨の石灰化が特徴的である．時に軟骨石灰化症（CPPD結晶沈着）を呈する[13]．

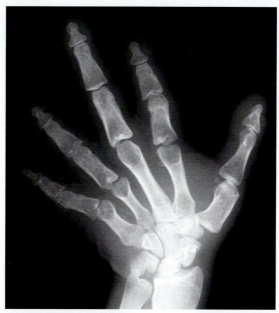

図18 偽性副甲状腺機能低下症（33歳女性）
手指は全般に短く，特に第4，第5中手骨の短縮が目立つ．

3 metaphyseal chondrodysplasia（Schmid型）

骨幹端が主体となる対称性の軟骨内骨化の異常で，長管骨の弯曲と身長の低下がみられるが，全身状態は良好で，経過も比較的良い．骨幹端は硬化し，近位側の成長板から骨幹端に向かって骨棘様の突出がみられる．

4 偽性副甲状腺機能低下症

偽性副甲状腺機能低下症 pseudohypoparathyroidism はX染色体優性と考えられる副甲状腺ホルモンのレセプター異常である．本症の特徴である Albright osteodystrophy がみられるのは，副甲状腺ホルモン投与に対し cyclic AMP が反応しない guanine nucleotide 結合タンパクの欠損を伴う Ia 型である．低身長と肥満がみられ，中枢神経や軟部組織に石灰化を伴う．手には中手骨の短縮を伴う短指症がみられる（図18）．小児期では軽度の骨粗鬆症をみることが多いが，軟部組織の石灰化に続いて，成年期では全般性の骨硬化と腱靱帯付着部の骨化（enthesopathy）をみる[14]．副甲状腺機能亢進症や骨軟化症の合併も知られている．同様の骨変化を示すが，副甲状腺ホルモンに対する異常のないものがあり，偽性偽性副甲状腺機能低下症 pseudo-pseudohypoparathyroidism とよばれる．

なお，副甲状腺ホルモンに対して cyclic AMP が反応しないが，guanine nucleotide 結合タンパクの欠損を伴わない Ib 型，cyclic AMP の反応を伴う II 型がある．

3　副甲状腺機能亢進症

　副甲状腺機能亢進症 hyperparathyroidism には副甲状腺腫瘍による原発性と，他の代謝異常に伴う続発性があるが，通常は後者，すなわち腎疾患に続発するものが多い．腎不全に続発するものは腎性骨ジストロフィとよばれ，複雑な病態を呈する．副甲状腺機能亢進症の所見自体は，原発性でも続発性でも根本的な相違はない．骨変化は，初期は無症状である．

1　骨吸収

　骨膜下骨吸収 subperiosteal bone resorption は比較的初期の変化で，系統的にみられる場合ほとんど特異的所見である．最も初期にみられる部位は，示指，中指の中節骨の橈側である（図19）．同様の骨膜下骨吸収は，脛骨近位部内側，上腕骨近位部，肋骨，大腿骨などにもみられる（図20）．皮質内吸収，すなわち cortical tunneling は骨の代謝速度が速いことを意味する．皮質の内側からの吸収により，皮質の厚みは減少し，皮質内側縁は不規則になる．また，骨吸収は腱靱帯付着部直下でも起こり，踵骨の足底腱膜の付着部，膝蓋骨の大腿四頭筋付着部，肘頭の上腕三頭筋付着部などにみられる．また関節軟骨下の骨吸収 subchondral bone resorption は，仙腸関節，恥骨結合，鎖骨両端，胸鎖関節，脊椎椎体終板などでみられる．仙腸関節の変化は，骨吸収により仙腸関節炎に類似する（図19）．指の先端の tuft にも吸収がみられ，先端骨融解症 acroosteolysis の所見を呈する．歯槽硬膜 lamina dura の吸収も知られている．頭蓋からの脱灰は骨梁を粗造にし，いわゆる salt and pepper skull を呈する（図21）．また頭蓋正面像で側頭部の線状の透亮像が際立ってくるのも，この所見であると報告されている[15]．

2　褐色腫

　褐色腫 brown tumor は肉眼所見に基づいて名づけられたもので，原発性でも続発性でも発生頻度に大きな相違はない．組織学的には，出血をきたした間質に線維組織，巨細胞がみられる．骨巨細胞腫との鑑別は副甲状腺機能亢進症の所見の有無にかかっている．境界明瞭，純粋な破壊性変化で，しばしば多発する（図19B）．下顎骨，鎖骨，肋骨，骨盤が好発部位である．治療により，硬化性変化を残して治癒する．

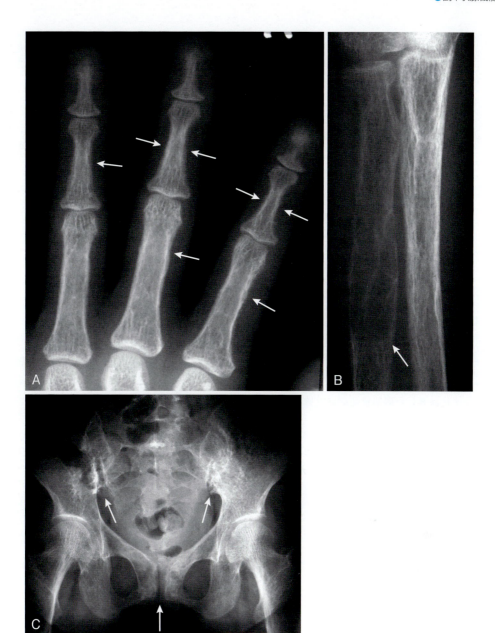

図19 副甲状腺機能亢進症（24歳女性）

A　手指正面：指節骨の橈側の骨膜下吸収とphalangeal tuftの骨吸収を認める（→）．骨膜下吸収は特に中節骨橈側に目立つ．B　前腕正面像：全般性の骨吸収がみられるが，橈骨骨幹部での骨吸収が著明である．brown tumorの所見である（→）．C　骨盤正面：全般的な骨吸収に加えて，仙腸関節および恥骨結合の開大がみられる（→）．

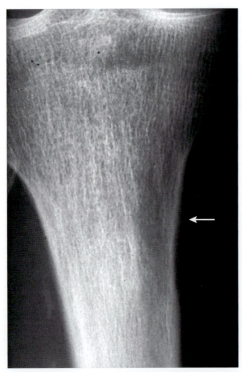

図20 腎不全に続発した副甲状腺機能亢進症（51歳男性）

脛骨近位部内側の骨膜下骨吸収が明らかである（→）．

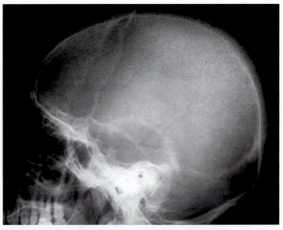

図21 副甲状腺機能亢進症（年齢性別不詳）

salt and pepper skull は頭蓋全般の骨吸収の結果である．

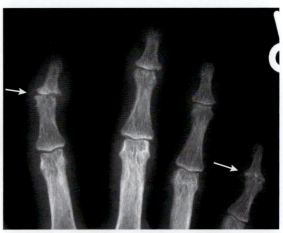

図22 腎不全に続発する副甲状腺機能亢進症による軟骨下骨吸収（55歳女性）

示指，中指，小指 DIP 関節の軟骨下骨吸収による骨侵食を伴う関節異常を認める（→）．

3 関節変化

　四肢末梢の関節には，骨侵食を伴う関節の破壊性変化や，感染症，炎症性関節炎に類似した変化をきたし，関節下での骨吸収（subchondral resorption）に起因する変化と考えられる（図22）．ピロリン酸カルシウム結晶沈着症は，軟骨石灰化症の形でみられるが，副甲状腺機能亢進症では18〜40%にみられるといわれる．また脊椎でも，破壊性変化を伴う脊椎関節症が起こり得るが，腎不全に伴うアミロイドーシスなどとの関連は必ずしも明らかではない．

4 その他の内分泌疾患

1 先端巨大症・巨人症

　成長ホルモンは，骨代謝の速度を高めて骨の再構築を促進し，骨形成を増進する．骨量は増大し，骨膜下骨形成も亢進する．先端巨大症 acromegaly では顔面骨は大きく，後頭隆起は成長を続けて大きくなり，副鼻腔の含気も発達する．脊椎の椎体・椎間板ともに縦方向の成長が促進する．また腱靭帯付着部での骨形成も目立ってみられる．軟部組織も同様に成長し，heel pad などの厚みも増す．また成長ホルモンは軟骨形成も促進し，関節の硝子軟骨の肥厚もきたす．しかし，肥厚した関節軟骨は外傷に弱く，容易に変形性関節症に移行する（図23）．また，後期の変化として，骨粗鬆症もみられる．

　巨人症 gigantism は，骨端線の閉鎖以前に起こり，骨の長さ・幅の比例した成長をきたすが，先端巨大症の変化も合併する．

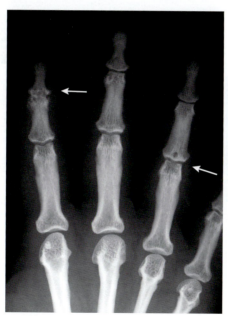

図23 先端巨大症（46歳女性）
MP, IP 関節の変形性関節症の変化と phalangeal tuft の過形成をみる（→）．

2 甲状腺機能亢進症

甲状腺ホルモンは，成人では骨の吸収と再構築を促進し，小児では骨の成熟を促進する．骨芽細胞，破骨細胞の活性はともに上昇するが，結果的には骨粗鬆症をきたすことが多い（図24）．甲状腺性指端肥大症 thyroid acropathy は，甲状腺機能亢進症の治療前，あるいは治療後に起こる手指・足指のばち指形成 clubbing と骨膜反応である．骨膜反応は，骨幹にみられる微細な羽状の骨膜下骨形成である．

3 甲状腺機能低下症

後天性甲状腺機能低下症は，骨変化を伴うことは少ないが，先天性甲状腺機能低下症（クレチン病 cretinism）では，著しい骨格系の変化をもたらす．骨成熟・歯牙形成の遅延が最も著しい変化であるが，骨年齢は大きく遅延し，骨化中心は変形して不整となる（図25）．骨端線の閉鎖遅延，大腿骨頭すべりもみられる．成人での変化は軽度であり，軟部組織の石灰化もみられるが頻度は低い．TSH の定量が新生児期に行われるようになってから早期診断が可能になり，著しい骨変化をきたす例は減少している．

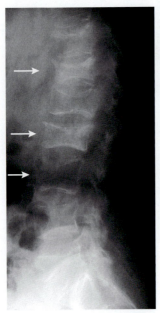

図24 ▶ 甲状腺機能亢進症（57歳男性）腰椎側面像
腰椎の圧迫骨折が多発（→），硬化性反応は steroid の影響に類似している．

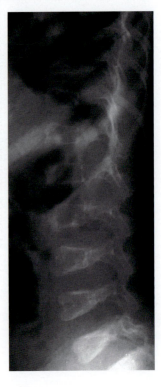

図25 ▶ cretinism（8歳女児）腰椎側面像
骨成熟の著しい遅れを認める．

4 Cushing 症候群

　ステロイドは，骨吸収を促進し，腸管よりのカルシウム吸収を阻害し，破骨細胞の活動を直接的に刺激する．Cushing 症候群あるいはステロイド投与による骨・軟部組織変化は，先に述べた骨粗鬆症，骨壊死，筋の萎縮の 3 点である．骨粗鬆症による脆弱性骨折では，仮骨の過形成がみられることがあり，その所見は比較的特異的である（図 26）．骨壊死は，大腿骨頭と上腕骨頭に好発する．

5 副甲状腺機能低下症

　術後などの二次性副甲状腺機能低下症において骨変化はほとんどみられないが，特発性副甲状腺機能低下症では骨変化を伴うことが知られている．広範な骨硬化は 10% 程度にみられるといわれるが，小児の骨幹端の線状の硬化像，成人の脊椎の DISH 様変化，あるいは腱靱帯付着部の骨化は特徴的である（図 27）．

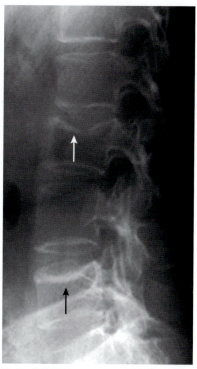

図 26 ▶ 医原性 Cushing 症候群（22 歳女性）腰椎側面像
脊椎の圧迫骨折と終板の硬化を認める（→）．

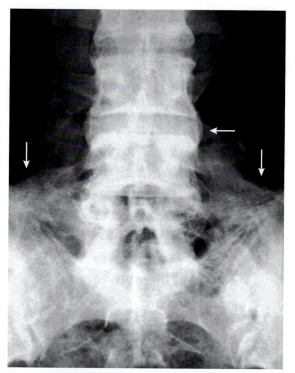

図 27 ▶ 特発性副甲状腺機能低下症（年齢不詳男性）骨盤正面像
脊椎・骨盤接合部での靱帯骨化が著明である（→）．

5　血液疾患

血液疾患の診断には骨髄の状態を MRI で診断することが有用な場合がある.

1　造血組織の分布と脂肪髄への転換と赤色髄の再転換

生下時には造血は骨髄で行われるが, 新生児期には骨髄は 100％造血髄である. これは年齢とともに脂肪髄に転換 conversion し, 20 代で成人の分布となる. 脂肪髄化は新生時期末に始まり, 四肢末端の骨端そして骨幹部から始まる. MRI での信号変化は通常 1 歳くらいまでに起こり, それ以降の変化は緩徐である[16]. 一般的に造血髄は造血細胞 60％, 脂肪細胞 40％（10～20％のタンパク, 30～40％の水, 40～60％の脂肪）からなり, 脂肪髄は 95％以上（5％のタンパク, 15％水, 80％の脂肪）からなる. このため MRI での評価が可能である（特に脂肪が高信号, 造血組織が低信号となる T1 強調像）. 造血組織の破壊や溶血により, 造血髄への再転換 reconversion が起こる. これは体幹部から四肢に及ぶ.

2　骨髄疾患の所見

造血器疾患でみられる所見の種類は限られており, MRI で観察されるが, それは以下のようなものである

1　骨髄細胞増殖

溶血や無効造血などにより骨髄での造血細胞の増殖が起こり, 骨髄の脂肪は造血髄に再転換する. 造血は時に骨髄外で行われ, 脊椎周囲や腹部臓器で髄外造血が起こる（図 28）. これらは各種の貧血や骨髄異形成症候群でみられる.

2　骨壊死

骨髄細胞に十分な血流や増殖に必要な栄養分が供給されないと, 骨髄細胞の壊死が起こる. 白血病や鎌状赤血球症 sickle cell anemia で典型的にみられる（図 29）.

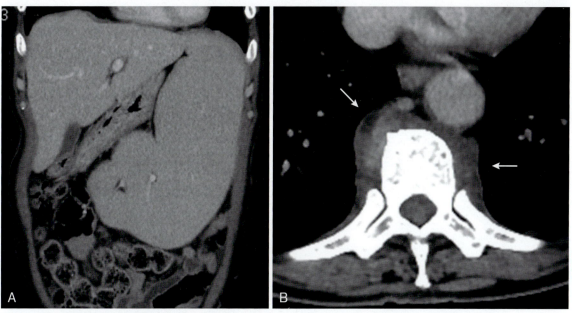

図28 髄外造血を伴う骨髄線維症（60代男性）
A　上腹部CT冠状断像：著しい脾腫を認める．B　胸部CT横断像：胸椎椎体周囲に浸潤を認める（→）．髄外造血であった．

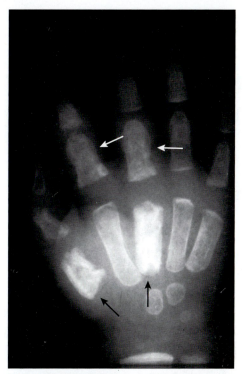

図29 鎌状赤血球症による指骨炎 sickle cell dactylitis（年齢性別不詳）
第1, 3中手骨および第1～3基節骨の硬化・不整像を認める（→）．

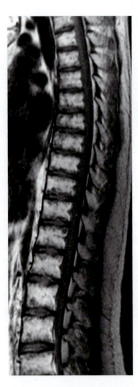

図30 ▶ 再生不良性貧血（19歳男性）MRI T1強調矢状断像
脊椎椎体の骨髄の広範な脂肪髄化がみられる．
（江原　茂編：放射線医学：骨格系画像診断．p112，金芳堂，2013より転載）

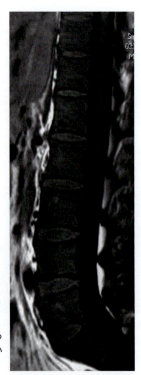

図31 ▶ 骨髄線維症（44歳女性）MRI T1強調矢状断像
椎体の骨髄が全体に低信号である．骨髄の線維化を反映している．

3 骨髄の線維化・脂肪髄化

骨髄で造血細胞以外の組織が増殖すると，再生不良性貧血や骨髄線維症となる．骨髄の増殖性変化はMRIでみられるが，時にX線検査での硬化がみられる（図30，31）．

3 代表的疾患

1 鎌状赤血球症

鎌状赤血球症 sickle cell anemia は，アフリカ熱帯地方にみられる hemoglobin-S による血液疾患で貧血と血栓症・塞栓症が主体となる．骨髄の過形成と血管閉塞による骨壊死がみられる．鎌状赤血球症による指骨炎 sickle cell dactylitis は，6か月〜2歳の幼児に起こる手足の骨壊死である（図29）．またさまざまな部位に骨壊死を生じ，成長障害をきたす．骨髄炎の合併もみられ，黄色ブドウ球菌が多いものの，元来まれなサルモネラが起炎菌となる頻度が高い．sickle cell crisis（骨壊死）では骨髄炎との鑑別が問題となることがあるが，画像からは鑑別が困難なことが多い．

⑤血液疾患

2 地中海貧血

ヘモグロブリンの α 鎖の異常である α-thalassemia と，β 鎖の異常である β-thalassemia があるが，わが国ではまれである．ホモ結合型である重症型地中海貧血 thalassemia major では著しい症状が発現する．骨髄の過形成と成長障害が主体であり，骨折の合併もまれではない．髄外造血も起こり，骨周囲の軟部腫瘍としてみられる．

3 骨髄線維症

骨髄線維症 myelofibrosis では，造血骨髄の線維化，硬化と髄外造血がみられる．骨の自発痛，圧痛が起こる．X線所見としては骨硬化が最も著しい．髄外造血によって脾臓の腫大がみられ，また MRI では骨髄の線維化や大腿骨，上腕骨，脛骨などで末梢まで造血髄の進展がみられる（**図 31**）．

9

代謝性骨疾患

453

6　中毒疾患

1　フッ素中毒

　原因の主要なものは，飲料水からの摂取（1 PPM 以上）による地域性フッ素中毒 endemic fluorosis（図32），そしてかつて行われた骨粗鬆症などの治療による医原性フッ素中毒 iatrogenic fluorosis の2つである．骨変化としては，骨梁の粗造化，不明瞭化に始まり，骨硬化と靭帯の骨化を起こす[17]．

2　鉛中毒

　鉛を含有する白色の家庭用塗料による中毒として長く知られていた．今日ではこのようなものはみられないが，他の金属の中毒でも同様の所見を呈する．代謝の活発な小児の骨幹端に沈着し線状の硬化像をつくる（図33）．この線状の硬化像は鉛の沈着ではなく，骨の成長障害によるカルシウム沈着と考えられている．

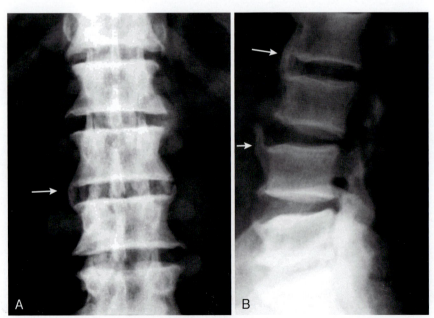

図32　endemic fluorosis（56歳男性）
A　腰椎正面像　B　腰椎側面像
椎体の硬化像と DISH に類似した靭帯骨棘 syndesmophyte 様の椎体周囲の骨化を認める（→）．

❻中毒疾患

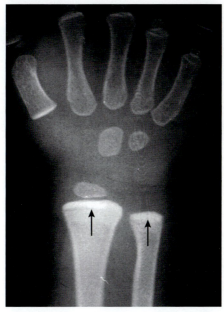

図33 ▶ 鉛中毒（2歳男児）手関節正面像

橈骨・尺骨遠位骨幹端，第1中手骨近位骨幹端，第2，3中手骨遠位骨幹端に線状の硬化像をみる（→）．

3 アルミニウム中毒

慢性腎不全で血液透析を受けている患者に起こることがある．骨粗鬆症の所見もみられるが，特徴的なのは骨軟化症の所見である[18]．

4 薬物中毒

数多くの薬剤が画像上，骨関節に所見を呈することが知られている[19]．

①プロスタグランディン E1：動脈管の開存を維持するために用いられるが，広範な骨膜反応をきたす．

②メトトレキサート：白血病治療や免疫抑制に用いられるが，骨粗鬆症をきたす．小児では予備石灰化層の肥厚や growth recovery line などビタミン C 欠乏症に類似した所見を呈する[20]．

③フェニトイン：抗けいれん薬で，骨軟化症を起こす．

④ビタミン D：最も著しい変化は転移性石灰化である．

⑤ビタミン A：骨変化としては，cortical hyperostosis が最も著明である．

⑥レチノイド：皮膚疾患の治療に用いられるが，脊椎の増殖症や DISH 類似の所見をきたす．

⑦サイアザイド：高尿酸血症を惹起し，痛風を起こす．

⑧G-CSF 製剤：骨髄細胞の過形成により，MRI T1 強調像で骨盤の信号が全般的に低下し，骨髄の増殖性疾患と同様の変化を起こす．

ビスホスホネートによる大腿骨転子非定型骨折については第1章を参照のこと．

7 その他の代謝性あるいは類似疾患

1 高ホスファターゼ血症

　高ホスファターゼ血症 hyperphosphatasemia は，常染色体劣性のまれな疾患であり，進行性の骨格は幼児期に明らかになる．頭蓋冠の肥厚，四肢長管骨の皮質の肥厚・弯曲が著明であり，Paget 病に類似した変化を呈する（図 34）．

2 Gaucher 病

　Gaucher 病は，まれな glucocerebrosidase 欠損とそれによる glucocerebroside の網内系への蓄積による疾患で，常染色性劣性である．Ⅰ型（成人型，非神経症型）では，肝脾腫，貧血，血小板減少，骨変化を伴い，生命予後は比較的良好である．Ⅱ型（幼児型，急性神経症型）は，2 歳頃までに死亡する．Ⅲ型（青年型）はその中間である．骨髄の増

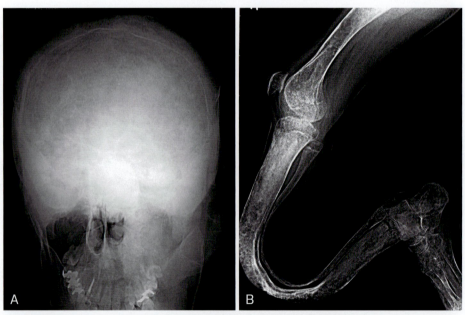

図 34 ▶ 高ホスファターゼ血症 hyperphosphatasemia（17 歳男性）
A　頭蓋正面：全般的な頭蓋の肥厚を認める．B　下肢側面：下腿の骨は著しく弯曲，脛骨骨幹部に硬化を認める．
（江原　茂：高ホスファターゼ症を伴う骨肥大症（若年性 Paget 病）．小児内科 2004；36（増刊号）：224-228 より転載）

❼その他の代謝性あるいは類似疾患

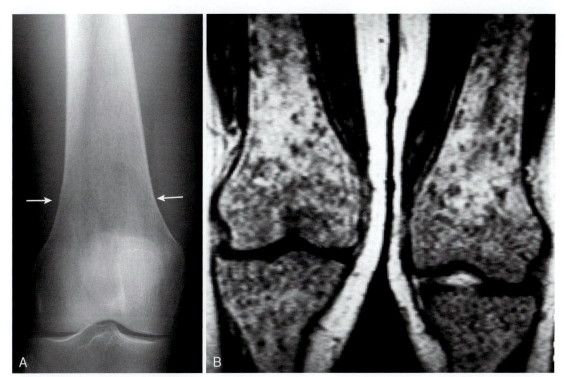

図35 Gaucher 病（55歳女性）
A　膝正面像：大腿骨，脛骨の undertubulation がみられる（→）．B　MRI T1 強調像：骨髄内の不整な信号は骨髄の増殖性疾患の所見である．

殖性変化により長管骨の形態変化をきたし，Erlenmeyer flask の形を呈したり（図35A），皮質の菲薄化をきたしたりする．全般性の骨粗鬆症は一般にみられるが，時に多発性の骨破壊像を伴う．骨折を合併したり，骨壊死を伴って大腿骨頭などに圧潰を起こしたりする．MRI により骨髄の異常が容易に捉えられるようになった（図35B）[21]．

3　アミロイドーシス

アミロイドーシス amyloidosis は，先行病変・合併病変の有無，病態によりいくつかに分類される．わが国では腎不全に対する長期の人工透析に続発するものが多い．

1　分類

❶ 原発性アミロイドーシス

先行病変・合併病変のないもので，40〜80歳頃の発症が多い．心筋に沈着し心不全の原因となったり，舌筋に沈着して巨舌症をきたし呼吸困難や嚥下困難の原因となる．

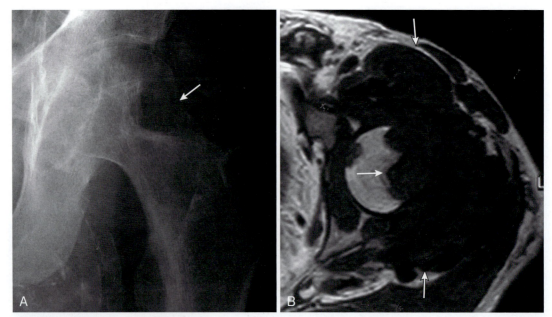

図36 amyloidosis（60歳男性）
A　股関節正面像：大腿骨頸部に骨侵食を認める（→）．特に外側からの侵食が著明であり，石灰化を伴っている．　B　股関節 MRI T1 強調像：股関節周囲に著しい低信号がみられる（→）．

2 続発性アミロイドーシス

関節リウマチ，敗血症，各種の腫瘍性・炎症性疾患に合併・続発する．発症年齢はさまざまであり，肝・腎・消化管などに沈着しこれらの臓器不全をきたす．関節リウマチの5～25%に合併することが知られている．

3 透析アミロイドーシス

慢性透析に伴うアミロイドーシスはわが国で最も多く，$\beta 2$-microglobulin が6～7年を超える透析の間に沈着することによる．最近では透析技術の進歩により発症は減少している．肩や手関節など関節に好発するのはこの型である（図36）．

4 家族性遺伝性アミロイドーシス

神経・心・腎など多臓器の障害をきたす．

5 老人性アミロイドーシス

年齢とともに増加する．

2 骨病変

骨変化は，骨粗鬆症，大小さまざまな骨破壊，病的骨折が特徴的である．骨破壊は，大腿骨，上腕骨の近位部で著しい．皮質内側に scalloping の形でもみられる．腫瘍類似の破壊性変化もみられるが[22]，形質細胞腫と合併することが多い．

3 関節病変

滑膜・関節内構造・靭帯周囲へのアミロイドの沈着により，関節炎類似の変化を呈する．アミロイド結節は，肘頭，手関節周囲に多く，手根管内のアミロイド沈着により手根管症候群をきたす．

4 Paget病

原因不明の骨疾患で，slow virus感染とする説が有力である[23]．発生頻度には大きな地域差があり，わが国ではきわめてまれとされてきたが，現在は癌転移のスクリーニングに際してみられることがある[24]．著しい破骨細胞の活性化により，骨梁の急速な吸収が起こる．頭蓋では境界明瞭な前頭・後頭の骨吸収に始まり，それが全体に及ぶ（osteoporosis circumscripta）（図37）．長管骨では，関節軟骨下に始まり骨幹端，骨幹に及ぶ．初期は"blade-of-grass"あるいは炎状と表現されるようなV字状や楔状の境界明瞭な骨吸収としてみられる（図38）．やがて骨吸収の活性が低下し，骨芽細胞活性が上昇するとともに骨梁の肥厚，スリガラス状変化，そして皮質の肥厚，骨の膨隆が起こり，硬化像が主体となる（図39）．どの骨にも起こり得るが，骨盤（30〜75％），仙骨（30〜60％），脊椎（特に腰椎，30〜75％），大腿骨（25〜35％）などに好発する．

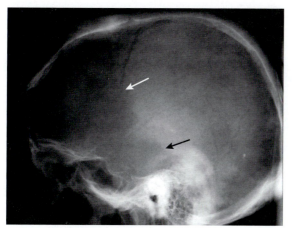

図37 ▶ Paget病（年齢性別不詳）osteoporosis circumscripta 頭蓋側面像
前方に境界明瞭な骨吸収を認める（→）．

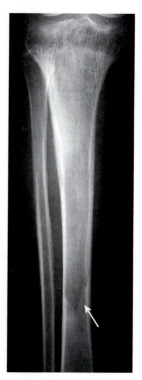

図38 ▶ Paget病（67歳女性）下腿正面像
初期の骨吸収像が脛骨遠位部にみられる（blade-of-grass）（→）．

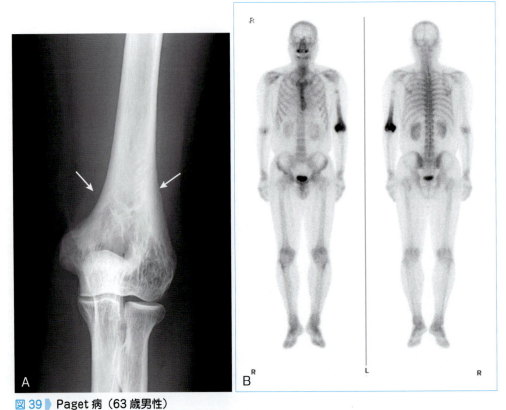

図39 ▶ Paget病（63歳男性）
A 右肘正面像：上腕骨遠位部に硬化を認める（→）．B 骨シンチグラム：硬化にある部位に一致して集積がある．

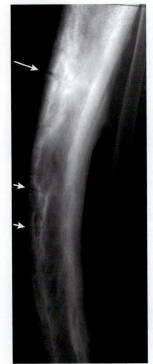

図40 ▶ Paget病（86歳女性）
下腿側面像

脛骨の著しい腫大と前方へのbowing，そして凸部の多数の不全骨折をみる（→）．腓骨は侵されていない

合併症としては，骨折がある．急性の病的骨折は，下肢の荷重部分に好発し，横方向の骨折が特徴的である．脆弱性骨折も同様に下肢に多く，弯曲 bowing をきたした長管骨の凸部に起こるのが特徴的である（**図 40**）．関節近傍の骨の変化により，変形性関節症の所見が明らかになる．悪性腫瘍の発生はまれで，5% 以下と考えられている．二次性悪性腫瘍は Paget 病の変化をもつ骨にみられ，50 歳以降で大腿骨，骨盤，上腕骨に発生する．肩周囲は Paget 病の好発部位ではないが，腫瘍の発生は相対的に多い．組織学的には，骨肉腫（50〜60%），線維肉腫（20〜25%），軟骨肉腫（10%）である．巨細胞性修復性肉芽腫の合併も知られている．

文　献

1) Raisz LG : Local and systemic factors in the pathogenesis of osteoporosis. New Engl J Med 1988 ; 318 : 818-828
2) Riggs BL et al : Involutional osteoporosis. New Engl J Med 1986 ; 314 : 1676-1684
3) Genant HK et al : Appropriate use of bone densitometry. Radiology 1989 ; 170 : 817-822
4) Funke M et al : Broadband ultrasound attenuation in the diagnosis of osteoporosis : correlation with osteodensitometry and fracture. Radiology 1995 ; 194 : 77-81
5) Kozin F : Reflex sympathetic dystrophy syndrome : a review. Clin Exp Rheumatol 1992 ; 10 : 401-409
6) Genant HK et al : The reflex sympathetic dystrophy syndrome. Radiology 1975 ; 117 : 21-32
7) Bloem JL : Transient osteoporosis of the hip : MR imaging. Radiology 1988 ; 167 : 753-755
8) Wilson AJ et al : Transient osteoporosis : transient bone marrow edema? Radiology 1988 ; 167 : 757-760
9) Hayes CW et al : MR imaging of bone marrow edema pattern : transient osteoporosis, transient marrow edema, syndrome, or osteonecrosis. RadioGraphics 1993 ; 13 : 1001-1011
10) Oestreich AE et al : The periphysis and its effect on metaphysis II : application to rickets and other abnormalities. Skeletal Radiol 1993 ; 22 : 115-119
11) Pitt MJ et al : Vitamin D : biochemistry and clinical applications. Skeletal Radiol 1977 ; 1 : 191-208
12) Burnstein MI et al : The enthesopathic changes of hypophosphatemic osteomalacia in adults : radiologic findings. AJR 1989 ; 153 : 785-790
13) Chuck AJ et al : Crystal deposition in hypophosphatasia : a reappraisal. Ann Rheum Dis 1989 ; 48 : 571-576
14) Steinbach HI et al : Evolution of skeletal lesions in pseudohypoparathyroidism. Radiology 1965 ; 85 : 670-676
15) Itoh K et al : Accentuated temporal line on the frontal skull radiograph : a sign of hyperparathyroidism. Radiology 1994 ; 192 : 497-502
16) Zavin JK et al : Conversion of bone marrow in the humetus, sternum, and clavicle : changes with age on MR images. Radiology 1993 ; 188 : 159-164
17) El-Khoury GY et al : Sodium fluoride treatment of osteoporosis : radiologic findings. AJR 1982 ; 139 : 39-43
18) Kriegshauser JS et al : Aluminium toxicity in patients undergoing dialysis : radiographic findings and prediction of bone biopsy results. Radiology 1987 ; 164 : 399-403
19) Lawson JP : Drug-induced lesions of the musculoskeletal system. Radiol Clin North Am 1990 ; 28 : 233-246
20) Schwartz AM et al : Methotrexate osteopathy. Skeletal Radiol 1984 ; 11 : 13-16
21) Rosenthal DI et al Evaluation of Gaucher disease using magnetic resonance imaging. J Bone Joint SurgA 1986 ; 68 : 802-808
22) Ross LV et al : Hemodialysis-related amyloidosis of bone. Radiology 1991 ; 178 : 263-265
23) Frame B et al : Paget disease : a review of current knowledge. Radiology 1981 ; 141 : 21-24
24) 江原　茂 : 骨 Paget 病は増えているか．臨放 1994 ; 39 : 723-724

10

骨・軟部病変の
経皮針生検

❶ 経皮針生検の適応
❷ 経皮針生検の手技と成績

経皮針生検は，1930 年の Martin，Ellis らの報告に始まる長い歴史をもつが今日もなお侵襲の少ない検査として各種臓器で幅広く行われている．骨・軟部組織病変の生検は，診断業務の一つとして透視・CT などのガイド下で行われることが多い．本章では，骨および軟部組織の生検の基礎的な知識を概説する．

1 経皮針生検の適応

1 適　応

経皮針生検は侵襲が少なく，比較的重症な患者にも行えるため，適応はひろい．転移性骨腫瘍が適応となることが多いが，それには次のような場合が挙げられる[1]．
①臨床的病期と相違して明らかな骨病変がある場合
②原発腫瘍が存在し，骨シンチグラムのみで異常がみられる場合
③転移性腫瘍としては非定型的な所見をもつ場合
④複数の悪性腫瘍が存在しそれぞれの予後が違うため，原発巣を確定する必要のある場合
⑤X 線検査上変化に乏しく治療への反応を評価したい場合
⑥原発巣不明の転移性腫瘍
これらに加えて今日では，治療に際して遺伝子情報が必要な場合がある．

原発性骨・軟部腫瘍の経皮針生検の適応は得られる組織が小さいため，病理組織診断の専門性との関係もあって施設によって方針が異なる．①非侵襲的で外来患者にも施行できること，②早期に診断が可能となること，③回復が早いため早期に化学療法や放射線治療など術前治療を開始することが可能となること，などの利点がある[2]．それに対して，標本が小さく，サンプリングの問題が起こることが欠点である．一般には，骨・軟部腫瘍を多く扱う施設ほどしばしば経皮針生検が用いられている．

2 禁　忌

骨・軟部組織の生検においては，絶対的禁忌はないといってよい．相対的禁忌としては出血傾向が挙げられるが，20〜22 ゲージの吸引針生検において問題となることは少ない．ただし，腎癌，甲状腺癌の転移など非常に血管に富む腫瘍では，生検後に多くの出血をきたすことがあるので注意を要する．特に，生検後の出血で脊髄に圧迫を起こす可能性のある，脊柱管に接した病変の生検は，慎重に行うべきである．ただし細胞診のレベルで塞栓や骨セメント注入により止血を要することはほとんどない．

●経皮針生検の適応

病変の表層の皮膚ないしは皮下組織に感染巣が存在する場合がまれにみられるが，感染巣を通過するような生検は避けなければならない．

3 準 備

どのような生検でも，それに先だって個々の施設の細胞診，組織診の検査室にどのように検体を取り扱ったらよいかを確認しておく必要がある．細胞診の検体はその場でスライドガラスに塗抹し固定液に浸して検査室にもっていくことが原則であるが，検査室により扱い方に異同があるのでそれぞれの場合で確認しておかなければならない．理想的には，細胞診に習熟した検査技師あるいは病理医により迅速塗抹標本を作製できるように準備しておくことが望ましい．それによって，不十分あるいは過剰な生検を避けることができる．

組織診の検体は，10％フォルマリン液などで固定するか，生理食塩水に浸して検査室にできるだけゆだねることもできる．生理食塩水に浸した場合，その生理食塩水中の浮遊細胞，血液を細胞診用に用いることができる．これは特に硬化性骨病変の場合有用である．凍結切片による迅速診断は習熟した病理医がいる場合可能であるが，一般には困難なことが多い．また凍結切片を作製した場合，通常の標本の作製のため新たな検体が必要となるため，われわれはあまり利用していない．

検査に必要なものは，他の部位の生検と同様，生検針，細胞診・組織診用のスライドガラス，検体の容器，そして通常の滅菌状態での穿刺のためのキット（滅菌ドレープ，局所麻酔針，5～10 mL の局所麻酔用注射筒，20 mL の吸引用注射筒，ヨード，アルコールなどの消毒液，局所麻酔薬）である．

10 骨・軟部病変の経皮針生検

2 経皮針生検の手技と成績

1 生検針

　骨生検には，大きく分けて，細胞診のための吸引生検と，組織診の可能な程度に大きな組織を採取するためのトレフィン生検 trephine biopsy の 2 つがある．

1 吸引生検

　吸引生検は，主に細胞診，あるいは感染症における細菌の分離・培養を目的として，20～22 ゲージ程度の細い穿刺針で行われる．薄い骨質に囲まれた骨病変ではこのような細い生検針で採取が可能である．また，組織生検にあたって，迅速塗抹による細胞診が生検部位の確認のために役立つ．

　吸引生検は，通常の静脈穿刺針などでも可能であるが，cutting edge をもつ生検用針が適している．われわれは，end-hole と side-hole をもち吸引しやすい Wescott needle（20～22 ゲージ）を用いている．検体の質には針の口径はあまり影響しないが，骨質を貫通させる必要がある場合には，22 ゲージより 20 ゲージのほうがすぐれている．また，針の長さは，病変に到達する程度であれば，短いほど吸引が容易である．

2 組織生検

　組織診断可能な検体を得るためにはやや大きな口径の針による生検が必要となってくる．骨皮膜の薄い場合あるいは純粋な軟部組織の場合，Tru-Cut needle（14 G）に代表されるような side cut needle が適している．これは，組織を押しつぶすアーチファクトが少ないため組織診断に適した検体が採取できる．ただし，骨皮膜を貫通することができないため，厚みのある骨皮膜をもつものに対しては，用いることはできない．

　ある程度以上の骨皮質ないし骨硬化を伴う病変，あるいは骨化の著しい病変の生検に対しては十分な cutting edge のついた生検針を用いる必要がある．Turkel，Craig，Ackerman 針など従来の骨髄穿刺針のデザインを踏襲したディスポーザブル骨生検針が入手可能である．8～14 ゲージ，特に 10～12 ゲージ程度の大きさが代表的である．筆者は，比較的優れた cutting needle を有する Jamshidi 針のデザインのディスポーザブル針を好んで用いている．これも本来は骨髄輸液用としてつくられたものであり，11～13 ゲージの大きさである．

2 前処置

　生検に先だった前処置は，成人では通常食止めで十分である．鎮痛薬，minor tranquilizer などは協調のとりにくい患者の場合は必要である．迷走神経反射の防止，交感神経節を局所麻酔薬でブロックしてしまう可能性のある場合には，硫酸アトロピンの前処置が必要となる．

　骨・軟部組織生検においては，成人では局所麻酔以上の麻酔を必要としないことがほとんどである．骨生検では，骨膜を十分に局所麻酔する必要がある．局所麻酔薬としては，1% リドカインを通常用いる．感染症が疑われ培養が必要とされる場合，局所麻酔薬は静菌作用があるためできれば使わないほうがよいが，使う場合も検体と混合しないように注意すべきである．

　全身麻酔は，十分な協調の得られない幼小児の場合用いられるが，鎮静薬のみで十分なことも多い．いずれにしても麻酔医の協力が必要である．

3 イメージングによるガイド

　骨病変においては，一般的には透視下での生検が，簡便で信頼性のおける方法である．透視を用いる場合は，穿刺針は X 線の線束と平行になり穿刺針が点状にみえるように行うのが正確で容易である．X 線の線束と針の走行が斜めになると，方向と深さの要素が加わって難しくなり，バイプレーンの装置あるいは体位変換の位置決めが必要となる．

　小さな病変，軟部組織病変あるいは周囲に神経，大血管などがあり穿刺による損傷を避けなければならない場合などには，CT が必要となってくる．CT は X 線被曝は多いが，針先を直接みることができるため深さは正確であり，骨・神経・血管などが入り組んだ場合，針の通過経路にあるものを直接みることができる．CT 透視が可能な装置も多く，簡便に穿刺できる．ただし針先の位置が確認しにくい場合があり，その時は先端にみえる低吸収のアーチファクトが役に立つ．

　また不均一な病変では，CT や MRI で代表的な病変部分を狙う以外に，^{18}F–FDG–PET により最も増殖活性の高い部位を狙っての生検も計画される[3]．

4 穿刺経路の決定

　穿刺経路の選択は，汚染されたと考える穿刺経路を含めた根治切除が必要となる間葉系悪性腫瘍の場合重要である．そのような場合コンパートメントを越えての穿刺は通常避けるべきであり，筋膜などのバリア付近に進展した病変では穿刺経路に注意する必要

がある．そのため穿刺経路の選択には切除にあたる外科医との情報共有が必要となる[4]．

5 検体の採取法

　消毒・無菌操作・局所麻酔は，関節穿刺・造影など他の単純な手技と変わることはない．生検針の刺入位置・方向および深さの決定が組織採取の大部分を決定する．小さな病変の生検にあたっては，どのようなイメージングの方法をガイドとする場合でも，より径の小さい針を生検針の刺入部位・方向の目安とすることが有用である．筆者は局所麻酔の針を用いている．

　吸引に用いる注射筒は十分な吸引圧が加わるように，20 mL 程度のプラスチック製ディスポーザブルを用いる．特に小径の吸引生検針では持続的に圧力を加えることが必要であり，ロック式のものがより有用である．

　吸引生検にあたっては，病変内に針がある時のみに陰圧をかけてそのまま針を抜去したほうが良い検体を採取できる．われわれは，現在は針先を振盪することは行っていないが，血液成分の細胞診の重要さには変わることはない．

　組織の採取にあたっては，骨成分とともに，吸引した血液成分に異常細胞が見出されることが少なくなく，検体として大切に扱わなければならない[5]．一般的には，転移性腫瘍よりも原発性腫瘍，悪性腫瘍よりも良性腫瘍で診断が困難であり，より大きな検体が必要である．また，悪性リンパ腫でも，大きな検体が必要とされる場合がある．一般的には免疫染色が診断に必要な場合，それに十分な組織を採取する必要がある．そのため組織生検で採取すべき検体の量は前もって確認しておく必要がある．遺伝子検査が必要な場合も同様である．

6 後処置

　小径の生検針による吸引生検は，多くの場合，外来検査として施行可能であり，検査後 30 分〜1 時間の経過観察が望ましいものの，特別な処置を必要としない．径の大きなトレフィン針 trephine needle の生検でも，出血などの問題がない場合 2〜3 時間ほどの経過観察以外に特別な処置を必要としない．可能な限り穿刺部位を下にして圧迫を図り，局所の出血，バイタルサイン，神経・循環状態や気胸の有無などを調べる．

7 合併症

　経皮針生検の合併症は，切開生検あるいは切除生検に比べてきわめて少ない．針の使

用に伴う神経・血管の損傷は起こり得るが，一般に頻度・程度ともに低い．特に局所麻酔下で行う場合，神経損傷の頻度は低いといえる．また，針生検においては，針の通路に沿って腫瘍の播種が起こる可能性があるが，その頻度は低い．

生検の副作用として最も問題になり得るのは，生検の手技自体よりも不十分な検体採取による病理診断の誤りである．これは一つには，検体の採取部位の問題である．特に軟部腫瘍において顕著であるが，部位によって異なる組織型をもつことがある．もう一点は，経皮針生検では得られる検体が小さいことである．しかしこれは，容易に繰り返し生検できることによりカバーできる点である．

また，間葉系腫瘍では根治手術のためには針の通過部位をも含めて切除しなければならないとされている．生検の経路によっては，患肢温存のための根治術の妨げになり得るので，原発性悪性腫瘍などで根治的切除の適応となる場合は，外科医との十分な連携が必要である．

8 検査成績

検査成績は，個々の病変の部位・大きさに大きく依存し，また施設ごとに経皮針生検の適応が若干異なるため一概に論じることはできない．ただし，最近のCTガイドによる経皮針生検の正診率はいずれも70%以上である[6]〜[8]．一般的には，硬化性病変，壊死，線維化の著しい病変の診断には困難が伴う．組織診では，良性疾患よりも悪性腫瘍においてより診断をつけやすい傾向がある．特に，グレードの低い軟骨腫瘍では，小さなサンプルからは良・悪性の区別が困難な場合が少なくない．また，炎症性疾患の診断は一般に難しい[9]．小さな検体だけからは，炎症とリンパ腫との鑑別の困難なことが多いし，また慢性化した感染症においては細菌の分離・培養の成功率は必ずしも高くはなく，陽性率が50%を大きく下回ることもまれではない[10]．

文献

1) Carrasco CH et al : Percutaneous skeletal biopsy. Semin Intervent Radiol 1985 ; 2 : 278-284
2) Ayala AG et al : Primary bone tumors : percutaneous needle biopsy. Radiology 1983 ; 149 : 675-679
3) Cerci JJ et al : The impact of coaxial core biopsy guided by FDG PET/CT in oncological patients. Eur J Nucl Med Mol Imag 2013 ; 40 : 98-103
4) Mankin HJ et al : The hazards of biopsy in patients with malignant primary bone and soft-tissue tumors. J Bone Joint Surg 1982 ; 64A : 1121-1127
5) Hewes RC et al : Percutaneous bone biopsy : the importance of aspirated osseous blood. Radiology 1983 ; 148 : 69-72
6) Jelineck JS et al : Diagnosis of primary bone tumors with image-guided percutaneous biopsy : experience with 110 cases. Radiology 2002 ; 223 : 731-737
7) Hwang S et al : Percutaneous CT-guided bone biopsy : diagnosis of malignancy in lesions with initially indeterminate biopsy results and CT features associated with diagnostic or indeterminate results. AJR 2011 ; 197 : 1417-1425
8) Li Y et al : Factors influencing diagnostic yield of CT-guided core needle biopsy for bone lesions. Clin Radiol 2014 ; 69 : e43-e47
9) Hau A et al : Accuracy of CT-guided biopsies in 359 patients with musculoskeletal lesions. Skeletal Radiol 2002 ; 31 : 349-353
10) Said N et al : Percutaneous image-guided bone biopsy of osteomyelitis in the foot and pelvis has a low impact on guiding antibiotics management : a retrospective analysis of 60 bone biopsies. Skeletal Radiol 2019 ; 48 : 1385-1391

索 引

欧 文

A

abdominal desmoid ·················219
accessory navicular ··········120, 121
acetabular angle ················338
Achilles 腱断裂 ·················112
achondroplasia ···············338, 339
acromegaly ······················447
acromelic ·······················337
acrometastasis ··················211
acromioclavicular joint ·······39, 252
acroosteolysis ···················444
acroosteosclerosis ···············263
adamantinoma ···················202
adolescent scoliosis ··············353
adolescent tibia vara ············370
aggressive erosion ···············242
aggressive osteoblastoma ·········162
Albright osteodystrophy ··········443
Albright 症候群 ··················177
alignment ·······················244
alkaptonuria ·····················292
alveolar rhabdomyosarcoma ······223
alveolar soft part sarcoma ·······220
amyloidosis ················457, 458
anatomic snuff box ···············65
Anderson-D'Alonzo 分類 ··········23
Andersson lesion ············270, 271
aneurysmal bone cyst ············196
angiolipoma ·····················217
angiosarcoma ··············186, 224
angulation ························3
ankylosing hyperostosis ··········274
ankylosing spondylitis ·······237, 260
annulus fibrosus ·················324
antefemoral cyst ·················301
anterior beaking ·················422
anterior fat pad ···················52
anterior humeral line ·········52, 53
anterolateral ligament ············96
anteromedial cyst ················301
anteversion ·······················84
apophysis ·····················78, 79
apophysis 骨突起 ·················75
apparent coxa vara ··············363
ARCO 分類 ······················411
arthritis mutilans 型骨吸収 ·······243
arthrogryposis multiplex
　congenita ······················344
aseptic loosening ················308
asphyxiating thoracic
　dysplasia ······················339

atlantoaxial rotary fixation
　(subluxation) ···················29
atlas-dens interval ········ 18, 19, 273
atypical axial osteomalacia ·······441
atypical chondromatous tumor ··153
Aunt Minnie 的パターン認識·····126
avulsion fracture ··············2, 17
avulsive cortical irregularity ·····175
axial carpal dislocation ···········68
axial compression ·················21
axillary view ·····················42

B

Baastrup 病 ················326, 328
bacillary angiomatosis ···········406
Bado ····························58
Baker 囊胞 (Baker cyst) ·····248, 301
Bankart lesion ················43, 44
bare area ·······················242
bare area の骨侵食 ···············242
Bartolotti 症候群 ················351
Barton 骨折 ·················61, 62
baseball finger ···················74
basicervical fracture ·············85
basilar impression ···············438
Batson 静脈叢 ·············209, 392
battered child syndrome·········12
BCOR-CCNB3 肉腫 ·············193
beaked (notched) vertebra ·······338
Beckwith-Wiedemann 症候群····360
benign metaphyseal irregularity
　······························175
benign notochordal cell tumor··202
bilateral interfacetal dislocation ···29
bizarre parosteal osteochondro-
　matous proliferation (BPOP) ··133
blade-of-grass ···················459
block vertebra ···················349
Bloom 症候群 ···················215
Blount 病 ···················370, 418
blue rubber bleb nevus 症候群 ··218
Blumensaat line ·················101
Böhler 角 ·······················114
bone bar ························432
bone bruise ·····················15
bone island·············135, 136, 340
bone island (enostosis) ···········164
bone marrow infarction
　(necrosis) ····················415
bone-within-bone ···············340
boutonniere 変形 ···········245, 259
boxer 骨折 ···················74, 75
BPOP ···························134

broadband ultrasound
　attenuation ····················433
Brodie 膿瘍 ···········382, 383, 384
brown tumor ····················444
bulging annulus ·················324
bursa formation ·················143
burst fracture ·················26, 34
butressing ······················254
butterfly fragment ················2
butterfly vertebra················349

C

calcaneal apophysitis ··············75
calcaneonavicular coalition ·······374
calcar ···························308
calcar pivot ·····················310
calcific periarthritis ·············289
calcific tendinitis ···············289
calcium hydroxyapatite crystal
　deposition disease ·············289
callus formation ···················5
cam type ·························91
Canadian C-spine rule ············20
capillary ························182
capillary hemangioma ···········218
capitolunate angle ················70
capsular fascial plane ·············85
capsular osteophyte ·············277
carpal boss ·····················122
carpal instability ·················68
carpal tunnel syndrome ··········300
carrying angle ················50, 17
cartilaginous cap ················143
Catterall ························363
cauda equina syndrome ··········323
caudal regression syndrome·····351
cavernous ·······················182
cavernous hemangioma ··········218
central chondrosarcoma ··········153
central osteophyte ···············276
central stenosis·················326
Chamberlain line ················273
Chance 骨折 ······················36
Chandler 病 ·····················408
Charcot 関節 ···················289
chauffeur 骨折 ···················62
chevron sign ···············430, 432
chondroblastic ··················168
chondroblastic osteosarcoma ·····153
chondroblastoma ················149
chondrocalcinosis ···············250
chondroid chordoma··············202
chondroid matrix ················130
chondrolysis ····················366

chondromalacia patellae··········101
chondromyxoid fibroma···········151
chondrosarcoma ················153
Chopart 関節 ··················114
chordoma ····················202
chronic recurrent multifocal
　osteomyelitis ············132, 404
clavicle ·····················38
claw spur····················268, 284
clear cell chondrosarcoma·······156
clear cell sarcoma ······220, 223, 298
clinodactyly··················337
closed fracture ················2
Cobb 法 ····················352
Codman 三角 ···············131, 168
Colles 骨折 ·················60, 61
combined cortical thickness
　························430, 432
comminuted fracture···········2
complete syndrome··········261
compression fracture·········3, 26
compressive group··········84, 430
condensing osteitis of clavicle····404
condylus tertius···············23
cone epiphysis ···············337
congenital club foot···········371
congenital hemihypertrophy ·····360
congenital kyphosis···········354
congenital pseudoarthrosis of the
　clavicle ···················355
congenital spondylolisthesis ·····330
congenital tibial and fibular
　bowing ···················368
congenital vertebral bars·········349
congenital vertical talus··········372
constrained ··················313
constriction band (congenital
　band)·····················358
conversion ··················450
cortical desmoid ··············175
cortical tunneling···········381, 444
coxa vara····················362
CPPD disease ···············249
CPPD 結晶沈着症 ··············72
cranial settling ···············273
craniotabes ··················438
creeping substitution···········410
crescent sign··········410, 411, 412
cretinism ···················448
crossed hemihypertrophy ········360
cross-table lateral ·············18
crowned dens·················289
cruciate ganglion ···········302, 303
crystal-induced arthropathy ·····249
C-sign ······················374
CT absorptiometry ···········433
cuboid vertebra ··············338
cuff tear arthropathy··········49, 253
cupid-bow vertebra ···········430

cupping ····················337
Cushing 症候群 ··········408, 429, 449
cyst formation (geode) ·········279
cystic angiomatosis ············185
cystic tuberculosis ············398

D

Danis-Weber 分類·············111
dedifferentiated chondrosarcoma
　························156
deep type ···················224
deep-seated lipoma ···········216
degenerative arthritis···········276
degenerative joint disorder ······276
degenerative spondylolisthesis ··330
degenerative stenosis ··········326
delayed instability··············32
delayed union················5
Denis の 3-column theory ·····34, 35
dens fracture··················22
dentinogenesis imperfecta···342, 343
depressed fracture············3, 115
desmoplastic fibroma··········177
destructive spondyloarthropathy
　························440
developmental coxa vara ········363
developmental dysplasia of hip··360
developmental stenosis ··········326
diabetic foot ·················386
diastasis ·····················15
diastematomyelia ·············349
diastrophic dysplasia ··········339
dicondylar fracture ···········55
diffuse idiopathic skeletal
　hyperostosis ················328
diffuse idiopathic skeletal
　hyperostosis (DISH) ·········274
diffuse lipomatosis·············217
diffuse osteoporosis ···········240
discogenic sclerosis ···········284
discoid meniscus ·············368
discovertebral trauma ·······284, 285
DISH ················274, 328, 329
diskogenic sclerosis ···········284
diskovertebral trauma ··········284
dislocation ··················15
displacement ················3
distal femoral cortical defect ·····175
distraction···················4
dorsal defect ················208
dorsal instability (dorsal intercalary
　segmental instability, DISI)
　························70, 71
dual energy radiogrammetry ·····433
dual photon absorptiometry ·····433
Duverney 骨折 ·············78, 79
dyschondrosteosis ··········339, 358
dystrophic calcification ·········130

E

early arthritis ················257
eburnation ·············277, 392
Eggers cyst ·················279
Ellis van Creveld 症候群 ·········339
embryonal rhabdomyosarcoma··223
enchondroma ················147
enchondroma protuberans ······146
enchondromatosis ············148
endemic fluorosis ············454
endemic fluorosis ············454
endosteal scalloping ··········381
enthesis ····················250
enthesitis ···················250
enthesopathy ················250
enthesophyte·················250
entrapment neuropathy··········300
epicenter ···················225
epidermoid inclusion cyst ·······199
epiphyseal plate (growth plate)
　injury ····················7
epiphyseolysis dentis··········23, 25
epiphysis 骨端 ···············75
epithelioid hemangioendothelioma
　························186
epithelioid sarcoma ···········223
Erlenmeyer flask ·············457
erosion ·················237, 242
erosive osteoarthritis···········281
erosive (inflammatory)
　osteoarthritis·················281
Essex-Lopresti 分類···········115
evolution···················228
Ewing sarcoma family of tumor
　························193, 212
Ewing 肉腫 ··············194, 227
Ewing 肉腫ファミリー腫瘍 ···193, 212
extension teardrop fracture ·······28
extraabdominal desmoid ··········219
extraskeletal myxoid
　chondrosarcoma ··········224
extrusion ···················324

F

fallen fragment sign ····140, 141, 196
fat pad sign··················52
fatigue fracture ············13, 75
fatty shiny corner ··········268, 269
femoroacetabular impingement
　·····················90, 91, 208
femorotibial angle ············313
fibrillation ···················277
fibrin 体 (rice body) ·········260, 280
fibroblastic ··················168
fibrodysplasia ossificans
　progressiva ················231

471

fibrodysplasia ossificans progressiva
(myositis ossificans progressiva)
···228
fibrogenesis imperfecta osseum
···433
fibromatosis ·······························219
fibrous cortical defect·············174
fibrous dysplasia·······················177
fibrous union ································5
fibular notch ·····························108
Ficat-Arlet の分類···················410
fish vertebra ························428, 430
flange ··307
flaring ··438
flexion teardrop fracture ···········28
florid reactive periostitis·····133, 228
flowing anterior ossification
·····································267, 274
flowing ossification ·················274
Forrestier 病···························274
fraying ··438
Freiberg (2nd Köhler) 病·····118, 418
frog leg lateral view···············84
frozen shoulder ·························47
full thickness tear ·····················48

G

Galeazzi 骨折 ····························62
gamekeeper's thumb ··················74
Garden 分類·······························85
Gardner 症候群·····················163, 220
Garre 骨髄炎 ····························384
Gaucher 病······················456, 457
G-CSF ··455
generalized osteoarthritis·········281
geode ·······························138, 248
giant cell lesion of small bone
(巨細胞修復性肉芽腫 giant cell
reparative granuloma〔GCRG〕)
·····································200, 206
giant cell reparative granuloma
(GCRG) ·································206
giant cell tumor of bone ·········199
gigantism·····································447
Gilula's arc ·································63
glenohumeral dislocation ·········43
glenohumeral joint ·················252
glomus 腫瘍 ·····························218
gluteal fascial plane·················85
Gorham 病 (大量骨融解 massive
osteolysis) ·····························185
granulocytic sarcoma ···············191
greater trochanter group·········430
greenstick fracture ·····················7
Greulich-Pyle の標準···············336
groin lateral view···················84
growth arrest line·····················422
gull wing erosion ·····················243
gull wing type·························242

gumma ·······································401

H

hallux rigidus ···························283
hallux valgus ····························376
hallux valgus angle ·················376
hamstrings ···································80
hangman 骨折 (traumatic
spondylolisthesis) ···················26
Heberden 結節 ·························281
hemangioendothelioma ·······186, 224
hemangioma ·····························182
hemiarthroplasty ·····················307
hemivertebra ····························349
hemochromatosis ·····················292
hemophiliac arthropathy···········294
hereditary multiple exostosis ····146
herniation pit ····························207
hibernoma ·································217
high grade surface osteosarcoma
···171
Hilgenreiner の水平線···············361
Hill-Sachs lesion ··················43, 45
hindfoot ·····························114, 371
hindfoot varus ··························371
histiocytic reaction (granulomatous
pseudotumor) ·························312
histocompatibility antigen ·······266
HLA-B27 associated
spondyloarthropathy ···············266
HLA-B27 陽性脊椎関節炎 ·········266
Hodgkin リンパ腫 ·············191, 192
Honda sign·································80
human leukocyte antigen
(HLA) ·································266
human T-lymphoblastic retrovirus
I 型 (HTLV-I) ·····················192
hyperextension ··························21
hyperflexion ······························21
hyperflexion sprain (posterior
ligamentous disruption) ·········32
hyperparathyroidism·················444
hyperphosphatasemia ···············456
hypertrophic pulmonary
osteoarthropathy ·····················132
hypochondroplasia ···················339
hypophosphatasia ·····················442
hypophosphatemic osteomalacia
···441

I

iatrogenic fluorosis ·················454
idiopathic juvenile osteoporosis
···429
idiopathic scoliosis···················352
IgG4 関連疾患·························406
ilioischial line·····························85
iliopectineal line ·······················85
iliopsoas fascial plane ···············85

immobilization ··························434
incomplete syndrome ···············261
incomplete tear ··························48
infantile cortical hyperostosis
(Caffey's disease) ·················132
infantile scoliosis ·····················353
infantile tibia vara ···················370
inferior anterior dislocation ·····89
inflammatory osteoarthritis ·····281
infrapatellar plica·······················93
inlet view···································76
innominate bone ·······················76
insufficiency fracture ······13, 75, 158
intercondylar eminence ·············96
intercondylar fracture ···············95
intermetatarsal angle ···············376
internal oblique view···············109
intertrochanteric fracture ·········87
intervertebral osteochondrosis ··284
intraabdominal desmoid···········219
intraarticular fracture ···········3, 85
intraarticular loose bodies·········280
intraforaminal type ·················324
intramedullary osteosclerosis
·····································382, 384
intraneurial fibrolipoma ···········217
intraosseous ganglion ·······138, 196
intraosseous lipoma ···········139, 199
intraosseous pneumatocyst ·······138
intrathoracic dislocation···········43
inverted Napoleon hat ·············330
involution ·································228
involutional osteoporosis ·········428
ischiofemoral impingement ····90, 91
ischiopubic synchondrosis·········76
isthmus ···························33, 330
ivory vertebra ··························191

J

Jefferson 骨折 ·····················22, 23
Jones 骨折 ·······························117
Judet-Latournel 分類···········82, 83
jumper's knee ···························102
juvenile kyphosis (Scheuermann
病)·······································354
juvenile scoliosis ·····················353
juxtaarticular cyst formation·····248
juxtaarticular osteoporosis ·······240
juxtacortical chondroma ···········149
juxtacortical chondrosarcoma····156
juxtacortical 傍骨性···················173

K

Kasabach-Merritt 症候群·········218
Kienböck 病 ················67, 72, 418
kissing bone bruise ·················105
Klippel-Feil 症候群···········349, 350
Klippel-Trenaunay 症候群·········360
Kniest dysplasia ·····················339

472

Köhler 病 ··············118, 418
Kozlowski 型 spondylometaphyseal
　dysplasia ·················339
Kümmell 病 ··············417

L

Langerhans 細胞組織球症
　············204, 205, 206
lateral bending ·············21
lateral femorotibial compartment
　························255
lateral meningocele ··········344
lateral recess stenosis ·········326
lateral type ···············324
Lauge-Hansen 分類·······110, 111
leadpipe fracture ············7
Legg-Calvé-Perthes 病······363, 418
leg-length discrepancy ········360
limbus formation············361
limbus vertebra ·············354
lipoblastoma ···············217
lipohemarthrosis ············93
Lisfranc 関節···············114
Lisfranc 脱臼・骨折·····117, 291
Lodwick の方式·············129
Looser zone ···············438
low grade intraosseous
　osteosarcoma ·············168
lumbar Scheuermann 病··········354
lumpy-bumpy ···············238
lumpy-bumpy arthritis·········239
lunate dislocation············68
lymphangiosarcoma ··········224

M

macrodystrophia lipomatosa······217
Madelung 変形 ·············358
Maffucci 症候群 ·········149, 218
Maisonneuve 骨折··········108
malalignment ···············281
Malgaigne 骨折·········76, 77
malignant fibrous histiocytoma
　·····················180, 222
mallet finger ············17, 74
malunion····················6
marching fracture············13
marginal ···················267
marginal erosion ···········258
marginal osteophyte·········276
marginal syndesmophyte·······268
marginal type ·············269
McGregor line ·············273
mechanical axis ···········313
medial femorotibial compartment
　························255
medial midstem pivot··········310
mediopatellar plica ··········93
melorheostosis·····136, 137, 339, 341
membranous lipodystrophy·······139

meningomyelocele···········347
meniscal cyst ···············303
meniscus 類似構造·········72
mesenchymal chondrosarcoma
　·····················156, 224
mesomelic ·················337
metallosis ·················317
metaphyseal chondrodysplasia
　（Schmid 型）···········443
metaphyseal cortical defect·······175
metaphyseal cyst ···········364
metaplasia ·················131
metastatic calcification ········131
metatarsus primus varus·········376
metatarsus primus varus angle
　························376
metatropic dysplasia ·········339
Meyer dysplasia ···········365
microgeodic syndrome ·········425
midcarpal dislocation·······68, 70
Milwaukee shoulder ·········289
mixed sclerotic dysplasia ·······137
mobile bearing ·············313
modeling·····················4
Monteggia 骨折·············58
mouse ear erosion ···········243
mouse ear type ·············242
multicentric reticulohistiocytosis
　·····················238, 294
multiple epiphyseal dysplasia ·····339
multiple myeloma ···········188
mutilans type ·············242
myelofibrosis ···············453
myositis ossificans circumscripta
　························228

N

nail-patella 症候群（osteo-onycho-
　dysostosis）··············356
naked facet ············36, 37
Neer·······················45
Neer のリング説···········110
Neer 分類·················45
neurilemoma ···············219
neurinoma··················219
neurocentral synchondrosis······329
neurofibroma ···············219
neurofibromatosis ···········344
neuroforaminal stenosis ·········326
neuromyoarterial glomus ·······218
neuropathic arthropathy········289
NEXUS 基準 ···············20
nidus ·····················159
Nievergelt 症候群·············356
nightstick 骨折··············58
non-aggressive erosion··········244
non-constrained·············313
non-marginal syndesmophyte
　（parasyndesmophyte）··········267

non-ossifying fibroma··········174
non-spondylolytic spondylolisthesis
　························330
nonstructural curve ·········353
non-structural scoliosis·········352
Nørgaard's erosion ·········244
nucleus pulposus ···········324

N

observation hip·············367
obturator internus fascial plane ···84
occult fracture ·············15
ochronosis ·················292
off lateral view ···········109
Ogden の追加分類···········11
olecranon bursa ·············54
omovertebral bone ·········355
open fracture ·············2
open joint view·············91
os odontoideum ·············23
os styloideum ·············122
os subfibulare ·············120
os terminale ···············25
os tibiale externum ·········120
os trigonum ···············120
os trigonum syndrome ·······121
Osgood-Schlatter 病
　·········75, 101, 102, 418
ossification of posterior longitudinal
　ligament（OPLL）·········274, 328
ossification of the ligamentum
　flavum（OLF）·········274, 328
ossifying fibroma ···········179
osteitis condensans ilii ·······275
osteoarthritis ···············276
osteoarthrosis ···············276
osteoblastic ···············168
osteoblastoma ·············162
osteocartilaginous dysplasia ·····179
osteocartilaginous exostosis······143
osteochondral fracture·········13
osteochondritis dissecans ·····13, 118
osteochondroma ·············143
osteochondrosis ·············418
osteofibrous dysplasia·········179
osteogenesis imperfecta ·········338
osteogenesis imperfecta（OI）·····342
osteoid matrix ·············130
osteoid osteoma ·············159
osteoma ···············135, 163
osteomalacia ···············438
osteo-onycho-dysostosis ·········356
osteopathia striata ·······136, 340
osteopenia ·················428
osteopetrorickets ···········340
osteopetrosis ···············339
osteophyte ············247, 276
osteopoikilosis·········136, 339, 340
osteoporosis ···········428, 434

473

osteoporosis circumscripta ········· 459
osteosarcoma ···························· 135
Ottawa rule ····························· 95
outlet view ······························ 76
overhanging edge ····················· 287
overhanging margin ············ 239, 247
overtubulation ························· 337

P

pachydermoperiostosis ············· 132
Paget 病 ···························459, 460
painful flatfoot ······················· 120
painful scoliosis ······················ 353
Panner 病 ························· 58, 418
paralabral cyst ·················279, 303
paraspinous cleft ····················· 329
parosteal ······························· 173
parosteal osteosarcoma ············· 170
pars interarticularis ················· 330
pars interarticularis cleft ·········· 329
partial sacralization ·················· 77
patella alta ···························· 101
patella baja ··························· 101
patellofemoral compartment ······· 255
patellofemoral groove ··············· 100
pathologic fracture ······· 13, 15, 158
pathological spondylolisthesis ···· 333
pedicular cleft ························ 329
pelvic lipomatosis····················· 217
perilunate dislocation ··············· 68
perineural fibroblastoma ··········· 219
periosteal ······························· 173
periosteal osteophyte, synovial
   osteophyte ························· 277
periosteal osteosarcoma ············· 171
periostitis ····························· 245
peripheral chondrosarcoma ······· 153
Perkin の鉛直線 ····················· 361
peroneal groove ······················ 108
Perthes 病 ···················364, 365
pes cavus ····························· 374
pes equinus ···························· 371
pes planovalgus ······················ 372
Peyronie's disease ··················· 219
Phemister 3 徴 ······················ 398
phosphaturic mesenchymal tumor
   ······································ 441
pigmented villonodular synovitis
   (PVS) ···························· 296
piller view····················19, 20
pincer type ···························· 91
pistol grip deformity ················· 91
pivot shift ···························· 311
plasmacytoma ························· 188
plastic bowing ························· 6
platyspondyly ························· 338
pleomorphic rhabdomyosarcoma
   ······································ 223
plexiform neurofibroma ······219, 344

plica syndrome ························ 93
plica syndrome ························ 94
pneumatization ······················· 137
POEMS 症候群 (polyneuropathy,
   organomegaly, endocrinopathy,
   M-proteinemia, skin lesion) ··· 189
Poland 症候群 ························ 359
polymethylmethacrylate ············· 306
popliteal cyst ························· 301
porous-coated ························· 306
posterior fat pad ······················ 52
posterior fat pad sign ·········52, 53
posterior ligamentous complex ···26
posterior tibial slope ················ 313
posterior tibial slope ················ 314
posterolateral corner injury
   ······························106, 107
postmenopausal osteoporosis ····· 428
postoperative spondylolisthesis·· 333
posttraumatic osteolysis ············ 40
press-fit 型 ························· 306
prevertebral fat stripe ·············· 20
prevertebral soft tissue
   (retropharyngeal space) ········· 19
primary healing ······················· 5
primary hypertrophic
   osteoarthropathy ················· 132
primitive neuroectodermal tumor
   (PNET) ························· 212
progressive diaphyseal dysplasia
   (Engelmann 病) ················· 341
progressive infantile scoliosis ····· 353
proliferative periostitis ············· 401
pronator quadratus sign ··········· 60
protrusio acetabuli ·················· 255
protrusion ···························· 324
proximal femoral focal deficiency
   ······································ 366
pseudo-(pseudo)
   hypoparathyroidism ············· 339
pseudoachondroplasia ··············· 339
pseudoarthrosis ······················· 6
pseudobasilar invasination ········ 273
pseudofracture (Looser zone) ······13
pseudohypoparathyroidism ······· 443
pseudomalignant osseous
   tumor of soft tissue ············· 228
pseudo-offset························· 22
pseudo-pseudohypoparathyroidism
   ······································ 443
psoriatic arthritis ··················· 236
pubic dislocation ······················ 89
pubic osteolysis ······················ 80
pulled elbow ····················53, 58
pustulotic arthro-osteitis ········· 404
pyknodysostosis ······················ 340

R

radial dysplasia ······················ 357

radial head-capitellum view ······· 52
radiation osteitis ····················· 419
radiocapitellar line ··············53, 54
radiogrammtery ······················· 432
radioscaphoid angle ··················· 72
radioulnar synostosis ··············· 356
rapidly destructive coxarthrosis
   ······································ 281
reactive interphase ··················· 410
recurrent dislocation ················· 100
red flag sign ·························· 323
reflex sympathetic dystrophy ··· 435
reflex sympathetic dystrophy
   (Sudek atrophy, complex regional
   pain syndrome type I) ········· 434
regional migratory osteoporosis
   ······································ 436
reinforcement line (bone bar) ···· 430
Reiter 症候群 ························· 261
relapsing polychondritis············· 265
renal osteodystrophy ·········438, 440
retinoblastoma syndrome ········· 215
retroisthmic cleft ···················· 329
retrolisthesis ························· 332
retropharyngeal space················· 20
retrotracheal space ··················· 20
rhizomelic ···························· 337
rhomboid fossa ······················· 38
rice body (fibrin 体) ··············· 259
rickets ······························· 437
rigid flatfoot ························· 374
ring sign ···························· 72
Risser sign ··························· 352
robust type の関節リウマチ ······· 240
Romanus lesion······················· 270
rotary subluxation ··················· 70
rotating hinge ························· 313
rotation ······························· 4
rotator cuff····························· 47
rotator cuff tear······················· 47
rotator interval ················· 47, 248
rotator interval lesion··············· 248
Rothmund-Thomson 症候群 ······ 215
round (bullet-shaped)
   vertebra ·························· 338
rugger-jersey spine ················· 438

S

sacralization ························· 351
sacrum ·······························76
salt and pepper skull··············· 444
Salter-Harris 分類 ···········7, 8, 9
SAPHO 症候群 ········· 266, 404, 405
sausage digit ·····················238, 239
scaphoid (navicular) fat stripe ···· 64
scaphoid nonunion advanced
   collapse (SNAC) ················· 73
scaphoid view ···················63, 65

scapholunate advanced collapse (SLAC) ···········72

scapholunate angle ···········64, 70

scapholunate dissociation ·· 72, 288

Scheuermann 病 ···········418

Schmid 型 metaphyseal dysplasia ···········339

Schmorl 結節 ···········354, 430

schwannoma ···········219

sciatica ···········322

SCIWORA ···········32, 33

scleroderma ···········264

sclerosing bone dysplasia ···········341

sclerosing osteomyelitis ···········382

sclerotic bone dysplasia ···········136

sclerotic metastases ···········135

scoliosis ···········352

secondary hypertrophic osteoarthropathy ···········132

segmental fracture ···········2

segmental hemihypertrophy ·····360

Segond 骨折 ···········17, 96, 97

semi-constrained ···········313

senile osteoporosis ···········428

septic arthritis ···········390

sequestration ···········324, 381

sequestrum ···········131

seronegative arthritis ···········236

seronegative spondyloarthritis···266

Sever 病 ···········418

shelf syndrome ···········93

Shenton 線 ···········361

shepherd crook deformity ·······178

shepherd's crook ···········179

shiny corner ···········268, 269

shortening ···········4

shoulder impingement syndrome ···········49

sickle cell anemia ···········450, 452

sickle cell crisis ···········452

sickle cell dactylitis ···········451, 452

side cut needle ···········466

Silver 症候群 ···········360

simple bone cyst ···········195

Sinding-Larsen-Johansson 病 ·····418

Singh index ···········430

single photon absorptiometry ·····432

SLAC wrist ···········72, 73

SLAP lesion ···········47

SLE ···········252

sleeve fracture ···········98

slipped capital femoral epiphysis ···········365

small squared iliac wing ···········338

small-cell osteosarcoma ···········169

Smith 骨折 ···········61

soap-bubble lesion ···········135

soft tissue swelling···········238

solid aneurysmal bone cyst (solid ABC) ···········200, 206, 207

solitary plasmacytoma ···········188

spina bifida ···········329, 349

spina bifida occulta ···········349

spina ventosa ···········402

spinal canal stenosis ···········325

spinal cord injury without radiographic abnormality ·····32

spinal dysraphism ···········349

spindle cell lipoma ···········217

spinolaminar line ···········18

spinous cleft ···········329

splaying ···········337

spondylarthritis ···········284

spondyloepiphyseal dysplasia congenita ···········339

spondyloepiphyseal dysplasia tarda ···········339

spondylolysis ···········329

spondylolytic spondylolisthesis ·· 329

spondylosis deformans···········284

spontaneous osteonecrosis of the knee···········415

Sprengel 変形 ···········355

squaring ···········269

stem ···········307

step-ladder appearance ···········288

sternoclavicular joint···········40

sternocostoclavicular hyperostosis ···········132, 404

Stickler 症候群 ···········339

Still 病 ···········262

straddle fracture···········76, 77

stress fracture ···········12

stress shielding ···········308

Striker notch view ···········43

structural curve ···········353

subacromial spur ···········49

subarticular erosion ···········242

subaxial subluxation ···········273

subcapital fracture ···········85

subchondral bone resorption ·····444

subchondral cyst formation·······248

subchondral erosion ···········281

subclavicular dislocation ···········43

subcoracoid dislocation ···········43

subglenoid dislocation···········43

subligamentous extrusion ·······325

subluxation ···········15

subperiosteal bone resorption ···········431, 444

subsidence ···········309

subungual exostosis ···········145, 146

sunrise (axial) view ···········91

superficial lipoma···········216

superior labrum anterior to posterior ···········47

supinator fat plane···········53, 54

supracondylar fracture ···········95

suprapatellar plica ···········93

suprapatellar pouch (bursa) ·····91

sustentaculum tali···········114

swan neck 変形 ···········245, 259

swimmer's view···········19, 20

symmetric (cervical) lipomatosis ···········217

symphalangism ···········359

syndesmophyte ···········267

synovial chondromatosis ·····280, 298

synovial cyst ···········301

synovial hemangioma ···········298

systemic lupus erythematosus (SLE) ···········263

T

tabial plateau ···········91

talar beak ···········374

talocalcaneal coalition ···········374

talofibular syndesmosis···········109

target area approach ···········237

tarsal coalition ···········374

TAR 症候群 ···········357

teardrop ···········84

telangiectasia···········166

telangiectatic osteosarcoma ·······168

tendinitis ···········49

tendinosis ···········49

tensile group ···········84, 430

thalassemia major ···········453

thanatophoric dysplasia ···········339

Thiemann 病 ···········418

thin layer reaction ···········311, 312

thorn granuloma···········385

thyroid acropathy ···········132, 448

tibial component angle ···········314

tibiofibular cyst ···········302

tibiofibular syndesmosis···········108

Tillaux 骨折 ···········110

Toddler 骨折 ···········107

tophus ···········250, 287

total hemihypertrophy ···········360

traction spur ···········268, 284

transcervical fracture ···········85

transcondylar fracture···········55

transient bone marrow edema syndrome ···········436

transient marrow edema syndrome ···········435

transient osteoporosis of the hip ···········435

transient synovitis ···········367

transligamentous extrusion ·······325

transthoracic view ···········42

transverse carpal ligament ·······300

trauma oblique view ···········19, 20

traumatic spondylolisthesis ·······333

trephine needle ···········468

475

Trevor 病（dysplasia epiphysealis hemimelica）··········146, 147
triangular fibrocartilage complex（TFCC）··········60, 72
triangular ligament ··········60
trichorhinophalangeal syndrome Ⅱ型（Langer-Giedion）··········147
triphalangeal thumb··········337
triplane fracture ··········112
triradiate configuration··········438
trough line··········45, 46
tuberculous dactylitis ··········398
turret exostosis ··········146, 228
T 細胞リンパ腫··········225

U
undertubulation ··········337, 340
undifferentiated arthritis··········257
undifferentiated pleomorphic sarcoma··········180, 222
unicameral bone cyst ··········196
unilateral interfacetal dislocation ··········29
unilateral spondylolysis ··········333
University of Washington 基準·····21

V
vacuum phenomenon ··········138
valgus ··········4, 17
van Neck 病 ··········418
Vandemark 基準··········21
varus··········4, 17
VATER association··········357
vertebral rim sign··········270
vertical subluxation··········273
volar instability（volar intercalary segmental instability, VISI）··········70, 71
volar plate ··········74
von Recklinghausen 病 ··········344

W
Ward triangle··········430
Ward 三角··········84
wedge vertebra··········349
Wilson 病··········292, 293
Wimberger 徴候··········400
wormian bone（Worm 骨）···338, 343

X
X 連鎖低リン酸性クル病··········441

Y
Y view··········42
Y 軟骨··········76

Z
zona orbicularis··········84

zone of provisional calcification ··········437
zone of transition··········128
zone of vulnerability ··········68
zone phenomenon ··········228

ギリシャ文字
α-thalassemia ··········453
α 角··········90
β-thalassemia··········453

和 文

あ
亜急性期腰痛症··········323
亜急性・慢性骨髄炎··········381
アキレス腱完全断裂··········114
アキレス腱不全断裂··········114
悪性末梢神経鞘腫··········222
亜脱臼··········15
アダマンチノーマ·······180, 202, 204
圧迫骨折··········3, 26, 34, 35
アミロイドーシス·······238, 389, 457
アライメント··········244
アライメントの異常··········281
アルカプトン尿症··········253, 292
アルカプトン尿性関節症··········293
アルコール使用障害··········408
アルミニウム中毒··········455

い
医原性フッ素中毒··········454
移行帯··········128
異所性骨化··········311
異所性脂肪腫··········217
一次性変形性関節症··········276
一次癒合··········5
遺伝性多発性骨軟骨腫症··········214
遺伝性ビタミン D 依存性クル病 ··········439
インピンジメント症候群 ·····49, 253

う
烏口突起下脱臼··········43

え
柄··········307
液面形成··········141
壊死組織石灰化··········130, 131
エナメル上皮腫··········202
鉛管骨折··········7
炎症性肉芽（パンヌス pannus）···258
炎症性変形性関節症 ··········243, 252, 281, 282
円錐骨端核··········337
円板状半月··········368

お
黄色靭帯骨化症··········274, 328
凹足··········374
横突起骨折··········29, 30
応力遮蔽··········308
オステオポイキローシス（骨斑紋症）··········136

か
外脛骨··········120
開口位正面像··········20
外骨腫··········143
外傷後骨吸収··········40
外傷性脊椎すべり症 ··········333
塊状椎··········349
回旋··········4
外側型（椎間孔外）··········324
外側陥凹型狭窄··········325
外側脛骨高原の陥没骨折··········94
外側上顆骨折··········56
外側側副靭帯··········91
外側大腿脛骨関節··········255
外側半月板··········91
外転筋張力··········310
回転性亜脱臼··········70
臥位の側面像··········18
外反··········4
外反扁平足··········372, 373
外反母趾··········376
外反母趾角··········376
開放骨折··········2
海綿状血管腫··········183, 218
過回旋··········21
下顎骨骨肉腫··········171, 172
顆間骨折··········95
顆間隆起··········96
顎骨腫瘍··········126
過屈曲··········21
過屈曲性捻挫··········32
過屈曲性涙痕骨折··········27, 28
仮骨形成··········5
顆上骨折··········54, 55, 95
過伸展··········21
過伸展性涙痕骨折··········28
化生··········131
化生による石灰化··········131
下前方脱臼··········89
家族性遺伝性アミロイドーシス···458
肩関節後方脱臼··········46
滑液包増生··········144
褐色脂肪腫··········217
褐色腫··········444
活動期骨病変··········242, 243
滑膜血管腫··········299
滑膜骨軟骨腫症··········298, 299
滑膜肉腫··········222
滑膜嚢胞··········301, 326
化膿性関節炎··········275, 390

●索引

化膿性股関節炎 390
化膿性脊椎炎 392
化膿性仙腸関節炎 394
鎌状赤血球症 409, 450, 451, 452
鎌状赤血球症による指骨炎 452
顆粒球性肉腫 191
カルシウム・ハイドロキシアパタイト結晶沈着症 289, 241, 249
ガングリオン 300, 302
寛骨 76
環軸関節回転性固定(亜脱臼) 29
環軸椎亜脱臼 272
環軸椎回転性亜脱臼 31
関節窩下脱臼 43
関節下での骨吸収(subchondral resorption) 446
関節間部 330
関節強直 245, 246, 281
関節血症 94
関節脂肪血症 93, 94
関節周囲の骨吸収 240
関節周囲の嚢胞形成 248
関節突起骨折 28
関節内骨折 3, 85
関節内遊離体 280
関節軟骨下の骨吸収 444
関節包型骨棘 278, 277
関節リウマチ 241, 242, 243, 245, 246, 248, 249, 250, 251, 252, 255, 258, 259, 260, 273
関節裂隙 241
完全骨折 2
乾癬性関節炎 236, 243, 261, 266, 272
陥没骨折 3, 96, 115
間葉系腫瘍 126
間葉性軟骨肉腫 156, 224

き

偽関節 6
偽骨折 13, 442
偽腫瘍 294
騎乗骨折 76, 77, 78
偽性偽副甲状腺機能低下症 443
偽性副甲状腺機能低下症 443
脚長差 360
吸引生検 466
臼蓋 85
臼蓋角(α) 361
臼蓋後縁 86
臼蓋突出 255
急性期腰痛症 322
急性血行性骨髄炎 380
急性骨髄炎 381, 382
急性塑性変形 6
急性リンパ性白血病 193
急速破壊性股関節症 281, 282
境界型軟骨性腫瘍 148
胸郭出口症候群 300

胸郭内脱臼 43
強剛母趾 283
胸鎖関節 40
胸鎖関節亜脱臼 41
胸鎖関節脱臼 40
狭小化 241
強直性脊椎炎 237, 260, 268, 270, 271
強皮症 252, 253, 264
峡部 33, 330
胸肋鎖骨肥厚症 132, 404
局在性移動性骨粗鬆症 436
局在性骨粗鬆症 433
距骨下脱臼 116
距骨頸部骨折 116
距骨骨折 115
距骨・踵骨癒合 374, 375
巨細胞修復性肉芽腫 206
巨人症 447
距腓線維性結合 109
近位大腿欠損症 366, 367
金属誘発滑膜炎 317
筋肉転移 211
筋肉内脂肪腫 217

く

屈曲 3, 4
屈曲変形 17
クル病 433, 437

け

脛骨・腓骨の先天性弯曲 368, 369
脛骨顆間隆起 97
脛骨高原 91, 96
脛骨高原骨折 96
脛骨の先天性弯曲 369
形質細胞腫 188
茎状骨 122
脛腓靭帯結合 108
経皮針生検 464
結核性関節炎 275, 398
結核性股関節炎 398
結核性骨髄炎 395
結核性指炎 398
結核性膝関節炎 399
結核性手関節炎 399
結核性脊椎炎 395, 396, 397
血管拡張型骨肉腫 168
血管脂肪腫 217
血管腫 139, 182, 184, 217, 218
血管内皮腫 186, 187, 224
血管肉腫 186, 187, 224
月状骨周囲脱臼 68, 69
月状骨脱臼 68, 69
結晶性滑膜炎 249, 287
楔状椎 349
血清反応陰性関節炎 236, 251, 252, 260
血清反応陰性脊椎関節炎 266

結節状突出 238, 239
結節性滑膜炎 296
血栓塞栓症 408
血友病性関節症 294, 295
血友病性偽腫瘍 295
減圧症 409
腱炎 49
限局性骨化性筋炎 228
肩甲骨 41
肩甲骨烏口突起基部の骨折 41
肩甲骨骨折 41
肩甲上腕関節 252
肩甲上腕関節脱臼 43
肩甲椎体骨 355
肩鎖関節 39, 252, 254
肩鎖関節亜脱臼 40
肩鎖関節脱臼 40
腱症 49
腱鞘巨細胞腫 296
腱鞘脂肪腫 217
腱靭帯付着部症 250, 268
原発性アミロイドーシス 457
原発性・二次性副甲状腺機能亢進症 433
原発性ヘモクロマトーシス 292
腱板 47, 48
腱板疎部 47, 248
腱板断裂 47, 48
腱板断裂性関節症 49, 282, 283
肩峰下・三角筋下滑液包 48
肩峰下腔 252
肩峰下骨棘 49

こ

高悪性度表在性骨肉腫 171
硬化性骨髄炎 382, 384
硬化性骨転移 210, 135
硬化性鎖骨炎 404
硬化性腸骨炎 275
硬化性転移 209
硬化性辺縁 129
行軍骨折 13
膠原病 409
合指症 337
後十字靭帯 91, 105
後十字靭帯断裂 106
後縦靭帯骨化症 274, 328
甲状腺機能亢進症 448
甲状腺機能低下症 448
甲状腺機能低下症(クレチン病) 338
甲状腺性指端肥大症 448
甲状腺性指端肥厚 132
厚生労働省研究班分類 411
後足 114
拘束式 313
後天性梅毒 400, 401
後天性麻痺 348
後頭顆骨折 21, 22
高分化型脂肪肉腫 221

477

後方すべり症·····················332
後方脱臼·····················44, 89
高ホスファターゼ血症···········456
絞扼神経障害·····················300
絞扼輪·····························358
股関節後方脱臼···················89
股関節脱臼·························408
股関節部一過性骨粗鬆症·········435
骨壊死·················139, 278, 452
骨壊死における悪性腫瘍の合併···214
骨外粘液型軟骨肉腫···············224
骨化滑膜肉腫·····················223
骨格筋転移·······················211
骨芽細胞型·······················168
骨芽細胞腫·················162, 163
骨化性筋炎·······················229
骨幹部梗塞·······················414
骨棘·············247, 267, 268, 276
骨巨細胞腫·········199, 200, 201, 202
骨形成不全症·········338, 342, 343
骨硬化性異形成症···············136
骨挫傷·························14, 15
骨腫·················135, 163, 164
骨周囲仮骨 (periosteal callus)·······5
骨小洞·······················138, 248
骨侵食·····························242
骨髄異形成症候群···············450
骨髄壊死·························415
骨髄炎·······················138, 385
骨髄側からの吸収 (endosteal
　scalloping)·····················430
骨髄線維症·················452, 453
骨性強直·························245
骨折·············57, 65, 66, 85, 86
骨折転位···························3
骨折面内仮骨 (endosteal callus)····5
骨線維性異形成···················179
骨線条症·····················136, 137
骨粗鬆症·················138, 428, 429
骨端症·····························418
骨端離開···························62
骨島·················135, 164, 165
骨頭下骨折·························85
骨内ガングリオン·······138, 196, 198
骨内脂肪腫·············138, 139, 199
骨内分化型骨肉腫···········168, 169
骨軟化症·················433, 438
骨軟骨骨折·····················13, 98
骨軟骨腫·············143, 144, 214
骨肉腫
　····135, 166, 167, 168, 213, 224, 225
骨の放射線による傷害···········421
骨 Paget 病·························214
骨盤不安定脱臼・骨折···········78
骨斑紋症·························136
骨盤輪·····························76
骨盤輪の安定骨折···············78
骨皮質転移·······················210
骨皮質の侵食 (caries sicca)·······401

骨膜炎·····························245
骨膜下骨吸収·················431, 444
骨膜型骨棘·················277, 278
骨膜性·····························173
骨膜性骨肉腫·····················171
骨膜増殖·························401
骨膜反応·····················131, 132
骨癒合不全·························5
骨梁·····························431
骨梁間転移·······················212
固定·····························434
古典的 Still 病·····················262
ゴム腫·····························401
混合型硬化性形成異常···········137
混合型膠原病·····················265

さ

サイアザイド·····················455
載距突起·························114
細菌性血管腫症···················406
再生不良性貧血···················452
再発性多発軟骨炎···············265
鎖骨·····························38
鎖骨下脱臼·························43
鎖骨骨折·····················38, 39
坐骨神経痛·······················322
坐骨・大腿骨不適合···············91
鎖骨の硬化性骨炎···············405
鎖骨の先天性偽関節···············355
サルコイドーシス···········402, 403
三角骨·····················65, 120
三角骨骨折·························66
三角線維軟骨·····················72
三角線維軟骨損傷···············72
三角線維軟骨断裂···············73
三面骨折·················112, 113

し

色素性絨毛結節性滑膜炎·····296, 297
軸位像·····························91
軸性脊椎関節炎···················266
軸椎下亜脱臼·····················274
軸椎垂直亜脱臼···················273
沈み込み·························309
指節癒合症·················358, 359
膝蓋腱炎·························102
膝蓋腱損傷·······················102
膝蓋高位·························101
膝蓋骨·················91, 100, 208
膝蓋骨脱臼·······················100
膝蓋骨の dorsal defect···········208
膝蓋上嚢·························91, 93
膝蓋大腿関節·····················255
膝蓋軟骨軟化症···················101
膝窩嚢胞·················249, 301
膝腱·····························80
歯突起起骨·················23, 25
歯突起起骨折·················22, 24
脂肪芽細胞腫·····················217

脂肪腫·····························216
脂肪腫性巨大症···················217
脂肪髄に転換·····················450
尺側側副靭帯·····················50
若年型強直性脊椎炎···············262
若年性関節リウマチ···············262
若年性後弯 (Scheuermann 病)···354
若年性脊椎関節炎···············266
若年発症成人型関節リウマチ·····262
斜指症·····························337
尺骨形成不全·····················357
習慣性脱臼·······················100
充実性動脈瘤様骨嚢腫·······200, 207
重症型地中海貧血···············453
舟状骨·················66, 70, 119
舟状骨回転性亜脱臼···············72
舟状骨・月状骨解離···············288
舟状骨骨折·················65, 116
舟状骨疲労骨折···················120
縦断裂·····························103
踵骨骨折·························114
踵骨隆起·················115, 116
手根管撮影·······················63
手根管症候群·····················300
手根骨不安定症···················68
手根不安定症·················68, 71
手根部長軸脱臼···················68
手足の指先の転移···············211
術後脊椎すべり症···············333
腫瘍随伴症候群···················439
腫瘍誘発性骨軟化症···············441
少関節炎·························236
踵骨·····························116
踵骨・舟状骨癒合···········374, 375
小細胞型骨肉腫···················169
上前方脱臼·······················89
小転子·····························81
小児関節リウマチ···············246
小児期発症型·····················353
小児性皮質骨増殖···············132
上方脱臼·························45
静脈奇形·························182
上腕骨遠位部骨折···············55
上腕骨近位骨幹部梗塞···········413
上腕骨近位部骨折···············45
上腕骨外科頸骨折···············46
上腕骨幹部骨折···················47
上腕骨直立脱臼·············45, 46
上腕骨内側上顆裂離骨折···········56
シリコン誘発滑膜炎·········316, 317
神経原性腫瘍·····················219
神経障害性関節症·······289, 291, 293
神経鞘腫·························219
神経鞘腫症Ⅰ型···················345
神経線維腫·······················219
神経線維腫症·················344, 360
神経線維腫症Ⅰ型···············216
神経内線維脂肪腫···············217
進行性骨化性線維異形成·········228

進行性骨幹異形成症 ……………… 341
人工物のゆるみ ………………………… 308
深在性（筋・筋膜由来）…………… 219
侵襲性骨芽細胞腫 ………………… 162
浸潤性脂肪腫 ……………………… 217
侵食 ………………………………… 237
腎性骨ジストロフィ ……………439, 444
靭帯骨棘 ……………………………267, 269
深部の脂肪腫 ……………………… 216

す

髄外造血 …………………………… 451
髄核 ………………………………… 324
水平断裂 …………………………… 103
髄膜炎菌血症 ……………………… 388
髄膜脊髄瘤 ……………………347, 349
髄膜瘤 ……………………………… 344
頭蓋底陥入症 ……………………… 438
頭蓋癆 ……………………………… 438
スキップ転移 ……………………… 166
ステロイド関節症 ………………… 291
ステロイド投与 …………………… 408
ステロイドによる骨粗鬆症 ……… 429
ストレス骨折 ……………………… 12

せ

脆弱性骨折 ……13, 14, 75, 80, 82, 158
脆弱性裂離骨折 …………………… 116
成人T細胞白血病 ………………… 192
成人型 Still 病 ……………………262, 263
成長板 ……………………………… 7
成長板軟骨周囲環（La Croix 環）
　………………………………………… 438
青年期発症型 ……………………… 353
脊索腫 ……………………………… 202
脊髄正中離開症 …………………… 349
脊柱管狭窄症 ……………………… 325
脊柱後方の靭帯 …………………… 26
脊椎血管腫 ……………………182, 183
脊椎の骨棘 ………………………… 284
脊椎分離症 ………………33, 329, 330
脊椎分離すべり症 ………………… 329
脊椎癒合不全 ……………………… 349
石灰化関節周囲炎 ………………… 241
石灰化上皮腫 ……………………… 227
石灰沈着性腱炎 …………………289, 290
セメントの断裂 …………………… 310
線維化 ……………………………… 140
線維芽細胞型 ……………………… 168
線維腫症 …………………………… 219
線維性骨異形成 ………………177, 214
線維性皮質欠損 …………………… 174
線維性癒合 ………………………… 5
線維肉腫 ………………180, 181, 222
線維輪 ……………………………… 324
線維輪の膨隆 ……………………… 324
遷延治癒 …………………………… 5
仙骨 ………………………………… 76
仙骨・恥骨 ………………………80, 82

仙骨脆弱性骨折 …………………… 81
仙骨無形成 ………………………… 351
潜在骨折 …………………… 15, 16, 66
潜在性二分脊椎 …………………… 349
前十字靭帯 ……………………91, 105
前十字靭帯断裂 ………………14, 105
全身性エリテマトーデス ………… 263
全身性骨関節症 …………………… 281
尖足 ………………………………… 371
前足 ………………………………… 114
先端巨大症 ………………………… 447
先端硬化症 ………………………… 263
先端骨融解症 ……………………… 444
先端肥大症 ………………………… 292
仙腸関節炎 ………………………… 270
仙腸関節・恥骨結合脱臼 ………… 77
先天性偽関節 ……………………… 370
先天性甲状腺機能低下症
　（クレチン病）………………… 448
先天性後弯 ………………………… 354
先天性垂直距骨 ………………372, 373
先天性脊椎すべり症 …………330, 331
先天性多発性関節拘縮症 ……344, 346
先天性椎弓根欠損 ………………… 349
先天性内反股 ……………………… 362
先天性内反足 …………………371, 372
先天性片側肥大症 ………………… 360
先天梅毒 …………………………… 400
前捻 ………………………………… 84
仙尾部脂肪腫 ……………………… 217
仙尾部脊索腫 ……………………… 203
前方脱臼 …………………………43, 89

そ

爪下部外骨腫 ……………………… 146
早期関節炎 ………………………… 257
象牙化 ……………………………277, 392
象牙椎 ……………………………… 191
造血髄への再転換 ………………… 450
ソーセージ指 ……………………… 238
足根管症候群 ……………………… 300
足根骨癒合 ………………………… 374
続発性アミロイドーシス ………… 458
側副靭帯 …………………………… 107
側方 ………………………………… 344
側弯 ………………………………… 352
側弯症 ……………………………… 352
組織生検 …………………………… 466
組織適合抗原 ……………………… 266
塑性変形 …………………………… 6
粗造化 ……………………………… 277
側屈 ………………………………… 21
外側陥凹型狭窄 …………………… 326
傍骨性軟骨腫 ……………………… 150

た

第1・第2中足骨角 ……………… 376
第1中足骨角 ……………………… 376
第2 Köhler 病 …………………… 118

退行期骨粗鬆症 …………………… 428
体軸方向への圧迫 ………………… 21
胎児性横紋筋肉腫 ………………… 223
大腿骨遠位部の骨折 ……………… 95
大腿骨遠位部皮質欠損 ………175, 176
大腿骨近位関節内骨折 …………… 86
大腿骨近位部 ……………………… 85
大腿骨頸部骨折 …………………… 408
大腿骨骨頭下骨折 ………………… 86
大腿骨骨頭下脆弱性骨折 ………… 87
大腿骨転子下非定型骨折 ………… 88
大腿骨転子部骨折 ………………… 88
大腿骨頭壊死 ……………………… 412
大腿骨頭・臼蓋不適合 …………… 91
大腿骨頭すべり症 ……………365, 366
大内転筋付着部の皮質の不整 …… 175
大理石病 ………………………339, 340
多関節炎 …………………………… 236
多形型横紋筋肉腫 ………………… 223
多骨性線維性骨異形成 …………… 178
多指症 ……………………………… 337
多中心性網状組織球症 ………238, 294
脱臼 ………………………………… 15
脱出 ………………………………… 324
脱転 ………………………………… 324
脱分化型脂肪肉腫 ………………… 221
脱分化型軟骨肉腫 ……………156, 157
タナ障害 …………………………… 93
多発筋炎 …………………………… 264
多発性骨髄腫 …………………188, 189
多発性骨軟骨腫症 ……………145, 146
多発性骨肉腫 …………………171, 172
多発性内軟骨腫症（Ollier 病）
　………………………………………148, 149
タマネギの皮様の骨膜反応 ……… 131
単関節炎 …………………………… 236
短縮 ………………………………… 4
単純性股関節炎 …………………… 367
単純性骨嚢腫 ……………………… 141
弾性線維腫 ………………………… 226
単発性形質細胞腫 ………………… 188
単発性骨嚢腫 …………………195, 196
単発性転移 ………………………… 209
淡明 ………………………………… 156
淡明細胞型軟骨肉腫 …………158, 156
淡明細胞肉腫 …………220, 223, 298

ち

地域性フッ素中毒 ………………… 454
地中海貧血 ………………………… 453
肘外偏角 …………………………… 17
肘関節脱臼 ………………………… 57
中心型骨棘 ……………………276, 277
中心性狭窄 ……………………325, 326
中心性骨病変 ……………………… 128
中心性軟骨肉腫 ………………153, 154
肘頭 ………………………………… 57
肘頭滑液包 ………………………… 54
肘頭滑液包炎 …………………55, 287

479

肘内障 ··53, 58
肘部管症候群 ··300
蝶形椎 ··349
腸疾患合併脊椎関節炎 ·······266, 272
腸腰筋膿瘍 ··395

つ

椎間関節症 ··327
椎間関節脱臼 ··37
椎間関節脱臼・骨折 ·····································36
椎間関節の滑膜嚢胞 ·································327
椎間孔型狭窄 ·······························325, 326
椎間孔内型 ··324
椎間板炎 ···393, 394
椎間板ヘルニア ···324
椎間板変性 ··285
椎弓根の先天性欠損 ·································350
椎体後方の侵食像 ·····································344
椎体辺縁の骨端 ···354
通顆骨折 ··55
痛風 ···································238, 252, 287, 288
痛風結節 ···250, 287
槌指 ··74
蔓状神経線維腫 ·······························219, 344

て

低悪性度軟骨肉腫 ·····································155
低位膝蓋骨 ··101
低ホスファターゼ血症 ·····························442
デスモイド ··220
転位（変位）··3
転移性脂肪肉腫 ···139
転移性石灰化 ·······························131, 440
電撃傷 ··425
転子下 ··87
転子部（転子間）骨折 ································87
転子部骨折 ··87

と

凍結肩 ··47
橈骨形成不全 ··357
橈骨頭脱臼 ··356
橈骨頭の前方脱臼 ·······································57
橈骨頭部 ··57
橈尺骨癒合 ··356
橈尺骨癒合症 ··356
凍傷 ··425
動静脈血管腫 ··218
透析アミロイドーシス ·····························458
橈側側副靭帯 ··50
糖尿病患者の足の壊疽 ·····························386
動脈瘤様骨嚢胞 ·································196, 197
特発性若年性骨粗鬆症 ·····························429
特発性側弯症 ··352
特発性副甲状腺機能低下症 ·····················449
突起 ··307
突出 ··324
突出部 ··78
トレフィン針 ··468

な

内骨腫 ··164
内側上顆 ··56
内側側副靭帯 ··91
内側側副靭帯損傷 ·····································106
内側大腿脛骨関節 ·····································255
内側半月 ··103
内側半月板後角 ···103
内軟骨腫 ··147
内反 ···4, 17
内反脛骨 ··370
内反股 ···362, 363
内反足 ··371
鉛中毒 ···454, 455
軟骨下骨吸収 ·······························242, 446
軟骨下骨形成 ··247
軟骨下骨侵食 ··242
軟骨芽細胞型 ··168
軟骨芽細胞型骨肉腫 ·································153
軟骨芽細胞腫 ·······························149, 151
軟骨下脆弱性骨折
 ································106, 107, 415, 416
軟骨下嚢胞形成 ···248
軟骨形成不全症 ···338
軟骨原性腫瘍 ··143
軟骨腫 ··227
軟骨性の成長板の損傷 ·····································7
軟骨石灰化症 ··250
軟骨肉腫 ···153, 224
軟骨粘液線維腫 ·································151, 152
軟骨帽 ··143
軟骨融解 ··366
軟部 ··225
軟部組織腫脹 ··239
軟部組織の腫脹 ···238

に

二次性悪性腫瘍 ···213
二次性内反股 ··362
二次性変形性関節症 ·································276
二分脊椎 ···348, 349
乳児型線維肉腫 ···181

ね

熱傷 ··424
熱傷後の関節強直 ·····································424
粘液型脂肪肉腫 ···222
粘液様成分 ··141

の

濃化異骨症 ··340
脳性麻痺 ··347
嚢胞形成 ··248
嚢胞形成（骨小洞）···································279
嚢胞様結核性骨髄炎 ·································398

は

肺性肥厚性骨関節症 ···························132, 133

背側型（脊柱管内）···································324
剥離骨折 ··2
バケツ柄状骨折 ··77
バケツの柄状断裂 ·······························102, 104
梯子段変形 ··288
発育性股関節形成不全 ·············360, 362
発育性内反股 ··362
白血病 ···191, 450
馬尾症候群 ··323
ハムストリングス ······································80
破裂骨折 ······················26, 27, 34, 35
半関節形成術 ··307
半月板断裂 ··102
半月板嚢腫 ··302
半月板嚢胞 ··303
半拘束式 ··313
反射性交感性ジストロフィ ·····················434
半椎 ··349
反応性関節炎
 ······················236, 261, 266, 269, 272

ひ

非活動期病変 ··244
被虐待児症候群 ··12
非拘束式 ··313
非骨化性線維腫 ·································174, 175
膝の特発性骨壊死 ·····························415, 416
皮質転移 ··209
皮質内からの骨吸収
 （cortical tunneling）···························430
ビタミン A ···455
ビタミン D ···455
ビタミン D 依存性クル病 ·······················439
ビタミン D 欠乏 ·······································439
非定型骨折 ··87
非定型脊椎骨軟化症 ·································441
非定型的関節リウマチ ·····························246
非定型的結核 ··397
皮膚筋炎 ··264
腓腹筋内側頭起始部の皮質欠損
 ないし不整 ··176
皮膚骨膜肥厚症 ···132
皮膚腫瘍 ···216, 224
非分離脊椎すべり症 ·················330, 331
非辺縁型靭帯骨棘 ·····································267
非 Hodgkin リンパ腫 ·············190, 191
びまん型脂肪芽細胞腫（脂肪芽細胞
 腫症 lipoblastomatosis）···················217
びまん性骨吸収 ···240
びまん性色素性絨毛結節性滑膜炎
 ··297
びまん性特発性骨増殖症
 ······························268, 274, 328
病期分類 ··363
表在性線維腫症（Dupuytren's
 contracture）··219
表在性脂肪腫 ··216
病的骨折 ··········13, 14, 15, 36, 135,
 157, 158

病的脊椎すべり症	333
疲労骨折	13, 75, 116, 119
ピロリン酸カルシウム結晶沈着症	71, 249, 252, 253, 256, 288, 289

ふ

不安定骨折	76
風棘	402
フェニトイン	455
不完全骨折	2, 6
副甲状腺機能亢進症	292, 444, 445, 446
副甲状腺機能亢進症の brown tumor	200
副甲状腺機能低下症	449
副甲状腺疾患（hypoparathyroidism, pseudohypoparathyroidism, hyperparathyroidism）	439
複合損傷	36
腹壁デスモイド	216, 220
腐骨	131
腐骨形成	381
腐骨形成（caries necrotica）	401
付着部炎	250
フッ素中毒	454
ぶどう膜炎関連脊椎関節炎	266
部分的仙骨化	351
プロスタグランディン E1	455
分化型軟骨肉腫	155
粉砕骨折	2
分類	45, 58
分類不能脊椎関節炎	266

へ

閉経後骨粗鬆症	428
閉鎖骨折	2
ヘパリンによる骨粗鬆症	429
ヘモクロマトーシス	293
辺縁型骨棘	276, 277
辺縁型靭帯骨棘	267
辺縁の骨侵食	258
変形性関節症	241, 247, 252, 256, 275, 276, 285
変形性股関節症	254
変形性脊椎症	268, 284, 326
変形癒合	6
偏心性骨病変	128
変性脊椎すべり症	330
片側性脊椎すべり症	332

片側性脊椎分離症	333
片側性椎間関節脱臼	29

ほ

傍骨性	173
傍骨性骨軟骨異型増生	133
傍骨性骨肉腫	170
傍骨性軟骨腫	149, 150
傍骨性軟骨肉腫	156
放射状骨膜反応	132
放射線骨炎	419, 420
放射線治療後の骨盤低形成	423
放射線による変化	422
紡錘形細胞型脂肪腫	217
傍脊柱膿瘍	395
胞巣型横紋筋肉腫	223
胞巣状軟部肉腫	220
膨隆骨折	7, 6

ま

膜性脂肪異栄養症	139
末梢性軟骨肉腫	153
末節骨への転移	211
慢性期腰痛症	323
慢性骨髄炎	387, 388
慢性骨髄性白血病	192
慢性静脈うっ滞	133, 134
慢性膵炎	409

み

右仙腸関節の離開	78
未分化多形肉腫	180, 222

め

メトトレキサート	455
メラニン	140
メラノーマ	227
メロレオストーシス	136

も

毛細血管性血管腫	218
モデリング	4

ゆ

有鉤骨	66
有鉤骨鉤状突起骨折	67
有痛性側弯症	353
有痛性二分膝蓋骨	98, 99
遊離体	280

よ

溶骨性肉芽腫	312
幼児型線維肉腫	220, 222
幼児発症型	353
腰椎の仙骨化	351
腰痛症	322

ら

ライター症候群	236

り

リウマチ因子陰性関節リウマチ	260
離開	15
離開（伸延）	4
離断性骨軟骨炎	13, 58, 59, 98, 99, 100, 112, 118, 119
立方骨骨折	119, 120
両顆骨折	55
良性脊索細胞腫	202, 203
良性軟部腫瘍	216
両側性椎間関節脱臼	29, 30
両柱骨折	83
淋菌性関節炎	391
リンパ管肉腫	224
リンパ節転移	141

る

類腱線維腫	177
類骨	130, 131
類骨骨腫	159, 160, 161
類上皮血管内皮腫	186
類上皮肉腫	223, 299
類上皮嚢腫	198, 199
類軟骨	130
類軟骨脊索腫	202

れ

レチノイド	455
裂離骨折	2, 17, 44, 56, 78, 79, 80, 81, 96, 97, 115

ろ

瘻孔造影	387
老人性アミロイドーシス	458
老人性骨粗鬆症	428

わ

若木骨折	7, 8

新版 骨関節の X 線診断　　定価（本体 12,000 円＋税）

2019 年 9 月 30 日　第 1 版第 1 刷発行

著　者　江原　茂

発行者　福村　直樹

発行所　金原出版株式会社

〒113-0034 東京都文京区湯島 2-31-14

電話　編集（03）3811-7162

営業（03）3811-7184

FAX　　（03）3813-0288

振替口座　00120-4-151494

http://www.kanehara-shuppan.co.jp/

ISBN 978-4-307-07112-3

© 2019

検印省略

Printed in Japan

印刷・製本／教文堂

JCOPY ＜出版者著作権管理機構 委託出版物＞

本書の無断複製は著作権法上での例外を除き禁じられています。複製される場合は，そのつど事前に，出版者著作権管理機構（電話 03-5244-5088，FAX 03-5244-5089，e-mail：info@jcopy.or.jp）の許諾を得てください。

小社は捺印または貼付紙をもって定価を変更致しません。

乱丁，落丁のものはお買上げ書店または小社にてお取り替え致します。